麻醉应用与疼痛治疗

MAZUI YINGYONG YU TENGTONG ZHILIAO

主　编 ◈ 王朝晖　李慎占　穆玉强
刘志东

上海科学普及出版社

图书在版编目(CIP)数据

麻醉应用与疼痛治疗 / 王朝晖等主编. —— 上海 :上海科学普及出版社，2023.6
ISBN 978－7－5427－8471－1

Ⅰ.①麻… Ⅱ.①王… Ⅲ.①麻醉学②疼痛－治疗Ⅳ.①R614②R441.1

中国国家版本馆 CIP 数据核字(2023)第 101418 号

统　　筹　张善涛
责任编辑　陈星星　黄　鑫
整体设计　张　婷

麻醉应用与疼痛治疗

主编　王朝晖　李慎占　穆玉强　刘志东
上海科学普及出版社出版发行
(上海中山北路 832 号　邮政编码 200070)
http://www.pspsh.com

各地新华书店经销　济南新广达图文快印有限公司印刷
开本 787×1092　1/16　印张 26.75　字数 460 000
2023 年 6 月第 1 版　2023 年 6 月第 1 次印刷

ISBN 978－7－5427－8471－1　定价:98.00 元
本书如有缺页、错装或坏损等严重质量问题
请向工厂联系调换
联系电话:0531－86089530

本书编委会

主　编　王朝晖　李慎占　穆玉强　刘志东

副主编　孙志远　张家欢　刘体科

编辑委员(按姓名笔画排序)

王朝晖　刘志东　孙志远　刘体科

李慎占　张家欢　穆玉强

前　言

麻醉学是一门研究临床麻醉、生命机能调控、重症监测治疗和疼痛诊疗的学科,其中麻醉与疼痛诊疗的关系尤为密切。近年来,麻醉与疼痛学已是临床医学中发展最快的学科之一。鉴于此,编者在总结多年的基础理论知识和临床经验的基础上,参考国内外大量有关文献资料,编写了本书,希望为同道们提供参考,开拓视野,进而对我国麻醉与疼痛学的发展有所帮助。全书围绕麻醉与疼痛相关理论与临床展开,主要阐述了麻醉与疼痛相关的基本理论、麻醉前病情估计与准备,涉及临床麻醉技术与临床手术应用,以及疼痛治疗相关内容,包括术前准备与麻醉选择、麻醉药物、吸入全身麻醉、静脉全身麻醉、局部麻醉与神经阻滞、椎管内神经阻滞等麻醉的基础知识,并对临床常见疼痛进行了详细讨论,包括常用镇痛途径和方法、术后疼痛的影响因素、术后疼痛治疗各论等。

由于时间仓促、水平有限,难免疏漏及不当之处,恳请广大读者批评指正。

编委会

2023 年 5 月

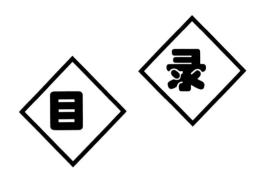

第一章 绪论

第一节 加速康复外科管理理念

1997年,丹麦哥本哈根大学 Kehlet 教授首次提出加速康复外科(enhanced recovery aftersurgery,ERAS)理念,2005年欧洲营养和代谢学会(ESPEN)制订了 ERAS 围手术期规范化整体方案。2005年,原南京军区总医院江志伟教授和黎介寿院士率先将 ERAS 理念引入国内。2015年我国成立了 ERAS 协作组,发布了《结直肠手术应用加速康复外科中国专家共识(2015版)》,2016年发布了《中国加速康复外科围手术期管理专家共识(2016版)》,2018年发布了《加速康复外科中国专家共识及路径管理指南(2018版)》,这标志着 ERAS 理念及其路径研究与应用在中国得以快速发展,涵盖了几乎普外科的所有手术,以及胸外科、妇产科、泌尿外科和骨科等相关专业领域。

一、何为 ERAS 理念

ERAS 理念是对传统外科学的重要补充与完善,强调以服务患者为中心,为促进患者早日康复,以循证医学证据为基础,通过麻醉、外科、护理、营养等多学科通力协作,对患者住院前、手术前、手术后、出院后整个围术期的临床路径进一步优化,从而减少围术期应激反应及术后并发症,提高患者满意度,缩短住院时间,降低再入院概率及死亡风险,从而避免不必要的医疗费用支出。

二、实施 ERAS 主要内容

实施 ERAS 主要内容包括:
(1)对患者进行的术前教育;
(2)缩短术前和术后禁食水时间、导尿管、胃管及引流管等留置时间;
(3)通过优化麻醉方法、普及手术微创技术、实施最佳术后镇痛手段以降低应激反应;
(4)加强围术期护理配合与管理等。

三、ERAS 理念实践应用前沿

日间手术模式是 ERAS 理念的实践应用前沿。加速康复外科理念要求医务工作者应用各种科学手段尽可能降低整个围术期各种不良应激反应和并发症,以加速患者术后早日康复。日间手术(Ambulatory Surgery/Day Surgery)的概念最早由英格兰的 Nicoll 医生提出,这不是一种新的术式,而是一种医疗模式的转变,一种临床流程再造,需要现代的医疗技术、优秀的协作团队及优化的管理模式有机结合,具有明显缩短住院时间、加快床位周转、降低院内感染、提高医疗资源使用效率等优势,与加速康复外科理念要求相符,已经成为加速康复外科理念在临床实践应用的最新前沿,目前在欧美国家已得到广泛推广,而中国则刚刚起步。

四、规范化开展 ERAS 工作实施要点及注意事项

1.加强术前宣传,促使患者及其家属转变观念,争取他们的理解和配合,为 ERAS 的顺利开展

打好基础。

2.医护人员应积极查阅相关文献,了解国内外 ERAS 领域的研究现状,同时邀请国内外专家到医院实地参观学习,分享成功经验。

3.可以先从较容易的手术做起,积累实践经验,循序渐进拓展 ERAS 应用范围。

4.麻醉、外科、护理及营养等多学科合作共赢,协作发展。

5.医院各行政主管部门做好统筹工作,齐抓共管,紧密合作,相互配合,及时解决遇到的问题。

6.由于临床实践的复杂性和患者的个体差异,实施 ERAS 过程中要具体问题具体分析,不可机械地理解和实施 ERAS,秉承安全第一、效率第二的原则,健康有序地开展和实施 ERAS。

五、实施 ERAS 理念临床意义

1.为现代医学的发展提供新的思路。

2.有助于提高患者围术期的安全性和满意度。

3.可使患者住院时间缩短 30% 以上,从而使医疗费用支出显著降低。

4.降低再住院率及术后并发症发生率。

5.ERAS 还有助于提高结直肠癌患者的术后 5 年存活率。

6.减轻家庭和社会负担。

六、麻醉医生在 ERAS 理念实施中的作用

ERAS 理念中围术期实施方案中完善的术前病情评估、较短的术前禁食水时间、术中快通道麻醉、合适的液体治疗、术后恶心呕吐防治、较完善的术后镇痛等均为麻醉医生具体实施。日间手术模式中,外科医生实施手术方式没有根本改变,改变的是患者住院时间明显缩短及麻醉医生医疗风险进一步增加,为切实保障患者围术期医疗安全,真正实现"手术是治病,麻醉是保命"的行医宗旨,麻醉医生必须对日间手术患者进行严格的规范化麻醉前病情评估、进入手术室后二次病情评估、患者离开麻醉恢复室(PACU)或手术室指证评估、患者离院指证评估(PADS)、患者离院后 24h 及 48h 内随访评估等,以期对其进行闭环管理,及时发现问题并将其消灭于萌芽之中。

第二节 个体化麻醉方案管理理念

《加速康复外科中国专家共识及路径管理指南》认为由于临床实践的复杂性和患者的个体差异,实施 ERAS 过程中要具体问题具体分析,不可一概而论,应结合患者、诊疗过程、科室及医院的客观实际情况,不能简单生搬硬套、机械地理解和实施 ERAS,尽管 ERAS 理念要求实施中应注重缩短患者住院日,降低不必要医疗支出,但更应注重降低在入院率和死亡率,秉承安全第一、效率第二的基本原则,使 ERAS 理念得以更为健康、有序地开展和实施,因此其建议麻醉方案的选择和实施应遵循个体化、精细化的原则。

一、个体化麻醉方案的概念

个体化麻醉方案是根据患者不同的病情特点,个体化选择相应的麻醉方法、用药及监测手段,

以维持麻醉中生命体征相对稳定,加速患者快速康复。

高龄、肝病、休克、心脏病患者非心脏手术、肥胖、嗜铬细胞瘤等患者其生理、病理、解剖及代谢等与正常患者有着显著差异,必须对其进行严格的术前病情评估,因病制宜地选择合适麻醉方案,才能真正保障术中患者安全。

二、以肝胆外科手术为范例的个体化麻醉方案

麻醉总原则是让患者肉体无痛苦精神无创伤。联合的麻醉方法尤其全麻复合硬膜外、颈丛神经阻滞、臂丛神经阻滞、椎旁神经阻滞、腹横肌平面阻滞、切口局部浸润阻滞及表麻等均可达到减少阿片类药物的剂量,以减少对肠道功能的影响的目的,而复合硬膜外麻醉则还具有有效拮抗创伤所致的应激反应,有助于术后疼痛控制及肠功能恢复的效果。全麻包括气管插管(喉罩)全屏静脉或吸入或静吸复合麻醉、不进行气管插管(喉罩)全屏静脉麻醉等。

1.麻醉方法选择:

(1)肝脏手术患者围手术期存在凝血功能异常风险,椎管内阻滞存在硬膜外血肿的风险;

(2)术中尽量使用联合麻醉方式,降低阿片类药物的剂量,以减少其对肠道功能的影响,全身麻醉联合切口局部浸润阻滞或等腹横肌平面阻滞麻醉方法;

(3)麻醉前应着重评估患者肝功能,尽可能选用对肝脏功能影响较小的麻醉药物,应用无肝脏毒性、不经过肝脏代谢的中短效麻醉药、镇痛药和肌肉松弛药。

2.术中循环管理脉压:

术中采用有创动脉压、中心静脉压及其他如 SVV、SVI、CI 等血流动力学监测参数进行目标导向容量治疗复合 a1 受体激动剂等血管活性药物应用,维持有效组织灌注前提下避免负荷量过重。

3.术中呼吸管理:

使用保护性肺通气策略,不常规使用 PEEP。保护性肺通气策略主要措施有:

(1)$FiO_2 \leqslant 60\%$;

(2)潮气量(VT)6～8mL/kg 理想体重;

(3)调节呼吸频率,保持 $PaCO_2$ 在 35～45mmHg;

(4)常规 PEEP3～$5cmH_2O$;当手术时间>3h,行腹腔镜或机器人手术,或患者的 BMI>35 时应根据实际情况调整(增加)PEEP 水平;

(5)采用间断肺复张术;

(6)术中改变潮气量或调整 PEEP 时,应观察肺静态顺应性和驱动压(驱动压＝Pplat-PEEP)的变化,尽量保证驱动压<$13cmH_2O$。

4.术中实施麻醉深度监测和主动体温保护及监测,避免出现苏醒延迟、术后谵妄、术后认知功能障碍及心律失常等并发症。

5.术中对血气、离子、红细胞压积及血糖等指标进行监测。

第三节　精细化管理麻醉理念

人体本身就是个小宇宙,由于医疗实践的复杂性和患者的个体差异,为了充分保障患者医疗安全,加速康复外科中国专家共识及路径管理指南建议麻醉医生在选择和实施麻醉时不但应遵循个体化麻醉原则,更要遵循精细化麻醉原则。

一、精细化管理的概念

精细化管理起源于 20 世纪 80 年代西方发达国家的企业管理理念,它是社会分工和服务质量的精细化对企业科学管理的必然要求。它是一种理念,也是一种文化,其主要目标就是最大限度地减少管理所占用的资源和降低管理成本,标准化是精细化管理的重要特征,便捷、高效是精细化管理的具体体现。但将这些经验应用于卫生保健领域一直很缓慢。

精细化麻醉管理是指细化且严格执行各种规范化麻醉流程、标准及相应规章制度,采用准确的计量、数据、信息和决策及正确的工作方法,切实保障患者医疗质量,不但让患者术中无痛苦、为手术医生提供最佳手术条件及保证围术期医疗安全,还要让患者的并发症得到最佳处理,促进患者术后早日康复。

二、精细化麻醉管理在临床中应用

日间手术不是一种新的术式,而是一种医疗模式的转变,是运用精细化管理理念对既往的临床流程进行再造,去除无关环节,最大限度实现标准、安全、便捷、高效。而充分保障患者医疗安全始终是精细化管理的核心,日间手术模式中,外科医生实施手术方式没有根本改变,改变的是患者住院时间明显缩短及麻醉医生医疗风险进一步增加,为切实保障患者围术期医疗安全,真正实现"手术是治病,麻醉是保命"的行医宗旨,麻醉医生必须对日间手术患者进行严格的规范化麻醉前病情评估、进入手术室后二次病情评估、患者离开麻醉恢复室(PACU)或手术室指证评估、患者离院指证评估(PADS)、患者离院后24h及48h内随访评估等,以期对其进行闭环管理,及时发现问题并将其消灭萌芽之中。在该医疗模式转变中,麻醉医生是坚定的倡导者和执行者,起着举足轻重的主导作用。

第四节　舒适化医疗麻醉理念

随着国民经济水平和医疗技术的不断提高,人们对于医疗服务的需求也不断提升,已不再仅仅满足于手术时无疼痛之苦,而是追求更高层次的服务,期盼从检查到治疗的整个医疗过程都能够在舒适中完成。作为医务工作者应尽快适应医疗模式从经济落后时期最低限度的、最基本的医疗服务向以"关注患者及家属满意度的以人为本"的"舒适化医疗"转变。

一、舒适化医疗概念

所谓舒适化医疗是一种以"患者为中心"的医疗理念,是更加人性化的诊疗模式,以最大限度满足患者就医过程的合理需求为目标,不能只限于门诊各种无痛诊疗,还应包括各种正规的传统手术,即让患者在医院接受医生的诊断与治疗的整个过程中无痛苦感觉,无恐惧和焦虑心理,从而使患者肉体无痛苦,精神无创伤,心理和生理上均获得愉悦。

二、舒适化医疗服务理念对医护人员的医疗行为提出更高要求

1.要求医护人员从生理和心理两个层面使患者获得良好的愉悦感,即麻醉医生在麻醉中既要考虑让患者无疼痛感觉,又要应用恰当的镇静药物消除患者紧张情绪。

2.要求麻醉医生不但要让患者术中舒适,还要尽可能降低患者术前和术后应激,这说明加强患者术前访视、宣教、降低患者术前紧张情绪及对其提供优质术后镇痛显得尤为必要。

3.不断完善医疗流程,为患者提供安全、便捷及有效的医疗服务。

4.尊重患者各项权利及其做出的理性决定,努力为患者提供更加温馨舒适的就医环境,提高患者就医获得感。

三、舒适化医疗涉猎范围

1.以无痛纤支镜、无痛膀胱镜、无痛胃镜、无痛人工流产、无痛宫腔镜、无痛射频消融术、无痛牙科治疗等为代表的各种无痛诊疗。

2.针对因手术或其他创伤所致的各种急性疼痛。

3.不断影响患者生活质量的各种慢性疼痛。

四、影响舒适化医疗的障碍因素

1.麻醉医生数量严重不足,这是目前制约舒适化医疗开展主要因素。

2.患者及家属缺乏对疼痛治疗常识认识,误认为使用镇痛药会成瘾或影响刀口愈合、叙述疼痛会被认为意志力薄弱、只有忍受疼痛才符合所信仰的宗教观念等。

3.有些医务人员不重视疼痛治疗工作,没有真正领会舒适化医疗理念,对患者疼痛评估不足,不能正确使用镇痛药。

4.某些医院因镇痛药品种不全而术后镇痛效果不佳。

5.由于经济因素,患者不选择术后镇痛。

五、麻醉学科必将成为未来舒适化医疗的主导学科

随着国民经济不断发展,人们对医疗需求不断提高,加上各学科对麻醉技术需求的增加及麻醉专业本身迅猛发展,麻醉医生业务范围不断得以拓展,工作场所逐渐由手术室内迅速扩展到门诊、病房及其他辅助性检查科室,应用几乎遍及全院各个临床科室。随着社会不断进步,麻醉学科必将成为未来舒适化医疗的主导学科。

第二章　麻醉前访视

　　随着技术的进步与管理理念的更新,麻醉已不局限于提供良好的手术条件与保障患者术中的安全,而贯穿于术前准备、术中处理及术后康复等整个围手术期的诸多环节,在ERAS的实施中具有举足轻重的作用。特别是行日间手术患者由于是手术当天住院,麻醉医生与患者接触时间短,故应建立专门的术前麻醉评估门诊(anesthesia preoperative evaluationclinic,APEC)对其进行充分的术前评估来保障患者安全。这既有利于保证患者的安全,也可避免因评估及准备不足导致手术延期或取消,同时还能减轻患者对手术麻醉的焦虑。日间手术模式下我们开展了无痛胃镜、无痛人流及日间手术。

　　多数患者在术前存在不同程度的恐慌与焦虑情绪,担心手术是否成功与安全,害怕术中术后的疼痛及并发症,个别患者还会产生严重的紧张、恐惧、悲观等负面情绪,均会造成不良的应激反应,妨碍手术的顺利进行与术后的康复。个体化的宣传是ERAS成功与否的独立预后因素,医护人员应在术前通过口头或书面形式向患者及家属介绍围手术期治疗的相关知识及促进康复的各种建议,缓解患者紧张焦虑情绪,使患者理解与配合,促进术后快速康复。

　　麻醉医生对于择期手术应于前一日访视患者,告知患者或委托人麻醉方法,麻醉中可能出现的意外、并发症、术后镇痛有关的风险及其他问题。在征得患者本人或代理人、授权人同意后,可以在麻醉知情同意书(告知书)上行医患双方签字。如果前一日没有接触到患者,术日晨也要再次去访视,不允许只阅读病历而不接触患者。

　　对一些病情复杂的病例在麻醉前数日进行(或通过会诊进行),以便有时间完善麻醉前必要的准备。对于应有的检查尚未进行或需要复查,以及麻醉有困难或危险时,应于手术前访视时向病房医生提出,共同协商解决,研究解决方案,及时请各临床科室会诊,必要时向上级医生或医疗主管部门汇报,以便妥善处理。

第一节　麻醉前访视的益处

　　麻醉前充分的对患者的访视、评估和准备,可提高安全性、减少并发症,避免因对病情了解不够、评估不足和准备不充分而出现严重问题甚至危及患者生命的后果。根据患者的目前状态,外科医生手术方式的选择,我们制订相应的麻醉方案,手术中根据手术的方式的变化,相应的修改麻醉方案,最终获得我们认为的理想的麻醉效果。

　　1.可扩大手术范围和适应证:麻醉访视后,充分了解患者的各项诊断化验、影像学检查和其他医生的会诊记录以及对患者日常生活情况如最大运动耐量水平的了解做出对患者心功能、身体状况的全面评估,从而预计麻醉风险、制订合理完备的麻醉方案,在手术范围改变的情况下,依然能够考虑患者的状态,最好预估,为患者的手术成功保驾护航。

　　2.有助于提高患者的满意度:术前访视能够减轻患者的心理压力。术前患者往往焦虑,会引起血压和心率的升高,甚至导致手术无法进行。在手术前和患者进行沟通,做好心理准备,使患者处于手术的最佳心理和生理状态。

3.避免临时取消手术:术前访视可能会改变原定麻醉方案或暂停手术。例如,对于拟行区域麻醉患者,如果操作部位有感染,麻醉计划可能需要加以调整。有些择期手术患者如果出现诸如上呼吸道感染、哮喘发作或有严重心脏病变威胁生命安全等情况,需暂停手术,积极治疗上呼吸道感染、哮喘、心脏疾患,待症状消失或缓解后再安排手术。麻醉访视会提前预判患者的状态,避免送到手术室临时取消手术。

第二节　麻醉术前访视制度

1.麻醉医生应于术前一日访视患者,做好相应麻醉前准备工作。

2.麻醉前访视内容:

(1)了解病史,包括:现病史、既往史、个人史、麻醉手术史、食物过敏史等;

(2)体格检查,包括:血压、心率、呼吸、体温、体重、身高、ASA 分级、NNIS 分级等;

(3)实验室检查,包括:血常规、尿便常规、血型、肝肾功能、血糖(糖化血红蛋白)、离子水平、凝血功能、血气分析等;

(4)特殊检查,包括:心电图、超声心动图、心脏彩超、Holter、肺功能、X 光、MRI、CT 等;

(5)与穿刺,气管插管等操作相关的检查,如:脊柱形态、脊柱病变、有无义齿、门齿是否完整、颈部活动度、张口度等;

(6)了解患者的精神状态和对麻醉的特殊要求,做出相应的解释与沟通工作;

(7)指导麻醉前用药,如:镇静药、镇痛药、抗胆碱药、抗组胺药等。

3.评估患者整体状态并结合拟行术式进行麻醉方案设计,对患者接受本次麻醉和手术的耐受程度进行综合分析和评价,并对麻醉实施过程中可能出现的意外和并发症提出针对性解决方案。

4.准备与麻醉实施相关的药物和器械。

5.术前准备不完善,麻醉实施有困难或危险的患者,应与主管医师及上级麻醉医师共同协商解决,必要时应向医院主管部门汇报。

6.填写《麻醉术前访视记录》,内容包括患者姓名、性别、年龄、科别、病案号、患者一般情况、简要病史、与麻醉相关的辅助检查结果、拟行手术方式、拟行麻醉方式、麻醉适应证及麻醉中需要注意的问题、术前麻醉医嘱、麻醉医师签字并填写日期。

7.与患者及其家属解释麻醉相关风险,共同在《麻醉知情同意书》上签名。

第三节　麻醉前访视的具体内容及注意事项

1.病史采集:要求态度和蔼,做好自我介绍。与患者沟通应使用通俗易懂的语言,对患者提供的信息进行综合分析,取得有价值的信息。不主动向患者提及病情(尤其是恶性疾病),应事先询问家属患者是否知晓病情。

（1）现病史：了解本次住院及手术需要解决的首要问题，熟悉该种外科疾病的病理生理改变及严重程度。

（2）既往史：包括并存内科疾病状态及治疗情况，是否在手术前处于稳定期或是否可以通过内科治疗达到稳定期或最佳状态。尤其要了解与麻醉有关的疾病如癫痫、高血压、脑血管意外、心脏病、冠心病、心肌梗死、哮喘、慢性阻塞性肺疾病、重症肌无力、强直性脊柱炎、肝炎、肾病、出血性疾病等；了解患者用药情况，如：降压药的类型、β受体阻断药、抗凝药、皮质激素、洋地黄类、利尿剂、降糖药、镇静安定药、单胺氧化酶抑制剂、三环类抗抑郁药等；有无手术麻醉史，了解对镇静镇痛药或局麻药敏感性、有无气管插管困难史、有无围术期不良反应如术中知晓、牙齿损伤、术后恶心呕吐、苏醒延迟等具体情况。小儿患者需询问在1周内是否有呼吸道感染症状，包括：咽喉痛、流鼻涕、干咳、体温在38.5℃以上、喉炎或喉部不适。

（3）个人史：是否吸烟、时程及量；是否嗜酒及使用安眠药；是否有药物滥用及吸毒史。鼓励患者术前2～4周减少吸烟，术前1周戒烟，以降低气道高反应性和围术期肺部并发症；嗜酒者可因戒断酒精诱发严重高血压、震颤、谵妄及抽搐，并会明显增加麻醉药用量；滥用药物者可导致心悸、心绞痛、消瘦和降低心律失常和惊厥的发作阈值。

（4）药物、食物过敏史：对存在多种药物及食物过敏的患者应谨慎选择麻醉用药，并做好因过敏导致不良事件的抢救准备。

2.体格检查：麻醉医师对患者的体格检查应全面，但也要突出重点。重点在判断围术期保持呼吸道通畅的难易程度、心脑肺的功能、脊柱及四肢的情况、穿刺点周围皮肤情况等。

一般状况：

①通过快速视诊患者观察其全身情况，包括：精神状态、意识情况、发育营养、畸形、贫血、脱水、浮肿、发绀、消瘦或肥胖等。

②测血压，对周围血管疾病患者应测定双侧上肢的血压，测脉搏的节律和频率。

③测呼吸的节律、频率、呼吸方式及脉搏血氧饱和度。

④了解体重、身高并计算体重指数（Body Mass Index，BMI），对于过度消瘦或极度肥胖的患者（表2-1）要警惕术中容易出现呼吸循环不良事件；小儿患者术前必须常规测量体重。BMI（kg/m²）＝体重（kg）/身高²（m²）。

表 2-1　成人 BMI 分级标准

	WHO标准	亚洲标准	中国标准
偏瘦	<18.5	<18.5	<18.5
正常	18.5～24.9	18.5～22.9	18.5～23.9
超重	≥25	≥23	≥24
偏胖	25.0～29.9	23～24.9	24～27.9
肥胖	30.0～34.9	25～29.9	≥28
重度肥胖	25.0～39.9	≥30	—
极重度肥胖	≥40	≥40	≥40

并不是所有人都适用 BMI 分级，如：未满18岁、运动员、怀孕或哺乳中、正在重量训练、身体虚弱或久坐不动的老人。

第四节　手术患者病情分级

1.ASA 分级:根据美国麻醉医师协会(ASA)于麻醉前根据患者体质状况和对手术危险性进行分类,将患者分成六级(表 2－2)。

表 2－2　ASA 手术分级

分级	临床症状	死亡率
Ⅰ级	体格健康,发育营养良好,各器官功能正常	0.06%～0.08%
Ⅱ级	除外科疾病外,有轻度并存病,功能代偿健全	0.27%～0.40%
Ⅲ级	并存病情严重,体力活动受限,但尚能应付日常活动	1.82%～4.30%
Ⅳ级	并存病情严重,丧失日常活动能力,经常面临生命威胁	7.80%～23.0%
Ⅴ级	无论手术与否,生命难以维持24h的濒死患者	9.40%～50.7%
Ⅵ级	确认为脑死亡,其器官拟用于器官移植手术	—

1.Ⅱ级的患者接受麻醉和手术的耐受力良好;Ⅲ级患者麻醉有一定危险,麻醉前准备要充分,对麻醉期间可能发生的并发症要采取有效措施,积极预防;Ⅳ级患者的麻醉危险性极大,即使术前准备充分,围术期死亡率仍然很高;Ⅴ级为濒死状态,麻醉和手术都异常危险,不宜行择期手术。急诊手术需在 ASA 分级后加"E"。

2.手术风险分级标准(NNIS):国际医疗质量指标体系通用的"手术风险分级"方法是按照美国"医院感染监测手册"中的"手术风险分级标准(NNIS)"将手术分为四级,即 NNIS0 级、NNIS1 级、NNIS2 级和 NNIS3 级,然后分别对各级手术的手术切口感染率进行比较,从而提高了该指标在进行比较时的准确性和可比性。

(1)手术切口清洁程度:

Ⅰ类手术切口(清洁切口):手术野无污染;手术切口无炎症;患者没有进行气道、食道和/或尿道插管;患者没有意识障碍;Ⅱ类手术切口(清洁－污染切口):上、下呼吸道,上、下消化道,泌尿生殖道或经以上器官的手术;患者进行气道、食道和/或尿道插管;患者病情稳定;行胆囊、阴道、阑尾、耳鼻手术的患者;Ⅲ类手术切口(污染切口):开放、新鲜且不干净的伤口;前次手术后感染的切口;手术中需采取消毒措施(心内按摩除外)的切口;Ⅳ类手术切口(感染切口):严重的外伤,手术切口有炎症、组织坏死,或有内脏引流管。

(2)ASA 麻醉分级。

(3)手术持续时间:手术风险分级标准根据手术的持续时间将患者分为两组:即为"手术在标准时间内完成组"和"手术超过标准时间完成组"。

表 2－3　预计手术持续时间风险分组

分值	手术切口	麻醉分级	手术持续时间
0分	Ⅰ类切口 Ⅱ类切口	P1、P2	未超出3h
1分	Ⅲ类切口 Ⅳ类切口	P3、P4、P5	超出3h

手术风险分为四级。具体计算方法是将手术切口清洁程度、麻醉 ASA 分级和手术持续时间的分值相加,总分 0 分为 NNIS-0 级,1 分为 NNIS-1 级,2 分为 NNIS-2 级,3 分为 NNIS-3 级(表 2－3)。

第五节 呼吸功能评估

1.呼吸困难分级(表2-4):专指呼吸系统疾病引起的呼吸困难。

表2-4 呼吸困难评价分级

0级	无呼吸困难症状
Ⅰ级	能较长距离缓慢平道走动,但懒于步行
Ⅱ级	步行距离有限制,走一或两条街后需要停步休息
Ⅲ级	短距离走动即出现呼吸困难
Ⅳ级	静息时也会出现呼吸困难

2.测量胸腔周径法:测量深吸气与深呼气时,胸腔周径的差别,超过4cm者为正常。

3.吹火柴试验:患者安静状态下,嘱其深吸气,然后张口快速呼气,能将置于15cm远的火柴吹熄者,提示肺储备功能尚可;不能吹熄者代表肺功能不佳;5cm不能吹熄者提示肺功能差。

4.屏气试验:患者安静5~10min后,嘱其先做数次深呼吸,然后深吸气后屏住呼吸,记录其屏气时间,超过30s者表示正常;20s以下者表示肺功能低下,对麻醉耐受力差。

5.吹气试验:嘱患者在深吸气后作最大呼气,若呼气时间≤3s为正常,>5s者表明存在阻塞性通气障碍。

凡呼吸困难分级已超过Ⅱ级,并体格检查明显异常者,术前还需进行详细的胸部X线检查及专业的肺功能检测。

6.术后呼吸衰竭预测评分(Arozullah评分)(表2-5-1和表2-5-2)。

表2-5-1 术后呼吸衰竭预测评分

预测因子	分值(分)
腹主动脉瘤手术	27
胸科手术	21
神经外科、上腹部、外周血管手术	14
颈部手术	11
急诊手术	11
白蛋白<30g/L	9
尿素氮>10.7mmol/L	8
部分或完全的依赖性功能状态	7
COPD病史	6
年龄≥70岁	6
年龄60~69岁	4
手术时间>180min	10

表 2-5-2　术后呼吸衰竭评分结果分析

Arozullah评分	术后急性呼吸衰竭的发生率（%）
≤10	0.5
11~19	1.8
20~27	4.2
28~40	10.1
>40	26.6

7.肺部听诊可协助诊断相关疾病,也可发现某些无症状的疾病。哮喘的患者术前仍伴有支气管痉挛性的哮鸣音,提示患者术前并未达到最佳准备状态。充血性心力衰竭患者肺部听诊存在啰音或哮鸣音,提示还存在亚临床性充血性心力衰竭。

第六节　心脏及大血管功能评估

1.心脏听诊(表 2-6-1 和表 2-6-2)。

表 2-6-1　心脏听诊杂音位置

杂音位置	提示病变部位
心尖部	二尖瓣
胸骨下剑突偏左或偏右处	三尖瓣
主动脉瓣区	主动脉瓣
肺动脉瓣区	肺动脉瓣
胸骨左缘3、4肋间	室间隔缺损

表 2-6-2　心脏杂音性质

杂音性质	提示病变
心尖区粗糙的吹风样收缩期杂音	二尖瓣关闭不全
心尖区柔和而高调的吹风样杂音	相对性二尖瓣关闭不全
心尖区舒张中晚期隆隆样杂音	二尖瓣狭窄
主动脉瓣第二听诊区叹气样舒张期杂音	主动脉关闭不全
胸骨左缘第2肋间及其附近机器声样连续性杂音	动脉导管未闭
乐音样杂音	感染性心内膜炎及梅毒性主动脉关闭不全

2.常见循环系统病变体征(表 2-7)。

表 2-7　心脏瓣膜疾病病变常见体征

病变	视诊（心尖搏动）	触诊（心尖搏动）	叩诊	听诊
二尖瓣狭窄	二尖瓣面容,心尖搏动略向左移	左移,心尖部触及舒张期震颤	梨形心	心尖部S1亢进,较局限的递增型隆隆样舒张中晚期杂音,可伴开瓣音,P2亢进,肺动脉瓣区格-斯杂音
二尖瓣关闭不全	向左下移位	向左下移动,常呈抬举性	向左下扩大	心尖部S1减弱,心尖部有3/6级或以上较粗糙的吹风样全收缩期杂音,范围广泛,常向左腋下及左肩胛下角传导

| 二尖瓣狭窄 | 二尖瓣面容，心尖搏动略向左移 | 左移，心尖部触及舒张期震颤 | 梨形心 | 心尖部S1亢进，较局限的递增型隆隆样舒张中晚期杂音，可伴开瓣音，P2亢进，肺动脉瓣区格-斯杂音 |
| 二尖瓣关闭不全 | 向左下移位 | 向左下移动，常呈抬举性 | 向左下扩大 | 心尖部S1减弱，心尖部有3/6级或以上较粗糙的吹风样全收缩期杂音，范围广泛，常向左腋下及左肩胛下角传导 |

3.美国纽约心脏病协会(NYHA)心功能分级及其临床意义(表2-8)。

表2-8 功能分级(NYHA)及其临床意义

心功能	临床表现	心功能及耐受力
Ⅰ级	普通体力劳动、负重、快速步行、上下楼均不感到心慌气短	心功能正常
Ⅱ级	可胜任轻体力活动，但不能跑步或较用力的工作，否则心慌气短	心功能较差。需谨慎围术期管理，麻醉耐受力尚可
Ⅲ级	不能胜任轻体力活动，必须静坐或卧床	心功能不全。麻醉前应充分准备，围术期应避免任何加重心脏负担的行为
Ⅳ级	不能平卧、端坐呼吸。肺部听诊可闻及啰音，任何轻微活动均可出现心慌气短	心功能衰竭。麻醉耐受力极差，择期手术必须推迟

4.基利普(Killip)心功能分级(表2-9)。

表2-9 Killip心功能分级

Ⅰ级	无心力衰竭，没有心功能失常的症状
Ⅱ级	心力衰竭，诊断标准包括：啰音、S3奔马律和静脉高压，伴中下肺野湿啰音及肺充血
Ⅲ级	严重的心力衰竭，伴满肺湿啰音及明显肺水肿
Ⅵ级	心源性休克，症状包括：收缩压≤90mmHg，外周血管收缩（少尿、发绀）

5.Goldman多因素心脏危险分级(表2-10)。

表2-10 Goldman多因素心脏危险分级

年龄>70岁	10
6个月以内心肌梗死	5
S3奔马律及颈静脉怒张	11
明显主动脉狭窄	3
ECG显示非窦性心律或房性早搏	7
室性早搏>5次/min	7
全身状态差	3
腹腔、胸腔或主动脉手术	3
急诊手术	3
总计	53分

Goldman评分共分5级：1级：0~5分，危险性<1%，死亡率为0.2%；2级：6~12分，危险性为7%，死亡率为2%；3级：13~25分，危险性为13%，死亡率为2%；4级：>26分，危险性为78%，死亡率>56%。3级和4级的患者手术危险性较大，4级患者只能施行急诊手术。

6.Duke活动平板评分(表2-11)：Duke活动平板评分是一经过验证的根据运动时间、ST段压低和运动中心绞痛程度来进行危险分层的指标。

Duke 评分＝运动时间(min)－5xST 段下降(mm)－4x 心绞痛指数。

心绞痛指数:0:运动中无心绞痛;1:运动中有心绞痛;2:因心绞痛需终止运动试验。

表 2-11　Duke 活动平板评分

Duke评分	危险分级	1年病死率%
≥5分	低危	0.25
-10～4分	中危	1.25
≤-11分	高危	5.25

注:75 岁以上的老年人,Duke 评分可能会受影响。

7.明确患者代谢当量(metabolic equivalent,MET):1 名 40 岁,体重 70kg 的男子在静息状态下的基础氧耗量是 3.5mL/kg/min,即 1MET(表 2-12 和表 2-13)。

表 2-12　MET 评价简表

活动种类	活动情况	MET
静坐		1.0
步行	速度为4km/h	3.0
家务劳动	重活（如拖地）	4.5
跑步	速度为5km/h	8.0
登山	一般运动	11.0
跑步	速度为9km/h	15.0

表 2-13　MET 心功能评价结果

心功能评价结果	METs
优秀	≥10METs
良好	7～10METs
中等	4～7METs
差	<4METs

第七节　气道的评估

1."LEMON"原则:

(1)"L"为 Look,即视诊。

(2)"E"为 Evaluate,即实际测量评估。

(3)"M"为 Mallampatti Score,即马氏分级。

(4)"O"为 Obstruction,即评价是否存在气道梗阻性因素。

(5)"N"为 Neck mobility,即头颈活动度。

2.一般检查(Look):

(1)了解有无气道附近的手术外伤史:气管切开术后可导致气管瘢痕处狭窄、颅底骨折禁忌经鼻气管插管、头颈部外伤或放疗术后皮肤瘢痕挛缩等情况。

(2)肥胖、小下颌、门齿过长、巨舌、颈短、胸部过大。

3.评估(Evaluate)解剖特点(10-10-2 法则)(图 2-1):

（1）门齿间距（张口度）＞3指,可视喉镜下气管插管张口度＞2指也可完成。

（2）颏甲间距＞3指。

（3）甲状软骨切迹与舌骨的距离＞2指。

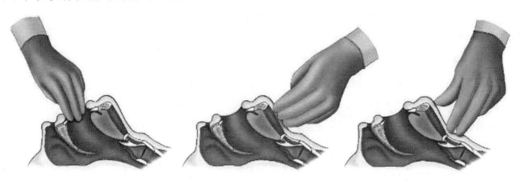

图 2-1　气道评估 3-3-2 法则

4.Mallampatti 分级:患者坐在麻醉医师的面前,用力张口伸舌至最大限度(不发音),根据所能看到的咽部结构,给患者分级(图 2-2)。

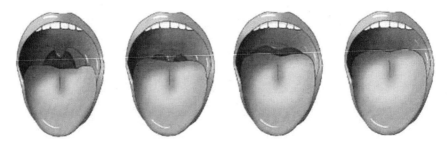

图 2-2　气道评估—马氏分级

Ⅰ级:可以看到软腭、咽颚弓、悬雍垂及硬腭;Ⅱ级:可以看到软腭、悬雍垂及硬腭;Ⅲ级:仅能看到软腭和硬腭;Ⅳ级:仅能看到硬腭。

5.气道梗阻情况（Obstruction）:

（1）肿瘤:口腔内肿瘤(扁桃体、会厌肿物及其他口腔内肿瘤)、气管内肿瘤等;

（2）脓肿:口腔内及头颈部感染导致脓肿及组织肿胀导致气道梗阻;

（3）血肿:颌面部外伤或手术术后出血导致气道梗阻;

（4）会厌炎:急性会厌炎导致呼吸困难,气道梗阻;

（5）甲状腺肿大:颈部甲状腺及其他肿物压迫气管,导致气管移位或气管压迫。

6.头颈活动度（Neck Mobility）:

颈部屈伸度是指患者作最大限度地屈颈到伸颈的活动范围:正常值＞90°,从中立位到最大后仰位可达 35°＜80°的患者,气管插管可能存在困难。

气道的狭窄及受压程度可通过影像学检查结果明确位置及程度。

7.气管软化试验——米瓦试验:

颈部巨大肿物长期压迫气管者,在手术肿物切除后气管会出现软化及塌陷症状,故术前需要进行相关的检查。米瓦试验分为米勒氏试验和瓦氏试验。

（1）米勒氏试验:嘱患者尽力呼气后关闭声门再做吸气动作后快速拍片。

（2）瓦氏试验：先训练患者，令其尽力吸气后关闭声门，并强力屏气后迅速拍片。上述两项试验拍片条件、位置、中心线及距离均应相同。正常人瓦氏法及米勒法气管管径平均差＜2mm。凡管径相差≥3mm者，则可提示存在气管软化症。凡压迫气管使气管内径较正常＜7mm者，发生气管软化的可能性较大。如已存在呼吸困难则需经CT检测测定气管狭窄处的内径来选择气管导管。

8.阻塞性睡眠呼吸暂停低通气综合征（obstructive sleep apnea-hypopnea syndrome, OSAHS）：睡眠时上气道塌陷阻塞引起的呼吸暂停和通气不足、伴有打鼾、睡眠结构紊乱，频繁发生血氧饱和度下降、白天嗜睡、注意力不集中等症状，并可导致高血压、冠心病、糖尿病等多器官多系统损害。

（1）呼吸暂停是指睡眠过程中口鼻气流停止≥10s；低通气（也称通气不足）是指睡眠过程中口鼻呼吸气流强度较基础水平降低≥30％，并伴有血氧饱和度的下降≥4％，持续时间≥10s或口鼻气流强度较基线水平降低≥50％，并伴有动脉血氧饱和度下降≥3％或微觉醒，持续时间＞10s。

（2）睡眠呼吸暂停低通气指数（apnea-hypopnea index, AHI）是指平均每小时睡眠中呼吸暂停和低通气的次数。

（3）病情严重程度分级（表2-14）。

表2-14　AHI严重程度分级

分级	睡眠呼吸紊乱指数AHI（次/h）	最低血氧饱和度（％）
轻度	5～15	≥85
中度	16～30	65～84
重度	＞30	＜65

（4）Stop-Bang评估表（表2-15）。

表2-15　Stop-Bang评估量表

问诊项目	详细情况
打鼾	你是否大声打鼾（大过说话声音、或者隔着关闭的门也能听到）
疲劳	你是否白天感觉累、疲惫或者想睡觉
观察	是否有人观察到你睡觉时有呼吸停止现象
血压	是否曾经或者目前是高血压患者
体重指数	是否＞35kg/m²
年龄	是否＞50岁
颈围	颈围是否＞40cm
性别	是否为男性

评分标准：有3项及以上回答为"是"的人为OSAHS高危人群，小于3项回答为"是"的为低风险人群。

第八节　实验室检查结果的判读

1.血常规:

(1)白细胞:正常值$(4\sim10)\times10^9/L$。可辅助感染、过敏等情况的诊断。

(2)红细胞:正常值男性为$(4.0\sim5.0)\times10^{12}/L$;女性为$(3.5\sim4.5)\times10^{12}/L$。

(3)血红蛋白(Hb):正常值男性为120g/L~160g/L,女性为110~150g/L,新生儿为170~200g/L。如Hb<80g/L或Hb>160g/L,患者易发生休克及栓塞,需在术前予以纠正。贫血程度分级如下(表2-16)。

表2-16　贫血程度分级

贫血程度分级	Hb值
轻度贫血	90g/L<Hb值<正常值
中度贫血	60g/L<Hb值<90g/L
重度贫血	30g/L<Hb值<60g/L
极重度贫血	Hb值<30g/L

(4)红细胞比容应维持在30%~35%,有利于氧气向组织的释放。

(5)血小板:正常值$(100\sim300)\times10^9L$。血小板减少可出现自发性出血并增加手术出血量,同时也影响麻醉有创操作的实施。

2.尿常规:尿糖、尿酮体、尿蛋白、尿比重,尿量等信息。

(1)尿糖阳性,应考虑有无糖尿病,需进一步检查。

(2)尿蛋白:尿蛋白阳性应考虑有无肾实质性病变。

3.肝功能:血浆蛋白、胆红素、转氨酶测定。临床上通常使用child-pugh分级来评价肝功能(表2-17)。

表2-17　child-pugh肝功能分级

肝功能不全	轻度	中度	重度
血清胆红素（μmol/L）	<25	25~40	>40
血清白蛋白（g/L）	35	28~35	<28
凝血酶原时间增加（sec）	1~4	4~6	>6
肝性脑病分级	无	1~2	3~4
每项异常积分	1分	2分	3分
手术危险评估	小	中	大

4.肾功能:通过血尿素氮(BUN)、血清肌酐值(Cr)、内生肌酐清除率、离子等指标来评价肾脏功能。

肾功能不全分期(表2-18):

表 2-18 肾功能不全分期

一期 （代偿期）	临床上肾功能虽有减退，但其排泄代谢产物及调节水、电解质能力仍可满足正常生理需要，并无明显症状，肾功能检查结果正常或偶有升高。血肌酐：133～177μmol/L
二期 （肾功能不全期）	60%～75%的肾单位受损伤，肾脏排泄代谢产物时已出现障碍，肌酐及尿素氮指标升高。临床上可出现贫血、疲乏等症状 血肌酐：177～443μmol/L
三期 （肾功能衰竭期）	75%～95%的肾单位已受损伤，已不能维持身体内环境的稳定，肌酐及尿素氮明显升高，临床症状加重，常合并有酸中毒 血肌酐：443～707μmol/L
四期 （尿毒症期）	超过95%的肾单位已受损伤，临床症状严重，少尿或无尿、恶心呕吐、全身浮肿、恶性高血压、重度贫血等 血肌酐：>707μmol/L

5.凝血功能检查：

(1)凝血酶原时间(PT)：是检查外源性凝血因子的一种过筛试验，同时是监测口服抗凝剂的首选指标。

(2)国际标准化比值(INR)：是患者凝血酶原时间(PT)与正常对照凝血酶原时间之比的 ISI 次方。同一份血样在不同实验室测得的 PT 值结果可能差异很大，但测得的 INR 值相同。所以国际上强调用 INR 来监测口服抗凝剂的用量。

(3)活化部分凝血活酶时间(APTT)：是检查内源性凝血因子的一种过筛试验，是监测普通肝素的首选指标。

(4)凝血酶时间测定(TT)：反映纤维蛋白原转换为纤维蛋白的时间。

(5)纤维蛋白原(Fib)：反映纤维蛋白原的含量。

(6)D-二聚体(DD)：来源于纤溶酶溶解的交联纤维蛋白凝块，主要反映纤维蛋白溶解功能。DD 的临床检测主要应用于静脉血栓栓塞(VTE)、深静脉血栓形成(DVT)和肺栓塞(PE)的诊断。

6.内分泌相关检查指标：

(1)血糖：一般空腹血糖值为 3.9～6.1mmol/L。

(2)肾上腺肿物相关检查：可检查血液中肾素、去甲肾上腺素、肾上腺素及醛固酮的激素的水平，可辅助疾病的诊断。

(3)甲状腺功能检查：辅助诊断甲状腺功能亢进、甲状腺功能减退、甲状腺肿等疾病。如甲亢患者应计算基础代谢率：基础代谢率(%)=0.75×心率+0.74×脉压-72，正常值-10%～+10%。

7.血气及离子分析结果的判定：详见第六章第七节。

8.心脏功能及心肌损伤等化验室检查：脑钠肽(BNP)/脑自然肽氨基端前体蛋白(NT-proBNP)。

(1)BNP-B 型脑钠肽，主要来源于心室。它的含量与心室的压力、呼吸困难的程度，激素调节系统的状况相关。心室的体积和压力增高可导致血浆内 BNP 含量的升高，升高的程度与心室扩张和压力超负荷成正比。BNP 可作为慢性充血性心力衰竭的血浆标志物，用于早期诊断、程度的判断。当 BNP≥100ng/L 时可诊断慢性充血性心力衰竭，而＜50ng/L 时可排除慢性充血性心力衰竭。

(2)NT-proBNP 与 BNP 二者来源相同并且等摩尔释放，但因为二者的清除途径与半衰期不同，所以在检测结果上有一定的区别。BNP 的半衰期是 22min，而 NT-proBNP 的半衰期为120min。从临床检验的角度考虑，NT-proBNP 在体外相对较为稳定，给检测带来方便；而从临床应用的角度考虑,BNP 更短的半衰期更能及时反映患者病情的变化。NT-proBNP 诊断急性心衰和排除诊断的按年龄分层的最佳界值见表 2－19。

表 2－19　BNP 临床诊断意义

项目	年龄（岁）	最佳界值
诊断急性心衰	<50	>450
	50～70	>900
	>75	>1800
排除急性心衰	非年龄依赖性	<300

第九节　临床检查结果的判读

一、12 导联心电图

作为门诊及住院患者心脏评估的初筛检查,也是常规必要检查。

1.窦性心律不齐:多见于儿童,一般无临床重要性。窦性心律不齐是由于自主神经对窦房结的张力强弱不均匀所致。但如见于老年人则可能与冠心病相关,提示患者可能有冠心病病史。

2.窦性心动过缓:可见于正常人群,经常运动人群;注意是否是药物作用(如 β 受体阻滞剂及强心苷等药物);老年人合并窦性心动过缓时应询问是否有一过性晕厥或黑蒙病史,或通过适当运动观察是否有心率的增加。如有晕厥或黑蒙病史应进一步进行 24h 心电图及心脏其他相关检查。

3.窦性心动过速:可见于精神紧张、激动、体温升高、血容量不足、药物影响、心脏病变等,应分析原因后评估及处理。

4.室上性心动过速:多见于非器质性心脏病,也可见于器质性心脏病,如甲状腺功能亢进等。对症状严重、有器质性心脏病或发作频繁者,除病因治疗外,在麻醉前应控制急性发作。

5.期前收缩(早搏):偶发早搏(房早及室早)一般无明显临床意义,但如果发生在 40 岁以上的患者,尤其是早搏的发生与体力活动密切相关,则可提示存在器质性心脏病。如室性早搏频发(>5 次/min)或呈二联律、三联律或成对出现、或呈多源性、或出现在前一心搏的 T 波上(R-on-T)易演变成室性心动过速,此时需进一步查找病因并进行治疗,如择期手术可适当推迟。

6.心房颤动:常见于风心病、冠心病、高血压性心脏病、肺心病等患者,可导致严重的血流动力学紊乱、心绞痛、昏厥、体循环栓塞和心悸不适等临床表现。术前的房颤患者不一定需要进行电复律或药物复律治疗,但应将心室率控制在 100 次/min 以下。另外需要行心脏彩超明确心房内是否存在附壁血栓及评价心脏功能情况。

7.房室传导阻滞:

(1)右束支传导阻滞多属良性改变,一般无心肌病,手术麻醉可无特殊准备。

(2)左束支传导阻滞多提示有心肌损伤,常见于冠心病、心肌病等患者。由于左束支接受左右冠脉双重血供,所以完全性左束支传导阻滞往往提示心脏病变范围较大。需进一步对原发心脏疾病进行评估,并结合临床表现,尤其是晕厥或黑蒙病史综合评估患者情况及是否需要安装起搏器。

（3）一度房室传导阻滞一般不增加麻醉与手术的风险；二度房室传导阻滞Ⅰ型（莫氏Ⅰ型）心率＜50 次/min，可考虑安装心脏起搏器；二度Ⅱ型及三度房室传导阻滞术前需安装心脏起搏器。

二、心脏彩超及超声心动图

心脏彩超为超声波检查心脏的统称，即应用 B 超、M 型、多普勒等多种技术对心脏进行检查，以明确心内结构、血流情况、心脏功能，达到对心脏疾病进行诊断的目的。

1.适应证：

（1）明确心脏位置及其与其他内脏的位置关系。

（2）明确心脏结构异常疾病：心腔（大小）、瓣膜（狭窄或关闭不全）、间隔、流出道（狭窄）、大血管、心肌（肥厚）、心内结构异常。

（3）心脏血流动力学改变：各个瓣膜反流及分流情况、跨瓣压差等。

（4）心包疾病：半定量心包积液、心包炎症及肿瘤等。

（5）心脏收缩及舒张功能改变。

2.心脏彩超二维指标（表 2-20）。

表 2-20　心脏超声各项指标参考值

指标	参考值	指标	参考值（mm）
主动脉瓣内径（AO）	<30mm	肺动脉瓣内径（PA）	12～26
室间隔厚度（IVS）	6～12 mm	左室后壁厚度LVPW	6～12
左室内径（LV）	45～50 mm	左房内径（LA）	<30
右室内径（RV）	7～23mm	右房内径（RA）	33～41
右室流出道（RVOT）	<20 mm	—	—

3.左心功能监测（表 2-21）。

表 2-21　心脏超声各项指标参考值

指标	参考值	指标	参考值
舒张末期容量（EDV）	108±24mL	收缩末期容量（ESV）	45±16mL
舒张末期内径（LVD）	35～55mm	收缩末期内径（LVS）	20～40mm
射血分数（EF）	50%～70%	缩短分数（FS）	30%～45%
E峰与A峰比值E/A	>1	每搏输出量（SV）	70～90mL

缩短分数（FS）＝（左室舒张末期内径－左室收缩末期内径）/左室舒张末期内径。

4.其他指标（表 2-22）。

表 2-22　心脏超声各项指标参考值

指标	参考值	指标	参考值
二尖瓣瓣口面积（MVA）	4～6cm^2	主动脉瓣口面积（AVA）	2.5～3.5cm^2
肺动脉压力（PAP）	15～28mmHg	Nakata指数（PAI指数）	>330mm/m
—		Mcgoon指数	>2.0

（1）Nakata 指数（PAI 指数）＝左右肺动脉截面积之和/体表面积。

（2）Mcgoon 指数＝左右肺动脉直径之和/膈肌水平主动脉直径。

5.异常数值。

（1）二尖瓣狭窄（表2-23）。

表2-23　二尖瓣狭窄程度分级

部位	程度	瓣口面积（cm^2）
二尖瓣狭窄	最轻	≤2.5
	轻度	2.0～2.4
	轻中度	1.5～1.9
	中度	1.0～1.4
	重度	0.6～1.0
	极重度	<0.5

（2）主动脉瓣狭窄（表2-24）。

表2-24　主动脉瓣狭窄分级

部位	程度	瓣口面积（cm^2）	跨瓣压差（mmHg）
主动脉瓣狭窄	轻度	1.1～1.6	20～50
	中度	0.75～1.0	20～50
	重度	<0.75 cm^2	50～150

（3）左心室功能分级（表2-25）。

表2-25　左心室功能分级

部位	程度	EF值（%）
左室功能（LVEF）	轻度	40～50
	中度	30～40
	重度	<30

（4）心包积液程度（表2-26）。

表2-26　心包积液程度分级

部位	程度	积液深度（mm）	积液量（mL）	积液部位
心包	微量	2～3	<50	房室沟、下后壁
	少量	3～5	50～100	下后壁
	中等量	5～10	100～300	房室沟、下后壁、心尖区
	大量	10～20	300～1000	整个心腔
	极大量	20～60	1000～4000	明显摆动

（5）肺动脉压力分级（表2-27）。

表2-27　肺动脉压力分级

部位	程度	数值（mmHg）
肺动脉高压	轻度	30～50
	中度	50～70
	重度	>70

三、肺功能检查

肺功能检查对于胸科手术、腹部手术及围术期风险评估有重要意义。研究表明肺功能异常患者胸腹部手术后肺部并发症(PPCs)发生率为20%～70%,胸腹部开放性手术(尤其是上腹部手术)对术后的肺功能影响显著。腹部手术后PPCs的发生率由高到低依次为胃十二指肠43.2%、结肠34.4%、小肠28.9%、肝胆胰24.9%、其他手术23.5%、阑尾手术5%。

1.术前肺功能检查的适应证:年龄＞70岁、肥胖患者、胸科手术、上腹部手术、吸烟史、任何肺部疾病史。肺功能检查的结果与患者的理解及配合程度有关,具有一定的主观性,临床结果的判读应结合床旁肺功能简易检查及血气分析综合判断。

2.常用的肺功能检查指标有用力肺活量(FVC)、第一秒用力呼气量FEV1、第一秒用力呼气率(FEV1%)、分钟最大通气量(MVV)、RV/TLC。上述参数通常以占预计值得百分数表示,预计值则以年龄、性别、身高校正后得出。二者比值在80%～120%为正常。

(1)用力肺活量(FVC)及时间肺活量(FEV1)。FVC是指深吸气至肺总量位,然后用力快速呼气直至残气位,所测得的肺活量。同时测定1、2、3s时间内呼出的气量,并分别称为第一秒用力呼气量(FEV1)、第二秒用力呼气量(FEV2)、第三秒用力呼气量(FEV3)表示。

(2)FEV1%:将FEV1/FVC称为第一秒用力呼气率。FVC及FEV1对开胸手术及肺叶切除术得预测值比较大,比较使用支气管舒张剂前后得FVC及FEV1能有效地反映肺功能改善程度。轻度气道阻塞:FEV1/FVC<70%,FEV1>80%预测值。中度气道阻塞:FEV1/FVC<70%,30%预测值<FEV1<80%预测值。重度气道阻塞:FEV1/FVC<70%,FEV1<30%预测值。

(3)分钟最大通气量(MVV)。以最大的速度与幅度呼吸15s,呼出的总气量乘以4,即为MVV。我国成年人正常男性约100L,女性约80L。MVV%＝(MVV实测值/MVV预测值)×100%;MVV%＞80%通气功能正常;60%<MVV%<79%通气功能轻度降低;40%<MVV%<59%通气功能中度降低;MVV%<39%通气功能重度降低。当MVV%<50%时,PPCs的发生率和死亡率大大增加。MVV降低是阻塞性、限制性通气功能障碍、肌力、营养状况等综合因素的反映,对肺叶或全肺切除术的预测比FVC和FEV1%更敏感。

(4)残气量(RV)与肺总量(TLC)的关系:残气量/肺总量比(RV/TLC%)正常值<25%;26%<RV/TLC%<35%轻度肺气肿;36%<RV/TLC%<45%中度肺气肿;46%<RV/TLC%<55%重度肺气肿;RV/TLC%＞55%极重度肺气肿。

(5)一氧化碳弥散率(DLCO):是衡量气体交换量的最有效指标,与肺泡－毛细血管间的交换有效面积相关。DLCO的降低多与肺组织广泛损害、如肺水肿、肺纤维化等病理情况相关。

(6)手术耐受力最低标准:FEV1>40%预计值且FEV1%>50%;MVV>50%预计值;DLCO>50%预计值;RV/TLC%<40%。

(7)术后预计FEV1%(PPO-FEV1%)。PRO-FEV1%＝术前FEV1%X(1－切除的功能性肺组织所占的百分数)。估计功能性肺组织百分比的方法是将两肺分为42段,右肺上中下叶各有6、4、12段,左肺上下叶各有10段(图2-3)。

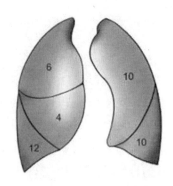

图 2-3 左右两肺肺段分布示意图

目前临床上广泛接受的保证肺叶切除术后长期存活的最低标准为：FEV1％＞50％；PRO-FEV1％＞40％；$PaCO_2$＜50mmHg；MVV＞40％预计值；FEV1＞1.6L。肺通气功能障碍的类型有阻塞性通气功能障碍、限制性通气功能 4 障碍和混合型通气功能障碍。阻塞性通气功能障碍以流速（FEV1％）降低为主，而限制性通气功能障碍以肺容量（如 VC）减少为主，混合性则二者兼而有之。

第十节　血栓栓塞性疾病的评估

一、下肢血管超声检查

下肢深静脉血栓（DVT）形成是下肢静脉回流障碍性疾病的一种，它是在各种因素作用下静脉通道回流受阻而引起的一系列临床综合征。DVT 一旦脱落可导致肺栓塞（PE），PE 是 DVT 最严重的并发症。

1.DVT 的病因：与静脉血流滞缓（肢体制动或长期卧床的患者）、静脉壁损伤（外伤、手术、感染等）及血液高凝状态（肿瘤、妊娠等）有关。任何一个单一因素往往不足以致病，常常是两个或三个因素综合作用造成深静脉血栓形成。

2.Autar 量表（表 2-28-1～表 2-28-3）：DVT 风险预测。

Autar 量表由 7 个危险因素和危险度分级模块组成，危险因素分别是年龄、体重指数、活动度、特殊危险因素、创伤、外科手术以及高风险疾病，每种危险因素下设项目并赋分。

表 2-28-1　Autar 量表

年龄（岁）	分值（分）	体重指数（BMI）	分值（分）	活动	分值（分）
10～30	0	<18.5	0	自由活动	0
31～40	1	18.5～22.9	1	自行使用助行工具	1
41～50	2	23～24.9	2	需要他人协助	2
51～60	3	25～29.9	3	使用轮椅	3
61～70	4	≥30	4	绝对卧床	4
70以上	5				

表 2-28-2 Autar 量表

创伤风险（术前）	分值（分）	特殊风险	分值（分）
头部受伤	1	口服避孕药	1（20～25岁）2（>35岁）
胸部受伤	1	激素治疗	2
脊柱受伤	2	怀孕/产褥期	3
骨盆受伤	3	血栓形成	4
下肢受伤	4	—	—

表 2-28-3 Autar 量表

高危疾病	分值（分）	高危疾病	分值（分）
溃疡性结肠炎	1	急性心肌梗死	4
红细胞增多症	2	恶性肿瘤	5
静脉曲张	3	脑血管疾病	6
慢性心脏病	3	静脉栓塞病史	7

风险等级评估：Autar 评分≤10 分为低风险；10～14 分为中风险；≥15 分为高风险。

3.Wells 评分（表 2-29）：DVT 风险评估。

表 2-29 Wells 评分量表

临床特征	分值（分）
1. 癌症活动期（近6个月内接受治疗或当前姑息治疗）	1
2. 偏瘫，轻瘫或最近下肢石膏固定	1
3. 近期卧床≥3天或近12周内行大手术（全麻或局麻）	1
4. 沿深静脉走行有局限性压痛	1
5. 整个下肢肿胀	1
6. 肿胀小腿周径至少大于无症状侧3cm（胫骨粗隆下10cm测量）	1
7. 凹陷性水肿（症状仅限于腿）	1
8. 浅静脉侧支（非静脉曲张）	1
9. 既往DVT史	1
10. 至少可能和DVT相当的其他病因诊断*	-2
总分	—

*其他病因诊断包括：肌肉损伤、慢性水肿、浅静脉炎、血栓后综合征、关节炎、慢性静脉功能不全、蜂窝组织炎、腘窝囊肿、骨盆肿瘤、术后肿胀、多种混杂因素。

本评估表用于 DVT 临床可能性评估，单独使用 Wells 评分不能安全地排除 DVT；总分＜2 分，不太可能发生 DVT；总分≥2 分，很有可能发生 DVT。另外 Wells 评分联合 D-二聚体可以对 DVT 辅助诊断，总分≤1 分且 D-二聚体阴性可排除 DVT 诊断；总分≥2 分且 D-二聚体阳性，考虑 DVT 诊断。

4.修订 Genevar 评分（表 2-30）：PE 预测。

表 2-30 修订 Genevar 评分

风险因素	分值（分）
年龄超过65岁	1
既往DVT或PE病史	3
手术（全身麻醉下）或1个月内骨折（下肢）	2
活动性恶性疾病（实体或血液系统，目前活跃或治愈<1年）	2
单侧下肢疼痛	3
咯血	2
心率75~94次/min	3
心率≥95次/min	5
下肢深静脉触诊疼痛和单侧水肿	4

分评估：低风险：0~1分；中风险：2~6分；高风险：≥6分。

综合以上评估量表，对于中高危的患者术前有必要行下肢血管超声检查，同时在围术期预防DVT及PE的发生。如果超声检查明确有DVT的患者行择期手术前应放置深静脉滤网，以防止发生PE。

二、颈动脉及椎基底动脉超声检查

颈动脉内膜斑块的形成与年龄、吸烟、高血压病史、糖尿病病史、高血脂病史相关。其危险主要在于不稳定性斑块，也就是在血管壁上不牢固容易脱落的斑块。当斑块整块或部分脱落后就成了血流中的栓子，随血流到达大脑堵塞脑动脉，导致栓塞事件造成脑卒中，甚至危及生命。

预防脑梗死，就必须重视颈动脉斑块的预防，要筛查颈部动脉超声，积极采取干预措施。研究表明，颈动脉内膜中层厚度每增加 0.1mm，心肌梗死危险增加 10%~15%，脑卒中的危险增加13%~18%。尤其是超声显示低回声的软斑块及不稳定斑块更容易脱落导致脑卒中。

建议 40 岁以上特别是患有高血压、糖尿病、高血脂、肥胖、吸烟的人群筛查颈动脉彩超。

第十一节　神经系统功能评估

1.格拉斯哥昏迷评分法(Glasgow Coma Scale,GCS)（表 2-31）。

表 2-31 格拉斯哥昏迷评分

睁眼反应（E）	记分（分）	语言反应（V）	记分（分）	运动反应（M）	记分（分）
				能执行检查者命令	6
				能指出疼痛部位	5
可自动睁眼	4	回答正确	5	刺激时躲避	4
声音刺激后睁眼	3	回答错乱	4	刺激时肢体屈曲	3
疼痛刺激后睁眼	2	语言不清	3	（去皮层强直）	
无反应	1	只能发音	2	刺激时肢体过伸	2
		无反应	1	（去大脑强直）	
				无反应	1

轻型：总分 13~15 分（伤后意识障碍在 20min 以内）。

中型：总分 9~12 分（伤后意识障碍 20min~6h 以内）。

重型:总分 3～8 分(伤后昏迷或再次昏迷在 6h 以上)。

2.肌力检查方法:嘱患者两侧上下肢各关节屈伸等运动,观察其运动范围是否正常,能否克服检查者所给予的阻力,肌力的评价采用 0 级～5 级的分级法(表 2-32)。

表 2-32 肌张力分级

肌力分级	临床检查症状
0级	肌肉完全没有收缩
1级	肌肉可收缩,但不能使肢体移动
2级	肌体可在床上作自主运动,但不能做对抗地心引力的抬起动作
3级	肌体可抗地心引力,抬离床面,但不能克服外加阻力
4级	能做抗阻力的运动,但较正常差
5级	正常肌力

3.脑认知功能的评估:

认知是认识和知晓事物过程的总称,是人类大脑所特有的高级功能。认识是指人在对客观事物的认识过程中,对感觉输入信息的获取、编码、操纵、提取和使用的过程,是输入和输出之前发生的内部心理过程。认知包括注意、知觉、思维、记忆及执行等。

部分手术患者在术后会出现认知功能障碍。认知障碍是大脑在摄取、存储、重整和处理信息的基本功能上出现的异常表现,包括判断力差、注意障碍、记忆障碍、推理能力降低、执行功能障碍、交流困难等。认知功能评定的实施包括以下几点:

(1)筛查法:从总体上大致检查出患者是否存在认知障碍的方法,例如简易精神状态检查量表(MMSE)、蒙特利尔认知评定(MoCA);

(2)成套测验法:用于认知功能较全面的定量测定,当分值低于正常范围时,提示该患者存在认知障碍。例如洛文斯顿作业认知评定成套试验、Halstead-Reitan 神经心理学成套测试、韦氏记忆量表等;

(3)功能检查法:通过直接观察患者从事日常生活活动的情况,评定相关认知功能障碍程度。可更准确、直接地评估认知功能障碍对患者实际生活的影响情况。例如 Arnadottir 作业疗法——日常生活活动神经行为评定;

(4)特异性检查法:对认知障碍进行特异性诊断,评定患者属于哪一种特殊类型的认知障碍,以制订康复治疗计划。例如绘钟测试、威斯康星等。

第三章 术前准备

第一节 胃肠道准备

一、术前禁食水的目的

1.防止围术期胃内容物反流误吸引起吸入性肺炎或导致呼吸道梗阻窒息。胃内容物吸入后由于胃酸的刺激,产生急性肺部炎症,严重程度与胃液酸度、吸入量以及在肺内的分布情况有关。如果吸入胃酸的 pH≤2.5 时,吸入量 25mL 反流物即能引起严重的肺组织损伤。

2.大多数胃肠道手术要求胃肠保持空虚,避免术中污染术野和术后胃肠膨胀或吻合口裂开。

3.非胃肠道手术的患者,由于手术操作刺激腹膜或内脏,或麻醉药物对消化系统的不良影响,术后可能出现腹胀及呕吐。

4.某些局麻手术因患者无法配合,术中可能需要改变麻醉方式或可能出现局麻药中毒、过敏等并发症时,禁食水可以减少反流误吸的风险。

二、不同类型患者术前禁食水的时间

1.婴儿(表 3-1)。

表 3-1　婴儿术前禁食水时间

食物	禁食、禁饮时间（h）
清淡液体	禁饮2
母乳	禁食4
非母乳清淡食物	禁食6
早餐牛奶	禁食4
牛奶及配方奶	禁食6

2.儿童(表 3-2)。

表 3-2　儿童术前禁食水时间

食物	禁食、禁饮时间（h）
清淡液体	禁饮2
非母乳清淡食物	禁食6
早餐牛奶	禁食4
淀粉类固体食物	禁食6
煎炸、高脂肪食物、肉类	禁食8

3.成人(表3-3)。

表3-3 成人术前禁食水时间

食物	禁食、禁饮时间（h）
清饮料	禁饮2
牛奶	禁饮6
淀粉类固体食物	禁食6
煎炸、高脂肪食物、肉类	禁食8
脂肪类固体食物	禁食8
易消化固体	禁食6
不易消化固体	禁食8

注:清饮料主要包括清水、糖水、碳酸饮料、清茶、黑咖啡(不加奶)及无渣果汁,但均不能含有酒精;淀粉类固体食物和谷类食物如馒头、面包、面条、米饭等。

三、肠道准备的目的

1.清除肠道内容物创造良好的手术条件。

2.减少肠道细菌降低术后感染及吻合口瘘等并发症。

3.减少肿瘤转移的机会。

四、肠道准备的基本原则

1.在不影响手术效果的前提下缩短肠道准备和使用抗生素时间。

2.肠道准备过程中不应影响机体内环境的稳定。

第二节 术前常用药物的调整及应用

麻醉医生需全面了解患者术前用药情况。如突然停用某药会引起发病,则应术前继续使用该药物,或酌情减量使用,或使用其他药物替代。当失去胃肠道功能或禁止口服而使药物吸收障碍时,应有静脉注射、经皮注射及经黏膜用药来代替。

一、心血管药物

对于择期手术,术前应调整和护理至最佳状态以降低风险,将急性变化的可能性降到最低。

1.β受体阻滞剂:术前服用β受体阻滞剂有很多潜在的益处。此药能够通过降低耗氧量来减少缺血的发生,同时也可应用于心律失常的预防及治疗。如果通过长期服用β受体阻滞剂治疗缺血性心脏病的患者突然停药会增加心肌缺血的风险。如果用于治疗高血压或偏头痛,突然停药则不会产生严重问题。由于β受体阻滞剂对心脏的选择性高,对肺及外周血管影响轻微,且可能会减低围术期脑卒中的风险。术前服用β受体阻滞剂的不良反应主要是心动过缓及低血压。鉴于循证医学的证据支持,建议在围术期不需停用β受体阻滞剂,如果患者不能口服则可选择静脉用药,如美托洛尔、普萘洛尔、拉贝洛尔等。

2.钙离子通道阻滞剂:此类药物与麻醉药物没有严重的相互作用,突然停药亦不会产生严重后果,但此类药物可能会增加出血的风险,但目前证据不足。此类药物使用比较安全,所以建议术前服用此类药物的患者继续服用。如不能口服用药可选择静脉使用地尔硫卓。

3.血管紧张素转换酶抑制剂(ACEI)和血管紧张素Ⅱ受体拮抗剂(ARB):对于服用这两类药物的患者,术前用药的管理还是有争议的。两类药物均是通过抑制肾素-血管紧张素-醛固酮系统(RAAS)而发挥调节血压的作用,在减少蛋白尿和改善慢性心衰转归方面具有独特效果。但是由于其加重手术相关体液丢失会增加患者在术中及术后低血压的风险。ACEI作用缓和,术前不必停药,可适当调整。而ARB类目前推荐手术当天停用,待体液容量恢复后再服用。

4.洋地黄制剂:心功能差的术前可用地高辛治疗,术前36h应停用。术前服用此类药物者麻醉期间应密切注意钾、钙、镁等离子水平、组织氧供、酸碱平衡、尿量等因素,因为上述因素可促使洋地黄中毒。

5.交感神经抑制剂:可乐定是中枢性抗高血压药,若术前突然停药会使血浆中儿茶酚胺浓度增加1倍,进而引起术中血压严重反跳,甚至诱发高血压危象。同时,可乐定可强化镇静,降低麻醉药量。因此术前不必停用。

6.利尿剂:利尿剂是抗高血压治疗的传统药物。由于降低血管平滑肌对缩血管物质的反应性及加重体液缺失可增加术中血压控制的难度。因此,目前主张术前2～3天停用利尿药。另外长期服用排钾型利尿剂的患者易出现低血钾,围术期应严密监测血钾,一旦发现有低钾应及时补钾并进行必要的监护。

7.其他药物:利血平主要通过消耗外周交感神经末梢的儿茶酚胺而发挥降压作用。使用此药的患者对麻醉药抑制心血管的作用非常敏感,术中容易出现血压下降及心率减慢的情况,需格外注意。在处理循环抑制时如果使用直接作用的拟交感神经药物如肾上腺素、去甲肾上腺素时可发生增敏效用继而使血压骤升,而使用间接作用的拟交感神经药物如麻黄碱和多巴胺时升压效果往往不明显。对于长期服用利血平的患者最好于术前7天停药并改用其他抗高血压药物,以保证围术期安全。

二、呼吸系统药物

1.茶碱类药物:超过治疗剂量的茶碱类药物会造成心律失常和神经毒性,同时茶碱的代谢易受术前很多药物的影响,所以建议术前停用茶碱类药物。

2.吸入性β受体激动剂和抗胆碱能药物:

吸入性β受体激动剂(如沙丁胺醇、沙美特罗等)和抗胆碱能药(如异丙托溴铵、噻托溴铵等)这些用于控制阻塞性肺疾病的吸入型药物能够降低哮喘及慢阻肺患者的术后肺部并发症。建议术前继续使用,包括手术当天。

3.糖皮质激素:

使用糖皮质激素来控制慢阻肺的患者若突然停药会引起肾上腺皮质功能不全。无论是吸入型还是全身应用型的糖皮质激素术前均应继续使用。

4.白三烯抑制剂:

白三烯抑制剂(如扎非鲁卡、孟特鲁卡钠等)用于哮喘的控制,但不能用于哮喘的急性治疗。这类药物的清除期比较短,但停止给药后对哮喘及肺功能的控制作用能长达3周。建议此类药物服用至术晨,术后待患者可耐受口服时再继续使用。

三、糖尿病用药

1.手术当日停用口服降糖药及非胰岛素注射剂。磺脲类和格列奈类药物可能引起低血糖,术前最好停用24h;肾功能不全或使用静脉造影剂的患者术前停用二甲双胍24～48h;停药期间使用常规胰岛素控制血糖。

2.使用胰岛素控制血糖的患者通常为控制基础血糖的中长效胰岛素加控制餐后血糖的短效胰岛素联合方案,具体剂量调整可参照表3-4。

表3-4　术前胰岛素调整方案

胰岛素剂型	常规给药频率	术前1日	手术当日
长效胰岛素	Qd	不变	早晨常规剂量的50%～100%
中效胰岛素	Bid	不变 如晚间给药,使用常规剂量75%	早晨常规剂量的50%～75%
中效/短效混合胰岛素	Bid	不变	更换为中效胰岛素,早晨中效剂量的50%～75%
短效或速效胰岛素	Tid（三餐前）	不变	停用
胰岛素泵		不变	泵速调整为睡眠基础速率

如遇以下情况:

(1)手术时间长,术后当日仍无法进食的大手术;

(2)术前完全依赖皮下短效胰岛素治疗;

(3)医院缺少管理皮下胰岛素泵的专业人员。手术当日彻底停用胰岛素原方案,监测血糖水平,需要时使用静脉持续输注胰岛素的方法来管理术前血糖。术前已长时间禁食或行肠道准备的患者按手术当日方案进行管理。

四、其他内分泌用药

1.糖皮质激素。

服用糖皮质激素<3周,或是长期间隔疗法的患者,认为其下丘脑－垂体－肾上腺(HPA)轴受到抑制的可能性不大,术前继续使用即可;但如果每日服用泼尼松剂量>20mg,持续时间>3周,或是用于控制库欣综合征的患者,其HPA轴会受到抑制,术前应加大皮质类固醇的应用。

2.口服避孕药。口服避孕药增加年轻女性血栓形成的风险。这种风险会在用药4个月后增加,而停药3个月后风险降低。此类药物是否需要停药关键在于怀孕和血栓形成这两个风险之间权衡。建议术前4～6周停止服用避孕药,同时有计划地进行血栓栓塞的预防。

3.绝经后激素用药。

用于绝经后激素类药物的雌激素含量低于避孕药,但不管是单独雌激素还是雌孕激素合用都会增加血栓形成的风险,建议术前6周停用。

4.甲状腺药物。

可继续服用,不能口服者可静注或皮下注射。

五、抗凝类药物

1.阿司匹林。

阿司匹林不可逆的抑制环氧合酶的合成,从而抑制血小板血栓素 A2(TXA2)的生成或抑制 TXA2 诱导的血小板的聚集。由于该抑制不可逆,在血小板的生存期内 7～10 天其功能始终处于抑制状态,直至有新产生的血小板才能够维持环氧化酶功能正常。

大量研究已证明单独服用阿司匹林并不增加椎管内麻醉的风险。为谨慎起见,择期手术患者在术前 7 天可考虑停用阿司匹林。在接受双联抗血小板治疗的患者方案调整取决于外科手术的紧急程度和患者发生血栓和出血的风险,需要多学科会诊选择优化治疗方案。

2.华法林。

华法林通过抑制肝脏维生素 K 依赖的凝血因子的合成发挥抗凝作用,同时还可通过降低凝血酶诱导的血小板聚集反应起到抗血小板的作用。手术前需要停药 4～5 天,大多数手术可在 INR≤1.4 时进行。

3.二磷酸腺苷(ADP)受体抑制剂。

如氯吡格雷(波立维)、噻氯匹定等。氯吡格雷的活性代谢产物选择性抑制 ADP 与其血小板 P2Y12 受体的结合及继发的 ADP 介导的糖蛋白 GPⅡb/Ⅲa 复合物的活化,因此抑制血小板聚集。氯吡格雷较阿司匹林延长出血时间,停药 5～7 天后血小板功能才可恢复正常。

六、精神类药物

1.三环及四环类抗抑郁药。

此类药物可抑制去甲肾上腺素和 5-羟色胺在突触间隙的摄入,与挥发性麻醉药和拟交感神经药物合用有增加心律失常的风险。突然停药可导致失眠、恶心、头痛、流涎、发汗等症状,应避免突然停药。与阿托品和东莨菪碱合用时会增加术后并发症的风险,与曲马多和哌替啶合用时会导致血清素的大量激活,不推荐二者合用。

建议术前继续服用。对于那些使用剂量小或者发生心律失常的风险大的患者术前 7～14 天内将药量逐渐减少。

2.选择性 5-羟色胺再摄取抑制剂(SSRIs)。

SSRIs 是一类新型的抗抑郁药物,临床主要使用的有氟西汀、帕罗西汀等。此类药物由于影响血小板聚集,可能会增加出血的风险。突然停用短效 SSRIs 类药物会引起戒断综合征,如眩晕、寒冷、肌痛、焦虑等。对于大部分患者,建议术前继续服用 SSRIs,是否停药关键在于出血和精神失常二者之间权衡。

3.单胺氧化酶(MAO)抑制剂:

非选择性的 MAO 抑制剂(如异卡波肼、苯乙肼等)可引起生物胺在中枢和自主神经系统的蓄积。麻醉期间,拟交感神经药物如麻黄碱会使蓄积的去甲肾上腺素释放,引起血压升高。另外中枢神经系统会产生与手术和麻醉有关的两种反应:当抗胆碱药(如右美沙芬)和哌替啶与 MAO 抑制剂合用时会产生 5-羟色胺综合征(躁动、头痛、发热、癫痫、甚至昏迷和死亡);由于 MAO 抑制剂会抑制肝微粒体氧化酶,从而使有利的麻醉药蓄积,进而产生呼吸循环抑制。

是否需要停药应由麻醉医生和精神科医生共同商议。如麻醉医生熟悉掌握对 MAO 安全的操作及精神科医生认为突然停药可能会加重患者病情可继续服用。反之都建议术前停用，可于术前 2 周逐渐减量至停用。

(7)中草药 中草药使用广泛，但具体药理作用往往不清。术前继续服用会产生很多不利影响，包括凝血障碍、与麻醉药物产生相互作用等。建议术前 2 周停用。

第三节 麻醉前用药

一、术前用药的目的

术前用药的选择应考虑患者个体化因素，包括健康和情感状态、手术操作及麻醉计划等综合情况，个体化应用。

1.镇静、缓解焦虑、遗忘作用：苯二氮䓬类。术前使用苯二氮䓬类药物可以缓解术前紧张，减少不良刺激对机体的影响，而且具有一定的遗忘作用。可以通过口服或肌注的方式给药。

2.镇痛：阿片类药物、非甾体类抗生素。可以提高患者痛阈，有利于患者接受术前的有创性准备及减轻术前疼痛，另外可以提供预防性镇痛的作用。给药方式一般为肌肉注射。

3.减少麻醉药的不良反应：苯二氮䓬类及巴比妥类药物可以提高局麻药中毒的阈值。

4.预防术后恶心呕吐(PONV)：5-HT$_3$受体拮抗剂，如昂丹司琼等。

5.预防误吸性肺炎：抑酸药，质子泵抑制剂。

6.预防过敏反应：抗组胺药，糖皮质激素。

7.减少上呼吸道分泌物：抗胆碱药物，如阿托品、长托宁等。

二、哪些情况下不需要使用术前用药？

1.患者的焦虑情况可控，心肺功能佳，焦虑状态并不会产生明显的害处。

2.患者对肌肉注射有恐惧，可考虑其他给药途径。

3.日间手术患者，由于手术简短，药物效应可延续到术后阶段，从而延长恢复时间。

三、术前使用镇静类药物的禁忌证

1.严重的肺部疾病。

2.低血容量。

3.存在呼吸道梗阻风险的患者。

4.颅内压增高。

精神抑郁患者。

四、哪些患者应重视术前用药

1.术前访视后仍然非常焦虑的患者。

2.儿童患者,合理的使用术前用药可以充分缓解患儿与父母的分离焦虑。

3.慢性药物滥用者,可以减轻戒断反应。

4.缺血性心脏病或高血压等疾病患者,因术前紧张焦虑而使病情恶化。

第四节　特殊患者术前准备

一、高血压病患者术前准备

高血压是常见的心血管疾病,是威胁中老年人健康的主要疾病之一。《中国心血管病报告》指出,目前我国高血压患者率为25.2%,估算全国高血压患者达2.7亿,并逐渐呈现出年轻化的趋势,合并高血压的手术患者数量也在不断增加。围术期高血压可增加手术出血、诱发或加重心肌缺血、导致脑卒中以及肾脏衰竭等并发症。我国高血压呈现三高三低流行病学特点,即发病率、伤残率与死亡率高,而知晓率、服药率与控制率低,从而大大增加了国内围手术期高血压处理风险。

1.高血压的定义及分类(表3-5)。

高血压的标准是根据临床和流行病学资料界定的,其定义为在未使用降压药物的情况下,非同日3次测量血压,收缩压≥140mmHg和或舒张压≥90mmHg,其中90%~95%为原发性高血压,余为继发性高血压。根据血压升高的水平又进一步将高血压分为1~3级。

表3-5　高血压严重程度分级

类别	收缩压（mmHg）		舒张压（mmHg）
正常血压	<120	和	<80
正常高值	120~139	和/或	80~89
高血压			
1级（轻度）	140~159	和/或	90~99
2级（中度）	160~179	和/或	100~109
3级（重度）	≥180	和/或	≥110
单纯收缩期高血压	≥140	和	<90

注:当收缩压和舒张压分属不同分级时以较高的级别作为标准。

2.心血管总体危险评估(表3-6和表3-7)。

高血压患者的诊断和治疗不能只根据血压水平,必须对患者进行心血管风险的评估并分层。高血压患者按心血管风险水平分为低危、中危、高危和极高危四个层次。

表 3-6-1　高血压患者危险程度分级因素

心血管危险因素	高血压（1~3级）； 男性>55岁、女性>65岁； 吸烟史； 糖耐量受损（餐后2h血糖7.8~11.0mmol/L）和（或）空腹血糖异常（6.1~6.9mmol/L）； 血脂异常； 早发心血管病家族史； 腹型肥胖（腰围：男性≥90cm、女性≥85cm）或肥胖 （BMI≥28kg/m^2）
靶器官损害 （TOD）	左心室肥厚； 超声心动图LVMI：男性≥125g/m^2、女性≥120g/m^2； 颈动脉超声IMT>0.9mm或动脉粥样斑块； 颈-股动脉脉搏速度>12m/s； 肾小球滤过率降低或血清肌酐轻度升高：男性115~133μmmol/L，女性107L~124μmmol/L； 微量白蛋白尿（30~300mg/24h）或白蛋白/肌酐比≥30mg/g
伴临床疾患	脑血管病：脑出血、缺血性脑卒中、短暂性脑缺血发作； 心脏疾病：心梗史、心绞痛、冠状动脉血运重建术、充血性心力衰竭； 糖尿病肾病； 肾功能受损； 外周血管疾病； 视网膜病变：出血或渗出、视乳头水肿； 糖尿病

表 3-7　高血压患者危险程度分级

其他危险因素和病史	血压（mmHg）		
	1级高血压	2级高血压	3级高血压
无	低危	中危	高危
1~2个其他危险因素	中危	中危	极高危
≥3个其他危险因素，或靶器官损害	高危	高危	极高危
临床并发症或合并糖尿病	极高危	极高危	极高危

3.高血压患者术前评估及术前准备。高血压病程越长，重要脏器越容易受累，麻醉危险性越大。高血压病程虽短，但进展迅速者，即恶性高血压，早期就可出现心、脑、肾并发症，麻醉危险性很大。1、2级高血压麻醉危险性与一般患者相仿，手术并不增加围术期心血管并发症发生的风险。而3级高血压患者围术期发生心肌缺血、心力衰竭及脑血管意外的危险性明显增加。对于高血压患者应注意了解有无心绞痛、心力衰竭、高血压脑病、糖尿病以及脂类代谢紊乱等并发症。对于高血压患者，术前首先应通过全面检查明确诊断高血压类型，特别要警惕是否为未诊断出的嗜铬细胞瘤。除急诊手术外，择期手术一般应在血压得到控制之后进行，并调整受损气管功能的稳定。择期手术降压的目标：中青年患者血压控制＜130/85mmHg，老年患者＜140/90mmHg为宜。对于合并糖尿病的高血压患者，应降至130/80mmHg以下。高血压合并慢性肾脏疾病者血压应控制＜130/80mmHg，甚至125/75mmHg以下。但降压宜个体化，不可过度，以免因严重的低血压而导致脑缺血或心肌缺血。对于急诊手术患者，可在术前适当控制血压。血压＞180/110mmHg的患者，可在严密监测下，行控制性降压，调整血压至140/90mmHg左右。情况较为复杂的患者，建议请心血管内科医生共同商议解决方法。

二、慢性阻塞性肺疾病(COPD)患者的术前准备

慢性阻塞性肺疾病(COPD)是常见的呼吸系统疾病,严重危害患者的身心健康。手术患者合并COPD会使术后肺部并发症风险增加,心脏、肾脏等肺外器官并发症风险增加,并延长住院时间、增加医疗费用及围术期死亡率。

1.COPD定义及严重程度分级(表3-8)。

COPD是一种可预防、可治疗的常见病,其特征是持续存在的呼吸道症状和气流受限,是由吸入有毒气体或颗粒引起的气道和(或)肺泡异常所致。COPD特征之一的慢性气流受限,是由小气道病变(如阻塞性细支气管炎)和肺实质破坏(肺气肿)共同所致,两者所起的相对作用因人而异。

表3-8　COPD严重程度分级

FEV1/FVC<70%的患者		
GOLD1	轻度	FEV1≥80%预计值
GOLD2	中度	50%≤FEV1<80%预计值
GOLD3	重度	30%≤FEV1<50%预计值
GOLD4	极重度	FEV1<30%预计值

注:GOLD＝Global Initiative for Chronic Obstructive Lung Disease(慢性阻塞性肺疾病全球倡议)

2.COPD患者的术前评估。

评估的目的是明确气流受限的严重程度、对患者健康状况和未来事件发生风险的影响,并指导围术期治疗。

3.COPD患者的术前准备。

(1)戒烟。戒烟会给COPD患者带来诸多益处,包括缓解临床症状、减轻炎症反应和降低心血管并发症风险。术前戒烟4周以上可降低术后肺部并发症发生率,戒烟3～4周可降低伤口愈合并发症发生率,但短时间戒烟对术后并发症的影响不明显。因此推荐吸烟患者在手术前尽早戒烟。

(2)加强营养支持。COPD患者因呼吸困难而做功较多,约1/3的患者合并某种程度的营养不良。这些患者需要加强营养支持,目标是维持BMI在20～25。

(3)康复训练。适用于中度以上COPD患者,包括教育患者使用正确的咳嗽、排痰及缩唇呼吸、心肺功能训练。

(4)药物治疗。术前持续使用吸入支气管扩张剂的COPD患者推荐维持吸入至手术当日。COPD患者只要有明确咳嗽、咳痰、伴有或不伴有咳痰相关呼吸困难均应长期应用祛痰药物。术前祛痰治疗配合心肺功能训练可以降低术后肺部并发症发生率。术前1周使用布地奈德配合支气管扩张剂可以显著改善肺功能并减轻症状。COPD合并感染会加重临床症状,需给予抗生素治疗,症状好转后再行手术治疗。

(5)氧疗。维持静息状态下动脉血氧分压≥60mmHg或脉搏氧>90%,但需要警惕高浓度吸氧可能会导致二氧化碳潴留的风险。

三、糖尿病患者术前准备

糖尿病作为一种慢性多发疾病逐渐成为全球关注的重点公共卫生问题,而中国糖尿病患者数

已跃居世界第一。糖尿病患病率呈现逐年递增趋势,是以遗传因素为基础,不良生活方式为推动剂,社会经济状况改变和人口老龄化为背景的多种因素相互作用的结果。根据 2017 年公布的流行病学调查结果显示成人糖尿病患病率为 10.9%(95%CI,10.4%～11.5%),糖尿病前期比例也高达 35.7%(95%CI,34.1%～37.4%)。此外在所有的糖尿病患者中,仅 36.5% 的人已知自己患有糖尿病,32.2% 的人正在接受治疗。

血糖异常增高是围术期的常见的问题。一方面手术创伤应激诱发机体分泌儿茶酚胺、皮质醇和炎性介质等胰岛素拮抗因子,促使血糖增高;另一方面合并糖尿病及代谢综合征等胰岛素抵抗或胰岛素分泌障碍疾病的患者更容易发生围术期高血糖。值得注意的是长时间禁食和不恰当的降糖治疗也有引起患者低血糖和血糖剧烈波动的可能。围术期血糖异常(包括高血糖、低血糖和血糖波动)增加手术患者的死亡率、感染率、延长切口愈合及住院时间、增加心脑血管并发症的发生率、影响远期预后。所以合理的血糖监测和调控是围术期管理的重要组成部分,应得到重视。

1.术前评估。

糖化血红蛋白(HbA1c)反映采血前 3 个月的平均血糖水平,可用于术前筛查糖尿病和评价血糖控制效果。术前筛查 HbA1c≥6.5% 即可诊断糖尿病;既往已有明确糖尿病病史的患者 HbA1c≤7% 提示血糖控制满意,围术期风险较低;如 HbA1c≥8.5% 则建议考虑推迟择期手术。需注意贫血及近期输血史可能干扰 HbA1c 测量的准确性。

对于合并糖尿病的手术患者,术前还应了解糖尿病类型、病程、目前的治疗方案、低血糖发作情况,特别是有无糖尿病并发症。糖尿病酮症酸中毒及高渗性综合征是非急诊手术的禁忌。病程长的患者可能合并冠心病等心脑血管疾病,且心肌缺血症状往往不典型、容易漏诊,应引起警惕。

2.术前准备。

药物调整参照第一章第四节术前药物调整部分内容。

四、缺血性心脏病(冠心病)患者术前准备

由冠状动脉粥样硬化及冠状动脉痉挛引起的缺血性心脏病称为冠心病。在我国 40 岁以上人群的发病率 5%～10%。

1.术前评估(表 3-9 和表 3-10)。

病史了解:病程、心绞痛类型和发作情况、心梗病史、心功能状况、体能状况。

表 3-9　稳定型心绞痛严重程度分级

稳定型心绞痛严重程度分级	
1级	日常活动无症状
2级	日常活动稍受限,上三层楼可诱发
3级	日常活动明显受限,上二层楼可诱发
4级	轻微活动即可诱发心绞痛

表 3－10　心肌梗死病程分期

心肌梗死病史	
急性心肌梗死	0～7天
近期内心梗	＜30天
急性心梗康复期	1～6个月
陈旧性心梗	＞6个月

心梗后近期内静息性心绞痛反复发作、心功能不全且 EF＜30％；心梗发生 48h 后发生室速和室颤，提示心脏储备功能严重下降，此类情况为外科手术的绝对禁忌证。

不稳定冠脉综合征：包括近期内心梗、不稳定型心绞痛及严重的稳定性心绞痛。

2.心脏特殊检查。

根据患者情况检查常规心电图、运动心电图、动态心电图、超声心动图及放射性核素扫描，为明确冠脉供血情况可行冠状动脉造影。

3.心脏评估后的三种结局。

(1)取消择期非心脏手术，首先进行冠脉旁路移植手术(CABG)或经皮冠状动脉成形术(PTCA)。

(2)推迟手术，进行必要的内科治疗，改善心肌供血及心功能，降低围术期风险。

(3)可以手术，进行低危及急诊手术。

第四章　麻醉方式的选择

我们通常根据用药方式或麻醉范围将临床麻醉分为局部麻醉、全身麻醉和复合麻醉。全身麻醉即全身麻醉药物通过吸入或注射的方式作用于患者中枢神经系统,使患者意识消失、感觉消失、反射抑制、肌肉松弛。局部麻醉又称为部位麻醉,是指在患者神志清醒状态下,将局麻药应用于身体局部,使机体某一部分的感觉神经传导功能暂时被阻断,运动神经传导保持完好或同时有程度不等的被阻滞状态,而且这种阻滞应是完全可逆,且不引起任何组织损害的。复合麻醉是指在一次临床麻醉中同时或先后应用两种或两种以上的麻醉药物或麻醉技术,以达到完善的术中和术后镇痛及满意的外科手术条件。目前随着快速康复外科的发展,复合麻醉所展现出的各种优点逐渐得到各专家学者及临床工作者的共识,成为快速康复外科不可或缺的一员。

第一节　局部麻醉

人体的外周神经是指脑和脊髓以外的所有神经,包括神经节、神经丛、神经干和终末神经。由脑发出的外周神经称为脑神经,由脊髓发出的外周神经称为脊神经;根据神经支配的区域可将外周神经分为躯干神经和内脏神经;根据神经传导方向又可分为传入神经(感觉神经)和传出神经(运动神经)。脑神经及脊神经均包括感觉神经和运动神经。另外内脏神经还可分为内脏感觉神经(自主神经或植物神经)和内脏运动神经(交感神经及副交感神经)。神经纤维有粗细之分,直径在十分之几 um 到 $100\mu m$ 之间;另外根据是否有髓鞘包裹分为有髓神经和无髓神经。基于外周神经的组织学差异,相同浓度的局麻药作用于不同部位,不同类型神经就会产生不同的阻滞效果。

根据使用局麻药物的位置和方法将局部麻醉分为:表面麻醉、局部浸润麻醉、区域阻滞麻醉、神经阻滞麻醉(神经丛阻滞、神经干阻滞)及椎管内麻醉。临床上提到的局部麻醉一般是由外科医生来完成,主要包括前三种。而神经阻滞麻醉及椎管内麻醉在广义上也属于局部麻醉范畴,则是由麻醉医生来完成,但内容相对比较复杂,后续的章节将进行相关的介绍。局部麻醉的优点包括简便易行、安全、患者清醒、并发症少和对患者生理功能影响小(相对于全麻而言)。

一、局部麻醉药作用机制及分类

局麻药主要是阻断了神经细胞 Na^+ 的内流,从而使神经纤维的兴奋阈升高、传导速度减慢、延长动作电位的不应期,最后完全丧失产生动作电位即传导神经冲动的能力。

常用局麻药的分子结构是由芳香族环、氨基团和中间链三部分组成。而中间链可为酯链或酰胺链,根据中间链的不同可将局麻药分为酯类和酰胺类两类。酰胺类局麻药在肝内由线粒体 P450 酶代谢(N-脱烷基化和羟基化),代谢速度通常低于酯类局麻药的水解反应。肝功不全者(如肝硬化)或肝血流量减少(如充血性心力衰竭、应用 β 或 H2 受体阻滞剂)会降低代谢速度,增加血药浓度,患者易出现系统性毒性反应。酯类局麻药主要被血浆假性胆碱酯酶(Pseudocholinesterase)水解,如有先天假性胆碱酯酶(是由肝脏产生,能正确反映肝脏功能)质量异常或因肝硬化严重贫血恶病质和晚期妊娠等引起该酶量减少者,酯类局麻药的用量都应减少,另外普鲁卡因等酯类局麻药易产生过敏反应。所以临床上将局麻药分类通常采用以下两种方式。

(一)根据化学结构分两类:

1.酯类:普鲁卡因、氯普鲁卡因及丁卡因等;

2.酰胺类:利多卡因、布比卡因、罗哌卡因、左布比卡因等。

(二)根据作用时间分三类:

1.短效:普鲁卡因、氯普鲁卡因等;

2.中效:利多卡因等;

3.长效:丁卡因、布比卡因、罗哌卡因、左布比卡因等。

(三)局麻药与肾上腺素配伍

临床上常在局麻药中加入1:20万~1:30万的肾上腺素,以延长局麻药的作用时间并减少单位时间内机体对局麻药物的吸收量。1:20万的比例是指质量比,配置方法是20mL的局麻药液中加入0.1mL的肾上腺素原液。近期的麻醉新进展中提出1:40万比例的肾上腺素效果更佳。需注意下列情况时局麻药中不可加入肾上腺素:

1.手指、足趾、阴茎等处手术;

2.气管内表面麻醉,因为肾上腺素可引起气管平滑肌扩张,加速局麻药的吸收;

3.老年患者、甲状腺功能亢进、糖尿病以及周围血管痉挛性疾病的患者;

4.采用氟烷全麻的患者,辅以局麻药时不应加入肾上腺素,以防发生严重的心律失常。

二、局部麻醉药毒性反应及临床处理

局麻药误入血管内或单位时间内吸收入血的局麻药剂量过大,或患者全身营养状态差、肝肾功能不全,使血液中局麻药浓度过高引起毒性反应,主要表现为中枢神经系统毒性和心血管功能障碍。

(一)中枢神经兴奋型

1.轻度中毒:有多语、寒战、面色红润、血压升高及脉搏加快等体征,另外患者会自述有耳鸣、眼花、头痛等症状。

2.中度中毒:患者出现烦躁不安、恶心呕吐、眼球及颜面部有不由自主的肌肉抽动或震颤、轻度发绀、血压升高、脉搏变慢。

3.重度中毒:患者肌肉抽搐呈全身强直、阵挛性惊厥、频繁发作者有明显发绀及呼吸困难。

(二)中枢抑制型

表现为神情淡漠、嗜睡或昏迷。血压逐渐下降,心动过速至心率缓慢,心音低弱。呼吸浅慢至完全停止。

(三)虚脱型

由于心肌收缩力下降,心率缓慢,心排血量减少,出现面色苍白、四肢厥冷、大汗淋漓、脉细速、血压下降等休克症候群。神志昏迷或抽搐。

(四)过敏反应

除上述症状体征以外,尚可有皮疹、荨麻疹、黏膜水肿、喉水肿、支气管痉挛或急性肺水肿。与中毒反应的鉴别在于药量很小而立即出现类似中毒的严重反应。在临床常用的局麻药中我们需要特别注意的是布比卡因的心脏毒性和利多卡因的神经毒性,所以在局麻药使用的过程中一定要勤回抽、勤观察,并掌握局麻药的正确使用方法。局麻药毒性反应不能完全避免,所以早发现早处理才是保证临床安全的关键。

（五）局麻药中毒的处理

1.立即停止使用局麻药,保持患者呼吸道通畅,面罩吸氧。轻度毒性反应多为一过性,吸氧观察即可,一般无须特殊处理。

2.患者出现烦躁、惊恐、肌肉抽搐、惊厥者可静脉注射安定 10mg 或咪唑安定 4mg,同时面罩加压给氧辅助呼吸。惊厥严重经上述处置仍未得到控制者,可辅用肌肉松弛剂,进行气管插管,行人工通气。Weinberg 及同事在 1998 年提出,在临床上被广泛使用的静脉营养液——脂肪乳剂有可能在局麻药中毒的救治中扮演着极其重要的角色,随后国内外也有许多将脂肪乳用于局麻药中毒治疗的病例报道。临床上也可以应用 1%丙泊酚进行局麻药中毒的治疗,剂量在 lmg/kg 左右即可控制惊厥状态。

3.对症治疗:对血压,心率变化进行及时的处理,维持血流动力学的稳定。

三、常用局麻药

（一）普鲁卡因（奴佛卡因,procaine,Novocaine,Planocaine）

1.化学结构为对氨基苯二乙胺乙醇,为对氨苯甲酸酯族药物的代表。它的局部麻醉时效短,一般仅能维持 45～60min;pKa 高,在生理 pH 范围呈高解离状态,故其扩散和穿透力较差。小剂量对中枢神经系统产生抑制,出现嗜睡和痛觉反应迟钝。

2.毒性作用最小,安全性高,扩散和穿透力较差,故不适用于表面麻醉。

3.用法及用量:0.25%～1.0%普鲁卡因溶液,适合用于局部浸润麻醉,其他神经阻滞可用 1.5%～2.0%溶液,一次注入量以 1g 为上限。3%～5%溶液可用于蛛网膜下腔阻滞,一般剂量为 150mg,不能再提高浓度,以免造成脊髓损伤。在行局部浸润或神经阻滞时可加入 1:20 万～1:30 万的肾上腺素。

（二）丁卡因（地卡因,邦妥卡 Tetracaine,Pontocaine,Amethocaine,Dicaine）

1.丁卡因化学结构是以丁氨基取代普鲁卡因芳香环上的对氨基,并缩短其烷氨尾链。它是一种长效局麻药,起效时间 10～15min,作用时效可长达 3h 以上。穿透力和扩散性较强,故临床上丁卡因适用于表面麻醉。其麻醉效能为普鲁卡因的 10 倍,毒性也是普鲁卡因的 10 倍,其水解速度较普鲁卡因慢 2/3。

2.用法及用量:眼科常以 1%等渗液作为角膜表面麻醉使用,鼻腔和气管黏膜的表面麻醉常用 2%溶液。硬膜外腔阻滞可用 0.2%～0.3%溶液,一次用量≤40～60mg,目前已很少单独使用于椎管内麻醉。

（三）利多卡因（塞罗卡因,Lidocaine,Lignocaine,Xylocaine）

1.利多卡因为氨酰基酰胺类中效局麻药。临床应用广泛,具有起效快、弥散广、穿透性强,无明显扩张血管作用的特点。其毒性随药物浓度而增加,在相同浓度下,0.5%浓度与普鲁卡因相似;1%浓度则较普鲁卡因大 40%;2%浓度则较普鲁卡因大 1 倍。除了用于麻醉目的外,还作为抗心律失常类用药,静脉注射或静脉滴注辅助治疗室性心律失常。

2.用法及用量:口咽及气管表面麻醉可用 4% 溶液(幼儿则用 2% 溶液),用量<200mg,起效时间为 5min,时效约可维持 15~30min。0.5%~1% 溶液用于局部浸润麻醉,时效可达 60~120min。神经阻滞应用 1%~1.5% 溶液,起效约需 10~20min,时效可达 120~240min。硬膜外和骶管阻滞则用 1%~2% 溶液,出现镇痛作用约需 5min,达到完善的节段扩散约需 16min,时效为 90~120min。

3.神经阻滞和硬膜外阻滞,成人一次用极量为 400mg,加用肾上腺素时极量可达 500mg。硬膜外阻滞用量 400mg 时,其血药浓度可达 2~4μg/mL。血药浓度超过 5μg/mL 可出现毒性症状,血药浓度超过 7μg/mL 出现惊厥症状。

(四)布比卡因(丁吡卡因,丁哌卡因,Bupivacaine,Marcaine)

1.布比卡因的结构与甲哌卡因相似,其氮己环上加 3 个甲基侧链,使其脂溶性与蛋白质结合力增加,毒性反应仅为甲哌卡因的 1/8。正常人的消除半衰期约为 8h,新生儿长达 9h。布比卡因的镇痛作用时间较利多卡因、甲哌卡因长 2~3 倍,较丁卡因长 25%。本药作用强,但毒性也较大,循环虚脱往往与惊厥同时发生,一旦心脏停搏,复苏极其困难。

2.临床常用浓度为 0.25%~0.75% 溶液,成人安全剂量为 150mg,极量为 225mg。胎儿/母亲的浓度比率为 0.30~0.44,故对产妇应用较为安全,对新生儿无明显抑制。但除分娩外,妊娠过程中应慎用本药,可引起胎儿出现心动过缓,还可伴发酸中毒。美国麻省总医院《临床麻醉手册》中已明确 0.75% 的布比卡因禁用于剖宫产麻醉,用于宫颈旁阻滞麻醉也被列为禁忌。

3.用法及用量:0.25%~0.5% 溶液适用于神经阻滞,最大剂量为 200mg;0.5% 等渗溶液可用于硬膜外阻滞,成人安全剂量 150mg,极量每次 200mg,每天 400mg;各浓度配成轻、中、重比重浓度,可用于脊髓麻醉,用量≤15mg。

4.酰胺类局麻药的药代动力学和毒性存在镜像体选择性,布比卡因是左旋体和右旋体等量混合的消旋体型,美国 FDA 于 1972 年批准布比卡因用于麻醉镇痛,起效较快,作用时间长,可通过改变药物浓度而产生感觉和运动神经分离阻滞,可用于腰麻和硬膜外麻醉。但毒性较大,尤其心脏毒性,如误入静脉或用药量大,可致心脏停搏,且难以复苏。目前临床多用左布比卡因替代。其旋光异构体左布比卡因于 1999 年被批准上市,具有心脏和神经系统毒性小的优势,尽管盐酸左布比卡因属于长效局麻药,但由于半衰期仍然较短,麻醉作用持续不长,镇痛时间仅可维持 5h 左右。因此,盐酸左布比卡因的长效制剂是其剂型开发的热点。左布比卡因的作用持续时间为 300~420min,一次极量为 150mg。

5.两种新型长效布比卡因麻醉药已经进入临床试验阶段:布比卡因多囊脂质体注射混悬液(EXPAREL)已经获得美国政府食品与药品管理总署(Food and DrugAdministration,FDA)批准,其是非阿片类局部镇痛药,通过脂质体(多囊脂质体)形式进行布比卡因传输,缓解疼痛长达 72h;盐酸左布比卡因原位凝胶注射剂(SABER-布比卡因)目前尚未获得 FDA 批准,正进行Ⅲ期临床试验,其递质是由酯化糖衍生物、乙酸异丁酸蔗糖酯(SAIB)和苯甲醇组成的复合物。这两种局部麻醉药的作用时间均可持续 3 天;已经有人开始研究将其用于单个或多个平面的肋间神经或椎旁阻滞;随着布比卡因的旧貌换新颜,一些外科医生也对放置椎旁阻滞导管产生了兴趣,与硬膜外导管仅在末梢开孔不同,新型椎旁导管通过多孔"浸润式"给药,能促进局麻药在椎旁的扩散。

(五)罗哌卡因(Ropivacaine)

1.罗哌卡因是继布比卡因之后研制的新型长效酰胺类局麻药,是布比卡因哌啶环的第三位氮原子被丙基所代替,为不对称结构的单镜像体,即 S-镜像体。它是纯左旋式异构体,较右旋式异构体毒性低,作用时间长。其特点是在低浓度时(<0.2%)产生运动与感觉阻滞分离的作用。

2.临床可应用于硬膜外麻醉,蛛网膜下腔麻醉,神经阻滞麻醉及局部浸润麻醉。其中值得关注的是罗哌卡因在手术切口行局部浸润麻醉的相关研究。罗哌卡因在浸润麻醉给药后吸收较慢,可能与罗哌卡因能引起血管收缩及较强的组织亲和力有关。其浸润麻醉作用时间较同浓度的布比卡因长 2～3 倍。

四、局麻适应证

1.手术范围比较表浅和局限的中小型手术。

2.作为其他麻醉方法的辅助手段。

3.快速康复外科中提供术后镇痛的一种方法,如手术切口处的局部浸润麻醉。

五、局麻禁忌证

1.对小儿、精神疾病或神志不清欠合作的患者,虽不属绝对禁忌,但不宜单独使用局麻,必须辅助基础麻醉或浅全身麻醉。

2.局麻药过敏者,属于绝对禁忌证。

六、常用的局部麻醉方法

1.表面麻醉:将渗透性能强的局麻药与局部黏膜接触,穿透黏膜作用于神经末梢而产生的局部麻醉作用,称为表面麻醉。

常用的表面麻醉及麻醉方法。

(1)眼部滴入法表面麻醉:采用局麻药滴入法。

(2)鼻腔黏膜棉片浸药填敷法表面麻醉:用小块棉片浸入 2%～4% 利多卡因或 0.5%～1% 丁卡因之中,取出后挤去多余的局麻药液,然后将浸药棉片敷于鼻甲与鼻中隔之间共 3min。

(3)咽喉、气管及支气管内喷雾法表面麻醉:是施行气管镜或支气管镜检查,或施行气管或支气管插管术的表面麻醉方法。

(4)环甲膜穿刺注药法表面麻醉:患者平卧头后仰,在环状软骨与甲状软骨间用 22G3.5cm 针垂直刺入环甲膜,回抽有气后注入 2% 利多卡因 2～3mL 或 0.5% 丁卡因 2～4mL。穿刺及注药时嘱患者屏气,注药完毕后鼓励患者咳嗽,使局麻药分布均匀。2～5min 后,气管上部、咽及喉下部便出现局麻作用。

(5)尿道内灌入法表面麻醉:男性患者可用灌洗器或注射器将局麻药灌入尿道,然后挟住阴茎头 3～5min 即可。

2.局部浸润麻醉。

(1)概念:沿手术切口线分层注射局麻药,阻滞组织中的神经末梢,称为局部浸润麻醉。

(2)适应证:适用于体表手术、内镜手术和介入性检查的麻醉及提供术后镇痛。

（3）操作方法：先以 24～25G 皮内注射针刺入皮内，推注局麻药液造成橘皮样皮丘，然后用 22G 长 10cm 穿刺针经皮丘刺入，分层注药。注射局麻药液时应加压，使其在组织内形成张力性浸润，达到与神经末梢广泛接触，以增强麻醉效果。

（4）注意事项：注入局麻药要逐层浸润，因皮内、腹膜、肌膜下和骨膜等处神经末梢丰富。每次注药前应回抽，以防局麻药液注入血管内；局部感染及癌肿部位不宜用局部浸润麻醉。

第二节　神经阻滞麻醉

神经阻滞是将局麻药注射至神经干、神经丛或神经节旁，暂时的阻断该神经的传导功能，使受该神经支配的区域产生麻醉作用。本节将就临床上常用的几种神经阻滞方法进行阐述。

一、神经阻滞适应证

手术部位局限于某一或某一些神经干（丛）所支配的范围，并且一次阻滞时间能满足手术的需要。随着神经鞘内置管技术的普及，连续神经阻滞已广泛应用于临床。

二、神经阻滞禁忌证

1.穿刺部位有感染、肿瘤。

2.严重畸形致解剖变异。

3.有凝血功能障碍者。

4.对局麻药过敏者。

三、神经阻滞注意事项

1.神经阻滞多为盲探性操作，要求患者清醒合作，操作者必须熟悉解剖定位的标志，操作力求准确、轻巧；有条件的医院现已全面开展超声引导下的神经阻滞技术，操作的安全性得以大大提高。

2.某些神经阻滞有几种入路，应选用简便、安全的方法。

3.术前应向患者解释麻醉的特点，使患者有充分的心理准备。

四、颈神经丛阻滞（cervical plexus block）

1.颈丛解剖。颈丛由第 1～4 颈神经的前支组成，位于胸锁乳突肌上部的深面，中斜角肌和肩胛提肌起端的前方，并发出感觉支和运动支（表 4-1）。颈丛有 4 个皮支，均发自颈 2～4 神经根。它们从胸锁乳突肌后缘中点处穿出，支配颈部前外侧皮肤。

表 4-1　颈丛各分支

	颈丛分支
皮支	枕小神经（C2、C3）
	耳大神经（C2、C3）
	颈横神经（C3、C4）
	锁骨上神经（C3、C4）
肌支	颈袢（C1~C3）
	支配颈部后外侧肌肉组织的各分支

2.适应证。适用于颈项部手术,如甲状腺手术、颈椎手术、气管切开等。

3.禁忌证。

(1)难以维持呼吸道通畅者禁用。

(2)双侧颈深丛阻滞应禁用,因可能阻滞双侧膈神经或喉返神经引起呼吸抑制。

4.颈浅丛阻滞方法。

(1)体位:患者仰卧位或者半坐位,头转向阻滞对侧。

(2)穿刺点:胸锁乳突肌后缘中点。

(3)进针角度:沿着胸锁乳突肌后缘进针,在胸锁乳突肌后缘皮下分别向垂直方向、头侧及尾侧呈扇形各注射 5mL 局麻药。

(4)注药目标:注射的目的是使皮下浸润的局麻药分布至颈筋膜及胸锁乳突肌深面。应避免进针过深(>1~2cm),减少蛛网膜下腔或者椎动脉内注射的风险。

(5)阻滞方法和围术期管理:颈浅丛阻滞时患者的不适感较小,起效时间为 10~15min。头颈部手术时,应避免术前及术中过度镇静,以免增加气道管理的困难。由于颈部的感觉神经分布情况复杂,并且双侧的神经交叉支配,颈丛阻滞效果往往不完善。必要时,外科医生可以在颈丛阻滞的基础上进行局部浸润麻醉。

5.颈深丛阻滞方法。

(1)体位:患者体位与颈浅丛阻滞时相同。需识别三个解剖结构:乳突、C6 横突和胸锁乳突肌后缘。

(2)穿刺点:在胸锁乳突肌锁骨头外侧缘、环状软骨水平容易触摸到 C6 横突。然后将乳突与 C6 横突画线连接起来。画好连线后,C2~C4 部位进针点可做如下标记:第 2 颈椎(乳突尾侧 2cm)、第 3 颈椎(乳突尾侧 4cm)、第 4 颈椎(乳突尾侧 6cm)。

(3)进针角度:垂直进针,稍微偏向尾侧进针有助于防止穿刺针意外刺向脊髓。缓慢进针直到触及横突。此时,退针 1~2mm 并固定好穿刺针回抽无血后注射 4~5mL 局麻药。拔针后,按顺序在不同节段水平重复以上步骤。

(4)改良方法:第 4 颈椎横突穿刺一次注入 10~15mL。

(5)一般采用 C4 一针法进行颈丛麻醉,多用于颈前部(甲状腺手术)麻醉,而对颈后部(颈椎后开门减压术)无效,需采用上述三点法。

6.如何定位第 4 颈椎横突?

(1)乳突尖至锁骨中点连线中点。

(2)相当于成人男性喉结上缘与胸锁乳突肌后缘交点。

(3)该点一般在胸锁乳突肌后缘与颈外静脉交叉点附近。

7.颈丛神经阻滞常用局麻药：

(1)可选用 0.25％布比卡因(左布比卡因)、0.25％罗哌卡因或 1％利多卡因。

(2)临床常用 0.25％布比卡因(左布比卡因)和 1％利多卡因混合液。

(3)总剂量不能超过所用局麻药的一次最大限量,由于颈部血管丰富且多为甲状腺手术,一般不主张在局麻药液中加入肾上腺素。

8.颈丛神经阻滞常见的并发症及防治措施(表 4-2)。

表 4-2　颈丛阻滞常见并发症及防治措施

并发症	预防措施
感染	严格的无菌操作
局部血肿	避免反复多次穿刺，尤其是接受抗栓治疗的患者
	若刺破血管，应持续按压>5min
膈神经阻滞	发生于颈深丛阻滞
	当患者合并呼吸系统疾病时应禁忌行双侧颈深丛阻滞
	中枢神经系统毒性反应是颈丛阻滞的最常见并发症
局麻药中毒	此并发症的发生是因为颈部血管丰富；毒性反应的发生往往是由于局麻药误入血管内，而不是因为血管对局麻药的吸收
	注射过程中要经常回抽，同时注意用药总量
神经损伤	注射过程中如果阻力过大或者患者诉剧烈疼痛时，必须停止注射局麻药
	大剂量局麻药注入颈丛神经周围的硬膜鞘内可发生此并发症
脊髓麻醉	注射过程中避免大容量、高压力注药是预防此并发症的最佳措施
	应该注意脑脊液回抽试验阴性并不能排除局麻药鞘内扩散的可能

五、臂神经丛阻滞(brachial plexus block)

1.解剖。臂丛神经由 C5～C8 及 T1 脊神经前支组成,有时 C4 及 T2 脊神经前支分出的小分支也参与。自起始处向远端下行,臂丛的各段分别命名为根、干、股、束以及各终末分支。C5～C8 和 T1 前支发出的五个神经根形成三个神经干(上干、中干和下干),其在前、中斜角肌之间发出,位于颈后三角底部。臂丛的跟段位于椎前筋膜的深面,而干段被椎前筋膜的外侧延续(即腋鞘)所包绕。臂丛各干在锁骨后面、腋窝顶端分为前后两股。六股形成三束,根据它们与腋动脉的关系分别命名为外侧束、内侧束和后束。从此处开始,各束向远端下行,形成各个终末分支(表 4-3)。

表 4 - 3　臂丛神经各支分布

神经	脊段	分布
臂丛神经分布		
锁骨下神经	C5、C6	锁骨下肌
肩胛背神经	C5	斜方肌和肩胛提肌
胸长神经	C5~C7	前锯肌
肩胛上神经	C5、C6	冈上肌和冈下肌
胸神经	C5~T1	胸大肌和胸小肌
肩胛下神经	C5、C6	肩胛下肌和大圆肌
胸背神经	C6~C8	背阔肌
腋神经	C5、C6	三角肌和小圆肌；肩部的皮肤
桡神经	C5~T1	上臂和前臂的伸肌、旋后肌、肘肌和肱桡肌；指伸肌和外展拇长肌；上臂、前臂和手部后外侧的皮肤
肌皮神经	C5~C7	上臂的屈肌；前臂外侧的皮肤
正中神经	C6~T1	前臂的屈肌、旋前方肌和旋前圆肌；指屈肌；手部前外侧皮肤
尺神经	C8、T1	尺侧腕屈肌、拇收肌、小鱼际肌和小指各肌；手部内侧的皮肤

2.适应证。肩关节以下的上肢手术。

3.禁忌证。

(1)穿刺部位感染。

(2)同时行双侧上肢手术。

4.臂丛神经阻滞方法分类。

(1)肌间沟阻滞法。

1)肌间沟阻滞法解剖标志:为前、中斜角肌间隙。

2)适应证:肩部手术、上臂近端和锁骨外侧的手术;联合尺神经阻滞可以行前臂和手部手术;置管后术后连续臂丛阻滞镇痛。

3)禁忌证:颈部感染;对侧喉返神经麻痹;对侧膈神经麻痹;抗凝和溶栓治疗;颈部解剖变异,如手术、放疗及创伤后改变。

4)体位:去枕仰卧位,头转向对侧,手臂自然置于床上。识别解剖标志为锁骨、胸锁乳突肌锁骨头后缘和颈外静脉(通常在臂丛干段水平横跨肌间沟)。抬头,深吸气使肌肉标志更加清楚。

5)穿刺点:前中斜角肌间隙,锁骨中点上 3~4cm,即第六颈椎水平为穿刺点。穿刺针进针方向和角度:穿刺针向内,向尾侧 30°~40°,同时略向后。

6)用药总量:20~25mL。

7)局部麻醉药的种类:短时间手术可选用 1.5%利多卡因;中、长时间手术可用布比卡因 0.25%~0.375%用于麻醉,0.125%~0.25%用于镇痛或用罗哌卡因 0.375%~0.5%用于麻醉、0.2%用于镇痛;局麻药液内可加入地塞米松、吗啡或布托啡诺等辅助药物。

8)肌间沟阻滞方法的优点:操作简单,对肥胖或不易合作的小儿也较为适用;小容量局麻药即可阻滞上臂及肩部;不易引起气胸。

9)肌间沟阻滞方法的缺点:尺神经阻滞不完全;可能损伤椎动脉或颈静脉,造成血管内误注;可能引起星状神经节、喉返神经和膈神经的阻滞(概率几乎为100%);有误入蛛网膜下隙或硬膜外间隙的危险;不能同时进行双侧阻滞;低位肌间沟法阻滞时可能刺破胸膜产生气胸。

(2)腋路阻滞法。

1)体位:患者仰卧位,头偏向对侧,肘关节呈90°弯曲并固定手臂。

2)穿刺点:腋动脉搏动最高点。

3)进针方向:针头斜向腋窝方向,与动脉呈20°夹角。

4)给药时机:出现落空感,针头随动脉搏动而摆动。

5)用药总量:30～35mL。

6)腋路阻滞优点:位置表浅,易于阻滞;不会引起气胸;不会造成膈神经、迷走神经或喉返神经阻滞;无误入硬膜外间隙或蛛网膜下隙的危险。

7)腋路阻滞缺点:上肢外展有困难或腋窝有感染、肿瘤者不能用此法;易发生局麻药毒性反应;上臂阻滞效果较差,不适用于肩关节及肱骨部位的手术。

(3)锁骨上阻滞法。

1)体位:平卧,患侧肩垫一薄枕,头转向对侧,患侧上肢靠胸,手腕外展,掌心朝上。该阻滞方法的主要标志是胸锁乳突肌锁骨头的外侧以及锁骨。

2)穿刺点:锁骨中点上方1～1.5cm。

3)进针方向:向内、向后、向尾侧。

4)用药量:20mL。

5)锁骨上阻滞优点:定位简便,膈神经阻滞发生率低。

6)锁骨上阻滞缺点:气胸发生率高,临床已少用。但随着超声技术的普及,锁骨上入路臂丛神经的阻滞又重新登上了历史舞台。

(4)锁骨下血管旁阻滞法。

1)穿刺点入路:喙突入路及近端锁骨下入路。

2)锁骨下血管旁阻滞优点:用小剂量可达到较完善的阻滞效果;麻醉前有上肢及肩部疼痛者,穿刺不必移动上肢;局麻药误注血管的可能性较小;不会注入硬膜外间隙或蛛网膜下隙。

3)锁骨下血管旁阻滞缺点:可能引起气胸;不能同时进行双侧阻滞;穿刺若无异感,失败率可达50%。

4)锁骨下血管旁阻滞适应证:肩关节以下的上肢手术,包括上臂远端、前臂和手部;术后连续臂丛神经阻滞镇痛。

5)锁骨下血管旁阻滞禁忌证:胸廓畸形;局部解剖异常;穿刺侧异物。

6)锁骨下血管旁阻滞并发症:霍纳氏综合征;膈神经麻痹;刺破血管;气胸。

(5)各种入路臂丛神经阻滞法常见并发症。

1)气胸,多发生于锁骨上阻滞法。

2)穿刺部位出血及血肿。

3)局麻药毒性反应,用药量过大、误入血管或吸收过快所致。

4)膈神经麻痹,可发生于肌间沟和锁骨上阻滞法。

5)喉返神经阻滞,出现声音嘶哑或失声。

6)高位硬膜外阻滞或全脊麻。

7)霍纳氏综合征,因颈交感神经阻滞所致。

(6)霍纳氏综合征临床症状。

1)患侧眼睑下垂;

2)患侧瞳孔缩小;

3)患侧眼结膜充血;

4)患侧鼻塞;

5)患侧面部发红及无汗。

六、椎旁神经阻滞(paravertebral block,PVB)

选择性的椎旁神经阻滞技术是通过阻滞脊髓背根神经节,迅速控制炎症反应和水肿,阻断痛觉的神经传导通路。在临床上能发挥巨大的作用,为不同病情的治疗提供多方的选择,是临床上重要的治疗手段。

(一)椎旁阻滞的适应证

1.急性疼痛控制:多发骨折痛、下肢骨折痛。

2.慢性疼痛治疗:腰椎间盘突出、颈源性头痛、带状疱疹后遗神经痛。

3.癌痛的治疗:作为一种常见的术后镇痛方法,现已开始应用于晚期顽固性癌痛的镇痛治疗中。

4.复合麻醉:所有涉及到胸壁的胸外科手术都能通过阻滞胸部神经达到镇痛效果。

5.术后镇痛:如开胸等手术术后。

(二)椎旁神经阻滞禁忌证

1.有严重心肺疾病患者应慎用。

2.注射部位皮肤、软组织有感染患者。

3.有严重出血倾向患者。

(三)椎旁阻滞实施方法

1.患者取坐位或侧卧屈曲位。

2.确认棘突节段,中线旁开 2.5～3cm 处为穿刺点。

3.穿刺针垂直进针,碰到横突后向头或尾侧调整方向。

4.继续进针大约 1cm,低阻力注射器感觉阻力消失。

5.回抽没有血液、脑脊液、气体,注射实验剂量局麻药。

6.多点阻滞优于单点阻滞,但风险相应增高。还可以考虑椎旁神经置管,进行连续椎旁阻滞。

7.术前阻滞优于术后阻滞。

8.神经刺激仪及超声技术的使用可以提高椎旁阻滞的成功率。

(四)椎旁神经阻滞常见并发症及防范

1.感染:需严格无菌操作。

2.局部血肿:避免多次穿刺,尤其是接受抗凝治疗的患者。

3.局麻药中毒:个体化选择用药,在安全剂量下使用局麻药。

4.神经损伤:注药时出现疼痛或退缩反应。

5.全脊麻:避免向内侧进针,注药前应注意回抽。

6.椎旁肌肉疼痛:局麻药肌肉注射,使用细针穿刺。

七、神经阻滞效果评级标准

Ⅰ级:阻滞范围完善,患者无痛、安静,肌松满意,为手术提供良好条件;Ⅱ级:阻滞范围欠完善,肌松效果欠满意,患者有疼痛表情;Ⅲ级阻滞范围不完善,疼痛较明显,肌松效果较差,患者出现呻吟、躁动,辅助用药后,情况有所改善,但不够理想,勉强完成手术;Ⅳ级:麻醉失败,需改用其他麻醉方法后才能完成手术。

第三节　椎管内麻醉

一、解剖基础

1.脊柱构成:颈椎(7)、胸椎(12)、腰椎(5)、骶椎(5)、尾椎(4)。

2.脊柱生理弯曲:颈曲(C3)、胸曲(T5)、腰曲(L3)、骶曲(S4)。患者仰卧位时:颈曲(C3)和腰曲(L3)最高而胸曲(T5)和骶曲(S4)最低。

3.脊髓的解剖(图4-1)。

脊髓被容纳在椎管内,被脊髓膜所包裹,脊髓膜由内向外分三层,分别是软膜、蛛网膜和硬膜。软脊膜覆盖在脊髓表面,与蛛网膜之间形成蛛网膜下隙,蛛网膜下隙上与脑室相通,下端止于第二骶椎水平,内充满由大脑脉络丛分泌的脑脊液;蛛网膜与硬脊膜之间形成硬膜下隙;硬脊膜与黄韧带之间形成硬膜外隙,其内填有脂肪、椎内静脉丛、脊髓小动脉及淋巴管并有脊神经根及其伴行血管通过。此腔上端起自枕骨大孔高度,下端终止于骶管裂孔,由于硬脊膜附于枕骨大孔边缘,故此腔不通颅内;脊神经由脊髓发出后,组成束分别经蛛网膜下隙,硬膜下隙和硬膜外隙,再由椎间孔走出椎管。

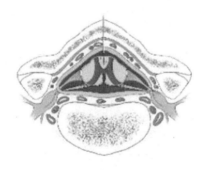

图4-1　脊椎横断面的解剖

脊髓上端从枕骨大孔开始,在胚胎期充满整个椎管,下端小儿终止于第3或第4腰椎,成人一般终止于第2腰椎上缘或第1腰椎下缘。所以,行腰椎穿刺时,成人应在腰2以下,小儿应在L3～L4间隙以下,避免腰穿时损伤脊髓。

4.脊神经分布。

从颅骨下穿出及椎骨之间的神经称为脊神经,共 31 对。每一对脊神经以其穿出毗邻的椎骨命名。在颈部,第 1 对脊神经(C1)在颅骨和第 1 颈椎之间穿出。因此颈神经根据与其相邻的下一个椎体命名。但是,这个命名方法并不适合最后一对颈神经和第 1 胸椎。位于这 2 个椎体之间的脊神经被命名为 C8。因此,人体有 7 个颈椎、8 对颈神经。胸神经的命名依据是与其相邻的上一椎体。比如,T1 椎体下方的是胸 1 神经,T2 椎体下方的是胸 2 神经等。31 对脊神经分布为颈神经(C)8 对、胸神经(T)12 对、腰神经(L)5 对、骶神经(S)5 对、尾神经(CX)1 对。

二、蛛网膜下腔阻滞麻醉(Spinal Anesthesia,SA)

将局麻药注射于蛛网膜下腔,作用于脊神经根而使相应部位产生麻醉效果的方法称之,也称为腰麻或脊麻。

(一)蛛网膜下腔麻醉的分类

1.高位脊麻:感觉阻滞平面超过 T4。

2.中位脊麻:感觉阻滞平面在 T5～T9。

3.低位脊麻:感觉阻滞平面在 T10 以下。

4.鞍麻:阻滞范围局限于会阴及臀部。

5.单侧腰麻:阻滞作用只限于(或主要限于)一侧下肢。

腰麻穿刺点理论上可以选择 L2～L3 间隙以下的节段,但有报道成人脊髓在生理或病理情况下终止在 L2 水平甚至更低。所以为增加临床安全性穿刺点应选择在 L3～L4 间隙及以下。

(二)蛛网膜下腔麻醉阻滞

平面差别交感神经阻滞平面比感觉消失平面高 2～4 个节段,运动阻滞平面比感觉消失平面低 1～4 个节段。麻醉平面是指感觉神经阻滞后,用针刺法测定皮肤痛觉消失的范围。

(三)脊神经的体表分布

T2:胸骨柄上缘;T4:两侧乳头连线;T6:剑突;T8:肋骨下缘;T10:平脐;T12:耻骨联合上 2～3cm;L1～L3:大腿前面;L4～L5:小腿前和足背;S1～S5:大腿内侧和肛门会阴区。

(四)蛛网膜下腔麻醉时发生恶心呕吐的原因及处理

1.胃肠蠕动增强。

2.胆汁反流入胃。

3.低血压。

4.脑缺氧。

5.手术牵拉内脏等。

6.蛛网膜下腔麻醉时发生恶心呕吐时的处理:查找原因,对症处理。

(五)蛛网膜下腔麻醉的适应证

1.下腹及盆腔手术:如阑尾切除术、疝修补术、膀胱手术、子宫及附件手术。

2.肛门及会阴部手术:如痔切除术、肛瘘切除术等,如采用鞍区麻醉则更合理。

3.下肢手术:如骨折或脱臼复位术、截肢术等。

(六)蛛网膜下腔麻醉的禁忌证

1.中枢神经系统疾病,如脑卒中、脑膜炎、脊髓多发硬化症等。

2.穿刺部位有炎症或感染及全身性严重感染。

3.高血压合并缺血性心脏病患者慎用。

4.休克患者绝对禁用。

5.慢性贫血患者禁用中位以上脊麻。

6.有凝血功能障碍或接受抗凝治疗的患者。

7.脊柱外伤、畸形或有严重腰背痛病史者。

8.老年人仅可选用低位脊麻。

9.腹内压明显增高患者因椎管严重受压狭窄可出现广泛阻滞,应谨慎使用脊麻或大幅减少局麻药用量。

10.精神疾病、严重神经官能症及小儿等不合作患者。

(七)蛛网膜下腔麻醉操作体位

一般取侧卧位,双手抱膝,大腿膝盖紧贴腹壁,头向胸部屈曲,使腰背部尽量向后弓曲。背部应与手术台边沿平齐,以利于穿刺操作。采用重比重溶液,手术侧向下;采用轻比重溶液,手术侧向上;鞍区麻醉则通常采取坐位。

(八)蛛网膜下隙麻醉定位

成人脊髓终止在L1下缘,为避免脊髓损伤,成人应在L2间隙以下,小儿应在L3～L4间隙以下穿刺,定位方法以两侧髂嵴的最高点之间的连线与脊柱正中纵线相交处为L4棘突或L3～L4间隙。

(九)蛛网膜下隙麻醉穿刺方法

1.直入法:

(1)穿刺点:棘突间隙中点。

(2)穿刺角度:与患者背部垂直,针尖稍向头侧倾斜。

(3)穿刺层次:皮肤→皮下→棘上韧带→棘间韧带→黄韧带→硬膜外腔→硬脊膜→蛛网膜下腔。

2.侧入法:

(1)穿刺点:棘突间隙中点旁开1.5cm。

(2)穿刺角度:与皮肤成75°角,对准棘突间隙。

(3)穿刺层次:皮肤→皮下→黄韧带→硬膜外腔→硬脊膜→蛛网膜下隙。拔出针芯有脑脊液流出表示穿刺成功。穿刺成功后将盛有局麻药的注射器与穿刺针紧密衔接,左手固定穿刺针,右手持注射器先轻轻回抽见有脑脊液回流再开始缓慢注射药物,10～30s内注完。注射完后再稍加回抽并再次注入。一方面证明药物已确实注入蛛网膜下隙,另一方面将或许残留在注射器内的药液全部注入。

(十)蛛网膜下腔麻醉常用局部麻醉药物选择

1.普鲁卡因:白色晶体,生理盐水,葡萄糖注射液或脑脊液溶解,平面容易调节。(一般为100～150mg,最高200mg)。

2.丁卡因:起效缓慢,维持时间长,平面不易控制,易被弱碱中和沉淀。

3.利多卡因:起效快,易弥散,麻醉平面不易控制。因利多卡因的神经毒性,不宜在蛛网膜下腔使用高浓度利多卡因。(一般为 100mg,最高为 120mg)

4.布比卡因:最常用药物(8~12mg,最高 20mg)。

(十一)常用蛛网膜下隙阻滞用药的配制方法

1.5%普鲁卡因重比重液:普鲁卡因结晶粉 150mg,加入 5%葡萄糖注射液或脑脊液 2.7mL。

2.丁卡因重比重液:1%丁卡因、10%葡萄糖注射液和 3%麻黄碱各 1mL,即配成所谓 1∶1∶1 溶液。

3.布比卡因重比重液:0.5%或 0.75%布比卡因 2mL(分别含布比卡因 10mg 或 15mg),加入 10%葡萄糖注射液 1mL,配成重比重液 3mL。

(十二)蛛网膜下隙阻滞的并发症

1.头痛。多发生于脊麻后 1~3d,75%患者 4d 后消失,个别患者则迁延数周甚至数月。

(1)原因:脑脊液经穿刺孔漏出,造成颅内压降低。

(2)预防:选用细穿刺针;输入或摄入足够的液体;脊麻后去枕平卧。

(3)处理方法:轻度,卧床 2~3d;中度,平卧或头低位,输液 2500~4000mL/d,同时给予镇静药或小量镇痛药;重度,硬膜外充填术(胶体或自体血)。

2.尿潴留。S2~S4 神经阻滞所致,一般待局麻药药效消失后可自行恢复。

3.神经并发症。

(1)脑神经受累:第 6 对脑神经即外展神经多见,是由于脑脊液减少引起。

(2)假性脑脊膜炎:脊麻后 3~4d 发生,临床表现为头痛、颈项强直、复视、眩晕及呕吐。

(3)粘连性蛛网膜炎:脊麻后数周或数月,肢体从疼痛、无力逐渐发展到感觉丧失、瘫痪。

(4)马尾神经综合征:下肢感觉运动不恢复,大小便失禁。

(5)脊髓炎:局麻药对含磷脂组织的影响,临床表现为感觉丧失,松弛性麻痹。

三、硬脊膜外阻滞麻醉(Epidural Anesthesia,EA)

将局部麻醉药注射于硬脊膜外间隙,阻滞脊神经根部,使其支配的区域产生暂时性麻痹,称硬膜外间隙阻滞麻醉,简称硬膜外麻醉。

硬膜外阻滞分类:根据脊神经阻滞部位不同,可将硬膜外阻滞分为 4 类。

(一)硬膜外麻醉的分类

1.高位硬膜外阻滞:于 C5~T5 之间进行穿刺,适用于甲状腺、上肢、胸壁手术。

2.中位硬膜外阻滞:穿刺部位在 T6~T12 之间,适用于腹部手术。

3.低位硬膜外阻滞:穿刺部位在 L1~L5 之间,适用于下肢及盆腔手术。

4.骶管阻滞:经骶裂孔进行穿刺,适用于肛门、会阴部手术。

(二)硬膜外阻滞的起效机制

1.经蛛网膜绒毛阻滞脊神经根。

2.局麻药弥散过硬膜进入蛛网膜下隙发生"延迟"的脊麻。

(三)硬膜外麻醉的范围

由硬膜外腔内局麻药的扩散决定,扩散与下列因素有关。

1.局麻药的容量和浓度。

2.局麻药注射速度:注射快阻滞的神经节段增加有限,还会引起患者眩晕不适,且增加血管对局麻药的吸收量。注药速度最好为 0.3～0.75mL/s。

3.体位:临床很少用体位来控制阻滞平面。

4.身高:硬膜外间隙容积与身高成正比。

5.年龄:年龄增加用药量反而下降。

6.妊娠:局麻用量为未孕者的 1/3。

7.动脉硬化:神经元数量少。

8.其他:脱水、休克、恶病质患者药量显著减少。

(四)硬膜外间隙压力:硬膜外间隙呈现负压,在不同节段负压出现率不同

1.颈部($-6cmH_2O$ 至 $-2cmH_2O$)及胸部($-9cmH_2O$ 至 $-2cmH_2O$)硬膜外间隙最高,为 98%。

2.腰部硬膜外间隙($-6cmH_2O$ 至 $-2cmH_2O$)次之,为 88.3%。

3.骶管腔不出现负压。

颈胸部硬膜外间隙负压由胸膜腔负压通过椎间孔传递而来,故颈胸部负压较腰部显著,出现率高;而腰部负压可能是穿刺过程硬膜被推开的结果。

(五)硬膜外阻滞的适应证

1.主要适用于腹部手术,凡适于蛛网膜下隙阻滞的下腹部及下肢等手术,均可采用硬膜外阻滞。

2.颈部、上肢和胸部手术也可应用,但应加强对呼吸和循环的管理。

(六)硬膜外阻滞的禁忌证:基本与蛛网膜下腔阻滞相同

1.严重高血压、冠心病、休克及心脏功能代偿不良者。

2.重度贫血、营养不良者。

3.穿刺部位有感染及全身感染状态者。

4.脊柱严重畸形或有骨折、骨结核、椎管内肿瘤等。

5.中枢神经系统疾病。

(七)硬膜外阻滞常用局麻药

1.利多卡因:起效快,阻滞完善,1%～2%的浓度可持续(60～90)min,一次最大量 400mg 或 7～8mg/kg。

2.丁卡因:浓度 0.25%～0.33%,20～30min 后麻醉完善,持续 3～4h,极量为 60mg。

3.布比卡因:浓度 0.5%～0.75%,起效较慢,持续(4～7)h,肌松效果只在 0.75% 时满意,极量为 150mg。

4.左旋布比卡因:与布比卡因相似,但心脏毒性小,极量为 150mg。

5.罗哌卡因:浓度 0.5%～1%,极量为 200mg。

(八)硬膜外麻醉给药方法

1.首先注射试验剂量:先注射 3mL 局麻药,观察 5min,目的在于排除导管误入蛛网膜下隙或

误入血管的可能。

2.诱导剂量：节段不同,药量也不同。

(1)颈段 1.5mL/节段。

(2)胸段 2mL/节段。

(3)腰段 2.5mL/节段。

一般需 15~20mL 药量,分 2~3 次并每次间隔 5min 左右注入。

3.追加维持量：首次诱导剂量的 1/3~1/2,追加时间依所用局麻药种类不同为 40~90min。

(九)确定棘突位置的解剖标志

1.C7：颈部最明显突起的棘突。

2.T3：两侧肩胛冈连线。

3.T7：两侧肩胛下角连线。

4.L4 或 L3~L4 间隙：两侧髂嵴最高点连线。

(十)判断穿刺针进入硬膜外间隙的方法

1.阻力突然消失：也称为气泡压缩试验,应用盛有内含一小气泡的生理盐水的注射器,阻力消失后注液注气毫无阻力。

2.负压现象：针蒂悬滴液被吸入。

3.进一步证实方法。

(1)抽吸试验：反复抽吸无脑脊液。

(2)气泡外溢试验：快速注入生理盐水和空气,取下注射器针蒂有气泡外溢。

(3)置管试验：置入导管顺利。

(十一)连续硬膜外阻滞置管方法

1.计算皮肤至硬膜外间隙的距离。

2.置管：导管进至 10cm 稍有阻力,继续插入 3~5cm,不宜过深。

3.拔针＞调整深度＞固定。一手拔针一手固定,拔针时不可随意改变针尖斜面方向,导管在硬膜外腔以 3~4cm 为宜,固定前应反复回抽确认无血液和脑脊液。硬膜外导管回抽出清亮液体时要注意鉴别是否为脑脊液,脑脊液是温热的清亮液体,可以与生理盐水相鉴别。一旦导管误入蛛网膜下腔而没有被发现,按照硬膜外阻滞给药后将出现严重的呼吸循环抑制。

(十二)硬膜外置管注意事项

1.需重新置管时必须将导管和穿刺针同时拔出,如果只拔除导管可能会导致导管被穿刺针前端斜面切断,造成硬膜外导管残留在硬膜外腔。

2.置管时如有异感应重新穿刺置管,多半是由于硬膜外针偏离了中线、导管碰触到神经根所致。不可暴力置管,以免造成神经损伤。

3.导管内回抽出血液应更换间隙重新穿刺。硬膜外导管不能避免置入血管内的可能,回抽是静脉血时应回退导管,注射生理盐水后再回抽直至回抽无血。但要注意导管在硬膜外腔的长度是否还可以使用,如果不确定还是应该向上一次间隙重新穿刺置管。

(十三)硬膜外阻滞失败的原因

1.阻滞范围达不到手术要求：

(1)穿刺点选择不当;

(2)患者曾多次接受硬膜外腔阻滞致硬膜外间隙粘连,导致局麻药扩散受阻。

2.阻滞不完全:

(1)局部麻醉药的浓度和容量不足;

(2)硬膜外导管进入椎间孔;

(3)导管在硬膜外间隙未能按预期方向置入。

3.完全无效:

(1)导管脱出;

(2)导管扭折或被血块堵塞,局麻药无法注射入硬膜外腔;

(3)硬膜外穿刺失败,应避免多次穿刺、暴力穿刺,易增加并发症的发生率。

4.硬膜外穿刺失败的原因:

(1)患者体位不当、脊柱畸形、肥胖至穿刺点定位困难及穿刺针长度不及硬膜外腔;

(2)穿刺针误入椎旁肌群、腹腔、胸腔或其他组织未被察觉。

(十四)硬膜外阻滞术中不良反应及处理

1.血压下降:硬膜外阻滞后使阻滞区域内血管扩张,有效循环血量下降导致。可通过输液补充血容量,同时适量使用血管活性药物。

2.呼吸抑制:预防为主。颈部及上胸部硬膜外阻滞宜采用小剂量低浓度局麻药物,尽量减少对呼吸肌肌张力的影响。

3.恶心呕吐:手术牵拉引起者给予适量辅助药物。

(十五)硬膜外阻滞的并发症

1.误穿破硬膜。

(1)原因:操作因素(操作者、用具)、患者因素(硬膜外腔狭窄,黄韧带与硬脊膜粘连等)。

(2)处理:果断放弃硬膜外麻醉,改行其他麻醉方法。

2.穿刺针或导管误入血管。预防:正中入路穿刺、置管后反复回抽、注药前回抽、重视试验剂量。

3.空气栓塞。

(1)原因:穿刺过程中使用气体试验,向硬膜外注入了大量的气体,而气体又随损伤的血管进入循环,形成空气栓塞。临床上常用气体量一般≤1mL,不致引起明显症状。如进入血液气体＞10mL 就可能致患者死亡。气体栓塞主要表现为缺氧、发绀、患者意识迅速丧失、继而呼吸停止、心脏停搏。

(2)预防:气泡压缩试验采取生理盐水加少量气体,气体应限制在 2mL 以内。

(3)处理:头低左侧卧位,以防止气栓进入脑内,又可以使气栓停留在右心房被心搏击碎避免形成气管阻塞。心脏停搏者胸外心脏按压,无效者剖胸按压并心室穿刺抽气。

4.穿破胸膜。硬膜外阻滞无效、外科医生在胸腔内发现硬膜外导管、更有刺破肺组织引起气胸的可能性。

(1)原因:胸段硬膜外穿刺时穿刺针偏向一侧进针又过深。

(2)预防:穿刺过程中始终将针尖对准脊椎中线,通过患者体型大致判断皮肤至硬膜外的深度,低年资医师要在高年资医师的指导下行中胸及高胸段的穿刺。

5.导管折断。

(1)原因:拔出导管时,未将穿刺针和导管一并退出,而是仅将导管拔出;导管质地不良;拔管困难的患者(骨关节炎)强行拔管;导管置入过长导致导管折叠,或在硬膜外间隙圈绕成结。

(2)处理:一般认为硬膜外残留导管不会产生严重后果,可以随诊、观察。但也有通过手术取出的案例报道。

6.全脊麻。

(1)原因:穿刺针或硬膜外导管误入蛛网膜下隙,超过脊麻药量数倍的局麻药注入蛛网膜下隙,产生异常广泛的阻滞。

(2)临床表现:全部脊神经支配的区域无痛觉、低血压、意识丧失、呼吸停止、心脏骤停。

(3)处理原则:维持呼吸循环功能,气管插管、加速输液、血管收缩药。

(4)预防:预防穿破硬膜、穿破硬膜后及时发现、重视试验剂量的应用。

7.异常广泛阻滞。

(1)原因:硬膜外或硬膜下间隙广泛阻滞。

(2)临床表现:广泛阻滞缓慢发生(一般在注药后 20~30min),脊神经阻滞呈节段性。

8.脊神经根或脊髓损伤。

(1)临床表现:神经根损伤以神经根痛,感觉障碍为主,很少运动障碍;脊髓损伤表现为立即感觉剧痛,偶伴一过性意识障碍,可致脊髓横贯性伤害、截瘫。

(2)以脱水、激素治疗效果较好,但一旦出现脊髓损伤很可能预后不佳。

9.硬膜外血肿。

(1)原因:凝血机制障碍、穿刺针或导管损伤血管。

(2)临床表现:进行性出现的背痛、感觉异常、肌无力、截瘫。

(3)治疗关键:及早发现、及早手术,预后与是否早期手术关系密切。

10.硬膜外感染。

(1)临床表现:一般发生在硬膜外穿刺及置管几天之后,常出现体温升高和寒战、血常规检查 WBC 升高、腰背部酸痛,神经根疼痛、如果已经形成脓肿的患者会出现脑膜刺激征甚至发展成截瘫。

(2)治疗原则:局部和全身应用足量广谱抗生素、如果影像学确诊脓肿形成,压迫神经,患者出现截瘫倾向应迅速行椎管病灶清除减压术。

四、骶管阻滞麻醉(Caudal Anesthesia,CA)

经骶裂孔穿刺,将局麻药注入骶段硬膜外腔以阻滞骶脊神经的方法。骶管是硬膜外腔的延续,所以骶管麻醉也是硬膜外麻醉的一种特殊形式。

1.骶管阻滞的适应证:适用于成人直肠、肛门及会阴部的手术,也可用于婴幼儿及学龄前儿童的腹部手术,如小儿疝气,隐睾等手术。

2.解剖标志:骶裂孔和骶骨角是骶管穿刺的重要标志。

3.骶管阻滞的优点:

(1)骶管阻滞时穿刺是在骶裂孔处进针。硬膜囊终止于第二骶椎水平,第二骶椎与骶裂孔之间的距离较长,故在行骶管穿刺时,很少刺破硬膜囊,因此比较安全。

(2)骶管阻滞适用于小儿腹部及下肢及会阴手术。小儿的腰麻或硬膜外穿刺都较困难,且临床风险难以控制。骶管的解剖标志明显,穿刺成功率高,可对小儿行基础麻醉或全身麻醉后辅以骶管阻滞。

(3)骶管麻醉可用于成人,但成人骶管的解剖变异较大,穿刺有时比较困难,另外麻醉效果有时不确切。

五、蛛网膜下腔与硬膜外腔联合阻滞麻醉(Combined SpinalEpi-duralAnesthesia,CSEA)

腰硬联合阻滞是一种用技术,而不是用药物进行的复合麻醉,为我们提供了一种较理想的麻醉方法。单纯腰麻的麻醉时间有限,且腰麻后易发生头痛;单纯硬膜外麻醉失败和阻滞不全的发生率较高;腰硬联合麻醉集中了二者的优点,弥补了单一方法的不足。其适应证及禁忌证同蛛网膜下腔阻滞麻醉。

六、椎管内麻醉效果评级标准

Ⅰ级:麻醉完善,无痛,肌松良好,患者安静,为手术提供良好条件,心肺功能和血流动力学保持相对稳定;Ⅱ级:麻醉欠完善,有轻度疼痛表现,肌松欠佳,有内脏牵拉痛,需用镇静剂,血流动力学有波动(非病情所致);Ⅲ级:麻醉不完善,疼痛明显或肌松较差,呻吟躁动,辅助用药后,情况有所改善,但不够理想,勉强完成手术;Ⅳ级:麻醉失败,需改用其他麻醉方法后才能完成手术。

七、几种常用的关于椎管内麻醉评价量表

(一)改良 Bromage 评级标准,用于评价下肢运动神经阻滞效果

0级:无运动神经阻滞;1级:不能屈髋关节;2级:不能屈膝关节;3级:不能屈踝关节。

(二)术中内脏牵拉反应分级

0级:患者安静,无痛及不适感,无恶心及呕吐;1级:轻度不适,恶心,无牵拉痛及呕吐;2级:诉恶心,轻度牵拉痛,无呕吐;3级:牵拉痛明显,有恶心、呕吐、鼓肠。(三)Tarlov 神经功能评级标准
0级:下肢完全瘫痪;1级:可觉察的下肢关节活动;2级:下肢可自由运动,但无法站立;3级:可站立但无法行走;4级:下肢运动功能完全恢复,能正常行走。

第四节　全身麻醉

系指利用各种全身麻醉药经呼吸道吸入、静脉注射或肌肉注射产生中枢神经系统抑制,呈现神志消失,疼痛感觉消失,并可有肌肉松弛和反射抑制等表现的方法。全身麻醉的特征为暂时性、完全可逆性、可控制性。全身麻醉要满足四个要素:意识消失、镇痛完善、肌肉松弛、神经反射迟钝。在临床中我们将全麻分为三个阶段:麻醉诱导、麻醉维持和麻醉复苏。以下从诱导、维持、苏醒及人工气道的建立等几个方面加以具体阐述。

一、全麻诱导

(一)概念

应用全麻药使患者从清醒状态进入全麻状态的过程。并且在此过程中建立人工气道。

(二)全麻诱导注意事项

1.诱导前准备。

(1)器材准备:检查麻醉机、监护仪等电子设备是否正常工作;气源是否连接妥善;CO_2吸收装置是否需要更换;人工气道建立物品是否齐备。

(2)医生准备:做好术前访视和评估并制订个体化麻醉计划。

(3)患者准备:包括生理状态(营养状态、心肺功能等)和心理状态的调整。

2.诱导实施。

(1)全麻诱导过程按操作规程进行。患者体位应为仰卧位,诱导过程应充分给氧,气管内插管应遵守操作规范。

(2)全麻诱导用药应强调个体化用药、按需用药。应根据患者的耐受力调整用药的种类、剂量及给药途径。

(3)保持呼吸道通畅,维持有效通气。给予全麻药后,易出现呼吸道梗阻和呼吸抑制,应托起下颌、面罩给氧,根据需要选择口咽或鼻咽通气道、喉罩或气管插管等方法保持呼吸道通畅,并辅助或控制呼吸维持有效通气。

(4)预防和及时处理诱导期的并发症。循环抑制是诱导期常见的并发症,根据患者情况选择应快速输液扩容或给予血管活性药物。而在诱导期内行气管插管又是一种非常强烈的应激刺激,所以应确保诱导药物麻醉深度确切、诱导时间充分,也可以在气管插管前给予短效降压药(如硝酸甘油、乌拉地尔)或应用喉麻管给予气管表面麻醉均能预防和减轻气管插管引起的心血管反应。

(三)全麻诱导的常用方法

采用何种诱导方法、选用何种药物主要取决于患者的病情、预计气管插管的难易程度以及麻醉医生的经验和设备条件等。此外,还应适当考虑患者本人的意愿。

1.静脉诱导:镇静催眠药、静脉麻醉药、阿片类镇痛药及肌肉松弛药通过静脉注射的方式使患者进入麻醉状态并建立人工气道。具有快速、方便、平稳、安全等优点,是目前临床最常用的诱导方法。

2.吸入诱导:通过麻醉机使患者吸入混有一定浓度挥发性麻醉药的气体后进入麻醉状态并建立人工气道。临床主要用于小儿麻醉和某些特殊情况需保留自主呼吸患者的麻醉(如重症肌无力、可以预见的困难插管及困难气道等)。常用呼吸道刺激症状比较轻的七氟烷。

二、全麻的维持:全麻诱导完成至手术结束这段时间内的麻醉管理

(一)全麻维持的注意事项

1.术中维持的目标是确保麻醉过程平稳,血流动力学平稳。诱导后应及时追加各类麻醉药,使麻醉诱导与维持之间衔接平稳。术中根据手术刺激强弱和患者情况变化调节麻醉药的用量,使麻醉在确保安全的前提下满足手术需要。

2. 做好呼吸管理。全麻中应保持气道通畅,维持良好的肺通气和换气。应用机械通气时,先根据患者的体质和病情设置好通气参数,并在其后根据血气分析或呼气末二氧化碳($P_{ET}CO_2$)和脉搏血氧饱和度调整通气参数。还应参考患者的术式,如神经外科手术,$PaCO_2$,应在正常低限或略低于正常值,有利于降低或控制颅内压;冠心病患者 $PaCO_2$,应在正常高限或略高于正常,以免呼吸性碱血症导致冠状动脉收缩或痉挛而加重心肌缺血。

3. 术中应密切观察患者病情变化,并及时处理术中可能出现的各种情况,如失血、心律失常等。尽可能保持内环境的稳定和器官功能的正常灌注。

4. 麻醉药的合理应用。合理应用麻醉药的种类和剂量,一般是镇静镇痛药加肌松药复合维持。维持一个合理的麻醉深度至关重要,诱导和维持开始一般用量要大,维持中间用量适中。结束前适当减量,即在保证麻醉深度维持平稳的同时,兼顾麻醉苏醒。使用肌松药时,最好在肌松药监测仪的指导下应用。

(二)全麻维持的常用方法

1. 间断给药全麻维持,基层医院常用,间断追加镇静、镇痛及肌松药。

2. 持续给药全麻维持,将代谢较快的药物通过微量注射泵的方式对患者进行持续输注,以维持稳定的血药浓度。

3. 复合给药全麻维持,静脉复合吸入的方式维持全麻,比较完善的维持方法。

4. 靶控输注(target controlled infusion,TCI),需要特殊的 TCI 靶控输注泵,一般使用丙泊酚及瑞芬太尼进行靶控输注,以血浆药物浓度作为靶控目标。

三、全麻的苏醒

麻醉手术结束至患者苏醒,是患者从无意识状态向清醒转变并恢复完整的保护性反射的过程。一般需要 30~60min 左右,超过 3h 则认定为苏醒延迟。在全麻苏醒期易出现多种危险情况及并发症,需要医生具备一定的临床经验,能够及时发现并及时处理。

全麻苏醒期的注意事项。

1. 加强呼吸管理。苏醒期患者呼吸及保护性反射(吞咽反射及呛咳反射)逐渐恢复,管理不当极易发生缺氧。对残余的少量肌松药进行拮抗,使其恢复自主呼吸。判断自主呼吸功能恢复是否满意的标准,是指患者在安静状态下脱氧 15min 以上,患者的血氧饱和度仍能维持在 95% 以上(老年人或特殊患者应达到麻醉前水平),同时观察患者是否存在呼吸道梗阻及呼吸遗忘情况。全麻后气管导管拔除是苏醒期的一个关键时刻,应在自主呼吸恢复满意、保护性反射恢复以后进行。

2. 当患者出现呼吸衰竭、低体温、苏醒延迟、明显血流动力学不稳定时强行拔除气管导管会加重患者组织缺氧的发生;气道炎症受损(如广泛的口腔手术)及术后存在呼吸道梗阻、误吸可能性大的患者,应当在手术后保留气管导管直至上述情况好转后再拔除气管导管。

3. 苏醒期容易出现循环波动应及时处理并发症。心律失常、高血压、低血压、心肌缺血、呼吸抑制等是苏醒期较常见的并发症,应及时正确诊断并处理(苏醒期并发症将在后续章节详细介绍)。

4. 关于苏醒期各类拮抗药物的使用。掌握各类拮抗药物的药理特点,一般尽量不使用。如果需要使用,应使用针对性的拮抗药,并从小剂量开始。

5. 全麻苏醒期,有条件的应将患者转入麻醉后恢复室(PACU),进行严格的监测和治疗,待完全清醒、生命体征平稳，方能离开 PACU。具体指标可以参考 Steward 评分量表及改良 Aldrete 评分。

6.Steward 评分量表（表4-4）：分数≥4分，可以离开手术室。

表4-4　Steward 评分量表

	0分	1分	2分
清醒程度	对刺激无反应	对刺激有反应	完全清醒
气道通畅程度	呼吸道需要予以支持	不用支持可以维持呼吸道通畅	可按指令咳嗽
肢体活动度	肢体无活动	肢体无意识活动	肢体可按指令活动

7.改良 Aldrete 评分表（表4-5）：10分可以离开手术室。

表4-5　改良 Aldrete 评分表

	0分	1分	2分
活动	不能活动肢体或抬头	自主或遵医嘱活动二肢和有限制的抬头	自主或遵医嘱活动四肢和抬头
呼吸	呼吸暂停或微弱呼吸，需呼吸器治疗或辅助呼吸	呼吸困难或受限，但有浅而慢的自主呼吸，可能用口咽通气道	能深呼吸和有效咳嗽，呼吸频率和幅度正常
血压	麻醉前±50%	麻醉前±（20%~49%）	麻醉前±20%以内
意识	完全清醒（准确回答）	可唤醒，嗜睡	无反应
脉搏氧 SPO_2	呼吸空气 $SPO_2<92\%$	呼吸氧气 $SPO_2≥92\%$	呼吸空气 $SPO_2≥92\%$
术后疼痛评估	剧烈疼痛需使用药物干预	中等疼痛可用口服药物处理	无痛
术后恶心呕吐	恶心呕吐	恶心但未吐	能够饮用液体

四、全麻深度的判断

适宜深度的全身麻醉应使患者意识消失、镇痛良好、肌松适度，并能够将应激反应控制在适当的水平，内环境相对稳定，以保护患者的安全及满足手术的需要。

Guedel 于 1937 年，根据乙醚麻醉各个时期的鲜明特点创立了全身麻醉的分期方法。但现代麻醉基本都使用复合麻醉，难以再用传统的麻醉深度分期法来判断麻醉深浅，但 Guedel 提出分期法的基本点仍可供参考。结合现代麻醉情况可将全身麻醉分期如下。

第一期：遗忘期，从麻醉诱导开始到意识丧失和睫毛反射消失。除应用乙醚或 N_2O 外，此期痛觉仍未消失。

第二期：兴奋期，乙醚麻醉可出现兴奋、躁动。现代吸入麻醉药及静脉麻醉药此期的特征是患者意识消失，但呼吸和循环尚不稳定，神经反射处于亢进状态。此期不宜进行手术操作。

第三期：外科手术期，此期已经达到所需的麻醉深度。眼球固定于中央，瞳孔缩小，循环平稳，疼痛刺激已不能引起躯体反射和有害的自主神经反射（如血压增高、心动过速）。进一步加深麻醉则对呼吸循环抑制加重。

第四期:过量期,即延髓麻醉期。呼吸停止,瞳孔散大,血压剧降甚至循环衰竭。应绝对避免或尽快减浅麻醉。

现代麻醉监测手段先进,已经可以进行镇静深度及肌松等高级生命体征的监测,所以麻醉医生可以在熟用麻醉药物的基础上精确掌握麻醉深度。各项监测手段将会在第六章进行详述。

五、人工气道

麻醉机或通气机呼吸环路与患者解剖气道之间最后一级管道连接的统称。全麻或局部麻醉辅助静脉用药时为了加强对呼吸道的管理,往往需辅用人工气道。

(一)人工气道分类(根据接触患者的解剖位置进行分类)

1.面罩。

(1)麻醉面罩:紧闭面罩,与面部无缝贴合,由弧形罩面、接口和空气垫组成。麻醉面罩可以进行加压通气。

(2)吸氧面罩:普通可覆盖口鼻的面罩,一般都是软质材料制成,无法进行加压给氧通气。

2.鼻罩。只覆盖鼻部的面罩,通常用于无创呼吸机的使用。

3.通气道。

(1)口咽通气道:适用于咽喉部反射不活跃的麻醉或昏迷患者,可解除舌后坠造成的呼吸道梗阻。

(2)鼻咽通气道:适用范围同口咽通气道,但刺激小,恶心反应轻,容易固定,患者端可有侧口,气路端加粗,可防止滑出鼻腔。

(3)喉罩、喉管、食管气管联合导管(联合通气道)等。

(4)气管内导管:通过一定解剖途径(口腔、鼻腔或气管造口)放置于患者气管内的人工气道(声门以下、气管隆突以上)。

(5)支气管内导管:置于左或右主支气管,实施肺隔离和单肺通气的人工气道。可分为单腔和多腔两种类型。目前临床主要使用双腔支气管导管用于肺、食管、胸膜、心脏、脊柱等需要行单肺通气的手术。

前两种通气道需要患者保留自主呼吸,后三种通气道可以连接呼吸机进行机械通气。

(二)安放人工气道时所需的辅助器械

1.喉镜:是用来显露喉和声门结构,以便明视下进行气管内插管的器械。临床上经常使用的有直接喉镜、可视喉镜等。

2.纤维支气管镜:多用于判断和校正支气管内插管的位置、协助诊断和处理麻醉中呼吸道梗阻等问题。3.牙垫:辅助气管导管固定并保护导管不被患者咬瘪而无法进行通气。

4.气管导管管芯:是保持气管导管一定形状的专用器械,辅助气管插管。

5.舌钳和开口器:舌钳可以将舌体牵出口腔,解除舌后坠所致的呼吸道梗阻;开口器用来撬开口腔,安置人工气道,常用于牙关紧闭的昏迷患者。

6.喷雾器:可以向口腔、鼻腔及咽喉部喷洒局部麻醉药的器械,由药瓶、虹吸管、气球、喷雾头组成。

7.插管钳:引导气管导管进入声门的专用器械。

8.负压吸引装置及吸痰管:用于吸除口腔和气管内分泌物、血液的专门器械。

(三)气管插管导管的型号

1.现通常以导管的内径(ID)编号。最小号是 2.5mm,即 ID2.5 号;最大号 10.0mm,即 ID10 号,以 0.5 号递增。

2.导管外径周长编号,即法制号(F),F 号＝导管外径(OD)×3.14,与 ID 的换算方法为(ID)×4＋2＝F 号,F 号最小号是 10 号,最大号是 40 号。

(四)气管导管套囊

为防止呕吐物、血液或口咽分泌物流入气管,防止控制呼吸时漏气,气管导管一般都配有套囊。

1.标准的套囊充气方法:缓慢给套囊充气,直到正压通气时听不到漏气声为止。

2.气管套囊分为两种:低容高压套囊和高容低压套囊,前者注气后囊内压力可以达到 180～250mmHg,与气管黏膜接触面小,压迫气管黏膜可导致黏膜坏死脱落,现已弃用。而现在的气管导管均使用高容量低压力的套囊,囊内最大压力≤30mmHg,而耶鲁大学 Gary 教授等却认为以最多不超过 25mmHg 为宜。

(五)喉罩(Laryngeal Mask Airway,LMA)

喉罩是一种特殊型的通气管,在其通气管的前端衔接一个用硅橡胶制成的扁长形装置,其大小恰好能盖住喉头,故有喉罩通气管之称。起源于英国,现已被广泛应用于临床。喉罩设有 1、2、2.5、3、4 号等型号,分别适用于新生儿、婴儿、儿童和成人。喉罩是在盲探下插入,不需要使用喉镜等辅助设备,故临床使用较为方便。据统计,喉罩的失败率在 5％左右,并且不能防止反流误吸。

1.喉罩使用的适应证:

(1)无呕吐反流危险的手术。尤其是困难气管插管的患者,并且可以通过插管型喉罩辅助进行气管插管;

(2)眼科手术适宜使用喉罩。因使用喉罩的应激反应小,对眼内压的影响较小;

(3)行心肺复苏时建立临时人工气道;

(4)适用于不需要肌肉松弛的体表及四肢手术的全身麻醉;

(5)颈椎不稳定患者建立气道的选择。

2.喉罩使用的禁忌证:

(1)饱胃、腹内压过高,有高度反流误吸危险的患者;

(2)呼吸道出血的患者;

(3)咽喉部存在感染或其他病理改变的患者;

(4)通气压力需＞25cmH_2O 的慢性呼吸道疾病患者;

(5)张口度难以置入喉罩的患者;

(6)气管受压和气管软化患者,麻醉后可能发生呼吸道梗阻。

六、气管插管术:将气管导管或支气管导管插入患者气道

(一)插管前准备

气管插管前常规进行相关检查,从而决定插管的途径、导管的型号、适于插管的麻醉方法以及是否存在插管困难等。

1.复习病史:既往有无气管插管困难,有无颈椎骨折、下颌外伤、类风湿关节炎、强直性脊柱炎等可能影响气管插管的病史。

2.气道评估:访视患者的同时进行头颈部口腔的常规查体,具体评估方法可参考第二章气道评估部分内容。

3.设备及物品准备:

(1)给氧及通气装置;

(2)面罩(适当大小)、口咽通气道、鼻咽通气道;

(3)气管内导管(适当大小);

(4)硬性管芯;

(5)麻醉药物(对于清醒患者);

(6)吸引装置、吸引管及吸痰管;

(7)插管钳;

(8)能够正常工作的喉镜;

(9)听诊器;

(10)牙垫、注射器(套囊充气)、胶布(导管固定)。有条件的科室应备有喉罩、特殊喉镜和特殊气管导管、纤维气管镜、紧急气道通气的器具、呼末二氧化碳监护仪等。

(二)气管插管的适应证

1.需要保障呼吸道开放的手术,如头颈部手术、俯卧位或坐位手术、呼吸道畸形患者。

2.避免胃内容物误吸,如腹内压增高频繁呕吐(如肠梗阻)或饱胃全麻患者。

3.需要长时间正压通气,如开胸手术、需用肌松药的患者、呼吸功能衰竭的患者。

4.需要反复吸除气管内分泌物,如湿肺的患者进行手术或是治疗。

5.某些特殊的麻醉,如术中需要同时使用人工低温术、控制性降压等需要保证术中氧供的特殊手术麻醉。

6.呼吸心跳骤停,需要心肺复苏建立气道的患者。

(三)气管插管的禁忌证

1.绝对禁忌:喉头水肿、急性喉炎、喉头黏膜下血肿等喉梗阻的情况。如遇到上述情况应果断行气管切开术,如暂不能行气管切开可考虑用手边最大注射器的针头进行环甲膜穿刺(可以用多枚针头进行穿刺)。

2.相对禁忌:

(1)呼吸道不全梗阻者禁忌快速诱导插管,不全梗阻在麻醉诱导后可能发生面罩正压通气困难及困难插管,如不能有效通气,后果不堪设想;

(2)主动脉瘤压迫气管者,贸然插管可能造成主动脉瘤的破裂;

(3)合并出血性疾病(如血友病),可能引发口腔,鼻腔及呼吸道出血;

(4)鼻咽部纤维血管瘤、鼻息肉或有反复鼻出血病史患者以及颅底骨折患者禁忌经鼻气管插管。

(四)气管导管型号的选择

准备气管导管时除按标准准备外,还应准备一根小一号的备用。

1.成人女性通常用 ID7.0~8.0,插入约 21cm 的长度。

2.男性通常用 ID7.5~8.5,插入约 22cm 的长度。

3.经鼻插管通常用 ID6.5~7.0,应比经口插管的标准长度增加 3cm。

4.如有气道狭窄,需经 X 线片测量气管狭窄内径,减去 1.5cm 即相当于导管外径,依次准备 2 根稍小号的导管。

5.儿童大于 1 岁的小儿可按照下列公式计算所需气管导管的内径和插入深度:

导管号(ID)＝年龄(岁)/4＋4;导管插入的长度(距门齿,cm)＝年龄(岁)/2＋12。

另外小儿个体差异较大,还应准备大一号和小一号的导管。5 岁以下的小儿一般不用带套囊的气管导管,如用带套囊的气管导管则选用小一号的气管导管。

(五)经口气管内插管

1.预充氧:在给予麻醉药的同时,预充氧 3~5min。

2.患者的体位:患者平卧,头垫高 10cm,麻醉医生右手推患者的前额,使头在枕寰关节处尽量仰伸(嗅花位),使口腔尽量张开。

3.喉镜的置入和声门的窥视:左手持喉镜,自患者的右侧口角置入,轻柔地将舌体推左侧,再把喉镜片移至正中,先看到悬雍垂,然后沿舌背弧度将喉镜正中置入咽部,即可见会厌。如为直喉镜片应挑起会厌,沿镜柄纵轴上提喉镜即可显露声门。如采用弯喉镜片,见会厌后,将弯喉镜片远端伸入舌根和会厌面间的会厌谷,再上提喉镜即可显露声门。

4.气管导管的插入:显露声门后,右手以持笔式持导管对准声门,轻柔插入气管内,直到套囊全进入声门后再置入 2cm。

5.导管插入气管的确认:详见本节后续内容。确定导管位置无误后记录导管在门齿处的刻度,供术中出现疑问时进行核对。

6.气管导管的固定:放置牙垫,固定导管。

(六)经鼻气管内插管

1.经鼻气管插管适应证:口内手术;张口困难等需要清醒插管的患者。

2.经鼻气管插管禁忌证:参考气管插管禁忌证。

3.经鼻插管的准备:插管前给鼻黏膜滴入血管收缩药和液体石蜡,导管前端外涂润滑剂。如果清醒插管还应滴入表面麻醉药。选择患者通气较好的一侧鼻孔作为鼻插管入口。

4.导管型号的选择及插管深度:一般较经口插管选择小 0.5~1 号的导管,也可以直接与外鼻孔比较选择插管型号。深度则要在经口插管深度的基础上深 2~3cm,或者在明视下套囊进入声门后再置入 2cm。

5.经鼻插管的方法:

(1)明视经鼻气管内插管法:基本上与明视经口插管法相同。需注意掌握导管沿下鼻道推进的操作要领,即必须将导管与面部作垂直的方向插入鼻孔,沿鼻底部出后鼻孔至咽腔,切忌将导管向头顶方向推进,否则极易引起严重出血。鼻翼至耳垂的距离相当于鼻孔至咽后腔的距离。当导管推进至上述距离后,用左手持喉镜显露声门。右手继续推进导管进入声门,如有困难,可用插管钳夹持导管前端辅助送入声门;

(2)盲探经鼻气管内插管法:适用于张口度小,无法置入喉镜的患者。与明视经鼻插管不同之处有:宜在较浅的全麻或清醒表面麻醉下进行气管插管,必须保留较大通气量的自主呼吸;需依靠导管内呼吸的气流声强弱或有无,来判断导管斜口端与声门的位置和距离,导管口越正对声门,气流声越响。术者左手调整头位,并触摸颈前区皮肤以了解导管前端的位置,一边右手调整导管前端的位置,同时用耳倾听气流响声。当调整至声响最强时,缓慢推进导管进入声门;另外还可以在纤维支气管镜的辅助下进行插管。

(七)导管插入气管的确认

1.导管插入气管的间接征象。

(1)双肺听诊呼吸音均等对称。

(2)胃内无气流音。

(3)胃无充气膨胀。

(4)胸廓有呼吸起伏。

(5)吸气时肋间隙饱满。

(6)自主呼出较大的潮气量。

(7)呼气时导管内壁出现白色雾气,吸气时雾气消失。

(8)按压胸廓时能从气管导管感受到气流排出。

(9)自主呼吸时呼吸囊有相应的起伏(连接呼吸机)。

(10)脉搏血氧饱和度良好。

2.导管插入气管的直接征象。

(1)明视导管在声门内。

(2)纤维气管镜可见气管环及气管隆突。

(3)二氧化碳呼吸波,被认为是确定导管位置的金标准;

(八)支气管内插管

分为单腔和双腔导管插管。双腔支气管导管(DLT)插管是目前最常用的支气管插管方法。

1.支气管插管的适应证。

(1)肺脏手术:肺化脓症、支气管扩张、肺大泡症,肺癌等。

(2)支气管胸膜瘘手术。

(3)肺结核、支气管扩张等大咯血、咳痰患者的急症手术。

(4)其他胸腔内手术:如食管癌根治术。

2.支气管插管的优点。

(1)双腔支气管插管将两肺分隔开进行控制通气,可避免病肺的脓性或血性溢出物涌入健肺。

(2)避免有些情况下通气不均匀(如支气管切开术)。

(3)有利于单侧吸引和单侧支气管肺灌洗,便于手术暴露。

(4)双腔支气管内插管已成为胸科大手术分隔肺的常规选择。

3.支气管插管的缺点。对于气管支气管解剖变异较大的患者,可能无法插管到位。

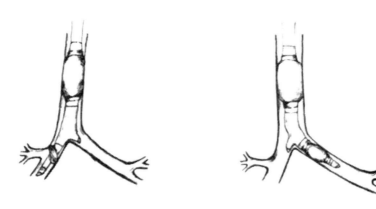

图 4-2　Carlen 和 White 双腔支气管导管

4.操作步骤。

(1)支气管插管位置的选择:一般推荐双腔管放入非手术侧的主支气管,即右肺手术时放左侧双腔管,左侧手术放右侧双腔管。

(2)支气管导管的种类和选择。

1)Carlen 和 White 双腔支气管导管(图 4-2)。左侧 Carlen 双腔管是最早用于临床麻醉的双腔导管,在其分支导管附有套囊斜向左侧,便于插入左侧主支气管,套囊的根部有一舌状小钩称 Carlens 小钩,插管后正好骑跨在隆突上。右侧 White 双腔管与左侧 Carlen 双腔管基本相同,长管设在右侧,进入右主支气管,右侧管套囊上开有窗孔,恰好对准右上肺叶支气管口处。Carlen 和 White 管的优点是有隆突小舌钩,可以骑跨在隆突上,使导管对位良好。但操作不当可引起声带损伤,小舌钩断裂或脱落。

2)Robertshaw 双腔支气管导管是目前最常用的双腔管,为无菌塑料制成的一次性使用支气管导管,分左侧管型和右侧管型,型号有 F28、F32、F35、F37、F39 和 F41 号。成年男性一般选择 F39-41,成年女性选择 F37-39。因取消了隆突钩,便于导管插入。管腔较大,降低了气流阻力和便于支气管内吸引、也有利于全肺切除术或靠近隆突部位手术的操作。支气管套囊呈明亮的蓝色,有利于纤维支气管镜检查的识别。导管前端都带有黑色标记,可在 X 线下显影。

3)Univent 管是单腔管,在管的前内壁,有一根带套囊可从管外端操纵前后滑动约 8cm 的吸痰管。当这个吸痰管放入预设的支气管并将套囊充气后,就作为支气管的阻塞管(不充气时可进行双肺通气)。特别适用于小儿。放置阻塞管最好借助于纤维支气管镜的引导。其优点是操作简单,且术中变换体位或术后机械通气不需要更换导管。

(3)常规插管操作,以左侧 Robertshaw 双腔支气管导管为例来阐明操作技术。操作前的准备应详细检查双腔管的套囊系统和管腔的连接处。用 3mL 注射器给支气管套囊充气,用 10mL 注射器给气管套囊充气。导管内放置专用金属管芯。声门的显露同气管内插管。导管的插入先将导管远端弯曲的凹面向前,在前端通过声门后移去管芯,然后将双腔管旋转 90°,使双腔管远端弯曲的凹面对向相应的一侧,近端弯曲的凹面向前。在旋转时,应用力提起喉镜,防止咽喉部结构干扰双腔管远端自由旋转。然后继续向下推送直到达到最大的深度,即两侧管腔近端的结合部已接近或处于门齿水平;或者推送时遇到中等程度的阻力,说明导管的前端已确切进入左主支气管内。将气管套囊充气,先用双腔给双肺通气,确认在气管内后,分别夹闭双腔管检查位置。套囊充气和导管

65

固定确定导管位置正确后,方可分别注气充胀气管套囊和主支气管套囊,后者充气量不应超过 3mL。

(4)通过纤维支气管镜插入双腔支气管导管的方法。首先按照上述的常规操作将双腔管插入气管内,直至气管套囊进入声门,将气管套囊充气,用双腔给双肺进行通气。然后经通气环路 L 形接头上的字封闭性隔膜将纤支镜插入双腔管的支气管腔内,通过纤支镜将支气管导管推送至相应的主支气管内。

(九)双腔管插入位置的确认

正确的双腔导管的位置是保证单肺通气的关键。正确的位置应该是气管腔的开口位于隆突上 $1\sim2cm$ 处;支气管管腔的前端应有足够长度进入相应主支气管内,支气管套囊充气后不会突出至隆突上部;支气管导管亦不能过深,防止阻塞肺上叶支气管的开口。

常规临床检查法。

(1)公式法:在插管前应该先按照患者身高进行计算,粗略判断导管深度。具体计算方式如下:距门齿距离(cm)=12.5+身高(cm)/10;男性插管深度(cm)=0.11×身高(cm)+10.53;女性插管深度(cm)=0.11×身高(cm)+10.94;当患者身高为 170cm 时,插管深度为 29cm。随着身高每增加或减少 10cm,插管深度增减 1cm。身高增减不是 10 的整数倍时,适当调整插管深度。

(2)听诊法:导管置入位置正确时双肺呼吸音正常;夹闭单侧管腔,该侧呼吸音应消失,而对仍然存在,反之亦然。置入位置不准确则可能有以下几种情况:1)插入太深,双腔管均插入一侧主支气管。双肺听诊时只有一侧肺部有呼吸音,可退出 1 至 2cm,再行听诊直到双侧出现呼吸音。2)插入太浅,双腔均在主气管内。支气管通气时双侧肺部都可以听见呼吸音,另外因为支气管套囊封闭气管造成主气管无法通气。此时可以将导管再向深部置入后再行听诊。3)插入方向相反,如欲插入左侧,而插入右侧主支气管。因右侧支气管与气管成角小,左侧导管有可能进入右侧支气管,此时可重新气管插管或将导管退至主气道,然后在纤支镜的引导下推入左侧主支气管。

(3)呼吸运动观察法:除听诊呼吸音外,还可以通过观察胸廓运动、气道压力、双腔管透明管壁上呼吸湿气的出现和消失等征象来检查导管的位置。位置正常时,单侧夹闭后,胸廓呼吸起伏与呼吸音一致,仅对侧存在;通气侧肺的顺应性正常;无漏气;每次潮气呼吸均有呼吸湿气的出现和消失。但这种方法只能粗略估计导管位置。

(4)纤维光导支气管镜(FOB)检查法:纤支镜是确定双腔支气管位置最准确的方法,也是金标准。当使用左支气管导管时将纤支镜从双腔管的右侧气管腔插入,随着向下推送,可观察到隆突及右侧主支气管;在隆突下的左侧支气管内可以看到蓝色的支气管套囊顶端,且支气管套囊不应向隆突方向疝出,亦未将隆突向右侧推移;未插管的右主支气管应无阻塞。然后将纤支镜从左侧支气管腔插入,检查支气管套囊处的支气管管腔有无狭窄和远侧支气管树有无梗阻;使用右侧双腔管时可从双腔管的左侧气管腔插入纤支镜,向下观察应能看到位于右主支气管内的支气管套囊的顶端。从双腔管的右侧插入纤支镜,在支气管前端的远侧应能看到右中、下肺叶支气管的开口。应定位右肺上叶支气管的开口,向上屈曲纤支镜的前端,直接观察右肺上叶支气管的开口,支气管上的通气孔不应与支气管黏膜相重叠。右上肺支气管开口距离右主支气管开口处较近,有的患者可能右上肺对位困难。

(5)PErCO2 的监测:可将两个 CO_2 检测仪连接在双腔的两个管腔上,应能看到形状和大小类似的对称波形。

(6)胸部 X 线检查:如果没有合适型号的纤支镜或由于其他原因不能使用纤支镜,采用 X 线检查了确定双腔管的位置是相当有用的。

(十)双腔支气管插管的注意事项

1.右肺主支气管的直径比左肺主支气管者大,且与总气管的夹角比左侧小。因此,支气管导管容易插入过深而误入右主支气管。

2.右肺上叶支气管的开口与气管分叉部十分接近,仅 1.5～2cm,而左肺上叶支气管的开口与气管分叉部的距离较远,约 5cm。因此,当气管导管插入过深误入右主支气管或右侧双腔管插管,套囊充气后,极易将右肺上叶支气管开口堵塞而引起右上肺叶不张。

(十一)双腔气管插管的并发症

1.气管支气管破裂。

(1)原因:支气管套囊压力过高。

(2)预防:支气管壁异常者慎用;选择合适型号的导管;防止套囊过度膨胀;转换体位时放松套囊;套囊缓慢充气。

2.创伤性喉炎:双腔管较粗,在通过声门并旋转导管时可能造成声门组织的损伤,应轻柔操作,切忌暴力。

3.双腔管与肺组织意外缝合。

六、困难气道

(一)困难气道的定义

在 1993 年,美国麻醉医师协会(ASA)制订的《困难气道处理实用指南》中定义了困难气道,即指受过正规训练的麻醉医生所经历的面罩通气困难和气管内插管困难的临床情况。

1.面罩通气困难。

(1)麻醉前 $SPO_2>90\%$ 的患者,麻醉医生如无他人帮助,用 100% 的氧和正压面罩通气不能维持 $SPO_2>90\%$。

(2)在正压面罩通气过程中,麻醉医生如无他人帮助,不能防止和纠正通气不足。面罩通气不足的征象包括(但不限于):SPO_2 下降;测不出 $P_{ET}CO_2$;肺量计监测不到呼出气流或呼出气流不足;听诊无呼吸音或看不到胸廓运动;严重气道梗阻的听诊征象(喉鸣音);气体进入胃使胃部充气扩张;出现与低氧血症或高碳酸血症有关的血流动力学改变(如高血压、心动过速和心律失常等)。

2.气管内插管困难:受过正规训练的麻醉医生采用直接喉镜进行气管插管。

(1)无法看到声门的任何结构。

(2)试插 3 次以上方获得成功或>10min 才获得成功。根据美国麻醉学会关于处理气道困难专题小组的研究,认为了解气道病史和体检、对患者和器械两方面预先做好准备,对困难气道的处理可能会有良好的效果。

(二)困难气道的分类

没有安全的气道就没有生命的保障,每位患者都有可能出现困难气道,而每位麻醉医生都可能面临困难气道。如何在临床工作中迅速识别出可能出现困难气道的患者至关重要,但气道评估并不能预测出全部的困难气道。那就要求临床麻醉医生具备扎实的理论基础和临床应变能力。

1.困难插管。

2.困难通气。

3.紧急气道:患者存在通气及插管困难,需要在极短时间内解决通气问题,否则会出现不良后果。

4.非紧急气道:患者虽存在插管困难,但面罩通气良好,麻醉医生有充裕的时间可以尝试多种方法完成气管插管。

5.确定的或已预料到的困难气道。

6.未能预料的困难气道。

(三)困难气道患者建立气道的方法

1.稳定性气道。

(1)清醒自主呼吸(自然气道)。

(2)气管内插管。

(3)气管切开。

2.过渡性气道。

(1)喉罩。

(2)食道—气管联合导管。

(3)环甲膜穿刺＋高频通气。

(四)气道设备的准备

1.喉镜和多种镜片。

2.各种气管内导管。

3.气管内导管的引导器(管芯或弹性探针)。

4.口咽或鼻咽通气道。

5.环甲膜穿刺套装,含高频通气装置。

6.可靠的负压吸引装置。

7.训练有素的助手。

(五)非紧急气道的处理方法

1.各种喉镜片。

2.插管探条。

3.各种类型的喉罩。

4.纤支镜引导气管插管。

5.逆行插管。

6.光棒。

7.其他特殊型喉镜。

(六)紧急气道的处理方法

1.各种类型喉罩。

2.食道—气管联合导管。

3.环甲膜穿刺＋高频通气。

七、机械通气相关模式

人工气道建立后通常需要连接麻醉机(或呼吸机)使用机械通气模式。

(一)机械通气的病理生理目的

1.支持肺泡通气:使肺泡通气量达到正常水平,将动脉二氧化碳分压水平维持在基本正常的范围内。

2.改善或维持动脉氧合:在适当吸入氧浓度的条件下,使动脉血氧饱和度$SPO_2>90\%$(相当于动脉氧分压$PaO_2>60mmHg$)。

3.维持或增加肺容积:吸气末肺脏的充分膨胀,即维持吸气末肺容积,可预防和治疗肺不张及其相关的氧合、顺应性、防御机制异常。

4.减少呼吸功:机械通气做功使患者呼吸相关肌肉做功减少,降低呼吸肌氧耗,改善其他重要器官或组织的氧供。

(二)机械通气的临床目标

1.纠正低氧血症。通过改善肺泡通气量、增加功能残气量、降低氧耗,可纠正低氧血症和组织缺氧。

2.纠正急性呼吸性酸中毒。(动脉二氧化碳分压并非一定要降至正常水平)

3.缓解呼吸窘迫。缓解缺氧和二氧化碳潴留引起的呼吸窘迫。

4.防止或改善肺不张。

5.防止或改善呼吸肌疲劳,减少全身和心肌氧耗。

6.保证镇静和肌松剂使用的安全性。

7.促进胸壁的稳定。

8.适当降低颅内压。

(三)机械通气的分类

1.控制通气(Controlled Ventilation,CV):是指使用呼吸机完全替代患者的自主呼吸,其呼吸频率、潮气量或气道压力、吸呼比及吸气流速均按设定值进行。该模式通常用于严重的呼吸抑制、呼吸衰竭或呼吸停止患者,可以最大限度地降低呼吸做功,有利于呼吸肌肉疲劳恢复。

(1)容量控制模式(Volume Control Ventilation,VCV):在固定潮气量(VT)的模式下进行通气,气道压力在不同呼吸周期之间都可能不同。

(2)压力控制模式(PressureControl Ventilation,PCV):固定每次呼吸周期中吸气时相的压力,但因患者气道阻力的变化,不同呼吸周期之间的潮气量也存在一定的漂移,即潮气量为不确定参数。

2.辅助通气(Assisted Ventilation,AV):是患者自主吸气触发呼吸机进行辅助通气的模式。呼吸机按预设参数提供患者呼吸。

(1)压力支持通气(Pressure Support Ventilation,PSV)。呼吸机在患者吸气触发后按预设压力提供压力支持,而流速方式、呼吸深度、吸呼比均由患者自行控制。无自主呼吸或中枢驱动不稳定者不应使用此模式。

(2)同步间歇指令通气(Synchronized IntermittentMandatory Ventilation,SIMV)。是在设置合适指令频率、潮气量、吸气时间或流速以及触发灵敏度等的基础上,呼吸机按预设指令对患者提供正压通气。两次指令之间的呼吸为患者的自主呼吸,而且指令通气与患者的自主呼吸同步。SIMV既保留了自主呼吸功能,又在逐渐降低呼吸机辅助支持的水平,因而有利于撤机。既可作为长期通气支持的方式,也是准备撤机前使用的序贯模式。

3.持续气道正压(Continuous Positive Airway Pressure,CPAP)。是患者自主呼吸时不管是吸气相还是呼气相,气道内始终维持一定的正压水平(高于大气压)。

4.呼气末正压(Positive End Expiratory Pressure,PEEP)。在机械通气基础上,于呼气末期对气道施加一个阻力。

CPAP与PEEP能保持气道内正压,增加功能残气量,使萎陷的肺泡开放、减少分流、改善氧合。

八、机械通气相关肺损伤

机械通气相关肺损伤(Ventilator Induced Lung Injury,VILI)是指在机械通气过程中发生的与呼吸机密切相关的急性肺部损伤,如炎性反应、气胸、纵隔气肿等。机械通气是一项简单的操作技术,但其带来的问题却客观存在。

(一)VILI可以分为四大类

1.压力伤:在患者肺顺应性很差的情况下,短时间的压力变化就容易造成肺损伤。

2.容量伤:尽管患者肺部顺应性良好,但一旦超过了肺所能容纳的容量,也会造成肺部损伤。

3.萎陷伤:全麻状态下10%～20%的肺泡发生萎陷,机械通气时肺泡多次从萎陷到张开的过程就发生了萎陷伤。

4.生物伤:机械性因素使血管内皮细胞脱落,为炎性细胞活化,与基底膜黏附并进而进入肺内创造了机会,由此激发的炎症反应所致的肺损伤称为肺生物伤,它对VILI的发展和最终结局也产生重要的影响。机械通气是一种反生理过程,如果操作不当就会导致术后肺部并发症(PPCs)的发生。PPCs包括术后炎症、呼吸衰竭和支气管痉挛等等。根据流行病学资料分析,全麻后PPCs的发生率约为5%～40%,每5例PPCs患者中有1例将在术后30天内死亡,PPCs与患者住院时间及死亡率显著相关,所以预防PPCs至关重要。

(二)VILI的易感人群

1.老年人。

2.合并基础疾病患者。

3.术前低蛋白血症、合并感染者。

4.接受大型手术、长期机械通气的患者。

需要注意的是,即使是身体相对健康的患者如果进行不恰当的机械通气也会给患者带来不良的预后。

(三)围术期VILI的危险因素

1.正压通气,是围术期急性肺损伤最重要的危险因素。主要原因包括不恰当的潮气量(潮气量过大或单纯小潮气量)、肺部周期性的过度膨胀、长时间高浓度吸氧。真正造成肺部损伤的是气道压力和肺泡的跨壁压。有文献显示,当气道压力>15cmH$_2$O时随着压力的增加肺损伤风险直线上升。另外潮气量的设置应根据理想体重计算,而不是实际体重。

2.麻醉因素,全身麻醉后通气/血流比失调、大量肺泡萎陷、肺顺应性降低等生理改变使患者更容易发生 PPCs。

3.单肺通气,是围术期肺损伤的重要预测指标之一。单肺通气严重影响通气/血流比,造成肺内分流、低氧血症等,因而容易发生 PPCs。

4.炎症反应,手术打击越大,炎症反应越重,各类炎性因子释放与炎性细胞的聚集引起了肺损伤。

5.围术期大量液体输注,肺水肿加重 VILI。

6.血液制品输注,异体血中的抗白细胞抗体与患者肺部的白细胞发生相互作用导致炎症物质大量释放,继而产生 VILI。

(四)肺保护性通气策略

肺保护性通气策略是指在维持适当的氧合和机体基本氧供的前提下,防止肺泡过度扩张和使萎陷肺泡重新开放,降低 VILI 的发生率,保护和改善肺功能、减少肺部并发症、降低患者死亡率的呼吸支持策略。这种通气策略包括:小潮气量、最佳 PEEP、肺复张、允许性高碳酸血症、低浓度吸氧等。临床上常结合小潮气量、最佳 PEEP 和定时手法肺复张三种途径达到预期的肺保护效果。

1.低潮气量,高潮气量和高气道压在机械通气时对患者具有潜在的肺损害作用,尤其是合并肺部基础疾病的患者。主要措施是设定潮气量为 6mL/kg～8mL/kg,尽量使平台压不超过 30～35cmH$_2$O。

2.手法肺复张(Recruitment Maneuver,RM),是通过提高气道压的方式,短暂提高跨肺压,从而使萎陷的肺重新膨胀扩张。在保护性肺通气策略的操作流程中,手法肺复张一定要在 PEEP 之前。没有先行的手法复张,后续的 PEEP 起不到任何作用。常用的肺复张方法有三种。

(1)控制性肺膨胀法:选择 CPAP 模式(当呼吸机没有 CPAP 模式时,可用 Spont 模式代替),调整 PEEP 到 30～50cmH$_2$O,维持 20～40s。

(2)压力控制法:选择 PCV 模式,将控制压力调整至 15～20cmH$_2$O,将 PEEP 调整至 25～30cmH$_2$O,使气道峰压达到 40～45cmH$_2$O,维持 2min。

(3)PEEP 递增法:选择 PCV 模式,保持控制压力位 10～15cmH$_2$O,在原有 PEEP 水平上每 30～60s 增加 5cmH$_2$O,直至峰压达到 40～45cmH$_2$O,再逐渐下调 PEEP。

(4)RM 适应证:中重度 ARDS;全身麻醉术后肺不张;呼吸机管路断开吸痰;气管插管术后;心力衰竭等原因所致的严重低氧。

(5)RM 禁忌证:血流动力学不稳定,需要大量血管活性药物维持血压者;存在气压伤及其高危因素,如肺内结构破坏明显、呛咳反射明显等;颅内压增高;胃肠道黏膜缺血性疾病应谨慎实施。

3.最佳 PEEP:PEEP 递减法是目前普遍采用的维持复张效果较好的方法。操作方法是在进行手法复张后设置通气模式为容量或压力模式,设置潮气量 4～6mL/kg,将 PEEP 调至 20～25cmH$_2$O,密切监测 PaO$_2$、SPO$_2$ 及肺顺应性等,以每 5～20min 降低 2cmH$_2$O 的速度下调 PEEP,直至 SPO$_2$ 能维持在 90% 左右时,在此刻 PEEP 之上的 2cmH$_2$O 被认定为最佳 PEEP。最佳 PEEP 确定后,立即重复进行手法复张,再返回手法复张前的通气模式,并将 PEEP 设置在最佳 PEEP 水平。

最佳 PEEP 禁忌证同肺手法复张。

第五节　基础麻醉

麻醉前在病室或手术室内使患者神志消失所采取的辅助麻醉方法称为基础麻醉。与术前用药相比,区别在于患者意识情况。此时患者对疼痛刺激仍有反应,故须配合应用其他麻醉方法才能进行手术。基础麻醉可以减轻患者术前焦虑和提高痛阈并消除了患者的精神创伤,是医学人文关怀的体现。

一、基础麻醉的适应证

1.需要手术而又不能合作的儿童。

2.精神非常紧张、不能自控的患者。

3.因各种原因而失去自控能力的患者。

二、麻醉前在病室或手术室门口进行的基础麻醉常用方法

1.氯胺酮肌注:主要用于小儿,一般 $4\sim6$mg/kg 肌肉注射,对于已开放静脉的患儿也可以 $1\sim2$mg/kg 静脉注射;患者意识消失较快,也具备镇痛作用,但呈现"分离麻醉"现象。因氯胺酮明显增加腺体分泌,术前应给予足量的抗胆碱药物。另外氯胺酮存在中枢兴奋作用,可辅助适量苯二氮䓬类药物。需要注意的是如果剂量过大也可能出现呼吸抑制作用。

2.硫喷妥钠肌注(现在已不常用):一般用 2.5%硫喷妥钠溶液按照 $15\sim20$mg/kg 肌肉注射,体弱者或 3 月龄$\sim$12 月龄的婴儿宜减量至 $10\sim15$mg/kg,浓度也宜降低为 $1.5\%\sim2\%$,一次总量$\leqslant$0.5g。能使患者意识较快消失,但不具备镇痛作用。用药后应密切观察呼吸及循环系统变化。由于药物呈强碱性,肌肉注射的部位应在臀部外上方肌肉深层,禁止注入皮下和动脉,更不能注入神经部位。

3.咪唑安定口服,可用于成人与小儿。口服的用药方式更容易被患者接受,而且还有专门为小儿准备的果味口服液。

4.地西泮口服或肌注。

三、基础麻醉操作基本原则

1.基础麻醉必须由麻醉医生实施,并有麻醉记录。

2.基础麻醉可以在患者进入手术室前或在手术室内进行。

3.注药后应密切观察患者的生命体征,维持患者的呼吸和循环稳定。

4.在基础麻醉下进行其他有创操作时应有麻醉医生观察患者及监护。

第六节　复合麻醉与联合麻醉

1.复合麻醉。曾经也称为平衡麻醉(balanced anesthesia)，它是指在同一次麻醉过程中同时或先后使用两种或两种以上的麻醉药物。

(1)全凭静脉麻醉也称作全静脉麻醉(total intravenousanesthesia，TIVA)，是指完全采用静脉麻醉药及静脉麻醉辅助药的麻醉方法。

(2)静吸复合麻醉是指将静脉全身麻醉和吸入全身麻醉同时或先后应用于同一次麻醉过程中。

2.复合麻醉的应用原则。

(1)合理选择麻醉药物和剂量。

(2)准确地判断麻醉深度。

(3)加强麻醉管理。

(4)优化用药方案(尽量减少用药种类)。

(5)坚持个体化原则。

3.联合麻醉(combined anesthesia)：在同一次麻醉过程中同时或先后使用两种或两种以上的麻醉技术。比如腰硬联合麻醉、硬膜外麻醉联合全身麻醉、各种区域阻滞联合全身麻醉、局麻联合全身麻醉等。

4.全麻与非全麻联合麻醉的优点。

(1)可达到更完善的麻醉效果，患者围手术期安全性更高。

(2)消除患者对手术和麻醉的恐惧心理和精神紧张。

(3)减少全麻药物或局麻药物的应用，从而减少麻醉药物所带来的毒不良反应和不良反应；另外因为全麻药物的减量可以使患者苏醒迅速并且完善。

(4)可免用或少用肌松药。

(5)术后可保留硬膜外导管或连续神经阻滞导管，为患者提供完善的术后镇痛。

第七节　监测下麻醉管理

一、定义

在一些局部麻醉或根本不需要麻醉的情况下，需要专业麻醉医生提供特殊的麻醉服务，监护控制患者的生命体征，并根据需要适当给予麻醉药或其他治疗。介于全麻与局麻之间，是镇静镇痛与(或不与)局部麻醉相结合的一个新领域。

二、监测麻醉的目标

1.消除患者焦虑。

2.遗忘作用。

3.为患者提供舒适化医疗。

4.患者无痛苦。

5.保护患者生命安全。

三、监测麻醉的适应证

1.患者面临会引起不适的诊疗操作。

2.一些不需要全麻的中、小型外科手术。

3.不能配合诊疗行为的患者。

四、监测麻醉的实施要求

1.需要由专业麻醉医生来实施。

2.需要进行详尽的术前评估、制订麻醉计划、在实施麻醉的过程中注意监测患者生命体征的改变并及时处理各类问题。

3.术中监测项目:ECG、BP、HR、SPO_2、$P_{ET}O_2$、BIS 等。

4.设备及药物的要求:麻醉机、监护设备、急救设备、静脉或吸入麻醉药、血管活性药物及抢救药物。

五、监测麻醉的并发症

1.氧合和通气不足导致的呼吸抑制。

2.麻醉深度不当和术中患者肢体活动。

3.药物相关性并发症,药物剂量错误或药物直接不良反应。

4.监护不当,术中问题未能及时发现及处理。

第八节　全身麻醉常用药物

一、吸入麻醉药

凡经气道吸入而产生全身麻醉的药物,统称为吸入麻醉药(inhalational anesthetics)。吸入麻醉的使用被公认为是现代麻醉学的开始,迄今已有 170 年。

(一)作用机制

由于中枢神经系统结构和功能的复杂性,至今仍不能确切阐明。其中,比较重要的学说有"脂溶性学说""热力学活性学说""临界容积学说""相转化学说""突触学说"及近期提出的"蛋白质学说"等。

(二)理想条件的吸入麻醉药

1.理化性质稳定,易于长期保存,无燃烧爆炸性,与麻醉器械、二氧化碳吸收剂或其他物质接触不产生毒性物质。

2.无异味,对气道无刺激性。

3.在血液和组织中溶解度低,麻醉深度易于调节,可控性强。

4.麻醉作用强,可使用低浓度,以避免缺氧。

5.诱导及苏醒迅速、平稳、舒适。

6.具有良好的镇痛、肌松及遗忘作用。

7.能够抑制异常应激反应,保持机体内环境稳定。

8.在体内代谢率低,代谢产物无明显药理作用及毒性。

9.安全范围大、毒性低、不良反应少而轻,尤其是对循环及呼吸影响小,无致癌、致畸、致突变作用,无严重过敏反应,不污染空气,不损伤手术室工作人员的健康。

10.所需设备简单,使用方便,药源丰富,价格低廉。现有的吸入型全麻药物尚无一个完全符合以上条件,但仍然可以以此作为评价吸入全麻药物的标准。

(三)药理性质

分配系数:是指吸入麻醉药分压在两相中达到平衡时的麻醉药浓度比。

(1)血/气分配系数。气体和挥发性液体在血液中的分压与肺泡气内分压达到平衡时,在两相中浓度之比。此系数越大,表明该物质经肺吸收越快,但在血中达到饱和所需的时间越长。以吸入麻醉药物为例,血/气分配系数越大则诱导及苏醒越慢。

(2)油/气分配系数。气体和挥发性液体在脂肪组织中的分压与肺泡气内分压达到平衡时,两相中浓度之比,代表了该物质的脂溶性。以吸入麻醉药物为例,脂溶性越高则麻醉强度越大。

(3)肺泡最低有效浓度(minimal alveolar concentration,MAC)。指在一个大气压下有50%的患者在切皮刺激时无体动,此时肺泡内麻醉药物的浓度即为1个MAC,单位是体积比(%)。MAC用来衡量吸入麻醉药物的麻醉强度,1个MAC的任何一种麻醉气体产生相同的麻醉效果。MAC值越大说明吸入麻醉药物的麻醉效能越差。

(4)MAC值的临床扩展。MACAwAKE可以理解为患者清醒时的肺泡最低有效浓度,一般为0.3~0.4个MAC;MAC为患者可以耐受气管插管时的肺泡最低有效浓度;MACBAR是阻滞肾上腺素能反应的肺泡最低有效浓度等相关概念。

(5)使MAC升高的因素。体温升高(当体温达到42℃以上时反而下降);长期饮酒者可增加MAC约30%~50%;甲状腺功能亢进;小儿及青少年患者。

(6)使MAC降低的因素。老年人;通过其他方式使用麻醉药;低体温;代谢性酸中毒;休克患者;产妇。

(7)不影响MAC的因素。性别;麻醉时间;昼夜变化;甲状腺功能减退。

(8)几种常见的吸入麻醉药MAC值(表4-6)。

表4-6　常见吸入麻醉药物的MAC值

麻醉药	0.65MAC	1.0MAC	MACawake
氟烷	0.48	0.75	0.3
恩氟烷	1.09	1.68	0.67
异氟烷	0.75	1.16	0.46
甲氧氟烷	0.10	0.16	0.06
氧化亚氮	65.0	101.0	41.0
七氟烷	1.11	1.71	0.68

(四)氧化亚氮(N₂O)

1.麻醉作用极弱,吸入30％～50％的 N_2O 具有镇痛作用,80％浓度以上才有麻醉作用。

2.肌松作用差,吸入80％浓度时,肌松作用仍不满意。

3.在吸入过程中需充分供氧,避免使用高浓度,并加强吸入浓度、脉率及血氧饱和度的监测。

4.常作为其他吸入麻醉药的基础辅助麻醉。

5.毒性最小,对循环基本无抑制,对呼吸道无刺激,不增加分泌物和喉部反射,对肝、肾无影响。

6.长时间高浓度应用可能对红细胞生成系统有一定损害。

7. N_2O 吸入后,大部分以原形经呼吸道排出体外。体内代谢很少,仅0.004％。

8.弥散性缺氧(diffusion anoxia),即吸入时浓度达70％以上的 N_2O 时有发生缺氧的危险,因而以吸入60％的 N_2O 加40％的 O_2 的比例及以下比较恰当。一方面,吸入 N_2O 超过15min后,血液和组织中即溶解了大量 N_2O。停止吸入后, N_2O 从血液和组织中大量溢出进入肺泡,稀释了肺泡内 O_2 浓度,使肺泡内的氧分压降低;另一方面由于血液内的 O_2 因代谢使其浓度降低,肺内的氧气不断向血液中弥散,造成弥漫性缺氧。故在停止吸入 N_2O 后,应继续吸纯氧5～10min,将 N_2O 排出,以避免发生弥散性缺氧。

9.使用 N_2O 的禁忌证:因 N_2O 有助燃性,禁忌应用于气道激光手术;可使闭合空腔增大,禁用于肠梗阻、肠胀气、气胸、气脑患者。

(五)恩氟烷(Enflurane)

1.对中枢神经系统的抑制随着血药浓度的增加而逐渐加深,脑电图呈高电压慢波。吸入3％～3.5％的恩氟烷可产生爆发性中枢神经的抑制,有单发或重复发生的惊厥性棘波,临床上可伴有面部及四肢肌肉强直性阵挛性抽搐。

2.恩氟烷降低心排量,吸入1个MAC的恩氟烷即可产生心肌抑制,2个MAC可严重降低心排量。恩氟烷与氟烷、乙醚、甲氧氟烷一样,抑制心交感神经末梢释放去甲肾上腺素。

3.恩氟烷麻醉时心律稳定,心电图上虽可见房室传导时间延长,但对心室内传导并无影响。

4.临床应用的恩氟烷浓度对呼吸道无刺激作用,不增加气道分泌物,增加吸入浓度亦不引起咳嗽或喉痉挛等并发症。与其他吸入性麻醉药相比,恩氟烷是一种较强的呼吸抑制药,对体弱患者可引起呼吸性酸中毒。呼吸抑制主要为潮气量下降,即使呼吸频率增快也不足以代偿潮气量的下降。

5.通过对麻醉后血清酶类的检查证实恩氟烷对肝功能的影响很轻。

6.恩氟烷能产生轻度的肾脏抑制作用,但麻醉后可以迅速恢复。

7.恩氟烷对氯化筒箭毒碱、潘库溴铵等非去极化肌松药有强化作用,其程度随恩氟烷肺泡气浓度增加而增强,作用时间也随之延长。

8.恩氟烷可以降低眼内压,故适用于眼科手术。

9.除使血中醛固酮浓度升高以外,对皮质激素、胰岛素、ACTH、ADH及血糖均无影响。

10.综合以上特点,恩氟烷化学性质稳定,无燃爆危险,肌肉松弛作用好,可与肾上腺素合用,无气道刺激性。故恩氟烷吸入麻醉适用于各部位、各年龄的手术,包括重症肌无力及嗜铬细胞瘤的手术等。

11.禁忌证:严重的心、肝、肾脏疾病,癫痫患者及颅内压过高的患者。

(六)异氟烷(Isoflurane)

1.异氟烷对心功能的抑制小于恩氟烷及氟烷,2 个 MAC 内较安全。

2.异氟烷能降低心肌耗氧量及冠状动脉阻力,但并不改变冠状动脉血流量。

3.异氟烷抑制呼吸与剂量相关,可严重地降低通气量。

4.临床证实异氟烷对患者肝脏无损害。

5.异氟烷对患者肾脏无抑制或损害。异氟烷长时间麻醉后患者血清尿素氮、肌酐或尿酸均不增加。

6.异氟烷对子宫平滑肌肉收缩的抑制与剂量相关。在深麻醉下有较大抑制,因此分娩时若用异氟烷麻醉较深则易引起子宫出血。浅麻醉时胎儿能够耐受,而深麻醉时由于子宫血液灌注降低对胎儿可产生不良影响。在终止妊娠的手术中,异氟烷和氟烷一样增加子宫出血,故实施此类操作时不宜应用异氟烷麻醉。

7.异氟烷因其刺激性气味不适宜行吸入诱导。

(七)七氟烷(Sevoflurane)

1.作为一种新型吸入麻醉药,1993 年,我国药监局批准上市,1994 年,获 FDA 批准,现已广泛应用于临床。

2.药代药效学特征:快速摄取,快速诱导;快速排泄,快速苏醒。

3.对呼吸道刺激轻微,气味易于接受,吸入麻醉诱导首选。

4.剂量相关的心脏抑制作用,在浓度<2 个 MAC 时不会增加心率。在动物和人体均证实七氟烷具有心肌保护作用,可以保护心肌细胞缺血再灌注损伤。

5.七氟烷深麻醉可以产生呼吸抑制。

6.七氟烷剂量依赖性的增加脑血流、降低脑血管阻力,但不足以增加颅内压。

7.七氟烷与二氧化碳吸收剂接触会产生少量化合物 A。临床实验证实低流量(新鲜气流<1L/min)七氟烷全麻较高流量(新鲜气流 6～10L/min)七氟烷全麻患者肾功能检查无明显差异。证明了七氟烷在临床应用的安全性。

8.与其他吸入麻醉药相比,术后恶心呕吐的发生率较低。

9.禁忌证:可疑恶性高热患者(恶性高热家族史、脊柱侧弯、斜视等患者);对于术前已存在肾功能损害的患者因缺乏相关数据支持,应谨慎使用。

(八)地氟烷(Desflurane)

1.目前最新型的吸入性麻醉药,具有刺激性气味,沸点 22.8℃,接近室温,显著低于其他吸入麻醉药。因此需装在专用的蒸发罐中使用,该蒸发罐应具有电加温。

2.因其极低的血/气分配系数,可以提供快速的麻醉诱导及苏醒。

3.地氟烷的代谢率极低,是已知的吸入性麻醉药中代谢率最低的。

4.地氟烷抑制心血管功能和心肌收缩力的作用呈剂量依赖性,对迷走神经的抑制大于对交感神经的抑制,存在明显的交感兴奋作用。

5.地氟烷有显著的肌松作用,可以引起剂量相关性神经－肌肉传递减少。

6.对脑血管的作用与异氟烷相似,地氟烷可使脑血管阻力和脑组织的氧代谢率下降,脑血流量增加,颅内压和脑脊液压力增加,增幅与剂量相关。

7.因有呼吸道刺激性不适于吸入麻醉诱导。

8.用量较大,价格昂贵。

9.禁忌证:恶性高热易感患者;嗜铬细胞瘤、缺血性心脏病患者使用地氟烷时应避免交感活性增强;颅内压增高患者不宜单独使用地氟烷进行麻醉诱导及维持。

二、麻醉性镇痛药

临床常用的麻醉性镇痛药多为阿片样物质,多为人工合成。阿片类药物在临床麻醉缓解围术期患者疼痛方面发挥着重要的作用,但其毒不良反应及依赖性也为临床医生及患者所担忧。目前对于此类药品的使用必须严格按照国家颁发的《麻醉药品管理条例》进行管理。

(一)阿片受体

主要有 3 种经典型阿片类受体,即 μ、κ 和 δ 受体(表 4 - 7)。

表 4 - 7　阿片受体分类

受体类型	效应	内源性配基	激动药代表
μ 受体	脊髓以上镇痛、呼吸抑制、心率减慢、依赖性	β-内啡肽	吗啡、哌替啶等
κ 受体	脊髓镇痛、镇静、缩瞳、轻度呼吸抑制	强啡肽	喷他佐辛、布托啡诺等
δ 受体	脊髓镇痛、缩瞳、调节 μ 受体活性	脑啡肽	—

1.μ 受体激活的效应:

(1)镇痛。

(2)体温降低,对体温调节中枢的直接抑制作用。

(3)呼吸抑制,体现在呼吸频率及幅度的共同下降。

(4)心率减慢、血压下降。

(5)肠蠕动抑制,可导致患者便秘,也可以用来治疗腹泻。

(6)恶心呕吐:发生率为 30%。

(7)皮肤瘙痒。

(8)淡漠、嗜睡及过度镇静。

(9)欣快感及成瘾性。

(10)瞳孔缩小,术中常见"针尖样"瞳孔。

(11)肌痉挛,快速用药可出现胸壁肌肉痉挛而引起呛咳。

2.κ 受体激动的效应:

(1)镇痛:脊髓水平。

(2)镇静。

(3)缩瞳。

(4)利尿。

(5)大脑内的 k 受体可对抗多种由 μ 受体介导的活性,如呼吸抑制、肠蠕动减慢、依赖性等。

3.δ 受体激动的效应:

(1)镇痛。

(2)抗镇痛:降低 μ 受体激动剂镇痛效果。

(3)降低 μ 受体激动剂引起的戒断症状。

(4)降低 μ 受体激动剂引起的成瘾性。

(5)介导了吗啡的心肌保护作用。

(二)吗啡(morphine)

1.药理作用。

(1)镇痛:作用于脊髓、延髓、中脑及丘脑的阿片受体,对躯干痛及内脏痛都有效,在发挥镇痛作用的同时还作用于边缘系统从而消除由疼痛带来的焦虑、紧张等情绪改变,甚至产生欣快感。

(2)呼吸抑制:显著呼吸抑制,尤其对呼吸频率的影响。大剂量吗啡可引起呼吸停止,是吗啡急性中毒的主要致死原因。

(3)肠蠕动减慢、胆道平滑肌张力增加,导致胆道内压力增加。

(4)增加输尿管平滑肌张力,使膀胱括约肌处于收缩状态,从而引起尿潴留。

(5)吗啡可引起组胺释放而使支气管平滑肌痉挛、外周血管扩张。

2.药代动力学。

吗啡主要以结合方式经肝脏代谢,但肾脏在吗啡的肝外代谢中起关键作用。其肝脏摄取率高,因而口服给药的生物利用率(20%～30%)显著低于肌肉或皮下注射。吗啡的消除半衰期为2～4h。

3.临床应用。

(1)治疗急性疼痛,8～10mg 皮下或肌肉注射。

(2)治疗急性左心衰引起的肺水肿,3～5mg 皮下或静脉注射。

4.吗啡禁忌证。

(1)支气管哮喘。

(2)上呼吸道梗阻。

(3)严重肝功能障碍。

(4)伴颅内高压的颅内占位性病变。

(5)诊断未明确的急腹症。

(6)待产妇和哺乳妇。

(7)甲状腺功能减退、皮质功能不全。

(8)前列腺肥大、排尿困难。

(9)1 岁以内婴儿。

(三)芬太尼(fentanyl)

1.药理作用。

(1)呼吸抑制:主要表现为频率减慢,持续约 10min 后逐渐恢复。剂量较大时潮气量也减少,甚至呼吸停止。

(2)对循环系统影响较轻、不抑制心肌收缩力、一般不影响血压、可导致心动过缓。现在仍用大剂量芬太尼进行心脏手术的麻醉。

(3)芬太尼可引起恶心、呕吐,但没有组胺释放作用。

2.药代动力学。

(1)肺脏具有明显的首过效应,一过性摄取芬太尼注射剂量的 75%。

(2)脂溶性强,易透过血脑屏障而进入脑组织,也易于从脑重新分布到体内其他组织,尤其是肌肉和脂肪组织。单次注射的作用时间短暂,无明显的再分布问题。如果反复多次注射,产生蓄积,作用持续时间延长,20～90min时会出现第二次血药峰值,但低于第一次。另外反复多次较大剂量注射芬太尼用药后3～4h可出现延迟性呼吸抑制。有时我们会遇到术后苏醒过程中的患者意识清醒,仅表现为呼吸遗忘,不刺激患者他就会自动停止呼吸,这就是延迟性呼吸抑制的表现。

(3)芬太尼主要在肝脏经脱羟作用和羟化代谢。消除半衰期约为4h。

3.临床应用。

(1)主要用于临床麻醉。诱导剂量2～4$\mu g/kg$,术中维持总量应控制在10$\mu g/kg$以内,且最好在手术前半段时间内给予。

(2)体外循环心内直视手术。使用大剂量芬太尼20～50$\mu g/kg$,且必须具备术后机械呼吸支持的条件。

4.不良反应。

(1)快速静脉注射芬太尼可引起胸壁和腹壁肌肉僵硬而影响通气,可通过减慢注射速度或预先给予肌松药处理。

(2)芬太尼也可产生依赖性,但较吗啡和哌替啶轻。

5.禁忌证。芬太尼没有绝对禁忌证,慎用于肝肾功能不全等患者。

(四)舒芬太尼(sufentanil)

1.药理作用:舒芬太尼是芬太尼的衍生物。

(1)药理作用与芬太尼基本相同,作用持续时间约为芬太尼的2倍。

(2)呼吸抑制作用与等效剂量的芬太尼相似,持续时间更长。

2.药代动力学:与芬太尼相似。其消除半衰期为2h左右,但由于与阿片受体的亲和力强,故不仅镇痛强度更大,而且作用持续时间更长。

3.临床应用:舒芬太尼在临床麻醉中也主要用作复合全麻的组成部分。其镇痛作用最强,心血管状态更稳定,更适用于心血管手术的麻醉。其镇痛效能是芬太尼的10倍,即50μg舒芬太尼与500μg芬太尼等效。

(五)瑞芬太尼(remifentanil)

瑞芬太尼为芬太尼族中的最新成员,是有酯键的芬太尼衍生物。

1.药理作用。

(1)纯粹的μ受体激动剂,注射后起效迅速,药效消失快,是真正的短效阿片类药物。

(2)对呼吸有抑制作用,但停药后恢复更快,停止输注后3～5min恢复自主呼吸。

(3)可使动脉压和心率下降20%以上,下降幅度与剂量不相关。

(4)不引起组胺释放,也可引起恶心呕吐和肌肉僵硬。

2.药代动力学。

瑞芬太尼的酯键使其易被血和组织中的非特异性酯酶水解,导致其在停药后迅速被代谢,血药浓度下降迅速。肝肾功能障碍对其药代动力学无明显影响。其消除半衰期为9min。

3.临床应用。

(1)由于瑞芬太尼作用持续时间很短,为维持阿片类药物的作用应在初始单次给药之前或给药后即刻开始输注。

(2)可有效抑制围术期自主神经、血流动力学以及躯体对伤害性刺激的反应。

(3)其缺点是手术结束停止输注后没有镇痛效应,需及时使用替代性镇痛治疗。

(六)布托啡诺(butorphanol)

布托啡诺是 κ 受体激动剂,其对 μ 受体是拮抗或部分激动作用。其镇痛效能是吗啡的 $5\sim8$ 倍,仅供胃肠外使用。

1.药理作用。

(1)具有阿片类药物的良好镇痛作用,很少引起呼吸抑制。

(2)很少引起肠蠕动减慢和平滑肌痉挛。

(3)很少引起皮肤瘙痒。

(4)很少引起尿潴留。

(5)躯体依赖性极低。

(6)无明显心血管作用。

(7)主要的不良反应为眩晕及嗜睡,老年人以及不能唤醒的深度睡眠者必须加强监测,酌情减低剂量。

2.药代动力学。

(1)布托啡诺的作用持续时间与吗啡相似,其血浆半衰期约 $2\sim3h$。

(2)在肝内代谢,大部分随胆汁排出,部分从肾脏排出。

3.临床应用。

(1)患者自控静脉镇痛(PCA)。

(2)静脉单次镇痛。

(3)几乎不引起新生儿呼吸抑制,可用于无痛分娩或剖宫产术后镇痛。

(七)纳美芬(nalmefene)

1.药理作用。

(1)纳美芬对 μ 受体的亲和力较对 δ 受体或 κ 受体强,与阿片受体激动药竞争中枢神经系统中 μ、δ、κ 受体的作用位点,本身无激动作用。

(2)纳美芬治疗指数高,毒性低,即使剂量增加至 $12\sim24mg$ 也只产生头沉、视力模糊等轻微不良反应。

2.药代动力学。

主要代谢途径是在肝脏与葡萄糖醛酸或硫酸结合后经肾脏排出,其消除半衰期约为 8 个小时。

3.临床应用。

(1)拮抗阿片类药物的残余作用。可先静脉注射 $0.25\mu g/kg$(心脏病患者可从 $0.1\mu g/kg$)剂量开始,每 $2\sim5min$ 重复注射 1 次,直到出现疗效为止,总量一般 $\leq1\mu g/kg$。

(2)用于阿片类药物急性中毒的救治,从 $0.5mg/70kg$ 静脉注射开始,$2\sim5min$ 以 $0.5mg/70kg$ 的剂量递增,总量 $\leq1.5mg/70kg$。

(3)还可用于酒精中毒及酒精成瘾的治疗。

4.禁忌证。禁用于对纳美芬过敏者。

三、常用静脉麻醉药

(一)丙泊酚(propofol):目前最常用的静脉麻醉药

1.药理作用。

(1)高脂溶性,可迅速透过血脑屏障,通过增强 GABA 的作用而产生镇静、催眠与遗忘作用。故起效迅速;作用时间短,苏醒迅速而完全;持续输注后无明显蓄积。

(2)剂量依赖性抗惊厥作用。

(3)可降低脑血流量,脑代谢率及颅内压。对颅内压升高的患者,因伴随有脑血流量的减少而对患者不利。对急性脑缺血患者,因降低脑代谢率而具有脑保护作用。

(4)对呼吸有明显抑制作用,持续 $30\sim60s$。

(5)对心血管系统有明显抑制作用,且与患者年龄和注药速度密切相关。

(6)小剂量丙泊酚具有明显的抗呕吐作用。

2.药代动力学。

(1)静脉注射后,在体内迅速再分布,血药浓度下降很快。达到麻醉效应时的血药浓度通常为 $2\sim5\mu g/mL$,而当血药浓度下降至 $1.5\mu g/mL$ 以下时患者开始苏醒。

(2)分布半衰期为 $2\sim8min$,消除半衰期为 $1\sim3h$ 不等。

(3)95%在肝脏代谢后经肾脏排出。

3.临床应用。

(1)麻醉诱导:诱导剂量为 $1\sim2.5mg/kg$,根据患者年龄、血容量等情况确定诱导剂量。

(2)麻醉维持:由于丙泊酚缺乏镇痛作用,故需复合其他药物共同使用。持续静脉注射的模式可采用微量泵持续推注或连续静脉滴注。其维持剂量一般为 $100\sim200\mu g/(kg\cdot min)$,或根据手术刺激随时调整注药速度。采用 TCI 模式时血药浓度应维持在 $3\sim6\mu g/mL$,如复合其他麻醉药物,剂量应酌情减少。

(3)镇静:广泛应用于重症监护室患者的机械通气。一般输注达 $30\mu g/(kg\cdot min)$ 以上便可产生遗忘作用;另外可以作为局部麻醉的术中辅助镇静。

(4)适用于门诊患者行内镜检查、人流手术等短小手术的麻醉。

4.不良反应。

(1)注射痛:丙泊酚刺激皮肤、黏膜和血管内膜而产生疼痛,虽不会产生严重后果,但引发患者不适。可通过减慢注射速度、稀释药物浓度、选择较粗大静脉或提前给予麻醉镇痛药及小剂量局麻药的方法减轻注射痛的发生。

(2)过敏反应:丙泊酚可引起组胺释放,引发过敏反应。临床表现为胸前区出现大片红色斑块或丘疹,极少数患者可发生过敏性休克,对症处理即可。

(3)血压下降:外周血管扩张及心肌收缩力下降导致,可通过补充液体量及使用血管活性药物的方法进行预防及治疗。

(4)心律失常:丙泊酚可以抑制引起心率增加的压力反射,对交感神经的抑制作用大于副交感神经,从而导致运用丙泊酚后有些患者出现心动过缓。相反,有时丙泊酚也可导致患者发生窦性心动过速、室性期前收缩及 ST 段下降等情况。

（5）呼吸抑制：诱导剂量的丙泊酚可引起患者呼吸频率的减慢和潮气量的下降，甚至会出现呼吸暂停。但其抑制时间较短，面罩吸氧的情况下血氧饱和度基本可以维持稳定。如果出现严重的呼吸抑制情况可采取加压给氧或气管插管等方式。

（6）丙泊酚输注综合征：输注速度超过 5mg/kg/h 的长时间输注（＞48h）可能导致此综合征。临床表现为不明原因的心律失常、代谢性酸中毒、高血钾和心肌细胞溶解，最终发展成严重的心力衰竭，甚至死亡。如长时间使用应严密监测患者肌酸激酶、乳酸、电解质及血气分析结果。

（7）潜在的成瘾及滥用：丙泊酚可以使机体产生生理和精神上的欣快感，故存在成瘾及滥用问题。

（8）感染：丙泊酚溶液中含有甘油、纯化卵磷脂、豆油和水等成分，适宜于多数细菌和真菌生长。麻醉人员在抽取药液时忽视无菌术可能是增加术后感染的原因。

（9）脂代谢异常：丙泊酚主要是以乳剂为载体，长时间输注会伴有血脂的升高。机体在应激状态下可能导致与血脂清除和代谢有关的酶系改变，使机体代谢和清除脂肪的能力下降。

（10）惊厥样反应：丙泊酚有中枢兴奋作用，但少见。多发生在麻醉恢复过程中，通常为一过性。临床表现为抽搐、躯体战栗、肌张力增加、肌阵挛、角弓反张和癫痫发作等。一旦出现上述情况应立即停止用药，使用苯二氮䓬类药物并保持呼吸道通畅。

（11）性幻觉：自 1987 年以来，与使用丙泊酚相关的各种性幻觉的病例时有报道。通常是接受妇科小手术的女性患者，且多与手术室内有男性医护人员有关。可能是由于丙泊酚的药效学和药代动力学的特性（知觉抑制轻且恢复快），性幻觉发生率比较高。建议在唤醒患者时要有同患者性别的人员在场。

5.丙泊酚禁忌证。

（1）丙泊酚过敏者，绝对禁忌。

（2）严重循环功能障碍。

（3）妊娠与哺乳期的女性。虽在动物实验中并未发现丙泊酚存在致畸作用，但无明确证据证实其可安全用于妊娠期女性患者；因其脂溶性高可透过胎盘屏障对新生儿产生抑制作用，故应谨慎用于产科手术的麻醉。

（4）高血脂患者，相对禁忌。短期或单次使用（麻醉用）均不会对血脂产生严重影响。

（5）精神病、癫痫病患者谨慎使用。

（二）氯胺酮（ketamine）

氯胺酮是目前临床应用的静脉麻醉药中唯一可以产生较强镇痛作用的药物，可单独用于手术。但氯胺酮麻醉后精神副反应发生率高，不适合作为成人全麻的主要药物，而广泛应用于各种小儿手术。

1.药理作用。

（1）氯胺酮是中枢神经系统主要的兴奋性受体系统 N-甲基-D-天门冬氨酸（NMDA）受体的非特异性阻断剂，阻断 NMDA 受体传导是氯胺酮产生全身麻醉和某些镇痛作用的主要机制。

（2）接受氯胺酮全麻的患者体征与其他静脉麻醉药不同，患者呈一种"木僵"状态。往往会出现眼睛睁开凝视、眼球震颤、肌张力增强等表现，眼睑、角膜和喉反射不受抑制，此为氯胺酮麻醉的特征。

(3)氯胺酮增加脑代谢、脑血流和颅内压,故颅内占位性病变者应避免使用。

(4)还可使眼压升高,青光眼患者不宜使用。

(5)氯胺酮在麻醉恢复期有较高的精神异常发生率,表现为视、听、本体感觉错乱及错觉,常伴有噩梦发生。

(6)氯胺酮对心血管的影响主要是兴奋中枢交感神经系统所致,对心肌则有直接抑制作用。通常情况下其心肌抑制作用会被交感兴奋作用所掩盖。临床诱导剂量可使动脉压升高 20%～30%,同时心率增快。

(7)氯胺酮对呼吸的影响轻微,老人及小儿静脉注射速度过快时可出现一过性呼吸暂停,对潮气量的影响较对呼吸频率的影响明显。同时氯胺酮具有支气管平滑肌松弛作用,可增加肺的顺应性,降低呼吸道阻力。

(8)使呼吸道腺体和唾液腺分泌增多,小儿患者尤为明显,不利于呼吸道保持通畅,所以麻醉前应给予抗胆碱药。

(9)氯胺酮无组胺释放作用,过敏反应罕见。

2.药代动力学。

(1)首过效应明显,口服的生物利用率仅有 17%。呈高度脂溶性,可迅速透过血脑屏障。

(2)主要在肝内代谢,通过肝脏药物代谢酶系统 P-450 酶的作用进行生物转化,其分解产物主要经肾脏排出,少量经胆系排出。

(3)消除半衰期约为 2.5～3h。

(4)可迅速通过胎盘,胎儿与母体内血药浓度接近。

3.临床应用。主要用于体表的短小手术、烧伤清创、小儿麻醉、小儿镇静及疼痛治疗。

(1)麻醉诱导:静脉注射 0.5～2mg/kg,肌肉注射 4～6mg/kg,老年人及危重患者酌减。需要注意的是对于休克的患者,由于体内儿茶酚胺被大量消耗,此时如果用氯胺酮诱导,其对心血管的作用仅能表现为心肌抑制。所以此时患者血压非但不会升高,反而会大幅下降。

(2)麻醉维持:可与咪达唑仑、丙泊酚及芬太尼联合应用,维持剂量为 0.25～1mg/(kg·h)。需要注意的是氯胺酮长期输注容易出现蓄积现象,导致苏醒延迟,现临床已不常用。

(3)小儿麻醉:适合手术室内外的儿科手术及检查的镇静及小儿基础麻醉;

(4)镇静与镇痛:可作为局部麻醉的辅助用药。

4.不良反应及禁忌证。

(1)苏醒期精神反应,有精神疾病病史或对氯胺酮有精神不良反应的患者禁用。

(2)心血管兴奋作用,严重高血压、动脉硬化、冠心病、心功能不全、肺心病、肺动脉高压及动脉瘤患者禁用。

(3)增高颅内压,颅内高压及颅内占位患者在开颅减压前应禁用。

(4)增加眼内压和眼球震颤,禁用于青光眼以及开放性眼外伤患者,因眼球震颤而不适用于眼科手术及检查。

(5)腺体分泌增多,偶有喉痉挛及支气管痉挛发生,应常规应用抗胆碱药。

(6)其他禁忌证:癫痫、甲状腺功能亢进、嗜铬细胞瘤及休克患者。

(三)依托咪酯(etomidate)

1.药理作用。

(1)通过作用于 GABA 受体而产生中枢抑制作用,无镇痛作用。

(2)在不影响平均动脉压的情况下,脑血流、脑代谢率及颅内压均明显下降,对保持脑灌注有益,因此具有一定的脑保护作用。

(3)对心血管功能的抑制作用小,是本药的优势。尤其是对老年人、危重症患者及循环功能不稳定的患者,麻醉诱导用药首选依托咪酯。对冠状动脉有轻度扩张作用,有利于缺血性心脏病患者。

(4)呼吸抑制作用轻,用量过大或注射过快时偶有呼吸暂停。

(5)依托咪酯对肾上腺皮质功能有一定的抑制作用,但单次注射或短时间应用并不出现具有临床意义的影响。

(6)无组胺释放作用,偶有麻醉后头颈部及躯干上出现红疹的现象。

2.药代动力学。

(1)静脉注射后迅速通过血脑屏障,约80%蛋白结合率。

(2)首次分布半衰期为 1.2~5.4min,消除半衰期 2.9~5.3h。

(3)主要由肝脏代谢,大部分经肾脏排出,少量经胆汁排出。

3.临床应用。

(1)麻醉诱导:0.2~0.6mg/kg,一般剂量为 0.3mg/kg。

(2)麻醉维持:作用持续时间短,适用于持续输注以维持麻醉。依托咪酯达麻醉所需的血药浓度为 300~500ng/mL。

(3)短时镇静:如无痛人流、无痛内镜检查、心脏电复律、重症患者行气管插管的镇静等。

4.不良反应与禁忌证。

(1)肾上腺皮质功能抑制,依托咪酯长时间输注(ICU 内镇静)应列为禁忌。

(2)静脉注射痛,处理及预防方法同丙泊酚。

(3)肌肉阵挛和呃逆,10%~60%的患者在麻醉诱导期出现肌阵挛,并可导致患者术后肌肉痛。用药前给予适量咪达唑仑可以消除或减少此不良反应。

(4)术后恶心呕吐的发生率高达 30%~40%,对于有恶心呕吐倾向的患者最好避免使用依托咪酯。

(5)依托咪酯具有潜在的卟啉生成作用,故禁用于紫质症患者。

(6)癫痫患者禁用。

(7)有免疫抑制、脓毒血症及进行器官移植的患者禁用或慎用。

(四)右美托咪啶(dexmedetomidine)

1.药理作用。

(1)高选择性 α2 肾上腺素能受体激动剂。通过作用于中枢神经系统内的 α2 受体产生镇静、催眠和抗焦虑的作用。与其他作用于 GABA 受体系统的静脉麻醉药相比,可引发并且维持自然非动眼睡眠;主要通过脊髓 α2 受体产生镇痛作用;在镇静镇痛的同时,还具有极强的抗焦虑作用,能有效抑制患者在心理上的恐惧。

（2）右美托咪啶对脑血流及颅内压的影响暂没有明确的数据证明，但在动物实验中，右美托咪啶被证实具有一定的神经元保护作用。

（3）对呼吸影响轻微，患者镇静后通气的变化与正常睡眠状态下相似。呼吸道梗阻的发生率极低，基本不需要呼吸辅助系统。

（4）通过作用于外周肾上腺素能神经突触前膜的 α2 受体，抑制去甲肾上腺素的释放。主要表现为心率减慢、血管阻力降低、间接降低心肌收缩力、心排血量及血压。

（5）抑制唾液分泌，具有止吐作用，并可减弱胃肠蠕动。

2.药代动力学。

（1）绝大部分在肝脏代谢，经肾脏及消化道排出。

（2）分布半衰期约 6min，消除半衰期约为 2～3h。长时间输注可产生明显蓄积作用，会显著影响术后苏醒。

3.临床应用。

（1）麻醉诱导：右美托咪啶不能单独使用进行麻醉，但可以作为辅助用药配合芬太尼、丙泊酚等共同使用。诱导剂量 0.5～1.0μg/kg，使用持续输注的方法于 10～15min 左右注射完毕，可有效地抑制插管过程中的循环波动。

（2）麻醉维持：以 0.2～0.4μg/(kg·h)剂量持续静脉输注，辅助其他镇静及镇痛药物维持麻醉，可使患者生命体征平稳，麻醉更易于管理。因其长时间输注易产生蓄积，故应在手术结束前 40～60min 停药，并减少镇静镇痛药物的用量。

（3）术中镇静：可用于局部麻醉、神经阻滞及椎管内阻滞麻醉的辅助镇静。因其呼吸抑制作用轻，一般不需要人工气道。

（4）ICU 镇静：镇静镇痛及抗焦虑作用，可长时间应用于 ICU 病房，可减少 ICU 内患者的谵妄及认知功能障碍的发生率。

（5）门诊手术及无痛内镜等检查的镇静麻醉。

4.不良反应。

（1）心率减慢，血压降低，可适当使用血管活性药物进行调控。

（2）给予负荷量时患者出现短暂高血压，可适当进行降压处理。

（3）口干。

（4）体位性低血压，进行补液同时使用血管活性药物调控。

5.禁忌证。

（1）高龄患者，减量使用或慎用。

（2）低血容量，因右美托咪啶抑制交感系统，会产生严重循环抑制，故禁用。

（3）心脏传导系统障碍，出现严重心动过缓，慎用或禁用。

（4）肝肾功能不全，代谢障碍，减量使用或禁用。

（5）糖尿病及慢性高血压，减量或慎用。

（6）使用血管扩张药物或抑制心肌收缩力药物，加重循环抑制，禁用。

（7）18 岁以下青少年和孕产妇，无临床试验数据支持其使用安全性。

（五）咪达唑仑（midazolam）

1.药理作用。作用于苯二氮䓬受体。

（1）具有苯二氮䓬类药物所共有的抗焦虑、催眠、抗惊厥、中枢性肌松及顺行性遗忘的作用。

（2）可降低脑代谢率和脑血流量。

（3）剂量依赖性抑制呼吸中枢。

（4）对正常人心血管的影响轻微，可因外周阻力血管扩张引起血压轻度下降。

（5）无组胺释放作用，不抑制肾上腺皮质功能。

（6）药物为脂溶性，可透过胎盘屏障。

2.药代动力学。

（1）首过效应明显，口服生物利用率仅为 40%～50%，故剂量需增大到静脉注射剂量的 2 倍才能获得相同的效果。

（2）属于短效苯二氮䓬类药物，肝脏代谢，肾脏排泄。消除半衰期约为 2～3h。

3.临床应用。

（1）麻醉前用药：可通过口服，肌注及静脉注射等方法。

（2）麻醉诱导：剂量 0.1～0.4mg/kg，可根据诱导中是否使用其他镇静类用药物而增减药量。

（3）麻醉维持：由于镇静和遗忘作用，可应用于麻醉维持，减少术中知晓的发生。

（4）各类麻醉的辅助镇静：可辅助局部麻醉、神经阻滞及椎管内阻滞的术中镇静。可产生镇静、松弛及遗忘作用，并提高局麻药的惊厥阈值。一般剂量为 0.05～0.15mg/kg。

（5）ICU 镇静：对于 ICU 内需要机械通气支持或需要镇静的患者使用，可单独使用或联合其他药物使用。

4.不良反应与禁忌证。

（1）嗜睡、镇静过度及共济失调，需要根据患者具体情况选择用法用量。

（2）对苯二氮䓬类过敏患者禁用。

四、肌肉松弛药及其拮抗药

人体的肌肉共分为三种：骨骼肌、平滑肌及心肌。肌肉松弛药是能使骨骼肌产生松弛作用的一类药物统称。

（一）神经肌肉兴奋传导

1.神经－肌肉接头的解剖基础。神经肌肉接头的组成包括运动神经末梢上的突触前膜、肌细胞侧的接头膜（接头后膜）及前膜与后膜之间宽约 50nm 的突触间隙。运动神经末梢与骨骼肌纤维共同组成的效应器称为运动终板（图 4－3）。

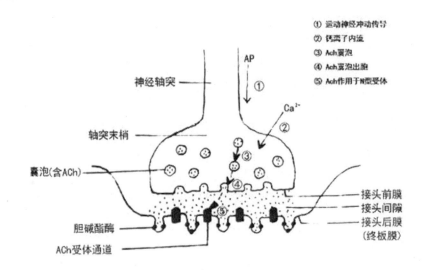

①运动神经冲动传导
②钙离子内流
③Ach囊泡
④Ach囊泡出胞
⑤Ach作用于N型受体

神经轴突
轴突末梢
囊泡(含ACh)
胆碱酯酶
ACh受体通道

接头前膜
接头间隙
接头后膜
(终板膜)

图4-3 神经-肌肉接头示意图

2.神经-肌肉接头的信号传导。运动神经传递神经冲动,传导至神经末梢前膜,使前膜上的电压门控钙离子通道开放,钙内流使含有乙酰胆碱的囊泡以胞吐的方式向突触间隙释放。释放到突触间隙内的乙酰胆碱作用于 N 型胆碱受体,导致终板膜离子通道开放,钠离子内流同时钾离子外流,最终使得终板膜瞬间去极化,形成终板电位(EPP)。当终板电位超过肌细胞阈值时,肌细胞出现动作电位,即肌肉收缩。而突触间隙内的乙酰胆碱不管是否与受体结合均迅速被间隙内的胆碱酯酶分解为胆碱和乙酸,胆碱大部分又被神经末梢吸收用于乙酰胆碱的合成。

3.神经-肌肉兴奋传导的特点。

(1)单向性传递,即兴奋只能由突触前膜传递到后膜,不能反向传递。

(2)时间延搁,兴奋传导的过程大约需要 0.5~1.0ms,这是因为化学传导较神经传导速度慢。

(3)易受环境因素影响,影响 N 型胆碱受体及胆碱酯酶功能可间接影响神经肌接头信号的传导和功能。例如有机磷农药可使胆碱酯酶失活,造成乙酰胆碱在终板处的堆积,导致骨骼肌持续收缩;或肌肉松弛剂可以占据 N 型受体,致使乙酰胆碱无法与 N 型受体结合,故产生肌肉松弛作用。

(二)肌松药的理化性质及临床应用

1.肌松药分类。

(1)根据化学结构不同,肌松药可分为氨基甾体类和苄异喹啉类。

(2)根据神经肌肉阻滞性质不同,分为去极化肌松药和非去极化肌松药。两种药物均占据终板后膜上的 N 受体,阻碍乙酰胆碱与 N 受体的结合,区别在于前者引起肌细胞的去极化而后者无此作用。

(3)根据作用时间不同可分为超短效、短效、中时效及长效四类。

2.肌松药药理学。

(1)药效动力学:神经肌肉兴奋传递有较大的安全阀,神经肌肉接头后膜的 N 型受体被阻滞达75%以上肌颤搐才能减弱,被阻滞 95%以上肌颤搐才能完全消失。临床上常以给药到产生最大肌松作用的时间称为起效时间;给药到肌颤搐恢复到 25%的时间称为临床时效;给药到肌颤搐恢复95%的时间称为总时效;以肌颤搐恢复 25%~75%的时间称为恢复指数。常用 ED_{95},即肌颤搐抑制95％的剂量来指导药物临床应用。置入喉罩通常需使用1至2倍ED_{95},气管插管时需要使用2～3倍的ED_{95},增加剂量可在一定程度上缩短起效时间,但也会相应地延长作用时间及增加不良反应,术中维持可根据药物时效间断追加0.5～1倍的ED_{95}。全身骨骼肌对肌松药的敏感性不同,与呼吸相关的肌肉(咽喉部肌肉及膈肌等)对肌松药的敏感性较躯干四肢肌肉差,可能是与后者肌纤维类型及肌纤维上N型受体较多有关。但肌松药在呼吸相关肌肉的起效时间明显快于其他部位骨骼肌。临床上行肌松监测常选用拇收肌,但拇收肌肌力不能完全反映出其他肌肉及呼吸肌的肌力情况。

(2)药代动力学:肌松药是高度解离的极性化合物,具有很高的水溶性而脂溶性很低,因此不易透过血脑屏障和胎盘。在体内存在多种代谢途径,长时效肌松药很少代谢而以原形经肾脏排出,肝脏代谢是次要途径;中时效药物主要经肝脏代谢随胆汁排出,其中顺式阿曲库铵主要在组织中经Hoffmann降解,不依赖肝肾功能;短效及超短效药物在血浆中被假性胆碱酯酶降解。不同部位肌肉组织内的药物浓度达到峰值的时间并不一样,受心排血量、心脏至该肌肉组织之间的距离和组织血供等因素影响。药物必须从血浆进入肌肉组织才能产生阻滞作用,然后从肌肉组织返回血浆肌松作用才能消除。因此从药代动力学特点可知一些疾病和药物的相互作用可以改变肌松药的药效,脏器及代谢功能可以影响肌松药的作用时效。表4-8为临床常用肌松药的一些药理性质。

表4-8 常用肌松药药理性质

	（mg/kg）	（mg/kg）	(min)	(min)	(min)
琥珀胆碱	0.3～0.6	1.0	1.0	6～12	12～15
米库溴铵	0.08	0.2	2～3	12～15	30
阿曲库铵	0.2	0.3～0.4	2～3	40～50	50～70
顺式阿曲库铵	0.05	0.2	2.6～2.7	66～70	83～91
罗库溴铵	0.3	0.6	1.5	23～75	60～70
维库溴铵	0.04	0.08～0.1	2～3	45～60	60～80
泮库溴铵	0.05	0.08～0.1	2～3	90～100	120～150

3.肌松药的临床应用。

(1)消除声带活动顺利完成气管内插管。

(2)满足各类手术或诊断、治疗对肌松的要求。

(3)减弱或终止某些骨骼肌痉挛性疾病引起的肌肉强直。

(4)消除患者自主呼吸与机械通气的不同步。

(三)去极化肌松药——琥珀胆碱(succinylcholine)

1.药理作用。唯一应用于临床的超短效去极化肌松药,化学结构与乙酰胆碱类似,与终板后膜的N型胆碱受体结合并产生终板电位。但其与N受体的结合力远远大于乙酰胆碱,且不能被胆碱酯酶水解。

2.临床应用。剂量1mg/kg的琥珀胆碱可以在60s内使肌肉完全松弛,部分患者可以在30s内完成气管插管,呼吸恢复时间约4～5min。常与非去极化肌松药前后复合使用。

3.不良反应及禁忌证。

(1)肌肉痛:与肌肉纤维成束收缩有关,部分患者可出现肌红蛋白尿及血清肌酐升高等肌肉纤维损伤的表现。用小剂量(1/10临床剂量)非去极化肌松药预处理可以明显减轻肌肉收缩的强度。

(2)眼内压升高:对闭角型青光眼患者,开放性眼球损伤的患者应禁用。

(3)颅内压升高:神经外科手术及颅内压升高的患者应禁用。

(4)胃内压升高:正常患者胃内压升高超过 $28cmH_2O$ 即有可能引起胃内容物反流导致误吸。而腹内压增高的患者,如妊娠、腹水、盆腹腔巨大占位、肠梗阻患者更易发生反流误吸,应谨慎使用。

(5)心律失常:因琥珀胆碱不仅可以作用于神经肌接头的 N 型受体,也可以作用于心脏等组织的 M 型受体,从而可能诱发多种心律失常。主要表现为窦性心动过缓、结性心律和室性心律失常,阿托品可对抗此不良反应。

(6)高钾血症:琥珀胆碱作用于终板后膜可导致钾离子外流,一般血钾浓度升高在 0.5mmol/L 左右,正常患者可以耐受。但对于已经存在高钾血症,例如肾衰、代谢性酸中毒的患者可能会发生严重高钾血症,应禁用。各种原因引起的肌肉失去神经支配、长期制动、卧床、肌纤维营养代谢变化均会导致肌纤维上的乙酰胆碱受体上调,且分布范围不仅仅局限于神经肌接头部位,而是广泛分布于整个肌纤维表面。此时应用琥珀胆碱可引起显著的血钾升高,其升高程度与失去神经支配的肌纤维数目有关。另外大面积组织损伤、大面积烧伤、严重感染、破伤风等患者都应列为禁忌证。

(7)咬肌痉挛:静脉注射琥珀胆碱后 $1\sim2min$,咬肌肌力不是消失反而增强。咬肌痉挛可能是恶性高热的前驱症状,但并不绝对。

(8)恶性高热(Malignant Hyperthermia,MH):常染色体显性遗传疾病,是目前所知的唯一可由常规麻醉用药引起围术期死亡的疾病,有家族史。表现为全身肌肉的强烈收缩、体温急剧升高、严重的代谢性酸中毒、肌红蛋白血症及肌红蛋白尿,死亡率极高。特效药物为丹曲林,但受条件限制一般医院无备药,所以治疗方法以对症治疗为主。

(9)Ⅱ相阻滞:琥珀胆碱持续静脉滴注超过 30min 或反复静脉注射总量达到 $7\sim10mg/kg$ 时由于终板后膜上的 N 型受体长期被占据,而不能正常再与乙酰胆碱结合产生终板电位,导致肌肉不能正常收缩而长期呈现松弛状态称之。某些假性胆碱酯酶异常疾病(如肝功能受损)的患者在使用少量琥珀胆碱时,也可能出现Ⅱ相阻滞。在出现Ⅱ相阻滞的早期停用琥珀胆碱肌力可以迅速恢复。Ⅱ相阻滞是由去极化阻滞转变为非去极化阻滞,所以可以应用抗胆碱酯酶药物新斯的明进行拮抗。

(四)非去极化肌松药

药理作用。

(1)骨骼肌松弛:非去极化肌松药与神经肌接头内的乙酰胆碱竞争终板后膜的 N 型胆碱受体。与受体结合后并不会产生终板电位,从而使肌肉呈松弛状态。

(2)循环系统:部分甾体类肌松药,例如泮库溴铵具有抑制窦房结 M 受体的作用,可引起心动过速;因维库溴铵在化学结构上不具有 M 胆碱受体激动部分,故不会引起循环改变;而罗库溴铵心血管作用介于二者之间。

(3)呼吸系统:气道平滑肌上分布有 M 型胆碱受体,调节支气管的舒张功能。瑞库溴铵因其与 M 受体的亲和力强而可引起支气管严重痉挛,现已退出医疗市场。目前临床使用的非去极化肌松药与 M 型受体的亲和力较低,故呼吸系统不良反应发生率低。

(4)组胺释放作用:非去极化肌松药相关的过敏和类过敏反应应引起足够重视。据报道围术期超过 60% 的药物过敏反应由肌松药引起。季铵类肌松药的季铵基团能被免疫系统识别,因此产生过敏反应。类过敏反应不由免疫系统介导,不产生特异性抗体。临床上很难区分过敏和类过敏反应,但治疗方法基本相同。

(五)常用非去极化肌松药

1.顺式阿曲库铵（cis-atracurium）：中效苄异喹啉类，ED_{95}量为 0.05mg/kg，起效时间约为 7.5min；Hoffmann 代谢，不依赖肝肾功能；即使给予 8 倍的 ED_{95} 也无组胺释放作用；血流动力学影响作用小。

2.米库溴铵（mivacurium）：短效苄异喹啉类，ED_{95}量为 0.08mg/kg，起效时间 3～6min，消除半衰期约 2min；血浆胆碱酯酶水解，不依赖肝肾功能；0.2mg/kg 剂量时有 1/3 患者可因组胺释放引起一过性低血压和面部红斑，减少剂量或减慢给药速度可减轻此作用。

3.泮库溴铵（pancuronium）：长时效甾体类肌松药，ED_{95}量为 0.05mg/kg，3～4 倍的 ED_{95} 可在 90s 内完成气管插管，总时效约为 120min；大部分经肝脏代谢，肾脏排出；轻度迷走神经阻滞及交感兴奋作用。

4.维库溴铵（vecuronium）：中时效甾体类肌松药，ED_{95}量为 0.04mg/kg，起效时间 4～6min。无心血管兴奋作用，亦无组胺释放作用。

5.罗库溴铵（rocuronium）：起效最快的中时效甾体类非去极化肌松药，ED_{95}量为 0.3mg/kg，3 倍 ED_{95} 可在 1min 左右完成气管插管；临床剂量的罗库溴铵不引起循环改变及组胺释放；消除依赖肝肾功能，老年人及肝肾功能障碍者应用量酌减或慎用。

(六)肌松药残留阻滞作用防治

现临床常用肌松药多为短效或中效，但术后肌松药残留阻滞作用仍时有发生，并可发生严重并发症，甚至危及生命。

1.肌松药残留的危害。

(1)呼吸肌无力，肺泡有效通气量不足，导致低氧血症及高碳酸血症。

(2)咽喉部肌无力，导致上呼吸道梗阻，增加反流误吸风险。

(3)咳嗽无力，无法有效排出气道分泌物，引起术后肺部并发症。

(4)颈动脉体缺氧性通气反应受抑制，引发低氧血症。

(5)患者感觉乏力，苏醒期躁动发生率增加。

2.肌松药残留的原因。

(1)未根据患者病情特点合理选用肌松药。

(2)给予长时效或多次应用肌松药。

(3)使用肌松药的同时使用了具有协同作用的药物。

(4)个体差异、高龄、女性、肌肉不发达及慢性消耗性疾病患者肌松药作用时间延长。

(5)低体温、酸碱失衡、电解质紊乱均延长肌松药的代谢和排出以及乙酰胆碱的合成与释放。

(6)肝肾功能严重受损。

(7)神经肌肉疾病患者。

3.肌松残留的评估。

(1)肌松监测：目前能够确切评估肌松效果最可靠的方法，以 TOFR<0.9 提示存在肌松残留。

(2)临床体征：患者清醒，呛咳及吞咽反射恢复；头部可以抬高离床持续 5s 以上；呼吸平稳、频率在 10～20 次/min，最大吸气压≤-50cmH₂O；$PETCO_2$ 和 $PaCO_2$≤45mmHg。满足上述体征可辅助判定肌松药的残余情况。

4.去极化肌松药残留作用的拮抗。目前没有安全的拮抗药,因此对琥珀胆碱引起的迁延性呼吸抑制最好的办法就是维持机械通气及循环稳定。

5.非去极化肌松药残留作用的拮抗。

(1)胆碱酯酶抑制剂:新斯的明(neostigmine)是临床上最常使用的胆碱酯酶抑制剂,可抑制神经肌接头内胆碱酯酶的活性而增加乙酰胆碱的浓度,竞争性拮抗非去极化肌松药的残留作用。但在拮抗肌松残留的同时也会增加体内其他部位乙酰胆碱的浓度,从而出现肠蠕动增强、分泌物增多、支气管收缩和心率减慢等 M 型胆碱受体兴奋的不良反应。因此在使用新斯的明的同时需应用抗胆碱药物,首选格隆溴铵,但我国常用阿托品。新斯的明拮抗肌松残留的效果与其剂量和拮抗时机密切相关。新斯的明 0.02～0.07mg/kg 静脉注射,起效时间 2min,作用时间持续 2h。0.07mg/kg 为封顶剂量,此时胆碱酯酶活性已完全被抑制,再追加药量也不能得到更好的效果。因此在给予封顶剂量新斯的明后仍有肌松残留应继续进行有效的人工通气,并分析原因采取必要措施。当肌松监测(TOF)出现 2 个反应或患者恢复自主呼吸之后才可以考虑使用新斯的明进行拮抗。阿托品的剂量一般是新斯的明的半量或 1/3,需根据患者心率调整阿托品的用量。

(2)胆碱酯酶抑制剂(新斯的明)注意事项。

1)下列情况禁用或慎用新斯的明:支气管哮喘;心律失常,尤其是房室传导阻滞,心肌缺血,瓣膜严重狭窄;机械性肠梗阻;尿路感染或尿路梗阻;孕妇;溴化物过敏等。

2)下列情况禁用或慎用阿托品:痉挛性麻痹与脑损伤的小儿;心律失常,充血性心力衰竭,冠心病,二尖瓣狭窄;反流性食管炎;食管与胃运动减弱;青光眼;溃疡性结肠炎;前列腺肥大及尿路阻塞性疾病等。

3)凡禁用胆碱酯酶抑制剂或阿托品者,须进行有效人工通气,直至自主呼吸恢复满意。

(3)布瑞亭(Sugammadex)。为新型氨基甾体肌松药的特异性拮抗剂。以一个分子对一个分子的形式选择性、高亲和性的包裹罗库溴铵或维库溴铵后经肾脏排出。血中及组织中的肌松药浓度迅速下降,神经肌接头功能恢复常态。

(七)肌松药临床应用注意事项

1.严格掌握肌松药临床应用的适应证及禁忌证。

2.应用肌松药前必须准备人工呼吸设备,术毕也必须进行人工呼吸直至肌松药作用消退,呼吸功能恢复正常。

3.高度重视术后肌松药残留阻滞作用,术毕无明确指征表明肌松作用已消退,应进行肌松药残留作用的拮抗。

4.对不能进行面罩通气的困难气道患者禁止使用肌松药。

第九节　麻醉机

麻醉机是可用于实施全身麻醉、供氧及进行辅助或控制呼吸的一种麻醉科必备机器。

麻醉机最基本的工作方式是接受气源供给的医用气体、将气体减压到一个安全的压力水平并控制流量,使挥发性麻醉药物蒸发后按照一定体积比例混入新鲜气流后通过呼吸回路输送给患者。麻醉机主要组成部分包括供气装置、流量计、麻醉蒸发器、呼吸回路、麻醉呼吸机、监测和报警装置、麻醉废气清除系统以及各种附件与接头等(图4-4)。

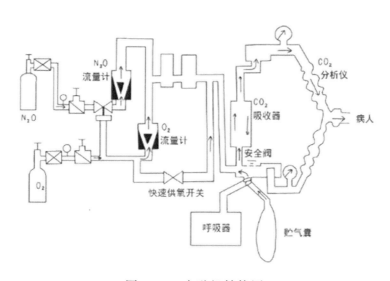

图4-4　麻醉机结构图

一、供气装置

麻醉机内部按照回路压力高低可分为高压、中压和低压回路三部分。

1.气源。

现代麻醉机一般配有氧气、氧化亚氮以及空气的管道进气接口,通过硬性皮管与医院中心供气系统或压缩气筒连接。

(1)中心供气系统:气体经过管道入口接头连接麻醉机,为防止麻醉机的管道气源接口错接,一般采用气体专用、符合口径安全系统(diameter index safety system,DISS)的螺纹接头。接头下方设有单向阀,防止气体自麻醉机向管道或空气中反流。

(2)钢瓶气源:钢瓶均由能抗物理和化学因素、耐高温的全钢制成,筒壁至少厚0.94cm,包括筒体、阀门和保护帽。钢瓶具备轴针安全系统(pin index safety system,PISS)是防止钢瓶误接的保险装置。

2.压力表和压力调节器。

(1)压力表:用来指示压缩气体的压力。有些压力调节器上装有两个压力表,一个是高压表,指示压缩气体压力;另一个是低压表,用来测量减压后的气体压力。

(2)压力调节器:又称减压阀。把高压气源高而变化的压力降为低而稳定的压力,供麻醉机安全使用。

3.流量计：流量计能准确地控制新鲜气流量。

(1)玻璃流量计：最常用的为悬浮转子式流量计，基本结构包括流量控制阀、带刻度的流量管和轻金属制的浮标。

(2)电子流量计：新型麻醉机已采用电子流量计代替传统的玻璃流量管，以数字/图形形式显示在面板上。

4.配比系统：控制新鲜气体的输出比例，使气体输出的最低氧浓度保持在 23%～25%。

(1)N_2O-O_2流量计联动装置：N_2O 和 O_2 流量计通过齿轮用链条连接，使得在降低 O_2 流量的同时，N_2O 流量降低的更多，始终保证 O_2 的输出浓度≥25%。当单独旋开 O_2 流量计时，N_2O 流量计保持不动；当旋开 N_2O 流量计时，O_2 流量计会随之联动，以确保所需氧浓度(图 4-5)。

(2)氧比例监测装置：该装置由 O_2 室、N_2O 室和 N_2O 从动控制阀及可活动横杆组成。气体回压的压差决定横杆移动方向，从而调节或关闭氧化亚氮从动控制阀。

(3)局限性：即使有了配比系统，麻醉机仍有可能输出低氧性气体。

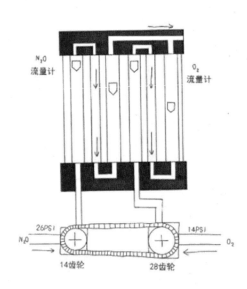

图 4-5 N_2O-O_2流量计联动装置

二、蒸发器

蒸发器是麻醉机为患者提供吸入麻醉药蒸汽的重要装置。目前使用的是带有温度、压力和流量补偿作用、计算机控制、流量感应式蒸发器，以排除温度、流量、压力等因素的影响，从而精确地稀释麻醉药蒸汽的浓度。

三、呼吸回路

呼吸回路的功能是向患者输送氧和麻醉气体，清除患者排出的二氧化碳。

1.呼吸回路分类：呼吸回路主要根据呼吸气体与大气相通程度、呼气再吸入量、有无储气囊、有无二氧化碳吸收罐及导向活瓣等情况进行分类(图 4-6)。

(1)呼出气体完全不被重复吸入为开放式或无再吸入式。

（2）无二氧化碳吸收装置，有部分呼出气体被重复吸入的半开放式。

（3）有二氧化碳吸收装置，大部分呼出气体被重吸入的半紧闭式。

（4）有二氧化碳吸收装置，呼出气体全部（二氧化碳经碱石灰吸收后）被重复吸入的紧闭式。

2.目前临床上最常用的麻醉通气系统是循环回路系统。根据新鲜气流量的高低，该系统可分为半开放、半紧闭和紧闭型。

（1）半开放型回路不存在二氧化碳吸收装置，系统工作时需较高的新鲜气流量。

（2）半紧闭回路存在部分复吸入及二氧化碳吸收装置，是最常用的回路系统。

（3）紧闭回路工作时，新鲜气流量等于患者单位时间内的消耗量，二氧化碳被吸收后，呼出气全部复吸入，呼吸机溢气阀（减压阀或 APL 阀）或排气阀处于关闭状态。

（4）循环回路系统有 7 个重要组成部分：

1）新鲜气源。

2）吸入、呼出单向阀。

3）吸入、呼出螺纹管。

4）Y 形接头。

5）溢气阀或减压阀（也称 APL 阀）。

6）储气囊。

7）二氧化碳吸收装置。新鲜气流经麻醉机总气体出口进入回路系统，呼气单向阀和吸气单向阀能确保气体在螺纹管内单向流动。

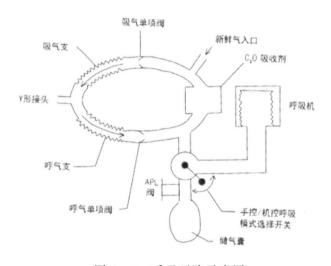

图 4-6　呼吸环路示意图

四、二氧化碳吸收装置

呼吸回路的功能除了向患者提供氧和麻醉气体，还应清除患者排出的二氧化碳。理想的二氧化碳吸收剂应具备以下特点：与常用的吸入麻醉剂不发生反应、本身无毒性、气道阻力低、价格低廉、使用方便、吸收效率高。

1.CO_2吸收罐。现代麻醉机的 CO_2 吸收罐由 1～2 个单独放置或串联在一起的透明塑料罐组成，罐内填装二氧化碳吸收剂。该吸收罐由导向活瓣控制气流方向，气流自上向下或自下而上通过。

2.CO₂吸收剂。目前常用的 CO$_2$ 吸收剂主要有两种:钠石灰和钙石灰。

(1)钠石灰。主要成分包括 80%氢氧化钙、15%水、4%氢氧化钠和 1%氢氧化钾。常加入少量二氧化硅作为赋形剂。

(2)钙石灰。主要由氢氧化钙和氯化钙组成。优点是不含强碱性物质,降低或消除呼吸回路起火的可能性;缺点是吸收效率差,价格较昂贵。

(3)吸收能力。100g 钠石灰最大吸收能力为 26L 二氧化碳,100g 钙石灰仅能吸收 10.2L 二氧化碳。吸收剂的吸收效率由化学利用度和物理利用度(即颗粒大小)共同决定。颗粒过大,接触面积小,影响吸收效果;颗粒越小,吸收面积越大,但气流阻力也会相应增加。

(4)指示剂。CO$_2$,吸收剂与 CO$_2$ 反应后由碱性变为中性,加用适当指示剂观察颜色的变化可了解 CO$_2$ 吸收剂的消耗程度。

五、麻醉呼吸机

麻醉呼吸机是现代麻醉机的主要部件之一。与常规呼吸机相比麻醉呼吸机要求性能稳定,而呼吸模式通常相对简单。常见通气模式有以下几种:

1.容量控制通气(volume control ventilation,VCV)。设定潮气量和频率,呼吸机按设定呼吸参数进行通气,依靠胸肺的弹性回缩力被动呼气。设定潮气量 8~12mL/kg,频率 8~12 次/min,吸呼比 1:1.5~1:2.0。

2.压力控制通气(pressure control ventilation,PCV)。设定吸气压力和呼吸频率,达到最大吸气压力后吸气期保持此压力,通常设定吸气压力为 10~15cmH$_2$O。

3.持续呼吸道正压通气(continuous positive airway pressure,CPAP)。是指在整个呼吸周期的吸气相和呼气相均保持一定的正压,增加功能残气量。在呼气相保持呼吸道和肺泡处于一定的扩张状态,防止肺泡发生萎陷,改善肺顺应性和通气/血流比。

4.呼吸末正压(positive end expiratory pressure,PEEP)。指在控制呼吸或辅助呼吸时,于呼吸末期在呼吸道保持一定的正压。有利于维持小气道开放和肺泡扩张,增加功能残气量,具有改善肺泡换气功能,是有效纠正肺换气性低氧血症的医学干预技术。主要用于急性呼吸窘迫综合征(ARDS)和肺不张患者。

六、麻醉废气清除

系统多数情况下,用于麻醉患者的气体量远远超过该患者的实际需要量,因此废气清除系统用于排出过剩的气体,以免造成手术室内的空气污染。

第五章 围术期监护指标及术中管理

第一节 围术期心电图监测

心脏周期性电活动除极与未除极区间、复极与未复极区间产生的电位差,可由心脏传导到身体各部分,在体表检出的这种随心脏活动变化的电位差以时间为横坐标做出的图像称为心电图(electrocardiogram,ECG)(图5-1)。

心电图测量的是两电极之间的电位差,其幅度一般在$5\mu V-5mV$之间,频率分布范围$0.05Hz$~$1kHz$,心率可由R-R间期计算得到。

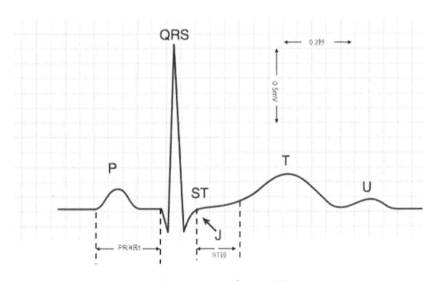

图5-1 正常心电图

一、心电图的导联

人体表面任意两点放置电极,均可检测到心电信号,此两点即可构成一个导联。为便于比较,临床上一般采用 Einthoven 创立的国际通用导联体系,称为标准导联。

1.标准肢体导联。它假定左、右上肢及左下肢为等距离的三点,这三点与心脏的距离亦相等,连接这三个点,构成等边三角形,也称为"艾氏三角"。具体连接方法如下:

(1)I 导联:左上肢(+),右上肢(-)。它反应左右上肢两点间的电位差,代表心脏高侧壁电位变化。

(2)Ⅱ 导联:左下肢(+),右上肢(-),反应这两点间的电位差,是围术期最常用的监护导联。

(3)Ⅲ 导联:左下肢(+),左上肢(-),反应这两点间的电位差。

2.加压单极肢体导联。

(1)加压单极左上肢导联(aVL):探查电极置于左上肢,无效电极为右上肢及左下肢相连的中心电端,反应心脏高侧壁的电变化。

(2)加压单极右上肢导联(aVR):探查电极置于右上肢,无效电极为左上肢及左下肢相连的中心电端,反应心室腔内的电位变化。

(3)加压单极左下肢导联(aVF):探查电极置于左下肢,无效电极为左、右上肢相连的中心电端,反应心脏下壁的电变化。aVF 最容易反应左心室下壁的心肌缺血。

3.胸前导联:其探查电极置于胸前一定位置,无效电极为左、右上肢及左下肢所连成的中心电端。具体位置如下。

V_1:电极置于胸骨右缘第 4 肋间;V_2:电极置于胸骨左缘第 4 肋间,V_1、V_2 一般反应右室壁的电位变化;V_3:电极置于 V_2 与 V_4 导联连线的中点上,反应左右心室过渡区的电位变化;V_2:电极置于第 5 肋间左锁骨中线,反应心尖部的电位变化;V_5:电极置于 V_2 导联同一水平左腋前线;V_6:电极置于 V_2 导联同一水平左腋中线;V_2-V_6:监测左前降支及回旋支支配区域心肌,围术期常用 V,导联。综上,为了比较全面了解心电图就至少应描记出这 12 导联心电图。

二、心电图各个波形意义及正常值

1.P 波:P 波代表心房除极,时间应<0.11s,肢体导联<0.25mV,胸前导联<0.15mV。

2.P-R 间期:代表心房除极到心室除极所需的时间,正常值在 0.12～0.2s,>0.2s 即可诊断房室传导阻滞。

3.QRS 波群:代表心室除极,在不同导联呈现多种形态,正常成人 QRS 波群时间为 0.06～0.10s。

4.S-T 段:反应心室除极完毕至复极过程,正常位于等电位水平线上,在缺血性心脏病患者可出现压低或抬高的现象。

5.T 波:代表心室复极,正常 T 波形态呈圆钝状。

6.Q-T 间期:代表心室除极与复极过程的总时程,正常值一般<0.40s。

三、心电轴

以 I、III 导联 QRS 主波方向略估,如果两个主波方向相反,表示左偏;相对表示右偏,方向一致则电轴不偏。

1.电轴左偏:0 度～+30 度为轻度、−30 度～0 度为中度、−90 度～−30 度为显著左偏。可能原因有:

(1)心脏位置、体型矮胖、腹水及早期妊娠;

(2)左心室肥厚;

(3)左束支传导阻滞。

2.电轴右偏:+90 度～+120 度为轻中度、+120 度～+180 度为显著右偏。

(1)婴儿、右位心、瘦长体型;

(2)右心室肥厚;

(3)右束支传导阻滞。

四、心电图分析

心电图分析应由以下几个方面构成:频率、节律、P 波形态、PR 间期、QRS 波群形态、ST 段形态、T 波形态、U 波形态及 Q-T 间期。但是手术室内的心电监护不能进行标准 12 导联监护,属于模拟导联,因此不能明确测量各波形时间和振幅。

1.围术期的心电监护常采用五导联装置电极及三导联装置电极,具体如下。

(1)五导联装置电极:右上(RA):胸骨右缘锁骨中线第 1 肋间;右下(RL):右锁骨中线剑突水平处;中间(C):胸骨左缘第 4 肋间;左上(LA):胸骨左缘锁骨中线第 1 肋间;左下(LL):左锁骨中线剑突水平处。

(2)三导联装置电极:右臂(RA,白):锁骨下,靠右肩;左臂(LA,黑):锁骨下,靠左肩;左腿(C,红):左下腹。

2.围术期心电图诊断:明确心律失常的性质及处理。

(1)确定有无 P 波及 P 波的形态。

(2)P-R 间期。

(3)P 波与 QRS 波群的关系。

(4)QRS 的形态及间期。

3.围术期常见心律失常:

(1)窦性心律失常:窦速、窦缓、窦性心律不齐、窦性停搏。

(2)异位心律失常:房性早搏、室性早搏、结性早搏;心房扑动、颤动、心室扑动、颤动。

第二节　围术期血氧饱和度监测

脉搏血氧饱和度(SPO_2)监测仪是一种无创、连续监测脉搏和动脉血中氧饱和度的仪器,其不但可被用于监测动脉血氧合间接反应呼吸功能,而且可用来监测循环。其基本原理是利用氧合血红蛋白(HbO_2)和还原血红蛋白(Hb)对红光和红外光的不同吸收特性:HbO_2吸收更多的红外光(940nm)而让更多的红光(660nm)通过,Hb 吸收更多的红光而让更多的红外光通过,应用分光光度测定法,通过测定红外光吸收量与红光吸收量的比值,计算出 SPO_2 值,SPO_2 定义为:$SPO_2 = HbO_2/(Hb + HbO_2)$。

在 SPO_2,传感器中,其中一侧有两对发光二极管 LED,一对发射 940nm 的红外光,另一对发射 660nm 的红光,对侧只有一个光电探测器,LED 交替打开或关闭,检测相应透射光的光强,经信号处理,代入公式即可求出 SPO_2。需要注意的是只有脉搏容积图正常时,所测的 SPO_2,才是准确的。

血红蛋白影响 SPO_2 的准确性:高铁血红蛋白 Hbmet 浓度偏高,将使 SPO_2,读数下降,极值趋向 85%;$HbCO_2$浓度偏高,将使 SPO_2 读数上升,极值趋向 100%。而传感器不稳定、低灌注量、胆红素、静脉搏动及静脉堵塞、外界光的干扰、血管染色、电刀、局部血氧不足、传感器位置不正、贫血、血氧饱和度较低、测量位置处温度等因素对测量精度均有影响。

一、脉搏氧监测需注意的问题

1.SPO_2,读数只是个比值,其值正常不等于患者不缺氧,很多患者术后 SPO_2,读数正常,如仍感觉憋,很可能组织尤其心脏没有很好的血供,建议行血气分析,复查血氧分压。

2.术前如果患者的不吸氧时 SPO_2 血氧饱和度在 90% 左右,建议术中面罩应低流量吸氧,血氧饱和度达到 92% 以上就可以了,因为患者长期已经耐受这种状态,如改变了,患者就失去了高二氧化碳对大脑呼吸中枢的刺激;一般做手术时呼吸机控制呼吸时尽量不要纯氧吸入,氧浓度最好为 40%～60%,麻醉机有空氧混合装置最好的,也可笑气和氧气混合装置(笑氧比例为 6:4 比较安全,氧气低于 30%,容易缺氧),纯氧吸入＜6h 尚可,如时间继续延长就能因其与不饱和脂肪酸反应,破坏储存于其中的磷脂,从而破坏细胞膜,导致细胞死亡,此过程称之为脂质过氧化,会对肺泡表面物质造成损伤,使术后气管导管拔管困难;氧自由基的产生还可诱发癌症,另纯氧还会使肺泡内氮气的含量减少,继而引起术后肺不张。

二、血氧饱和度低的原因

1.吸入气氧分压过低。

2.有气流阻塞:哮喘、COPD、舌根后坠、呼吸道分泌物异物阻塞等疾病引起的阻塞性通气不足。

3.有换气功能障碍:可能患有重症肺炎、重症肺结核、弥漫性肺间质纤维化、肺水肿、肺栓塞等影响肺换气功能的疾病。

4.血液中输送氧的 Hb 的质量异常:如 CO 中毒、亚硝酸盐中毒、异常血红蛋白大量增多,不仅严重影响氧在血液中的运输,也严重影响氧的释放。

5.患者的胶体渗透压和血容量异常:适当的胶体渗透压和充足的血容量是维持正常氧饱和度的关键因素之一。

6.患者心输出量降低:维持器官正常输氧量应有足够的心输出量来支撑。

7.组织器官的微循环障碍。

8.氧在周围组织中利用情况异常。

9.仪器故障致氧饱和度下降。

三、几种监测血氧指标的意义及正常值

SaO_2(动脉血氧饱和度):95%～98%;SPO_2(脉搏血氧饱和度):＞95%;SvO_2(静脉血氧饱和度):60%～85%;CaO_2(动脉血氧含量):6.7～9.8mmol/L(15～22mL/dL);CvO_2(静脉血氧含量):4.9～7.1mmol/L(11～16mL/dL)。

第三节 围术期血流动力学监测及管理

围术期血流动力学监测是麻醉医生实施临床麻醉工作中的一项重要内容,贯穿于整个麻醉工作的始终。血流动力学监测是反映心脏、血管、血液、组织氧供及氧耗等方面的功能指标,为临床麻醉和临床治疗提供数字化依据。临床上主要使用的方法包括无创性及有创性监测方法。

一、动脉压力监测

动脉压（blood pressure，BP）是最基本的心血管监测项目。血压可以反映心排血量和外周血管总阻力，同时还与血容量、血管壁弹性及血液黏滞度等因素有关。心室收缩时，主动脉压急剧升高，在收缩中期达到最高值，此时的血压称为收缩压（SBP）。心室舒张时主动脉压下降，在舒张末期血压的最低值称为舒张压（DBP）。收缩压与舒张压的差值称为脉压。一个心动周期内每一时期动脉血压的平均值称为平均动脉压（MAP）。

（一）无创测量法

无创测量法即袖带测量法，通过袖带充气方式不同分为手动测压法和自动测压法（NIBP），前者又分为搏动显示法、听诊法及触诊法；后者可分为自动间断测压和自动连续测压。

1.听诊法。临床上使用最普遍的方法。测压前患者应安静休息，脱去一侧上衣袖，将手臂及血压计置于右心房水平处（坐位时相当于第 4 肋软骨水平，仰卧位时相当于腋中线水平）外展约 45°。将袖带展平，气囊中部对准肱动脉，缚于上臂，松紧适宜，袖带下缘应在肘窝上 2～3cm。测量时先触诊肱动脉或桡动脉，手握橡皮球向袖带内打气，待动脉搏动消失后继续打气，使气压计汞柱再升高 20～30mmHg，然后将听诊器胸件放在肱动脉上进行听诊。缓慢放气，使汞柱缓慢下降（速度约 2mm/s），当袖带放气时首次听到"崩、崩"声时，血压计上所显示的压力即为收缩压。继续放气，直至声音突然转变为低沉，并很快消失，取动脉音消失时的压力值为舒张压，继续放气直到汞柱水银面下降至零点为止。重复测量 2～3 次，取最低值即作为测得的血压数值。

2.自动间断测压法。上臂缚于普通袖带，与监护仪连接。监护仪内装有压力传感器、充气泵和微型计算机系统等，能够定时使袖带自动充气及排气，原理与手动测量法相同。

3.无创方法的优点。

（1）无创伤，可重复，操作简便，易于掌握。

（2）适用范围广，包括各年龄段患者和拟行各类手术患者。

4.无创血压测量的缺点。

（1）不能连续动态反映动脉压力的变化。

（2）不能精确的测量动脉压，尤其是当患者血压较低（如休克）的情况。

（二）有创测量法

采用外周动脉内置管，使血管内压力通过导管内的液体被传递到外部的压力传感器上，从而获得血管内压力变化的动态波形，并获得收缩压、舒张压及平均动脉压。可根据手术部位、患者体位、局部动脉通畅情况以及预留管时间等因素综合考虑选择适当的外周动脉。原则上选择即使由于置管引起局部动脉阻塞，其远端器官也不容易发生缺血性损伤的动脉。由于手部侧支循环比较丰富，故临床上首选桡动脉。此外依次可选择股动脉、腋动脉、尺动脉、足背动脉。需要注意的是肱动脉由于缺少侧支循环，一旦阻塞可导致前臂和手的缺血坏死，虽研究表明肱动脉穿刺测压发生栓塞的可能性很低，但仍存在风险。

1.有创血压测量的适应证。

（1）各类危重患者，循环功能不全，体外循环下心内直视手术、大血管手术、气管移植等可能术中出现大失血的手术。

（2）预计患者术中可能会出现较大的血流动力学波动或需大量反复使用血管活性药物治疗时，

如胸腹联合手术,嗜铬细胞瘤手术等。

(3)术中需要行控制性降压、低温麻醉、血压稀释等特殊操作。

(4)严重低血压、休克及其他血流动力学不稳定的患者,或者难以行无创血压监测的患者。

(5)严重高血压、创伤、心梗、心衰、MODS等患者。

(6)术中需要多次检查血气的患者。

2.有创血压测量的禁忌证。

(1)Allen试验阴性禁忌行桡动脉穿刺置管测压。

(2)穿刺部位或者附近存在感染。

(3)凝血功能障碍,应为相对禁忌。

(4)有血管疾病,如脉管炎,雷诺征等。

(5)手术操作涉及同一部位。

3.Allen试验。

(1)Allen试验:Allen试验是由Allen医生在1929年首次提出,主要用于检查手部尺动脉代偿情况。具体步骤为检查者双手同时按压患者一侧桡动脉和尺动脉,嘱患者反复用力握拳和张开手指5~7次直至手掌变白。然后松开对尺动脉的压迫,继续保持压迫桡动脉,观察手掌颜色变化。如手指与手掌颜色在5~15s内迅速变红或恢复正常说明尺动脉与桡动脉之间存在良好的侧支循环,即Allen试验阳性;相反,如超过15s手掌颜色仍苍白则说明尺动脉侧支循环功能不良,即Allen试验阴性,提示不应选择该侧桡动脉行穿刺置管测压。

(2)改良Allen试验:20世纪50年代,Wright在传统Allen试验的基础上提出了改良Allen试验。具体做法为同时压迫患者一侧桡动脉及尺动脉,举手高过心脏水平后,患者做深握拳至大鱼际肌红色消退,放开尺动脉压迫,观察手掌颜色由白变红的时间,恢复时间在10s内,表明尺动脉通畅及掌弓循环良好,即改良Allen试验阳性;反之则表示尺动脉可能堵塞或掌弓循环欠佳,即改良Allen试验阴性。

(3)氧饱和度法:利用监护仪屏幕上显示出的脉搏氧来判断。具体操作方法为将穿刺侧手举高,检查者双手同时按压桡动脉及尺动脉至脉搏氧显示直线和数值消失。放低手,松开尺动脉,脉搏氧出现波形及数字即正常,如脉搏氧不能重新出现则为异常。建议在桡动脉穿刺前行改良Allen试验或氧饱和度法评价尺动脉功能,但即使Allen阳性也不能高枕无忧,应在穿刺后定期检查穿刺侧手掌颜色或将氧饱和度探头夹在穿刺侧拇指上以观察血运情况。

4.动脉穿刺术(以桡动脉穿刺为例)。

(1)经皮穿刺法:常选择左侧桡动脉,穿刺前常规检查同侧尺动脉代偿功能。患者仰卧位,左上肢外展于托手架上,腕部垫高使腕关节背伸,拇指外展,消毒铺巾。一般选择20号套管针,穿刺者右手持针,于腕横线桡骨茎突动脉搏动最清楚处进针,在左示、中指触摸动脉搏动引导下继续进针。一般针干与皮肤呈30°~45°夹角,针尖进入动脉后针芯内可见鲜红色血液,再进针2mm,使套管也进入动脉内。此时一手固定内针,另一手捻转外套管,在无阻力的情况下将外套管送入动脉腔内。拔出内针,有搏动性血流自导管喷出,证实导管位置良好,可连接测压装置并妥善固定。若外套管推进时有阻力常表示导管未进入动脉腔;穿刺时有突破感,且有少量血液进入内针,但血流不畅表示此时穿刺针可能偏向一侧或穿透动脉壁。

（2）直视穿刺插管：随着穿刺技术及设备的发展和提高，该方法目前较少应用于临床。但也可以在术野内选择合适的动脉由术者进行直视下穿刺插管测压。

5.测压装置（压力传感器测压）。

该方法是通过传感器将机械能转变成在数量上与其一致的电信号，经放大后即可显示在监护仪上。需连接连续冲洗装置，该装置可有效防止血液凝固堵塞导管或形成血栓。将肝素盐水（含肝素 $1\sim2$ 单位/mL）加压至 300mmHg，以 $1\sim3$ 滴/min（或 $1\sim3$ mL/h）的速度连续冲洗管道。有研究发现，无肝素的冲洗液亦不会增加凝血的发生率，反而长时间使用肝素冲洗液会增加血小板减少的风险，故也有专家主张采用无肝素的冲洗液。

6.有创血压监测需要注意的问题。

（1）确定零点：传感器应固定在患者右心房水平，并应根据术中患者体位改变而适当调整零点水平。

（2）不同动脉测压数值不同：患者仰卧位时，测定主动脉、大动脉及其分支和周围动脉压力，收缩压依次升高而舒张压逐渐降低，脉压差相应增宽。平均动脉压从主动脉到小动脉逐渐降低。不同动脉测压不仅数值不同，动脉波形也不同，例如足背动脉收缩压较桡动脉高 10mmHg，而舒张压则低约 10mmHg。

7.有创血压监测并发症及预防。

（1）血栓形成，与留置导管粗细及留置时间成正比。为了减少长时间留置导管后血栓形成，主张在拔除导管时可压迫近端动脉，用注射器连接测压导管边吸边拔，尽量吸出导管周围小的凝血块。拔管后局部加压包扎应注意松紧度，既要防止血肿形成，也要防止长时间过度压迫而促进血栓形成。

（2）栓塞，一般来源于导管尖端的血块、气泡及混入系统的杂质。使用连接冲洗可减少血栓栓塞的可能性。

（3）出血和血肿，拔除动脉留置导管后应局部压迫并高举上肢 10min，然后加压包扎 30min 后可放松加压包扎。

（4）感染，导管留置时间越长则感染概率越大，故一般留置时间不宜超过 3 天。

二、中心静脉压监测

中心静脉压（central venous pressure，CVP）是指右心房及上下腔静脉内的压力，用以评价右心充盈情况及右心功能。正常值 $5\sim12$ cmH$_2$O，监护仪上显示的中心静脉压数值单位通常为 mmHg，如需转换为 cmH$_2$O 应乘 1.36。临床上通过中心静脉穿刺置管来获得中心静脉压。

（一）中心静脉穿刺置管

1.中心静脉穿刺置管适应证。

（1）严重创伤、休克及循环功能衰竭等危重患者。

（2）需大量快速输血输液的患者。

（3）可能会引起血流动力学波动较大的手术，如嗜铬细胞瘤切除、动脉瘤切除及心内直视手术等。

（4）需长期输液、静脉高营养、接受化疗的患者。

（5）经导管安装心脏临时起搏器。

2.中心静脉穿刺置管方法。

可选择颈内静脉、锁骨下静脉、股静脉。但由于股静脉穿刺血栓形成及感染发生率高,故不首选股静脉。

(1)颈内静脉,起始于颅底,在颈部由胸锁乳突肌覆盖。在胸锁关节处与锁骨下静脉汇合成无名静脉后入上腔静脉,颈内静脉较动脉靠外并表浅。右颈内静脉与右侧无名及上腔几乎成一条直线,加之胸导管位于左侧,以及右侧胸膜顶低于左侧,故临床上常规选择右侧颈内静脉穿刺置管。穿刺入路可选择前、中、后三种,穿刺体位均为仰卧位头偏向左侧并可头低15°(心功能不全患者可能不能平卧或头低)。

1)前路:胸锁乳突肌前缘中点,针尖指向同侧乳头方向,针干与皮肤呈30°~45°夹角。此入路可避免发生气胸,但易误伤动脉。

2)中路:胸锁乳突肌胸骨头、锁骨头与锁骨上缘构成一个三角,称为胸锁乳突肌三角。从三角形顶端进针,针尖指向尾端(足)方向,针干与皮肤呈30°夹角。

3)后路:胸锁乳突肌外侧缘中、下1/3处进针,针尖指向胸骨上窝,在胸锁乳突肌下方水平进针(图5-2)。

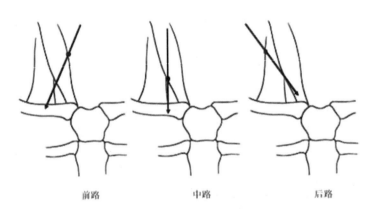

前路　　　　　　　中路　　　　　　　后路

图5-2　颈内静脉穿刺入路

(2)锁骨下静脉,是腋静脉的延续,起于第1肋骨的外侧缘,长3~4cm。静脉的前面是锁骨的内侧缘,下面是第1肋的上表面,后面是前斜角肌。1)锁骨下入路:患者仰卧,肩下垫薄枕,手臂并在体侧,使锁骨与第1肋间隙尽量打开方便进针。于锁骨中、外1/3交界处,锁骨下1cm处进针,针尖指向胸锁关节。进针过程中尽量使针体与胸壁水平,贴近锁骨后缘。进针过深越过第1肋或穿透了静脉前后壁可刺破胸膜及肺引起气胸。锁骨下穿刺有误伤动脉的可能,由于无法压迫止血,可出现范围较大的血肿。此入路的优点为锁骨下静脉位置固定,变异小,成功率高。2)锁骨上入路:患者仰卧位,肩下垫薄枕,头偏向对侧显露锁骨上窝。在胸锁乳突肌锁骨头外侧缘、锁骨上1cm处进针,针尖指向胸锁关节,针干与锁骨呈45°,进针1.5~2.0cm即可进入静脉。

(3)股静脉。在腹股沟韧带中点处可触及股动脉搏动,于搏动内侧0.5~1.0cm处进针可穿刺入股静脉。在不宜选用颈内静脉和锁骨下静脉或上腔静脉堵塞的患者可选择行股静脉穿刺。

(4)超声引导下中心静脉穿刺置管。超声引导下中心静脉穿刺成功率高,并发症明显减少。

(二)中心静脉测压方法

1.传感器测压。传感器可连续记录静脉压并显示压力波形。中心静脉压波形由a、c、v3个正波和 x、y2 个负波组成(图 5 - 3)。

　　a 波:右心房收缩;c 波:右心房等容收缩时三尖瓣关闭凸向心房内引起右心房压力瞬间升高;v 波:腔静脉血流充盈心房,三尖瓣仍关闭致右心房内压力升高;x 波:右心房舒张,压力下降至最低;y 波:三尖瓣开放,右心房血液流向心室使心房内压力下降。

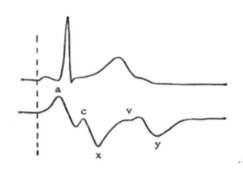

图 5 - 3　中心静脉压波形与心动周期

　　2.水压力测压。中心静脉是低压系统,可用水压直接测量。此方法简单且经济,但仅能得到压力数据。需要将患者中心静脉通过三通开关与输液系统及玻璃(或塑料)测压管相连接(图 5 - 4)。

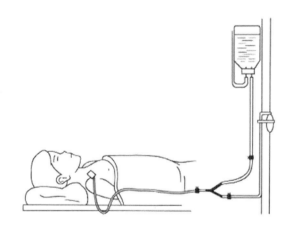

图 5 - 4　中心静脉水压力测压

　　3.中心静脉压测量影响因素。

　　(1)导管位置:测量中心静脉压力时,中心静脉导管的前端需位于右心房或上、下腔静脉内。据统计颈内静脉及锁骨下静脉不在上腔内的占 4.5%,不在最佳位置的达到 10%～40%。目前主张导管前端应位于上腔静脉心房入口上 2cm 较为适宜。成人推荐右侧颈内静脉置管时,导管置入长度为 8cm＋穿刺点与锁骨上缘距离;左侧颈内静脉置管时,导管置入长度应再加 3cm(因为左头臂静脉比右头臂静脉长 2～3cm)。小儿颈内静脉置管深度可参考下表(表 5 - 1)。经右颈内静脉中心静脉导管的正确位置可按身高进行预测:身高＜100cm 时置管深度(cm)＝身高(cm)/10－1;身高＞100cm 置管深度(cm)＝身高(cm)/10－2。

　　(2)确定零点:以右心房中部水平作为标准零点,患者体位改变应随时调整零点。

　　(3)胸内压:胸腔开放使胸内负压消失相当于心室外壁压力升高,从而使心室充盈压减低,心室有效充盈也随之降低,此时 CVP 会代偿性增高。机械通气可以升高胸内压影响 CVP,如果患者状况允许可暂停控制呼吸准确测量 CVP。

(4)测压系统的通畅性:保持测压系统的通畅,才能提供正确的数据。

表 5-1　小儿颈内静脉置管深度

患儿体重（kg）	置管深度（cm）
2～2.9	4
3～4.9	5
5～6.9	6
7～9.9	7
10～12.9	8
13～19.9	9
20～29.9	10
30～39.9	11
40～49.9	12

(三)中心静脉压力分析(表 5-2)

表 5-2　中心静脉压力临床分析

CVP	BP	临床意义	处理方法
↓	↓	血容量不足	充分补液
↓	正常	血容量轻度不足	适当补液
↑	↓	心功能不全	强心、扩血管
↑	正常	容量血管收缩	扩张容量血管
正常	↓	低心排,容量相对不足	补液试验

(四)中心静脉测压并发症

1.血肿,一旦误穿动脉应直接压迫止血。

2.气胸,如患者在穿刺过程中出现咳嗽或穿刺后出现呼吸困难应考虑气胸的可能,一旦诊断应早期对症治疗。如气胸后行机械通气可发生张力性气胸,导致严重后果。

3.血胸、水胸、乳糜胸,应谨慎操作避免周围组织血管损伤,同时明确导管位置。

4.空气栓塞。正常情况下中心静脉压高于大气压,一般不会产生空气栓塞。但某些特殊患者静脉压低于大气压即可出现空气经导管进入循环系统,100～150mL 的空气足以致命。在穿刺操作过程中应注意对导管进行夹闭,减少气体栓塞的可能性。

5.心包填塞。由于导管置入过深或导管材质较硬刺破心脏导致。

6.感染。无菌操作不严格及反复穿刺均增加感染发生率。另外留置导管期间的护理亦非常重要,每天局部消毒更换敷料可达到预防感染的目的。如临床上出现不能解释的发热、寒战、白细胞升高、局部红肿压痛等情况可考虑拔除导管并作细菌培养。

7.血栓形成,导管源性血栓形成是中心静脉置管的严重并发症。所有穿刺途径中锁骨下静脉置管血栓发生率最低,血栓形成可导致静脉阻塞,血栓脱落可导致肺栓塞等严重并发症。因此如需长期留置中心静脉导管应警惕该并发症的发生。

三、围术期心排血量等其他血流动力学参数监测

（一）FloTrac/Vigileo 系统

由 Vigileo 监护仪和 FloTrac 传感器组成，对患者进行有创动脉监测后，将传感器一端与动脉导管相连，另一端与 Vigileo 监护仪及麻醉监护仪相连。利用麻醉监护仪测量得到的创动脉压、中心静脉压数值，通过 Vigileo 监护仪监测心输出量（CO）、每搏输出量（SV）、心脏指数（CI）、每搏指数（SVI）、每搏量变异度（SVV）及外周血管阻力（SVR）等血流动力学指标。根据监测数值，了解患者循环容量及心功能情况，并指导术中用药及输液治疗。

每年全球约有 2.4 亿例麻醉手术，术后并发症极大地增加了手术的费用，其中大部分并发症都与围术期组织灌注不足有关。FloTrac/Vigileo 系统通过动态监测 SV、CO、CI、SVV、SVI、SVR 等指标变化进行容量预测，既可避免容量不足和组织低灌注，又可避免输液量过多和组织水肿。Vigileo 系统比 CVP 更敏感，对于心脏病患者行非心脏手术麻醉的监测有着特殊的意义。

每搏输出量变异度（stroke volume variation，SVV）：在机械通气情况下，由于呼吸机作用引起肺血管内血容量发生规律性波动，导致左心室每搏量发生相应的波动。通气期间，最高的每搏输出量（SVmax）与最低的每搏输出量（SVmin）的差值与每搏输出量平均值（SV mean）之比值。

$$SVV = \frac{SVmax - SVmin}{SVmean}$$

SVV 的正常值＜10％～13％。SVV 和其类似的指标，比如脉压变异（PPV）是前负荷反应性的指标，虽然它们并不反映实际的前负荷值大小。相比于传统的容量状态指标（HR、MAP、CVP）和它们预测液体反应性的能力，SVV 具有很高的灵敏性和特异性，具体临床操作可参考图 5-5。

（二）SVV 使用的局限性

1. 需行控制呼吸，且潮气量需＞8mL/kg。

2. 患者需心律齐整。

3. 开胸手术、腔镜手术使用 SVV 有一定的局限性。

（三）Vigileo 系统提供的参数正常参考值

1. CO（心排血量）：4.8～8L/min。

2. $ScvO_2$（中心静脉血氧饱和度）：60％～80％。

3. SvO_2（混合静脉血氧饱和度）：60％～80％。

4. CI（心指数）：2.5～4.0L/min/m²。

5. SV（每搏量）：60～100mL/beat。

6. SVI（每搏指数）：33～47mL/beat/m²。

7. SVV（每搏量变异度）：＜13％。

8. SVR（全身血管阻力）：800～1200dynes-sec/cm⁵。

9. SVRI（全身血管阻力指数）：1970～2390dn-s/cm⁵。

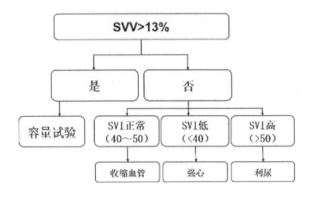

图 5-5　每搏变异度临床使用指导

第四节　围术期麻醉深度的监测

一、术中知晓(Anesthesia awareness)

术中知晓系指全身麻醉后患者能回忆术中发生的事情,并能告知有无疼痛等情况,是全麻手术中患者意识存在的标志。Vickers 将麻醉深度较浅不适宜手术分为两个等级,回忆(recall)及觉醒状态(wakefullness)。回忆或保持记忆是患者能回忆麻醉下发生的事情,知晓(awareness)相当于记忆。术中知晓是一项非常严重的全身麻醉并发症,会给患者造成严重的心理和精神障碍。有的患者在术后会发展成一种如焦虑不安、失眠多梦、重复噩梦及濒死感等表现的创伤后应激紊乱综合征(Post-traumatic Stress Disorder,PTSD)。患者感到痛苦不堪,有的甚至因此发展成为犯罪分子威胁社会。麻醉中术中知晓一般表现为外显记忆(explicit Memory)和内隐记忆(implicit Memory)两种形式。内隐记忆的患者在清醒状态下不能回忆起术中发生的一些事情,往往需在心理学试验如催眠等诱导下让患者回忆起术中知觉;外显记忆的患者在清醒状态下能回忆起术中医护人员的对话或不愉快的体验,其对患者的不良影响及临床意义很大。

1.全身麻醉下记忆的分类。

(1)有意识的知觉伴外显记忆(清醒)。

(2)有意识的知觉无外显记忆(对指令有反应,但无相应的回忆)。

(3)下意识的知觉伴内隐记忆(对指令无反应但对术中事件存在内隐记忆)。

(4)无知觉无内隐记忆(无知晓)。临床麻醉应达到足以完全抑制患者的认知功能的深度,即达到第 4 阶段。

2.术中知晓的判定,如患者表现为外显记忆通常可能是由于发生了如下情况。

(1)由于特殊原因,麻醉药量被有意识的限制,如创伤性低血压、剖宫产等。

(2)麻醉机或微量注射泵故障导致麻醉药的剂量和浓度低于有效标准或人为疏忽导致静脉用药出错。

(3)根据生命体征判断,至少从对心血管系统影响程度来看,麻醉剂量已足够,但患者出现麻醉中知晓。尚有少数患者抱怨发生了术中知晓,但进一步了解情况发现患者记忆的事情发生在术后即刻。

3.影响发生术中知晓的因素可能包括以下几个方面。

(1)肌松药普遍应用及过度依赖而麻醉深度不够。

(2)短效麻醉剂的应用虽可使患者迅速苏醒但引起术中知晓的可能性增加。

(3)患者自己认为出现术中知晓的倾向性增强。

4.术中知晓的防治:以下措施有利于减少术中知晓的发生。

(1)筛选出术中知晓发生率较高的部分患者如严重创伤、剖宫产和心脏手术等,并在术前与这部分患者进行讨论,并告知有发生术中知晓的可能性。

(2)术前或术中应用具有遗忘作用的药物,如苯二氮草类药物及东莨菪碱,尤其是可以预测到可能处于浅麻醉状态的患者。

(3)所有的手术室人员避免不恰当的谈话、讨论其他患者或不相关的话题,不要议论患者,术中发现意外情况或对患者身体的评论。即使在足够的麻醉深度下患者听觉可能仍然存在,不良印象或伤害性评论可能被患者记住。如表现为外显记忆,患者可能诉讼引起医疗纠纷;如表现为内隐记忆,则可能导致心理创伤。

(4)困难插管时应适当追加镇静镇痛药物。

(5)合理使用肌松药,随时调节用量。

(6)可以给予 0.6～0.8 倍 MAC 的吸入麻醉药。

(7)术中定期检查麻醉机及微量输液泵工作情况及时补充药物。

(8)对使用 α、β 受体阻滞剂、钙通道阻滞剂等可以掩盖浅麻醉状态所导致生理变化的药物应保持警惕。

(9)关注手术过程,当手术进入明显刺激阶段应保证麻醉深度。

(10)加强术中对麻醉深度的监测。

(11)加强术后随访,一旦发现术中知晓应向患者表示歉意并做好相关的解释及安慰工作。

二、围术期脑电双频指数监测

1.脑电双频指数(bispectral index,BIS)是将脑电图的功率和频率经双频分析做出的混合信息拟合成一个最佳数字,用 0～100 分度表示。BIS 是对脑电图信号进行处理得到的结果。

2.BIS 监测的适应证。

(1)评估使用肌松药行机械通气患者镇静深度,预防过度镇静。

(2)全身麻醉评估麻醉镇静深度。

(3)昏迷患者评估。

3.BIS 监测禁忌证:无明显不良反应,无明确禁忌。

4.BIS 临床意义。

(1)0～20 分:爆发性抑制。

(2)20～60 分:深度镇静,对声音刺激无反应,清醒可能性很小。

(3)60～80 分:中度镇静,高声命令或轻微刺激有反应。

(4)80～100 分:清醒,可回应正常声音。

5.镇静目标。

(1)ICU 镇静:BIS 可维持在 60～80 分。

(2)全身麻醉术中镇静:BIS 可维持在 45～60 分。

6.BIS 监测注意事项。

(1)BIS 具有个体差异性,术中镇静评估不能完全依靠 BIS,还需辅助其他临床体征综合判断。

(2)伪迹以及很差的信号质量可能导致不准确的结果。

(3)对于明确神经系统障碍者、服用有精神作用药物的患者及不足 1 岁的婴儿均没有足够证据来支持其临床使用。

(4)低血压可使 BIS 下降,而应用麻黄碱等药物可使 BIS 升高。

(5)BIS 适用于监测静脉和吸入麻醉药与中小剂量阿片药合用的全身麻醉,而不能监测氧化亚氮和氯胺酮麻醉。

三、听觉诱发电位监测

1.听觉诱发电位(auditory evoked potentials,AEP)是由听觉神经系统的刺激引起的中枢神经系统的生物电反应。在麻醉时听觉最后丧失且最早恢复,故 AEP 在麻醉镇静深度监测方面意义突出。

2.AEP 监测的优点。

(1)AEP 是中枢神经系统对刺激反应的客观表现。

(2)AEP 有明确的解剖生理学意义,每个波峰与一个解剖结构密切相关。

3.AEP 分类:

(1)脑干 AEP:刺激后 0～10ms 出现,对麻醉药不敏感,与意识水平无关。

(2)中潜伏期电位 AEP(middle latency):刺激后 10～100ms 出现,清醒状态下个体差异很小,与大多数麻醉药呈剂量相关,适用于麻醉深度的判断。

(3)长潜伏期电位(longlatency):刺激 100ms 后出现,与意识水平密切相关,但过于敏感,小剂量麻醉后消失。

4.听觉诱发电位指数(AEP index)。以往分析 AEP 主要是测量电位图形,无法连续、及时的反映变化,所以提出了 AEP index。通过数学方法将 AEP 波形指数化,反应 AEP 波形中与麻醉深度相关的特征。麻醉深度监护仪 A-line™采用无创手段利用外因输入自动回归模式(ARX)进行监测、获取中潜伏期 20～80ms 听觉诱发电位(MLAEP),并用指数 AAI(A-line™ARX index)反映其对麻醉深度的监测结果。AAI 参考数据如下。

(1)60～100,清醒。

(2)40－60,睡眠状态。

(3)30～40,浅麻醉。

(4)30 以下,临床麻醉状态。

5.AEP 临床应用特点。

(1)AEP index 在监测意识变化时比 BIS 监测更可靠。

(2)对伤害性刺激的体动反应优于 BIS 监测。

(3)AEP index 反映皮层及皮层下的脑电活动,能提供手术刺激、镇痛、镇静催眠等多方面测信息。

四、脑电熵指数监测

熵指数用非线性分析方法分析脑电图信号,量化麻醉深度,随着麻醉深度逐渐增加,熵值由高变低。根据计算原理不同,分为近似熵、频谱熵、希尔伯特黄熵等。大量熵和 BIS 的对比研究表明两者之间具有良好的相关性。

1.频谱熵,是基于频域分析的一种计算方法,将原始脑电图数字化得到的功率谱,包括状态熵(SE)和反应熵(RE)。SE 经计算得出,主要反映脑皮层受抑制程度;RE 来自脑电图及额肌肌电图,反映脑电及额肌的共同作用。清醒时脑活动表现为不规律和复杂,熵指数高;麻醉时脑活动变得规律有序,熵指数低。SE 值范围 $0\sim91$,RE 值范围 $0\sim100$,指数为 0 时,表示脑电活动被完全抑制,为 $91\sim100$ 时,表明患者完全清醒。麻醉状态下两值的范围为 $40\sim60$。

2.熵指数临床应用。

(1)与 BIS 比较:与 BIS 监测具有良好的相关性,对镇静深度的判断更敏感。

(2)RE 与 SE 可以监测脑电爆发抑制,从而避免过深麻醉。在有效 RE 和 SE 的监测下调整麻醉用药量以达到个体化麻醉的目的。

(3)监测熵指数可以辅助判断麻醉插管与拔管的时机,并且在苏醒期反映患者意识情况的变化,提高患者苏醒期的安全性。

(4)熵指数可以预测切皮体动反应,反映麻醉镇痛深度。

3.熵指数监测的局限性。

(1)对 N_2O 不敏感。

(2)不适用于氯胺酮全麻患者深度的监测,使用氯胺酮会使 RE 及 SE 的数值升高。

(3)不适宜应用于 1 岁以内的婴儿麻醉深度监测。

第五节　围术期肌松监测

一、肌松监测的临床目的及意义

1.患者个体差异大,肌松监测有利于肌松药剂量个体化。

2.定量分析术中其他用药及因素对肌松药作用的影响。

3.判断麻醉插管、拔管、肌松拮抗及术中追加药物的时机。

4.与临床主观判断相比可以定量反映肌松的恢复。

5.帮助分析术后呼吸功能不全的原因。

6.可为临床科研及新型肌松药的评价提供必要的数据支持。

二、肌松监测的基本原理

用电刺激周围运动神经达到一定刺激强度(阈值)时,肌肉就会发生收缩并产生一定的肌力。如刺激强度超过阈值,神经支配的所有肌肉纤维都收缩,肌肉产生最大收缩力。临床上用大于阈值20%~25%的刺激强度,称为超强刺激,以保证能引起最大的收缩反应。应用肌松药的患者,肌肉反应性降低的程度与被阻滞肌纤维的数量呈平行关系,保持超强刺激程度不变,所测得的肌肉收缩力强弱就表示肌肉阻滞的程度。超强刺激会产生疼痛,故应在患者处于镇静镇痛状态下使用。

三、肌松监测仪的分类

1.肌肉机械收缩力型肌松自动监测仪(MMG):直接或间接检测肌肉收缩力。

2.EMG 型肌松监测仪:检测诱发肌肉复合动作电位。

临床上为了直接观察肌肉收缩变化,大都采用 MMG 监测。

四、术中进行肌松监测仪安放位置

1.腕部、肘部尺神经:由于拇指内收是尺神经支配的,故刺激尺神经。

2.腕部正中神经、胫后神经、腓神经及面部神经(颞部)。

五、电极安放注意事项

1.两个电极无摆放顺序差别。

2.电极间最佳距离为 2cm,<2cm 时电极点互相干扰,>3cm 时不易获得超强刺激电流与100%参考值。

3.刺激仪应远离高频电器,避免在同一肢体上连接其他监测仪。

六、几种常见的电刺激的方式及频率

1.单次肌颤搐刺激(single-twitch stimulation,SS)。使用频率为 1Hz 到 0.1Hz 的单个超强刺激作用于外周运动神经。1Hz 用于确定超强刺激,0.1Hz 用于术中监测,观察其收缩强度以评定肌松作用。

(1)SS 临床应用:

1)SS<10%,决定麻醉气管插管时机;

2)SS<10%,追加肌松药时机(对于需要适宜肌松的手术);

3)SS=25%,决定肌松药拮抗时机。

(2)SS 临床应用的局限性:

1)在使用肌松药之前需要设定参照值;

2)不能区分肌肉阻滞的性质;

3)无法评估残余肌松作用。

2.四个成串刺激(Train-of-four stimulation,TOF)。临床应用广泛的刺激模式。为间隔 0.5s连续发出四个超强刺激,10~12s 重复一次。四个成串刺激分别引起四个肌颤搐,记为 T1、T2、

T3、T4。观察其收缩强度以及 T1～T4 之间是否依次出现衰减,根据衰减情况可以确定肌肉阻滞特性、评价肌松作用。T4/T1 得到 TOFR 值,可反映肌肉收缩强度衰减的大小。神经肌肉兴奋传递功能正常时 TOFR 接近 1,非去极化阻滞不完全时 TOFR<1,随着阻滞程度的增强,TOFR 逐渐变小直至为 0。非去极化阻滞作用消退时,T1～T4 按顺序出现。去极化阻滞通常不引起肌肉收缩强度的衰减,如长时间使用去极化肌松药,肌松监测出现衰减则提示发生了 II 相阻滞。

（1）TOF 的临床应用特点:

1）T1 刺激与 SS 等同;

2）使用 TOF 不需要设定参照值;

3）TOF 比值代表肌松残余程度;TOFR=0.7,抬头 5s,可伸舌,握力良好;TOFR=0.7-0.9,仍有吞咽无力、复视、咬肌无力等不适;TOFR≥0.9,"压舌板试验"良好,可认为基本无肌松残余;

4）TOF 与 SS 的对照关系:T4～T1 依次消失相当于 SS 被抑制 75%、80%、90% 及 100%。

（2）TOF 的优缺点:

1）优点:可对神经肌肉阻滞进行连续、动态的定量监测,清醒患者能忍受;

2）缺点:敏感性不如强直刺激。

（3）TOF 临床应用方法:

1）正确连接肌松刺激电极及传感器;

2）患者镇静后开机校准,开始 TOF 监测,此时 TOF 值为 100%;

3）使用肌松药,TOF 逐渐下降,于 TOF 值为 O 时行气管插管;

4）术中追加肌松药:根据外科手术对肌松的要求使用肌松药,在整个术中没有必要始终维持同样的肌松深度。例如腹部手术对肌松要求高,一般要求肌颤搐抑制达到 95%,即 TOF 只能保留 T1,T2～T4 均应被抑制;而一般手术肌颤搐抑制应达到 85%,此时允许出现 T1、T2,甚至可出现 T3,只要抑制 T4 就能满足手术需要。但当进行显微手术精细操作时需保证较深的肌松,达到刺激气管隆突也不发生呛咳。

3.强直刺激后计数（Post-Tetanic Count Stimulation,PTC）。当非去极化阻滞较深,以至于对 TOF 和 SS 均无肌颤搐反应时使用此模式。给予持续 5s 的 50Hz 强直刺激,间隔 3s 后改为 1Hz 的单刺激,观察单刺激时肌颤搐的次数。该模式可以量化肌肉阻滞的程度,预计神经肌肉收缩功能开始恢复的时间,更敏感地评价残余肌松作用。

4.双短强直刺激（Double Burst Stimulation,DBS）。两串间距 750ms 的 50Hz 强直刺激组成,每串强直刺激有 3 或 4 个波宽为 0.2ms 的矩形波。主要用于没有肌颤搐监测记录设备时,通过手感或目测来感觉神经肌肉功能的恢复程度。临床多使用含 3 个刺激脉冲的 DBS。

第六节　围术期液体治疗

一、人体体液系统

(一)人体体液分布

人体含有大量的水分,这些水和分散在水里的各种物质总称为体液,约占人体体重的60%。体液可分为两大部分,细胞内液(ICF)和细胞外液(ECF)。前者存在于细胞内,约占体重的40%;后者存在于细胞外,又分为两类:一类是存在于组织细胞之间的组织液(包括淋巴液和脑脊液)约占体重的15%;另一类是血浆容量约占体重的5%。

体液总量的分布因年龄、性别、体型而不同。从婴儿到成人,体液占体重的比例逐渐减少。新生儿体液总量约占体重的80%,婴儿占70%,学龄前儿童占65%,成年男性占60%,成年女性占55%,老年人占45%~55%。另外体液量随脂肪的增多而减少,故肥胖患者的体液量占体重比例较正常体型患者少。

(二)正常体液生理状态

细胞内液与细胞外液的组成有较大不同,细胞内以 K^+ 为主,细胞外则以 Na^+ 为主,并通过细胞膜上 Na^+/K^+-ATP泵的活动调节使细胞内液的容量和成分保持恒定。

1.阳离子分布(mmol/L)(表5-2)。

表5-2　体内阳离子分布

	电解质	血浆	组织间液	细胞内
阳离子	Na^+	142	145	10
	K^+	4	4.1	159
	Mg^{2+}	1	1	40
	Ca^{2+}	2.5	2.4	<1
合计		149.5	152.5	209

2.阴离子分布(mmol/L)(表5-3)。

表5-3　体内阴离子分布

	电解质	血浆	组织间液	细胞内
阴离子	CL^-	104	117	3
	HCO_3^-	24	27.1	7
	Pr^-	14	<0.1	45
	其他	7.5	8.4	154
合计		149.5	152.5	209

3.细胞外液中起重要作用的是血液部分。血液是由60%的血浆与40%的红细胞等血细胞组成,15%分布在动脉系统内而85%分布在静脉系统内。血浆内含有无机离子(主要是 Na^+ 和 CL^-)和可溶于水的大分子有机物(主要是白蛋白、球蛋白、葡萄糖及尿素等)。白蛋白是维持血浆胶体渗透压和血管内血浆容量的主要物质。

(三)影响血管内外液体分布的因素

组织间液分布于血管与细胞之间,机体代谢产物可在其中进行交换,过多的组织间液将通过淋巴管进入血管内。正常情况下血管内皮仅允许小分子物质及水分子通过,但大分子物质不能自由通过。

1.晶体渗透压及胶体渗透压:体液在血管内外的移动是由晶体渗透压和胶体渗透压相互作用的结果。正常血浆渗透压为 $280mOsm/kg$,其中胶体渗透压只占 0.5% 左右,而维持胶体渗透压的主要成分是白蛋白。1g 白蛋白可以维持 $14\sim15mL$ 的体液。

2.血管内皮屏障结构的完整性:毛细血管内皮细胞存在多糖-蛋白复合物屏障。当机体接受外科手术、或发生 SIRS、MODS 等情况,多糖-蛋白复合物屏障被破坏,血管通透性增大。此时血管内增多的液体可转移至组织间隙引起组织水肿。

二、围术期液体治疗及目的

液体治疗是麻醉手术期间保证循环血容量正常,确保麻醉深度适宜,避免手术伤害性刺激对机体造成不良影响,维持良好的组织灌注,内环境和生命体征稳定的重要措施。其目的在于:

1.维持血流动力学稳定。

2.保持组织有效灌注。

3.保证器官组织有效氧供。

4.保持内环境的稳定。

三、体液的丢失及需要量

1.正常成人每日摄入量约为 2000mL。

2.成人每日液体损失量包括以下几方面:

(1)显性失水量:尿量 $800\sim1500mL$;

(2)隐形失水量:呼吸道损失 $250\sim450mL$,皮肤蒸发 $250\sim450mL$;

(3)消化道液体损失:呕吐、腹泻等情况;正常机体可自行调节水的摄入和排出,保持动态平衡状态。

四、围术期患者液体的损失

1.围术期禁食水时间内的生理需要量。

2.术中呼吸道、皮肤及手术切口蒸发量及尿量。

3.术中失血量。

4.液体转移量。

5.麻醉引起血管扩张导致相对液体量不足。

6.术前特殊情况,如发热、呕吐、腹泻、胃肠道准备等。

五、液体治疗方案:维持性液体＋补偿性液体

1.每日正常生理需要量:对于时长 2h 的手术,采用 4、2、1 法则,即第一个 10kg 需补充 $4mL/kg\cdot h$,第二个 10kg 需补充 $2mL/kg\cdot h$,20kg 以上需补充 $1mL/kg\cdot h$。以体重 70kg 的成年人为例,液体需要量约为 $4\times10+2\times10+1\times50=110mL/kg\cdot h$。主张使用晶体液。

2.禁食水导致的液体损失:如果术前禁食 8h,对于 70kg 的成年人术前禁食所致的液体缺失量

约为$(4\times10+2\times10+1\times50)mL/h\times8h=880$mL。此量应在麻醉开始后 2h 内补充完毕,即第一小时内补液量$=880$mL/2$+110$mL(第 1h 生理需要量)$=550$mL,手术第二小时补液量也是550mL,以后是 110mL/h 补液维持生理需要。由于睡眠时基础代谢降低以及肾脏对水的调节作用,实际缺失量可能会少于此数值。这部分液体的补充建议选择晶体液。

3.手术前累计缺失量:部分患者术前存在非正常的体液丢失,如术前呕吐、腹泻、利尿剂及脱水剂的使用及麻醉前的过度不显性失液(包括过度通气、发热、大汗等)。理论上麻醉手术前的液体损失应在麻醉开始前或麻醉开始初期给予补充,并选择与损失体液成分相近的液体,故主张选择晶体液(醋酸林格氏液或乳酸林格氏液)进行输注,并应监测离子含量的变化。如果因低血容量而导致血流动力学不稳定,此时可考虑给予胶体液。

4.麻醉手术期间的液体再分布(第三间隙丢失量):手术操作可引起血浆,细胞外液和淋巴液丢失;炎症、应激、创伤状态下大量液体渗出至浆膜层或转移至细胞间隙(腹膜、肠系膜、网膜、胸膜、肠腔、腹腔、腹膜后腔和胸膜腔),这部分进入细胞间隙非功能区域内的液体视为进入"第三间隙"的液体,将减少循环血容量并加重组织水肿。术中缺氧可引起细胞肿胀,导致细胞内液体量增加,均须正确评估和对症处理。根据手术创伤的大小,第三间隙丢失量不同,应适量补充。第三间隙补充量为零的手术包括肺手术、脑外科手术及在"限制性补液治疗策略"中的病例。

5.麻醉导致的血管扩张:麻醉药物及麻醉方法可引起外周血管的扩张,导致有效循环血量不足,此时要通过合理应用血管活性药物进行治疗,避免一味输液导致循环呼吸系统障碍及组织水肿等并发症。

6.术中失血失液量:对于失血量较大及紧急出血的手术,应根据输血指征进行紧急输血治疗。

7.对于补偿性液体治疗可以参照以下指标:

(1)小手术:4mL/(kg·h);

(2)中手术:6mL/(kg·h);

(3)大手术:8mL/(kg·h)。

8.液体治疗的监测方法。

(1)无创循环监测指标。心率、无创血压、尿量、颈静脉充盈度、四肢皮肤色泽和体温、脉搏血氧及经食道超声心动图。术中尿量应维持在 0.5mL/(kg·h)以上,但由于麻醉手术期间抗利尿激素的分泌增加,可影响尿量,故尿量并不能反映循环血量的变化。

(2)有创循环监测指标。中心静脉压、有创动脉压、肺动脉楔压、心脏每搏变异度。

六、目标导向液体治疗(goal-directed fluid therapy,GDFT)

我们可以将之前阐述的输液方案定义为开放性液体治疗。它的优点包括术中循环稳定,术后恶心呕吐发生率低,可提前进食固体食物,缩短住院时间,其缺点包括术后循环和呼吸系统并发症增加,伤口延迟愈合及围术期死亡率增加等风险。

1959 年,Moore 提出手术应激反应可通过下丘脑—垂体后叶—抗利尿激素系统及肾素—血管紧张素—醛固酮系统引起水钠潴留以维持体液平衡,因此强调围手术期应适当限制液体补充,从而提出了限制性输液的方案。限制性输液在改善肺功能和氧合方面优于常规输液,但由于液体量不足可能导致亚临床的低循环血量和器官功能不全,尤其是肾功能衰竭,导致住院时间延长和围手术期死亡率增高。

基于围术期液体治疗数十年的发展,2001年,Rivers等提出了早期目标导向治疗(EGDT)的理念。GDFT是以血流动力学指标(如SV)为目标,通过液体负荷,维持围术期每搏量最大化的方案,目的是使机体组织器官获得最好的灌注和氧供,具有输液个体化的特点。

(一)GDFT临床实施方案

1.液体冲击法。直接测定SV或CO对液体冲击的反应决定输液量。具体实施方法为10min内给予200mL的液体冲击,SV迅速升高超过10%,表明患者前负荷与SV的关系处于Starling曲线的上升段,提示前负荷过低。重复液体冲击直至SV的升高<10%,表明前负荷与SV的关系接近或达到Starling曲线的平台段,即停止液体冲击。此时的SV即为该患者的最大SV,其容量状态为理想容量状态。

2.液体反应法。通过测定可反应前负荷与SV关系的其他血流动力学指标对液体负荷的反应决定输液量的方法。如机械通气时,由于胸内压的变化引起动脉脉压的变化($\triangle$PP),$\triangle$PP数值大则说明液体负荷可导致SV显著增加,患者液体量不足,需进一步补液。反之$\triangle$PP数值小则代表液体负荷时SV增加不明显,患者容量充足,应停止补液。$\triangle$PP的最小化即可达到SV的最大化。

(二)GDFT对术后转归及器官功能的影响

1.降低术后恶心、呕吐发生率。

2.减少肠麻痹的发生,促进胃肠功能恢复。

3.缩短住院时间,节约医疗资源。

(三)指导GDFT的监测手段

理想的GDFT除了改善患者预后外,还应该具有以下优点:操作简单、价格合理、创伤小、干扰少、精确并可用于整个围手术期,但目前尚无此理想的监测手段。目前可用的监测手段有肺动脉导管、食管多普勒超声心动图(TEE)、脉搏轮廓分析、静脉氧合和组织氧合等。

(四)指导GDFT的目标

液体管理的宗旨就是维持生命体征平稳,如心率、血压、尿量、中心静脉压和酸碱平衡等。但很多学者认为这些指标不能精确的反映组织灌注的情况且容易受麻醉和应激反应的影响。围术期液体治疗的最终目标是保证器官组织得到足够的氧供从而避免氧债。

1.氧供(DO_2):单位时间内循环血流供给组织的氧量。

(1)DO_2=心指数(CI)×动脉血氧含量(CaO_2)。动脉血氧含量(CaO_2)(mL/dL)=$1.34×Hb×SaO_2+0.0031×PaO_2$。

(2)DO_2正常值520~720mL/min/m²,主要反映循环系统的运输功能,也受呼吸功能影响,即CI、PaO_2、SaO_2、Hb任何一项参数变化均可影响氧供。

2.氧耗(VO_2):单位时间内全身组织消耗的氧量。

(1)VO_2=(动脉血氧含量CaO_2-静脉血氧含量CvO_2)×CI。静脉血氧含量(CvO_2)(mL/dL)=$1.34×Hb×SvO_2+0.0031×PvO_2$。混合静脉血氧分压($PvO_2$),正常值40±3mmHg。混合静脉血氧饱和度($SvO_2$),正常参考值为75%左右。$SvO_2$>65%代表氧储备适当;50%~60%代表氧储备有限;35%~50%代表氧储备不足。SvO_2降低说明氧输送下降或组织氧耗增加。临床上常见于两种情况,即心功能不全和呼吸功能不全。SvO_2增加则说明氧供大于氧耗,组织需氧量或利用氧量降低,可见于基础代谢率降低及脓毒血症晚期。

(2)VO_2正常值 $110\sim180mL/min/m^2$。

3.氧供与氧耗的关系。

正常情况下,氧供大于氧耗,氧耗大于氧供就会出现氧债。病理情况下,氧耗大于氧供,组织氧代谢必然会从有氧代谢转变为无氧代谢。如果这种失衡不能很快被纠正就会产生过多的乳酸而出现进行性酸中毒。

(五)GDFT 实施的局限性

1.医疗资源的限制,由于实施 GDFT 需要特定的场所和监测工具以及专业的医护人员。

2.大多数关于 GDFT 的研究都是针对高危手术及高危患者,是否对中低危患者是否同样有益尚缺乏证据支持。

3.GDFT 的操作的复杂性同样限制了其临床使用。

七、治疗液体类型的选择:可供选择的液体分为晶体液和胶体液

1.晶体。溶质分子或离子<1nm,分子排列有序,光束通过时不产生光反射现象时。

(1)晶体液的优点。

1)价格低;

2)增加尿量;

3)皆为"等张"溶液,可及时补充细胞外液及其中的离子。

(2)晶体液的缺点。

1)扩容效率低、时间效应短暂;

2)可引起外周水肿及器官水肿。

(3)0.9%氯化钠注射液特点:等张等渗。盐水氯离子浓度高于血氯浓度,大量输注可引起高血氯及原尿内氯离子浓度增高,Na^+-CL-重吸收增加而 Na^+-K^+ 交换及 Na^+-H^+ 交换减少,HCO_3^- 排泄增多,导致高血氯、高血钾及代谢性酸中毒。

(4)葡萄糖注射液特点。

1)5%葡萄糖注射液经静脉输入后仅有 1/14 可保留在血管内,术中除新生儿和 1 岁以内婴儿以外的患儿和成人均因应激反应使血糖升高并利用受限,另外高血糖对缺血性神经系统的不利影响都限制术中使用葡萄糖注射液。

2)由于葡萄糖最终被机体代谢,生成二氧化碳和水,因此被视为无张液体,含有大量"自由"水,可从血管内迅速向血管外扩散至组织间,再进入细胞内。5%葡萄糖适宜补充机体水分以及配置各种低张液,没有容量效应。3)电解质糖溶液经静脉输入后大部分将分布到细胞外液,仅有 1/5 可留在血管内。

(5)乳酸林格氏液特点:1/5 停留在血管内,乳酸林格氏液含有与血浆相近的电解质,但 pH 仅为 6.5,渗透压为 273mOsm/L,乳酸盐不能完全离子化时,渗透浓度仅为 255mOsm/L,称为低渗液体,故对严重颅脑损伤、脑水肿和严重肝功受损患者不宜选用,可给予最接近血浆成分及理化性质的醋酸林格氏液(pH7.4,渗透浓度为 294mOsm/L)。

(6)高张氯化钠注射液特点:

1）Na$^+$浓度在 250～1200mmol 范围内；

2）使用量通常≤(7.5％)4mL/kg,过量使用会因高渗透性引起溶血；

3）高张氯化钠注射液的渗透梯度使水分从血管外间隙向血管内移动,减少细胞内水分,可减轻水肿的形成,兴奋 Na$^+$敏感系统和延髓心血管中枢,适用于烧伤、脑水肿及水中毒等患者。

(7)平衡液特点:700mL0.9％生理盐水＋300mL1.25％碳酸氢钠,更适于补充细胞外液,有 1/3 扩容作用。常用晶体液成分比较详见表 5-4。

表 5-4　常用晶体液成分比较

常用晶体液								
	Na$^+$	K$^+$	Ca^{2+}	CL$^-$	渗透压	GS	pH	其他
0.9％NS	154	—	—	154	286		6	—
林格液	147	4	6	157		—		—
乳酸林格液	130	4	3	109	273		6.5	乳酸根=28
勃脉力	140	5		98	294	—	7.4	醋酸根
5％GS	—	—	—	—	253	50	4.5	—
5％糖盐水	154	—	—	154	360	50	4.5	—
复方乳酸钠葡萄糖	130	4	3	109	560	50	5	—

2.胶体。溶质分子大小 1～100nm 或光束通过时出现光反射现象,可分为天然胶体和人工胶体。前者包括全血、新鲜冻干血浆 FFP、人血白蛋白;后者包括明胶、右旋糖酐及羟乙基淀粉。

(1)胶体的优点:

1)扩容效果好；

2)扩容维持时间长；

3)很少引起外周组织水肿。

(2)胶体的缺点:

1)影响凝血功能；

2)降低肾小球滤过压；

3)肺水肿(肺毛细血管渗漏)；

4)增加过敏的风险；

5)费用高。

不同的胶体优缺点并不完全相同。

(3)人血浆白蛋白(albumin):是由健康人体血浆经低温乙醇蛋白分离法提取,并经病毒灭活处理制成。

1)白蛋白的生理作用:维持循环血量和血浆渗透压;运输及解毒;营养储存及供给。

2)适应证:失血创伤、烧伤引起的休克;肝硬化及肾病引起的水肿或腹水、急性肝功能衰竭伴肝昏迷;脑水肿及损伤引起的颅内压升高;低蛋白血症的防治;新生儿高胆红素血症;血液透析的辅助治疗;用于心肺分流术、烧伤的辅助治疗、血液透析及置换的辅助治疗和成人呼吸窘迫综合征;血浆白蛋白<25g/L 的患者,也被视为应用白蛋白的指征;急性大量失血(失血量>40％血容量),由于肝脏无法及时合成白蛋白也可考虑使用白蛋白制剂。但是,《美国医院联合会人血白蛋白、非蛋白胶体及晶体溶液使用指南》中提到:对于低血容量的患者,在补充血容量方面,人血白蛋白并非首选药物,仅为二线备选药物。

3)白蛋白的平均半衰期为 19d。

4)白蛋白用法用量:作为血浆代替品的使用量取决于患者个体的需要,剂量取决于体循环参数。白蛋白的最重要的作用是维持胶体渗透压。根据公式计算所需白蛋白的量:白蛋白需要量(g)=[所需总蛋白质(g/L)－实际总蛋白质(g/L)]×血容量(L)。成人的生理血容量大约为 40mL/kg,儿童需要量应根据年龄计算血容量。为防止大量注射时机体组织脱水,可采用 5%葡萄糖注射液或 0.9%氯化钠注射液做溶媒,但在前 15min 内,应注意速度缓慢,逐渐加速,滴速应以 2mL/min 为宜。

5)使用白蛋白的不良反应:过敏性反应;热源性反应;精神障碍;肾功能损害;喉头水肿;消化道出血;凝血系统改变。

6)使用白蛋白的禁忌证:对白蛋白严重过敏的患者;高血压、急性心脏病、正常血容量或高血容量的心力衰竭患者;严重贫血;肾功能不全。

(4)明胶。

1)药理性质:明胶的平均分子量为 30～35kD,由牛胶原水解制成,改良明胶具有较好补充血容量效能。血浆半衰期 2～3h,90%经肾脏排出。国内常用 4%明胶,分为琥珀酰明胶(商品名佳乐施·Gelofusine)和尿联明胶(商品名海脉素·Haemercel)。

2)明胶的优点:对凝血功能及肾功能影响较小。

3)明胶的缺点:应注意可能引起的过敏反应;

4)明胶的用法及用量:用量及输注速度根据病情决定,一般 1～3h 内输注 500～1000mL。用于补充血容量,24h 可输注 10～15L,但应保证红细胞压积在 25%以上(老年患者保持在 30%以上),最大日剂量尚无限制。

5)明胶使用的适应证:低血容量胶体性容量替代液;血液稀释;体外循环(心肺机、人工肾);预防椎管内麻醉引起的低血压;作为输入胰岛素的载体(防止胰岛素被容器和管路吸收而丢失)。

6)明胶使用的禁忌证:对明胶过敏的患者;循环超负荷的患者。

(5)右旋糖酐(dextran)。

1)药理性质:右旋糖酐是通过葡聚糖酶的酶解,由蔗糖生物合成的产品,根据分子量的大小分为右旋糖酐 40 和右旋糖酐 70。右旋糖酐 70 扩容效果优于右旋糖酐 40,而右旋糖酐 40 可以阻止红细胞与血小板聚集、降低血液黏稠度、增加毛细血管的血流速度,从而达到改善微循环的目的。该产品主要通过肾脏排出,排泄速度与分子量大小相关。

2)右旋糖酐用法用量:右旋糖酐 70:用量视病情而定,常用剂量每次 500mL。休克时通常快速扩容 500～1000mL,每分钟注入 20～40mL,第 1 天推荐使用的最大剂量为 20mL/kg。右旋糖酐 40:成人常用量一次 250～500mL,24h 内不超过 1000～1500mL。

3)右旋糖酐使用的不良反应:过敏反应;出血倾向;红细胞聚集作用,随着分子量加大,红细胞聚集更明显。

4)右旋糖酐使用的适应证:休克;右旋糖酐 70 可预防手术后静脉血栓形成和血栓性静脉炎;右旋糖酐 40 可用于肢体再植和血管外科手术等预防术后血栓形成;右旋糖酐 40 可用于血管栓塞性疾病,如心绞痛、脑血栓形成、脑供血不足、血栓闭塞性脉管炎等;体外循环。

5)右旋糖酐使用的禁忌证:过敏患者慎用;严重血小板减少、凝血功能障碍者禁用;循环超负荷者禁用。

（6）羟乙基淀粉（Hydroxyethyl starch）。

1）药理性质：羟乙基淀粉是含有支链的玉米淀粉或马铃薯淀粉被羟乙基部分取代后的产物，由两个指标来表示，即平均分子量（Mw）和每个无水葡萄糖基含有的羟乙基取代基的数量（取代基摩尔数 MS）。分子量决定扩容效果，取代基决定在体内停留时间。现阶段临床常用 6% 羟乙基淀粉 130/0.4，pH 为 4.0～4.5，容量效应 100%，血浆中的半衰期为 1.4h。

2）羟乙基淀粉用法用量：每日最大用量为 50mL/kg/d，可连续数天给药。

3）羟乙基淀粉的优点：过敏反应的发生在所有胶体中最低；无肾毒性，只要不超过最大推荐剂量使用对健康肾脏就不会有影响。目前唯一能够用于儿童的胶体，但 2 岁以下儿童不应超过 16mL/kg，2～12 岁儿童不应超过 36mL/kg，12 岁以上儿童剂量与成人相同。

4）羟乙基淀粉的缺点：①主要是引起凝血障碍；②重症患者特别是脓毒症患者引起肾脏损伤。

5）羟乙基淀粉适应证：治疗和预防血容量不足，用于失血、创伤、烧伤及中毒性休克等；急性等容血液稀释。

6）羟乙基淀粉使用的禁忌证：容量超负荷；肾功能衰竭；接受透析治疗的患者。

（7）各种人工胶体比较。

1）影响凝血功能：右旋糖酐＞羟乙基淀粉＞明胶。右旋糖酐抑制凝血、抗纤溶、抗血小板。琥珀酰明胶主要抑制内源性凝血过程。羟乙基淀粉可同时抑制内源性凝血过程和血小板功能。

2）过敏反应：明胶，组胺释放作用；右旋糖酐，抗原抗体反应；羟乙基淀粉，过敏反应罕见。

八、围术期输血治疗

围术期输血是指在围术期输入血液制品，其中包括自体血以及异体全血、红细胞、血小板、新鲜冰冻血浆和冷沉淀等（图 5-6）。成分输血是依据患者病情的实际需要，输入有关的血液成分；成分输血具有疗效好、不良反应小、节约血液资源以及便于保存和运输等优点。辅助治疗是指为避免或减少失血或输入异体血所使用的药物和技术，包括控制性降压、血液稀释、自体血回输等。术中是否需要输血需要进行动态的监测及实时的评估。

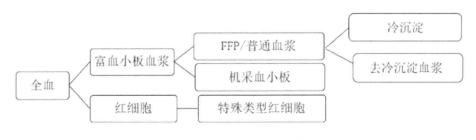

图 5-6　成分血示意图

（一）围术期输血相关监测

1.围术期失血量监测：通过吸引器和纱布计量评估失血量。

2.重要脏器灌注或氧供监测：监测血压、心率、脉搏血氧饱和度、尿量、血红蛋白、红细胞压积（Hct），必要时监测血气和酸碱平衡、电解质、混合静脉血氧饱和度、胃黏膜 pH（pHi）。

3.凝血功能监测：血小板计数、PT、APTT、INR、纤维蛋白原等，必要时应进行如血栓弹力图（TEG）、Sonoclot凝血及血小板功能分析仪。

(二)围术期输血

1.红细胞。红细胞制品包括浓缩红细胞、红细胞悬液、洗涤红细胞、少白红细胞、辐照红细胞等,每1单位红细胞制品由200mL全血内提取。输注红细胞的目的是为了提高血红蛋白含量,提高体液携氧能力。

(1)输注红细胞指征:

1)血红蛋白>100g/L的患者不需要使用红细胞;

2)血红蛋白<70g/L的患者需要使用红细胞;

3)血红蛋白在70~100g/L之间,需根据患者心肺代偿功能、有无代谢率增高以及有无活动性出血等因素决定是否使用红细胞;

4)术前有症状的难治性贫血患者:心功能Ⅲ级~Ⅳ级,心脏病患者(充血性心力衰竭、心绞痛)及对铁剂、叶酸和维生素B_{12}治疗无效者;

5)血红蛋白低于80g/L且伴有症状(胸痛,体位性低血压、对液体复苏反应迟钝的心动过速或充血性心脏衰竭)的患者,应考虑使用红细胞;

6)术前心肺功能不全、严重低血压或代谢率增高的患者应保持相对较高的血红蛋白水平80~100g/L以保证足够的氧输送;

7)对于围术期严重出血的患儿,建议血红蛋白维持高于80g/L的水平。

(2)简易测算红细胞补充量:1单位红细胞悬液可提升血红蛋白5g/L,提升血细胞比容3%~4%。精确计算可参考下列公式。

1)成人:红细胞补充量=(Het预计值×55×体重-Hct实测值×55×体重)/0.60;

2)小儿:红细胞补充量=(Hb预计值-Hb实测值)×体重×5(Hb单位为mg/dL)

(3)输红细胞注意事项。

1)不能依赖输红细胞替代容量治疗;

2)少白红细胞是将白细胞从血液中分离出来的血液制品,用于产生白细胞抗体患者;

3)洗涤红细胞是用生理盐水反复洗涤除去全血中80%以上的白细胞和99%以上血浆,保留了至少70%的红细胞,适用于自身免疫性溶血和对血浆蛋白有过敏反应的患者;

4)对于行心脏手术的患者,建议输注去白细胞的红细胞;

5)高原地区酌情提高血红蛋白水平和放宽输血指征;

6)急性大失血无同型血源时,可适量输入O型血浓缩红细胞,并密切监测溶血反应。

2.浓缩血小板:可分为手工分离血小板及机器单采血小板。

(1)输血小板输注指征。手术中血小板和凝血因子丢失、内源性和外源性凝血途径激活消耗,需要同时补充凝血因子和血小板。但是大量研究表明只有失血达到整个血容量时,机体凝血机制方被破坏。

1)血小板计数>100×10⁹/L,不需要输血小板;

2)术前血小板计数<50×10⁹/L,应考虑输注血小板(产妇血小板可能低于50×10⁹/L而不一定输注血小板);

3)多发性外伤或中枢神经系统损伤患者血小板计数应>100×10⁹/L;

4)如术中出现不可控性渗血,经实验室检查确定有血小板功能低下,输血小板不受上述指征的限制；

5）血小板功能低下（如继发于术前阿司匹林治疗）对出血的影响比血小板计数更重要；

6）手术类型和范围、出血速率、控制出血的能力、出血所致的后果以及如体温、体外循环、肾衰、严重肝病等影响血小板功能的相关因素，都是决定是否需要输血小板的指征。

（2）输注血小板用法用量。

1）手工分离血小板含量约为 $2.4\times10^{10}/L$，保存期 24h；机采血小板含量约为 $2.5\times10^{11}/L$，保存期 5 天；

2）成人 30min 内输完，每份机采浓缩血小板可使成人增加 $(7\sim10)\times10^{9}/L$ 血小板数量；

3）小儿输注血小板 5mL/kg，输注速度 $20\sim30mL/kg/h$，可使外周血小板增加 $(20\sim50)\times10^{9}/L$ 血小板数量。

（3）输注血小板的注意事项。

1）注意细菌污染的异常颜色或混浊；

2）血小板输入体内，约 33％汇集在脾脏；

3）应使用新的输血器，最好是血小板专用输血器，这种输血器死腔较小，可减少血小板浪费；

4）输注血小板过敏反应多见。

（4）输注血小板禁忌证。

1）血栓性血小板减少性紫癜（TTP）；

2）肝素诱导血小板减少症（HIT）。

3.血浆。用于围术期凝血因子缺乏的患者，每单位（相当于 200mL 新鲜全血中血浆含量）新鲜冰冻血浆可使成人增加 2％～3％的凝血因子，但不应将其作为容量扩张剂。包括新鲜冰冻血浆（FFP）、冰冻血浆、新鲜血浆。

（1）新鲜冰冻血浆（FFP）特点。FFP 是指在采集全血后 8h 内分离或通过成分采血所得到并冻存的血浆。FFP 中含有稳定的凝血因子、白蛋白和免疫球蛋白，Ⅷ因子的活性可保持原有水平的 70％，不稳定的凝血因子和天然凝血抑制物的含量也与Ⅷ因子水平相当。

（2）围术期使用 FFP 的指征。

1）PT 或 APTT＞正常 1.5 倍或 INR＞2.0，创面弥漫性渗血；

2）患者急性大出血输入大量库存全血或浓缩红细胞（出血量或输血量相当于患者自身血容量）；

3）病史或临床过程表现有先天性或获得性凝血功能障碍；

4）紧急对抗华法令的抗凝血作用（FFP:5～8mL/kg）。

（3）输注血浆注意事项。

1）以下情况不建议输注血浆：用以补充血容量、提高白蛋白水平、营养支持、治疗免疫功能缺陷及无出血表现的凝血功能异常或 DIC；

2）血浆输注不需要交叉配血及 Rh 血型相符，但应首选输注 ABO 同型的血浆；

3）具体血浆的输注剂量应取决于凝血功能的监测及患者状况，在纠正严重凝血功能障碍时，一般血浆输注剂量按 10～15mL/kg 计算。

4）FFP 必须在 30～37℃的水浴箱或其他确保温度可控的系统中解冻，一旦解冻应尽快使用，解冻的 FFP 不能再次冻存。

（4）输注血浆的禁忌证。

1）相对禁忌证为心功能衰竭或肺水肿；

2）绝对禁忌证为已经肯定患者对 FFP 或其中成分不能耐受及先天性免疫球蛋白 A 缺乏且血液中存在抗 IgA。

（5）输注血浆的不良反应。

1）过敏反应；

2）输血相关的急性肺损伤；

3）发热反应；

4）循环超负荷。

4.冷沉淀。冷沉淀是新鲜冰冻血浆在低温（1～6℃）解冻、离心后的白色沉淀物。200mL 血浆制备的冷沉淀定义为 1 单位，含有纤维蛋白原 0.1～0.25g、凝血Ⅷ因子 80～100U 等。围术期输注冷沉淀的目的是补充纤维蛋白原和（或）Ⅷ因子，纤维蛋白原浓度＞1.5g/L，一般不需要输注冷沉淀。若条件许可，对出血患者应先测定纤维蛋白原浓度再考虑是否需要使用冷沉淀。

（1）围术期输注冷沉淀的指征。

1）存在严重创面渗血且纤维蛋白原浓度＜0.8～1.0g/L；

2）存在严重伤口渗血且已大量输血，无法及时测定纤维蛋白原浓度。

（2）输注冷沉淀用法及用量。

1）围术期纤维蛋白原浓度应维持在 1～1.5g/L 以上，应根据创面渗血及出血情况决定补充量。一个单位冷沉淀约含 0.25g 纤维蛋白原，使用 20 单位冷沉淀可恢复到必要的纤维蛋白原浓度；

2）宜快速输注；

3）冷沉淀在 20～24℃下放置时间不得超过 6h，融化后不得再次冻存，应及时输注。

5.全血。

指将人体一定量的血液采集入含有抗凝保存液的血袋中，不做任何加工的一种血液制品。一般情况下保存在 2～6℃，保存时间主要取决于抗凝剂的种类。全血包含正常血液的所有成分，但随着保存时间的延长，血小板及凝血因子将丧失活性。

（1）输注全血指征。

1）用于急性大量血液丢失可能出现低血容量休克的患者，或患者存在持续活动性出血，估计失血量超过自身血容量的 30％；

2）新生儿，特别是早产儿需要输血或换血者；

3）全血置换（新生儿溶血）。

（2）全血输注的禁忌证。

1）血容量正常而需要输血的贫血患者；

2）婴幼儿、老年人、心功能不全的患者；

3）因输血或妊娠已产生抗白细胞或抗血小板抗体的患者；

4）对血清蛋白型不合、IgA 缺乏而产生抗 IgA 的患者；

5）预期需要长期或反复输血的患者，如珠蛋白合成障碍性贫血、阵发性睡眠性血红蛋白尿、再障和白血病的贫血等。

6.围术期输血不良反应。

(1)非溶血性发热反应:发热反应多发生在输血后 1 至 2h 内。往往先有发冷或寒战,继以高热,体温可高达 39~40℃,伴皮肤潮红、头痛,多数血压无变化。症状持续短则十几分钟,多则 1~2h 后缓解。

(2)变态反应和过敏反应:变态反应主要表现为皮肤红斑、荨麻疹和瘙痒;过敏反应并不常见,其特点是输入几毫升全血或血液制品后立刻发生,主要表现为咳嗽、呼吸困难、喘鸣、面色潮红、神志不清、休克等症状。

(3)溶血反应:绝大多数是由于输入异型血所致。典型症状是输入几十毫升血制品后,出现休克、寒战、高热、呼吸困难、腰背酸痛、心前区压迫感、头痛、血红蛋白尿、异常出血等,病情严重者可致死亡。麻醉中的手术患者唯一的早期征象是伤口渗血和低血压。

(4)细菌污染反应:如果污染血液的是非致病菌,可能只引起一些类似发热反应的症状。但因多数是毒性大的致病菌,即使输入 10~20mL,也可立刻发生休克症状。库存低温条件下生长的革兰染色阴性杆菌,其内毒素所致的休克,可出现血红蛋白尿和急性肾功能衰竭。

(5)循环超负荷:心脏代偿功能减退的患者,输血过量或速度太快,可因循环超负荷而造成心力衰竭和急性肺水肿。表现为剧烈头部胀痛、呼吸困难、发绀、咳嗽、大量血性泡沫痰以及颈静脉怒张、肺部湿啰音、静脉压升高,胸部 X-ray 显示肺水肿征象,严重者可致死。

(6)出血倾向:大量快速输血可因凝血因子过度稀释或缺乏,导致创面渗血不止或术后持续出血等凝血功能异常状态。

(7)电解质及酸碱平衡失调:库血保存时间越长,血浆酸性和钾离子浓度越高。大量输血常有一过性代谢性酸中毒,若机体代偿功能良好,酸中毒可迅速纠正。对血清钾高的患者,容易发生高钾血症,大量输血应提高警惕。此外,输注大量枸橼酸后,可降低血清钙水平,影响凝血功能;枸橼酸盐代谢后产生碳酸氢钠,可引起代谢性碱中毒,会使血清钾降低。

(8)输血相关性急性肺损伤:是一种输血后数小时出现的非心源性肺水肿,病因是某些白细胞抗体导致的免疫反应。表现为输血后出现低氧血症、发热、呼吸困难、呼吸道出现液体。

(9)输血相关性移植物抗宿主病:是输血的最严重并发症之一。多于输血后 1~2 周出现,其机制是受血者输入含有免疫活性的淋巴细胞(主要是 T 淋巴细胞)的血液或血液成分后发生的一种与骨髓移植引起的抗宿主病类似的临床症候群,死亡率高达 90%~100%。临床症状初期多为高热,全身皮肤剥脱和消化道症状为主,发展至终末期为骨髓衰竭。

(10)传染性疾病:输异体血主要是传播肝炎和 HIV,核酸技术的应用减少了血液传播疾病的发生率。但迄今为止,疟疾、SARS、Chagas 病和变异型 Creutzfeldt-Jakob 症仍无法监测。

(11)免疫功能抑制:输入异体血可明显抑制受血者的免疫功能,会影响疾病的转归。为避免上述不良反应的发生,应严格遵循输血适应证,避免不必要的输血。

7.围术期输血不良反应的防治。

(1)首先应立即停止输血。核对受血者与供血者姓名和血型。采取供血者血袋内血和受血者输血前后血样本,重新化验血型和交叉配血试验,以及做细菌涂片和培养。

(2)保持静脉输液通路畅通和呼吸道通畅。

(3)抗过敏或抗休克治疗。

(4)维持血流动力学稳定和电解质、酸碱平衡。

(5)保护肾功能:碱化尿液、利尿等措施。

（6）根据凝血因子缺乏的情况，补充有关凝血成分，如新鲜冰冻血浆、凝血酶原复合物及血小板等。

（7）防治 DIC。

（8）必要时行血液透析或血液置换疗法。

（三）围术期自体输血

1.自体输血的优点。

（1）解决血源紧张问题。

（2）无异体输血不良反应，并发症少。

（3）避免血传染疾病的发生。

（4）解决特殊血型[（如 RH(-)）患者的供血问题。

（5）不接受异体输血的宗教信仰者应用。

2.贮存式自身输血。

术前一定时间采集患者自身的血液进行保存，在手术期间输用。

（1）贮存式自身输血适应证：

1）只要患者身体一般情况好，血红蛋白＞110g/L 或红细胞压积＞33％，行择期手术，患者签署同意书，都适合贮存式自身输血；

2）术前估计术中出血量超过自身循环血容量 15％且必须输血的患者；

3）稀有血型配血困难的患者；

4）对输异体血产生免疫抗体的手术患者。

（2）贮存式自身输血禁忌证：

1）血红蛋白＜100g/L 的患者；

2）有细菌性感染的患者；

3）凝血功能异常和造血功能异常的患者；

4）对输血可能性小的患者不需做自体贮血；

5）对冠心病、严重主动脉瓣狭窄等心脑血管疾病及重症患者慎用。

（3）贮存式自身输血注意事项：

1）按相应的血液储存条件，手术前 3 天完成采集血液（一次或多次）；

2）每次采血不超过 500mL（或自身血容量的 10％），两次采血间隔≥3d；

3）在采血前后可给患者铁剂、维生素 C 及叶酸（有条件的可应用重组人红细胞生成素）等方案治疗。

3.稀释性自身输血。一般在麻醉后、手术主要出血步骤开始前，抽取患者一定量自体血在室温下保存备用。同时输入胶体液或一定比例晶体液补充血容量，使手术出血时血液的有形成分丢失减少。待主要出血操作完成后或根据术中失血及患者情况将自身血回输给患者。手术中需要降低血液黏稠度，改善微循环时也可采用。术中必须密切监测患者血压、心电图、脉搏血氧饱和度、红细胞压积以及尿量的变化，必要时应监测中心静脉压。血液稀释程度，一般使红细胞压积≥25％。

4.回收式自身输血。血液回收是使用血液回收装置，将患者体腔积血、手术失血及术后引流血液进行回收、抗凝、洗涤、滤过等处理，然后回输给患者。血液回收必须采用合格的设备，回收处理的血必须达到一定的质量标准。另外体外循环后的机器余血应尽可能回输给患者。

(1)回收式自体输血适应证：

1)创伤外科手术：大血管损伤、肝、脾破裂、骨创伤；

2)心血管外科手术；

3)骨科手术：全髋置换，脊柱手术；

4)脑外科手术：动脉瘤、脑膜瘤；

5)普通外科手术：肝、脾手术，门脉高压分流等。

(2)回收式自体输血禁忌证：

1)有菌血症或败血症的患者；

2)血液被细菌严重污染的患者(胃肠道内容物，结核性手术，胆囊以下的胆汁污染)；

3)血液被恶性肿瘤严重污染的患者；

4)开放性创伤超过4h。

(3)自体血回收的局限性：回收血经过滤后只保留红细胞成分，其他血液活性成分不能回收。

1)凝血障碍，当血液回收＞3000mL时，血小板减少，纤维蛋白原降低，凝血因子丢失。应及时补充血小板及新鲜冰冻血浆；

2)低蛋白血症，大量清洗时，蛋白丢失过多，需要补充蛋白制剂或胶体；

3)感染，大量吸入不洁空气或回收受污染血液，故一般常规使用广谱抗生素。

九、围术期输液输血治疗的终点

1.血乳酸浓度＜2mmol/L。

2.胃黏膜pH(pHi)＞7.30。

3.混合静脉血氧饱和度($ScvO_2$)＞70％。

4.心排量CO＞4.5L/min。

5.氧供DO_2≥600mL/min/m^2。

第六章 门诊和手术室外麻醉

第一节 门诊和手术室外麻醉概述

随着现代医学诊疗项目技术的发展及外科手术技术水平的提高,一些新近发展的医疗诊疗技术可在一定程度上解决患者的一些诊疗问题。这在客观上要求麻醉医师参与一些门诊和(或)手术室外麻醉,麻醉医师的工作能为患者提供更安全、有效及舒适的医疗服务。门诊手术麻醉指在住院/门诊手术室、外科诊疗室由麻醉医师为门诊患者接受手术时实施的麻醉。手术室外麻醉主要指在住院/门诊手术室以外的场所由麻醉医师为患者接受诊断性检查和(或)治疗性操作时实施的麻醉。目前国内手术室外麻醉项目包括内镜检查及治疗(如消化内镜、气管/支气管镜及泌尿科内镜等)、放射学检查及辅助技术(CT、MRI检查;影像引导穿刺活检;介入治疗技术)、心脏电复律和电休克治疗及儿科的诊疗操作。近几年随着麻醉技术的进步和新型麻醉药物研发成功,门诊和(或)手术室外麻醉技术也有了很大的发展,门诊和(或)手术室外麻醉在全院麻醉的比重也逐步提高并成为麻醉学的一个亚学科。

一、麻醉场所设置

开展门诊和(或)手术室外麻醉科室必须装备一定的医疗设备。根据 ASA 关于手术室外麻醉场所指南,开展门诊和(或)手术室外麻醉科室必须具有以下装备:稳定的氧供源,且有备用氧供源;可靠的吸引装置;具有废气排放系统;实施麻醉的相关设备;稳定电源且有充足的电源插座,并有备用电源;充分照明设施,有备用电池供电的照明设施;足够空间;装载除颤仪、急救药物及其他必要的心肺复苏设备的急救车;有受过专业训练的人员以便辅助麻醉医师的工作,且备有可靠的通讯设备;备有科室安全条例及设备操作规程;有安全合理的麻醉后处理。为保证患者能安全地接受麻醉,在开展门诊和(或)手术室外麻醉时还需有专业麻醉医师在场及相应的医学监护。根据 ASA 麻醉监测标准,任何形式的麻醉均需有以下监护措施:氧合监测、通气监测、循环监测和体温监测。氧合监测包括带有低氧报警功能的吸入气体氧浓度监测和有低限报警功能的血液氧合监测(包括氧饱和度及血气分析)。通气监测包括通气量与通气功能监测,并备有气体监测。循环监测包括心电图、无创血压、脉搏氧饱和度监测。接受麻醉患者进行体温监测有助于维持患者合适的体温。

二、麻醉前准备

患者在相关科室预约需要麻醉的诊疗时,必须具备常规的化验及检查。患者在进行麻醉前必须经过麻醉医师评估,经过评估后患者应得到一份麻醉科会诊结果,内容包括:患者有无麻醉禁忌证、麻醉方案、术前及术后注意事项及药物使用情况。麻醉前评估中应注意患者气道方面的评估,对于存有困难气道的患者应加以重视,因为这可能决定患者能否在手术室外接受麻醉。麻醉前麻醉医师必须与患者及其家属谈话,告知麻醉风险并签署麻醉知情同意书。

麻醉医师在麻醉前准备除了对病例情况进行评估外,还需了解此患者接受诊疗操作的过程及其对患者病生理的影响作用。由于有些门诊和医学诊疗科室所提供的各种与麻醉相关的设备、药物使用频率较低,故麻醉医师在麻醉前应较手术室内麻醉更详细地检查并准备麻醉过程所需药品、设备及麻醉用品。患者在接受麻醉前必须开放静脉通路并进行心电监护。

三、麻醉方法

门诊和(或)手术室外麻醉方法选择应根据患者的具体情况及所接受的诊疗操作要求进行选择。麻醉方法既要安全、有效,又能使患者能较快的安全离院。门诊和(或)手术室外麻醉的麻醉方法包括局部神经阻滞、椎管内阻滞、全身麻醉及监测下的麻醉管理等。每一种方法均具有各自优缺点。

神经阻滞麻醉方法具有简便、快捷、安全及有效等特点。根据患者接受诊疗不同而常选择颈丛神经、臂丛神经、坐骨神经、闭孔神经等阻滞,有时可选择行区域性神经阻滞,如腕关节阻滞、踝关节阻滞及下肢阻滞等。椎管内麻醉包括硬膜外腔阻滞和蛛网膜下腔阻滞。

监测下的麻醉管理(MAC)指在一些局部麻醉、或无麻醉情况下,需要专业麻醉医师提供麻醉服务,监护控制患者的生命体征,并根据需要适当给予麻醉药或其他治疗,即镇静止痛和监测生命体征。

这种方法不仅可解除患者在接受诊疗操作时的不适感觉,也可积极监测患者生命体征保证患者的生命安全。药物主要包括镇静和镇痛药物,前者主要有苯二氮䓬类药物(或辅以芬太尼)、异丙酚;后者主要是阿片类药物。镇静过程要注意患者呼吸监测,呼吸道管理尤为重要。常用的给药模式为间断推注、持续输注及靶控输注等方式。

近年来随着新型麻醉药物及麻醉相关设备的出现,门诊/手术室外实施全身麻醉的方式逐渐增多。全麻的气道管理方式可根据诊疗操作的特点进行选择,短小的诊疗操作可以不进行气管插管;如果操作时间较长或需要患者肌肉松弛状态,则应控制气道并进行辅助或机械通气。此时可选择喉罩和气管插管方式控制气道。麻醉药物选择也可根据诊疗操作进行选择,短小操作可单独在静脉麻醉下完成,而时间较长的操作则与手术室内的全麻类似。异丙酚、七氟烷、瑞芬太尼作为新型麻醉药代表均具有起效快、持续时间短及安全范围广等特点,故适用于门诊/手术室外麻醉。如果能对麻醉深度进行监测,根据 BIS、Entropy、Narcotren 等监测调整给药速度或浓度,将加快麻醉苏醒的速度和质量。

四、麻醉恢复

麻醉恢复是一个过程,在整个过程中均应对患者的血压、呼吸、脉搏、心电和血氧饱和度进行监测。门诊/手术室外麻醉的恢复要求比手术室内麻醉恢复室内患者恢复更彻底。任何接受过麻醉的患者离院标准可参照患者麻醉后离院评分系统(PADSS),目前临床中使用最多的是此评分系统的修订版,见表 6-1。

此评分系统包括五个方面。①生命体征:血压、心率、呼吸频率及体温;②行动能力及精神状态;③恶心呕吐;④疼痛;⑤诊疗区域出血。一般来说上述五个方面评分总和需达到 9 分以上才能允许患者离院。对于接受区域神经阻滞和椎管内麻醉患者除上述要求外,尚需观察阻滞恢复情况决定,一般来说是患者麻醉后除运动和感觉功能恢复外最重要本体感觉恢复。对于疼痛难忍,口服药不能缓解;不能自行排尿或排尿困难;诊疗区域出血尚需观察者应在恢复室内延期观察或行隔夜观察,确保患者安全。

表 6－1　患者麻醉后离院评分系统修订版

生命体征	1＝中度
2＝术前相差 20％以内	0＝剧烈
1＝20％～40％	疼痛
0＝超过 40％	2＝轻微
行动能力	1＝中度
2＝步态平稳且无头晕	0＝剧烈
1＝需要助行走	诊疗区域出血
0＝不能行走或头晕	2＝轻微
恶心呕吐	1＝中度
2＝轻微	0＝剧烈

　　麻醉医师在完成门诊/手术室外麻醉后对离院患者及家属要进行麻醉后教育或行口头或书面医嘱,使之理解并签署离院知情同意书。这方面内容主要包括:①以书面形式介绍患者接受诊疗操作和麻醉的全过程,包括意外情况和相应处理及麻醉方法和用药情况;②患者麻醉恢复离院后 1～2h 之内不能独自人活动,任何形式的活动均需有人其陪伴;③患者在离院后 24h 内不能行驾驶、高空及复杂精密工作;④患者在诊疗后可能会有恶心呕吐、疼痛、疲倦等不适情况,如果 24h 后上述情况有所加重时或任何意外情况均应及时与主诊医师联系或到就近医院进行就诊。

第二节　门诊手术患者的麻醉

　　随着外科微创技术的发展,麻醉新技术和新药品的应用,门诊手术适应证不断扩大,麻醉数量逐渐增加。在美国,随着 1984 年非住院手术麻醉学会(SAMBA)的成立及随后的毕业后亚专业培训项目的发展,门诊麻醉正式开始作为亚学科得到了进一步的发展

一、门诊手术患者的入选标准

(一)ASA

　　符合 ASA 标准Ⅰ～Ⅱ级,无心、肺、脑等重要器官明显疾患,神志清楚的患者。但也有研究报道认为 ASAⅢ级以上的患者行日间手术后围术期并发症并没有明显增加。

(二)6 个月～70 岁

　　单纯年龄因素并不能作为门诊患者选择的障碍。实际上,老龄患者术后疼痛、眩晕和呕吐症状

都要比年轻人轻。一项研究发现,与入院手术相比,门诊手术后老龄患者发生认知功能障碍和定向障碍的发生率较低。最近有证据表明,随着年龄的增大,门诊手术患者 7 天内的入院率和病死率有一定增加。另外,老龄患者围术期心血管事件的发生率较高,运动功能和认知功能的恢复随年龄增长而减慢。因此,老龄门诊患者出院后较年轻患者对监护管理的要求高。对低龄,如早产儿(妊娠时间<37 周)在全身麻醉下接受微创手术后呼吸暂停的风险增高,有研究指出,孕龄小于 36 周的婴儿发生呼吸暂停的风险最高。

(三)手术时间≤90min

日间手术一般应限于持续不超过 90min 的操作,因为研究者发现手术和麻醉时间是术后并发症、延迟出院以及术后急诊入院的重要预测指标。然而,由于技术的进步,如今持续时间为 3~4h 的手术也可在门诊完成。

(四)除腔镜手术外,不进胸、腹、颅腔等部位的开放手术

目前可开展的非住院手术主要有如下几种。

1.口腔医学

拔牙术、牙齿修复、面部骨折等。

2.皮肤病学

皮肤病灶切除等。

3.普通外科学

活组织检查、痔切除术、内镜检查、肿块切除、痔切除术、疝修补手术、腹腔镜下胆囊切除术、肾上腺切除术、脾切除术、静脉曲张手术等。

4.妇科学

锥形活组织检查、刮宫术、宫腔镜检查、诊断性腹腔镜检查、腹腔镜下输卵管结扎术、子宫息肉切除、阴式子宫切除术等。

5.眼科学

白内障摘除术、睑板腺囊肿切除、斜视矫正、鼻泪管探查、眼压测量法等。

6.骨关节外科学

前交叉韧带修复手术、膝关节镜检查、肩关节修复、拇囊切除术、腕管松解术、闭合复位术、麻醉下手法治疗、微创髋关节置换术等。

7.耳鼻咽喉科学

腺样体切除术、喉镜检查、乳突切除术、鼓膜切开术、息肉切除术、鼻整形术、扁桃体切除术、鼓室成形术等。

8.疼痛治疗专科

化学交感神经切除术、硬膜外注射、神经阻滞等。

9.整形外科

硬膜外注射切除术、唇裂修补术、抽脂术、乳房成形术、耳成形术、鼻中隔鼻成形术、皮肤移植术等。

10.泌尿外科学

膀胱手术、包皮环切术、膀胱镜检查、碎石术、睾丸切除术、前列腺活检术、输精管—输精管吻合术、腹腔镜肾切除术、前列腺切除术等。

二、门诊手术麻醉禁忌证

(1)高龄；

(2)伴有明显心、肺疾患的患者；

(3)年龄小于60周的早产儿；

(4)手术时间冗长或复杂影响重要脏器功能的患者；

(5)估计手术并发症多的患者；

(6)使用单胺氧化酶抑制剂、急性药物成瘾的患者；

(7)肥胖影响呼吸功能患者。

三、术前评估和准备

和手术室内麻醉一样,对门诊手术患者的术前评估和准备,是保证患者围术期生命安全的基础。术前评估对制订麻醉方案、围术期各种医疗干预具有重要的意义。

(一)术前访视

术前访视非常重要,原则应该在麻醉门诊进行,无麻醉门诊应该设立专人、固定地点。访视内容包括:病史、外科疾病程度、并存的内科疾患种类和病情程度、体格检查和必要的辅助检查结果。特别是与麻醉实施有关的术前评估,如家族恶性高热史、困难气道等的评估更重要。

(二)术前检查

1.单纯静脉内麻醉

尿、粪和血三大常规,出、凝血功能监测,十二导联心电图。

2.椎管内或气管插管全身麻醉

尿、粪和血三大常规,出、凝血功能监测,胸透,心电图,肝、肾功能,电解质等检查。

(三)术前准备

患者术前准备主要包括体格准备、精神准备和麻醉药品、器材准备。

1.禁食、禁饮

术前禁食、禁饮的主要目的是防治胃内容物反流误吸。一般成人术前禁食8小时,禁饮4小时。对患有消化道梗阻、食管裂孔疝、糖尿病、过度肥胖的患者,禁食、禁饮时间应该适当延长。小儿患者禁食、禁饮见表6-2。

表6-2　小儿门诊手术术前禁食标准(小时)

年龄	奶、固体食物	清亮液体
<6个月	4	2
6个月~3岁	6	3
>3岁	8	3

2.精神准备

术前与患者充分沟通,告知麻醉方式及注意事项,解除精神紧张、焦虑状态,增进医患双方了解。

3.术前用药

术前患者原来应用的治疗药物如抗高血压药、β受体阻滞剂、镇静、抗焦虑、抗惊厥等药物应该使用至术前。危及出凝血时间变化的抗凝药应该按规定在术前数天停药。麻醉前用药主要为抗胆碱药、镇静药和镇痛药。

(1)抗胆碱药:常规使用阿托品0.5mg,如果有使用禁忌,可以用东莨菪碱0.3mg替代。用法为麻醉前30分钟肌内注射。

(2)镇静药:原则上不用。对一些精神极其紧张的患者,可以考虑使用咪达唑仑0.07~0.15mg/kg肌内注射。

(3)镇痛药:原则上不使用麻醉性镇痛药。对术前患者存在剧烈疼痛者,可以适当使用,如芬太尼0.05~0.1mg,静脉推注。非甾体抗感染药多用于平衡镇痛和超前镇痛,可以降低麻醉性镇痛药的使用,减少后者引起的恶心、呕吐、尿潴留等不良反应的发生。

四、仪器设备的准备

(1)ECG具备:监测肢体导联、胸前导联,实时打印结果。

(2)血压监测:具备无创自动监测。

(3)HR监测:具备无创自动连续监测。

(4)SpO_2监测:具备无创自动连续监测。

(5)呼吸功能监测:具备呼吸频率监测。

(6)至少具有简易呼吸器,吸入氧浓度能达到90%以上;施行气管插管全身麻醉必须配有麻醉机,并有潮气量、气道压和呼末二氧化碳监测设备。

五、离院与非正常入院的指征

门诊手术患者只要按照要求进行术前准备和实施麻醉,麻醉恢复后可以及时出院。但有些患者因为手术、麻醉或患者自身的因素而不能出院,需要入院治疗。因此,制订门诊手术患者出院标准,对保障患者安全极其重要。麻醉恢复应该在PACU中进行。必须严密监测患者生命体征、氧合状况,并给患者提供吸氧、镇痛、镇吐等服务。当麻醉恢复至所有生命体征,包括血压、心率、呼吸和体温平稳,意识清楚,定向力恢复至术前水平,无明显的头晕、疼痛及恶心呕吐等不适,手术部位没有异常出血,经麻醉医师和手术医师同意,即可离院。门诊手术患者出院标准主要内容如下。

(一)生命体征

在术前水平20%范围内,2分;在术前水平20%~40%范围内,1分;在术前水平的40%,0分。

(二)行走能力

步态稳定、无头晕,2分;需要协助,1分;不能行走/头晕,0分。

(三)恶心呕吐

轻度,2分;中度,1分;重度,0分。

(四)疼痛

轻度,2分;中度,1分;重度,0分.

(五)外科出血

少,2分;中等,1分;严重,0分。

患者达到9分以上,有成人护送,即可出院。出院后,由于麻醉药物在体内的完全代谢尚需24～48小时,所以患者尚需进一步恢复。对有如下并发症的患者应该延迟出院或住院治疗:持续性恶心、呕吐和疼痛,低血压,头晕,步态不稳,异常出血,或无成人护送。持续的严重疼痛是门诊手术患者常见的非正常入院的原因,多发生在手术时间较长、创伤大的外科手术,其中以矫形外科手术多见。门诊手术麻醉患者出院时,应该向其交代有关注意事项,包括恶心、呕吐和疼痛的处理,为患者留下麻醉医师的联系方式,必要时再入院治疗。

第三节 诊断性检查及介入性诊断与治疗的麻醉

随着诊疗技术的发展,麻醉医师在手术室以外的环境对患者实施麻醉的情况日益增多,这些地点包括影像科、心导管室以及精神科等。麻醉医师在这些环境中实施麻醉时,必须维持和手术室麻醉同样高的标准,保障患者的安全。

一、监测

适当的麻醉监测对施行安全麻醉是一项通用要求。ASA已制订并出版了基本麻醉监测标准,要求在整个麻醉过程中都必须有训练有素的麻醉医师在场,并持续监测评估患者的氧合、呼吸、循环及体温变化麻醉医师只有在具有严密监测的前提下,出于安全考虑(如躲避放射损害)才能暂时离开患者附近。应当监测吸入氧气浓度,并设置低浓度报警。血氧饱和度监测通过脉搏血氧定量测定完成,注意监测患者通气情况。通过监测呼气末二氧化碳来确定气管插管的位置,同时应持续监测呼气末二氧化碳。当施行机械通气时,必须开启断路警报。通过持续的心电监护及至少每隔5分钟测量动脉血压来监测循环功能,另外还有其他评估方法如听诊、触诊脉搏、有创动脉血压监测。当预计患者体温有变化时,应当监测患者体温应充分考虑所处环境可能对仪器设备的影响,并有应对方案。

二、仪器及设备

手术室外麻醉地点通常为其最初功能而设,而应麻醉要求提供的设备则多是后来添加的。麻醉医师接近患者时被如C形臂X线机、血管造影设备、超声波仪器和其他诊断性或者治疗性的设备所妨碍。放置麻醉设备及药品的空间通常有限而且取用不方便。因此,麻醉医师必须事先勘察麻醉地点,判断此环境是否可进行安全的麻醉。事先与相关人员制订计划和交流。麻醉医师有责任要求施行麻醉的地点能满足以下条件。

(1)医用供氧设备。

(2)吸引装置。

(3)废气清除装置。

(4)能满足基本麻醉监测标准的监护仪和简易呼吸器。

(5)充分安全的电源插座。

(6)具有蓄电池的照明设备。

(7)可供麻醉医师工作的充足空间。

(8)有除颤仪、急救药物和其他抢救设备的急救车。

(9)一种可靠的能获得支援的双向交流方式。

(10)满足所有设备安全使用的规范。

三、人员

手术室外麻醉环境中的非麻醉人员主要包括巡回护士和其他学科医师,他们对麻醉患者的管理不如手术室工作人员熟悉。往往不能提供麻醉医师认为理所当然的训练有素的帮助。因此,有充足的麻醉人员是至关重要的。另外,团队之间的公开交流也是非常重要的。常规开展对手术室外麻醉相关人员进行培训是有益的。患者在术前必须由有资质的麻醉医师进行术前评估,确保患者无危及生命的并发症,适当禁食,并已签署知情同意书。当给予患者中度或者深度麻醉时,必须有至少一名经过基础生命支持技术训练的人员在场;同时必须给氧,包括拮抗药物在内的急救用物必须随时可用。对有危险因素的中度麻醉患者和所有深度麻醉患者都应准备除颤器。麻醉结束后,将患者送至人员和装备充足的恢复区观察,只有待其充分苏醒,达到规定的标准后方可离开。预计高利用度的非手术室麻醉地点则需要全职的麻醉医师。而那些较低利用度的地点则需要临时性的麻醉任务,集中安排麻醉医师一次性提供监护更为高效。

四、药物

非手术室麻醉地点的麻醉技术从无麻醉到轻度、中度或深度镇静、镇痛,乃至全身麻醉。麻醉方式的选择取决于患者的术前情况和诊疗要求。镇静、镇痛药物的效果由抗焦虑到全身麻醉,是一系列不同深度的镇静状态。镇静、镇痛的目的是通过消除焦虑、不适及疼痛,使患者能够忍受令人不愉快的手术过程,或者使不合作者也能耐受要求他们静止不动的操作。

镇静和镇痛药物的联合使用,如苯二氮草类和阿片类药物联用,可提供良好的麻醉效果。由于联合应用镇静与镇痛药物可导致相加的呼吸抑制,应根据患者情况仔细调节剂量,做好监测,以达预期效果和保障患者安全。采取静脉镇静、镇痛时,在手术过程中都应当维持一个静脉通路。当采取口服给药时,在操作前应给予充足时间使药物完全吸收。由于药物吸收率的不同,不推荐重复非静脉途径给予镇静、镇痛药物。苯二氮草类(如咪达唑仑、地西泮)和阿片类(如芬太尼、瑞芬太尼)联用是静脉镇静、镇痛的主要方式。这些药物有相应的拮抗剂,氟马泽尼可以拮抗苯二氮草类诱导的镇静作用,纳洛酮可以拮抗阿片效应。这些拮抗剂仅在抢救时应用因为这两种药物不仅有不良反应,还会引起患者不适。其他药物如巴比妥类、丙泊酚、氯胺酮、右美托咪啶等也可供经过专门训练的麻醉医师选用。

五、恢复治疗

多数情况下,手术室外地点麻醉需要将患者通过较长距离运输至复苏地点。因此,必须保证患者情况稳定才能转运。患者必须由实施麻醉或镇静、镇痛的医师和协助人员陪同送往恢复室,并根据患者病情继续相应的监测。转运车应备有供氧、监测设备和适当的复苏器材。在恢复区,需要记录和不停评估患者情况,保证有进一步心脏生命支持能力的工作人员能立即到场。患者必须达到明确的离院标准后方可出院。

六、影像学诊治室

成像能力的进步和先进血管内设备、射频消融设备的应用,大大提高了影像学诊治室的使用频率,对麻醉的需求也不断增加。因此,麻醉医师有必要了解影像学诊治室。

(一)概述

需要镇静、镇痛的影像学操作,除了 X 线、超声、CT 和 MRI 等大量成像检查之外,还包括许多在成像设备引导下的介入手术。在诊断性尤其是治疗性操作过程中,患者必须长时间内静止不动。合作的患者可以在不麻醉或者轻度麻醉状态下进行手术,但行为异常的患者及儿童必须给予最低程度的镇静、镇痛。在某些情况下,合作的患者由于焦虑和幽闭恐怖可能无法忍受手术过程,也需要适度镇静、镇痛。影像学诊疗室的患者可能有一些严重的并发症,如心血管、肺部和神经系统疾病。实际上,他们来到影像学诊疗室的原因很可能是因为严重的并发症失去了手术的机会。另外,麻醉医师在治疗过程中可能是相对较晚参与其中的。因此,影像学科和麻醉科之间的交流是非常重要的。

影像学诊治室工作环境对于麻醉安全来说是不利的。那里房间通常都很拥挤,尤其是那些设计过时的影像学诊疗室。手术过程中为了要配合成像检查,患者及仪器经常需要移动,如果没有和麻醉医师协调好的话,呼吸管道和血管通路有可能脱出,危及安全。高电压仪器或者强磁场可能会导致漏电现象,电流可通过导电的监测导联通向患者发生危险。缺少废气排出装置会限制麻醉医师选择全身麻醉。因此,要保证麻醉安全,麻醉医师熟悉麻醉实施场所是至关重要的。

(二)辐射安全

影像学诊疗室有一特殊的危害就是辐射暴露。辐射暴露对人体具有潜在的伤害,如白血病的发生、通过破坏其生殖细胞或者发育中的胚胎而导致胎儿异常等。在影像学诊疗环境下,麻醉医师必须知道辐射危害,并尽可能采取防护措施。应当安装辐射量测定器以监测辐射量。保障麻醉医师的安全、限制辐射暴露的方法有:穿戴适当的铅围裙和甲状腺护围,使用移动的铅玻璃屏,采用创新技术如视频监测、监测数据远程成像等。影像科医师开始照相时恰当的警告也是必要的。

(三)显影剂

显影剂经常用于影像学诊断及治疗以辅助成像。过去所用的离子型显影剂是高渗性的,毒性相对较大。而非离子型显影剂则呈低渗性,不良反应少,被越来越多地用于临床。显影剂的不良反应包括直接毒性反应、特异质反应和变态反应(或类变态反应)。易患因素包括:支气管痉挛史、过敏史、心脏病史、低血容量、血液病、肾功能不全、年龄过大或过小、焦虑以及服用 β 受体阻滞剂、阿司匹林、非甾体抗感染药等。及时发现并早期治疗非常重要。治疗措施为对症治疗,如吸氧和支气管舒张药处理支气管痉挛。严重的或顽固的支气管痉挛则需要肾上腺素治疗。由免疫因素引起症状时,皮质激素和抗组胺药是对症治疗的代表药物。既往有显影剂过敏史的患者可以在应用显影剂前预先给予泼尼松龙,操作即刻给予苯海拉明。同时应准备急性显影剂反应的治疗方案和预防措施。显影剂诱发的肾脏病变是放射学操作的一个重要并发症,也是医院获得性急性肾衰的重要因素。高渗性显影剂的肾毒性较低渗性显影剂更为明显。大多数由显影剂引起的新发或恶化的肾功能具有自限性,可在2周内缓解。但也有部分患者肾功能继续恶化,直至需要透析。在显影前、中、后充分补液,并应用低渗性显影剂,有利于防止显影剂相关的肾功能减退。最近研究表明,乙酰半胱氨酸或抗坏血酸维生素可以降低显影剂相关的肾毒性。接受二甲双胍治疗并伴有肾功能减退的非胰岛素依赖型糖尿病患者,如果肾功能进一步恶化,将出现危及生命的乳酸性酸中毒。因此服用二甲双胍的患者接受显影剂时需特别注意。显影剂不良反应严重程度表现如下。

1.轻度

恶心,干呕,燥热,头痛,发痒的皮疹和轻微的风疹。

2.重度

呕吐,寒战,无力,胸痛,重度风疹,支气管痉挛,呼吸困难,腹痛,腹泻,心律失常和肾脏衰竭。

3.威胁生命

声门水肿,支气管痉挛,肺水肿,威胁生命的心律失常,心搏骤停,惊厥和意识丧失。

七、常见诊断性检查及介入性诊断与治疗的麻醉

(一)CT 检查

通常用于诊断性目的。在血管畸形和肿瘤研究中的价值已获证实。偶尔也可代替 X 线透视用于有创治疗,如可视下肝脓肿引流。CT 检查虽然无痛,但在扫描时要求患者保持不动,再加上扫描过程中会产生噪音和热量,患者有可能会发生幽闭恐惧或被惊吓,儿童和部分成人需要麻醉才能耐受检查。造影剂和 CT 结合用以增强成像效果。麻醉状态下的患者经胃肠道注入对比剂时,由于气道没有保护,就有发生误吸的危险。麻醉医师面临的问题包括检查过程中不能接近患者和需要控制患者的体动。因此,必须确保扫描隧道两侧不会在检查中阻塞或脱出呼吸回路、监测导联。同其他放射学操作一样,检查也存在电离辐射暴露。可以通过铅玻璃对患者进行可视监测,必要时也可以由闭路电视进行补充监测。如果病情需要麻醉师靠近监测,必须佩戴辐射监测标记并穿上保护性的铅衣、甲状腺护围。

一些操作需要特殊的麻醉技术,如区域麻醉。选择区域麻醉及置入导管时除了要看有无空间和设备之外,还取决于患者本身的情况。如果放射学诊疗室具有恢复室或者麻醉前准备区,那将是一个方便、安全的置入区域麻醉导管的地点。否则,这一类的麻醉操作必须于术前在手术室完成。无论选择何种麻醉方式,虽然并发症不常发生,但麻醉医师必须对此保持警惕。麻醉药物选择也应注意。如氯胺酮可引起大量唾液分泌,并有不可预见的不自主运动,可能会影响安全和扫描质量。依托咪酯也有类似情况,所以一般不单独用于 CT 检查的麻醉。疑有颅内高压的患者慎用深度镇静,因 $PaCO_2$ 增高可进一步加重颅内高压。另外,扫描室温度较低,一些患者应注意监测体温。

(二)MRI 检查

(1)磁共振成像除能够揭示其他成像技术不能揭示的不同解剖、生理和病理区域的细微差别外还具有以下优点:①与传统放射学检查不同,可从不同断面(横断面、矢状面、冠状面或斜面)成像。②对软组织成像清晰。③无需静脉注射显影剂即可进行对比成像。④患者无需提前准备。⑤不产生电离辐射,是无创的,其本身不会产生有害的生物学效应。因此,在临床诊断很受欢迎。但在MRI 检查时应注意:金属物品可以飞向扫描仪造成患者和工作人员的伤害;置入体内的含有铁磁

性的生物装置或其他物品也有可能发生移位和功能异常,包括弹片、加强气管导管、置入式自动心脏除颤仪以及置入式生物泵,体内安装起搏器、动脉瘤夹闭金属夹、血管内有金属丝和宫内金属节育环的患者都是MRI的绝对禁忌证。大部分成年人和婴儿(若刚喂食且被包裹得较好)均能在无镇静镇痛的情况下完成检查过程。镇静、镇痛通常用于较大的儿童和不能合作的成年人。镇静、镇痛通常由放射科医师或者护士完成。只要按照推荐的非麻醉医师实施的镇静方案实施都能顺利完成。所有接受镇静、镇痛的患者均需辅助吸氧和标准监护。当镇静失败、不应用全麻不能控制患者运动以及需要保护患者气道和控制通气时,就需要麻醉医师参与管理了。

(2)麻醉医师面临的问题。①不能接近和直视患者,特别是患者头部先进入舱。②需要完全排除铁磁性物品。③磁场和电流改变导致监测设备干扰或发生故障。④监测设备和导联产生的杂散电流,使图像可能变形。⑤一旦检查开始就不能移动麻醉和监测设备,防止减弱磁场的均一性。目前普遍使用的方法是患者在非铁磁性专用运输床上,通过传统的设备在接近舱的非磁场外的诱导麻醉区,对患者实施麻醉诱导,然后用运输床把患者运进舱,继续应用相容性设备维持麻醉和监测。紧急情况时也用该运输床把患者快速转移出扫描室。

(3)麻醉处理过程中应注意以下几点。①镇静或全麻都应在MRI室外进行诱导,远离磁场的影响,因大多数麻醉设备带有铁磁性物质,可受磁性的影响;②在室内进行喉镜检查时必须使用锂电池和铝垫片;③许多电子监护仪均受磁场干扰,使用前必须确认监护仪适用于MRI;④ECG:由于导联线穿过动态磁场和产生电容耦合电流造成信号失真,因而对心肌缺血的诊断没有价值,用射频滤过或遥控也不可能降低干扰;⑤血压:可用自动血压计,但管道延长可使读数低于测得值;⑥与MRI相容的SpO_2可用于大多数扫描仪,但需要进行适当防护,否则其内部的微处理器可遭到强磁场的损害,另外,由氧监测仪探头和导线散射出的射频波也可损坏图像的质量;⑦呼吸监测:采用延长的采样管行$ETCO_2$监测是判断通气是否恰当最有效的方法,但是由于取样管过长使信号的传导有明显的时间延迟;⑧体温:MRI室温度较低,婴幼儿在该环境中体温容易下降,另一方面,扫描过程中产生的热量可增加患者的体温,因此MRI的患者均应监测体温,温度探头使用射频滤波器,同时注意温度探头产热有可能造成患者局部烧伤。

(三)内镜检查的麻醉

1.胃肠镜

胃肠镜检查术前患者应禁食6小时以上,如存在胃排空延迟或幽门梗阻,禁食时间应延长。应进行麻醉前评估,重点了解并存疾病情况,药物过敏史,重要脏器功能。对于能够合作的胃镜检查患者,可采取咽部表面麻醉;但对于不能良好配合的患者,或为使患者舒适,避免操作所带来的各种痛苦和精神创伤,可采用MAC,有助于胃镜医师详细诊断和彻底治疗,并有助于减少心、脑血管等并发症的发生。需开放静脉通路,适量补液,可给予氧气吸入。麻醉药物可选择丙泊酚或咪达唑仑,辅用阿片类药物(如芬太尼)。丙泊酚用量为负荷量1~1.5mg/kg缓慢静脉推注,维持剂量40~100g/(kg·min)持续输注或每2~3分钟推注10~20mg。胃镜检查通常一次剂量即可,肠镜在抵达回盲部后即可终止麻醉。咪达唑仑用量为0.08~0.12mg/kg静脉推注,术毕可静脉推注氟马西尼0.2mg,如苏醒不完全可追加0.1~0.2mg静脉推注。经麻醉后恢复室观察生命体征稳定后可转回病房或在成年人陪护下离院。应备有吸氧装置、吸引装置、监护仪、简易呼吸器、气管插管器具和急救药品。

并发症主要有如下几种。

(1)呼吸抑制:丙泊酚多为一过性呼吸抑制,2~3min后恢复。咪达唑仑则时间较长。发生呼吸抑制后应暂停操作,给予面罩给氧、辅助呼吸。咪达唑仑麻醉患者可静脉推注氟马西尼0.2mg。发生气道梗阻时应手法开放气道,可置入口咽通气道或喉罩,必要时注射肌肉松弛药后气管内插管。

(2)反流误吸:应彻底吸引,静脉注射地塞米松10mg或甲强龙40mg,同时尽快注射肌肉松弛药后气管内插管,气管内注射生理盐水冲洗、吸引,必要时行支气管镜下吸引,有呼吸窘迫症状应行人工呼吸支持。

(3)心动过缓:可予阿托品0.5mg静脉推注,无效时可追加,必要时给予异丙肾上腺素。

(4)低血压:快速输液扩容,可给予麻黄碱10mg静脉推注,可重复给药,必要时应用去氧肾上腺素。

(5)心搏骤停:最严重的并发症,应立即行标准CPR,气管内插管控制呼吸,同时行胸外心脏按压,给予肾上腺素,如为室颤,立即电击除颤。复苏后立即脱水、脑部降温,并行进一步生命支持。

2.纤维支气管镜

大部分患者可在镇静或表面麻醉下进行支气管镜检查,对于小儿或不能忍受操作的成人可采取MAC或全身麻醉。对于气管内插管全身麻醉的患者,气管导管应选用尽可能粗的气管导管,以降低气道阻力,方便操作。也可选择喉罩置入或改良麻醉面罩,应注意通气功能的监测并发症主要有如下几种。

(1)心律失常:心动过缓或心动过速均可出现,应及时给予处理。同时应注意,如心律失常为缺氧和高碳酸血症引起,应加强通气予以纠正。

(2)喉、支气管痉挛:多发生于支气管镜插入声门时,应立即停止检查,拔出支气管镜,使用支气管扩张剂、激素,必要时行气管内插管及人工通气。

(3)气道梗阻:支气管镜检查术后除按照一般全麻后原则处理外,其特殊性在于发生气道梗阻的危险明显增加,气道内出血、分泌物潴留、气道黏膜损伤水肿均可导致梗阻。应注意加强监护和吸氧,必要时应吸引气道分泌物和血液。

(四)血管造影检查和介入神经放射学诊疗

一般血管造影无需进行麻醉,介入放射操作为解除患者不适,可选用MAC或全身麻醉。应常规进行麻醉前评估。由于患者禁食禁饮和高渗性造影剂的渗透性利尿作用,麻醉中应根据患者情况充分补液,必要时留置导尿管监测尿量;监测仪导线和输液管道可延长,减少远程监测和影像仪器移动;注意患者的体位;可用鼻导管或面罩吸氧,另一侧鼻导管可行$ETCO_2$监测。如需过度通气以降低脑血流和颅内压最好采用气管插管机械通气,一般不使用喉罩。麻醉选择应当综合考虑患者的情况,颅内压升高、蛛网膜下腔出血、脑动脉瘤或动—静脉畸形,应选择插管或操作时对颅内压和血压影响较小的方法。麻醉药物的选择应注意用短效药,便于术后患者很快唤醒,能迅速进行神经学检查。与脑血管造影相关的循环改变较常见,部分患者应进行连续动脉压监测。

脑血管造影后的神经并发症时有发生,常见于老年患者和有卒中、脑缺血病史、高血压、糖尿病和肾功能不全的患者,不良反应大多和造影剂有关。高张性造影剂影响血管内容量和渗透压,引起血流动力学变化,并可引起渗透性利尿,肾功能障碍患者应特别注意。造影剂可通过非血容量变化的机制影响心血管系统,包括心律失常和心肌缺血,钙离子水平降低产生负性肌力作用和影响传导功能,原有心脏疾患的患者更易发生。造影剂直接毒性反应可引起低血压、心动过速或心律失常。过敏性休克和呼吸道水肿是严重的特异反应表现,可迅速发展为支气管痉挛和气道梗阻,影响氧合和通气,危及生命。建议在注射造影剂后对患者进行密切观察20min。并配备良好的急救和复苏设备。已经确证肾衰是造影剂的一种并发症,尤其是术前患有肾脏疾病的患者或有糖尿病、黄疸、伴有肾脏血流减少的心血管疾病和多发性骨髓瘤的患者,该类患者应避免使用造影剂。服用二甲双胍的患者宜停药48h后再行造影检查。有造影剂过敏病史的患者在应用显影剂前12h、2h分别给予泼尼松龙50mg,术前即刻静脉注射苯海拉明50mg,发生率和严重程度都可能减少。

(五)心导管检查与治疗

检查通路直接在心血管系统,且在检查中要进行多种测量和反复抽取血样。因此,为了保证对血流动力学和分流计算的准确性,在检查的过程中必须保持呼吸和心血管状态的相对稳定,动脉血氧分压和二氧化碳分压必须保持在正常范围,保持麻醉平稳,从而麻醉的处理有一定难度。心导管造影检查、血管成形术、动脉粥样硬化斑块切除、瓣膜成形术及危重患者多需要全身麻醉。

1.小儿心导管检查

儿童能够耐受创伤性操作的麻醉深度常发生呼吸抑制,因此应进行控制呼吸。术中镇痛、镇静或全麻的深浅必须恰当,要预防心动过速、高血压和心功能改变,避免先天性心脏病患儿分流增大、高碳酸血症和低碳酸血症。氯胺酮会增加全身氧耗,但不会影响诊断的准确性,婴儿较常使用。除常规监测外,还应进行血气分析,监测酸碱情况。小儿尤其在全身麻醉时常见低体温,应监测体温,必要时应采取保温措施。新生儿可能会发生低钙血症和低血糖,要加强监测。小儿对失血的耐受性低于成人,应严密监测血细胞比容。严重发绀的患者红细胞增多,应充分补充液体,以减少造影剂造成血液高渗和微栓塞发生。

2.成人的心导管检查

成人心导管检查通常在局麻下进行,但适当的镇静和镇痛对患者有益。常用药物有芬太尼和咪达唑仑,有时加用丙泊酚。心导管检查中可以给氧,但检查肺循环血流动力学时,必须保持血气在正常范围。由于检查导管直接在心腔内,在检查中经常发生心肌缺血和心律失常,要加强监测并及时处理。一般心律失常持续时间短,无血流动力学显著改变。心肌缺血或造影剂可继发室性心律失常或室颤,需及时处理。常规备用除颤器和急救药物。

心导管检查的并发症包括心律失常、穿刺部位出血、心腔或大血管穿孔、血管断裂或血肿形成、栓塞及心脏压塞。心律失常是最常见的并发症,常与导管尖端的位置有关,撤回导管心律失常即可消失。偶尔需要静脉用药或电复律终止心律失常。窦性心动过缓需用阿托品治疗,严重的心动过缓影响血流动力学者需安装临时起搏器。心脏压塞是严重的并发症,有特征性的血流动力学改变,心脏超声可以确诊,并能指导心包穿刺,必要时需要紧急进行外科手术。

3.冠状动脉介入手术

经皮腔内冠状动脉成形术(PTCA)中,球囊扩张时会发生短暂的冠状动脉阻塞,需要严密监测患者的血流动力学变化。急诊手术患者常有心绞痛和心律失常,硝酸甘油可增加冠状动脉侧支的血流和减少前负荷,一般需气管内插管全麻,主动脉内球囊反搏对患者有利。对于会导致严重心肌缺血的冠状动脉主干狭窄进行PTCA或支架治疗时,体外循环能保证血流动力学稳定。室性心律失常可发生于缺血期或冠脉扩张后再灌注期间,室性期前收缩和阵发性室性心动过速影响血流动力学,应首选利多卡因,更严重的心律失常要在全麻下行心脏电复律。冠状动脉破裂可导致心包内出血和心脏压塞,心脏压塞需紧急行心包穿刺或手术止血。冠状动脉闭塞是罕见的 PTCA 并发症,经冠状动脉注射硝酸甘油 200g 后常可减轻冠状动脉痉挛。

4.球囊瓣膜成形术

球囊扩张时,循环被阻断,会导致严重的低血压,要加强监测。由于患者比较虚弱,球囊放气后心功能不能立即恢复,可能需要使用正性肌力药和抗心律失常药,静脉输液改善前负荷。行扩张主动脉瓣时,需要两条静脉通路。球囊充气时,可能会导致迷走神经过度兴奋,需用阿托品治疗。并发症与心导管检查类似,还可能发生瓣膜功能不全。

5.心脏电生理检查和异常传导通路导管消融术

麻醉医师应注意使用抗心律失常药物可能影响对异位心律起搏点以及附属旁路的监测,所以检查前及术中不宜使用抗心律失常药。消融时室上性心动过速若不能通过导管超速抑制终止,则需电复律,可用丙泊酚或硫喷妥钠作短时间的全麻。面罩控制呼吸时,应注意保护颈内静脉导管以防滑脱。静脉麻醉和吸入麻醉都可用于电生理检查,常规吸氧,必要时辅助呼吸或控制呼吸。

6.置入起搏器或转复—除颤仪的手术

一般可选择局部麻醉,但对永久性转复—除颤仪进行测试时一般须对患者进行全身麻醉,有严重心室功能障碍的患者应该作直接动脉压监测,备好急救器材和药物。

第四节　麻醉监控镇静术

麻醉监控镇静(MAC)是指患者接受局部浸润麻醉、区域阻滞麻醉或未用麻醉时,麻醉医师提供监测和(或)镇静、镇痛,以解除患者焦虑及恐惧情绪,减轻疼痛和其他伤害性刺激,遗忘痛苦经历,提高围术期的安全性和舒适性。此概念最早由美国 White 教授于 1997 提出,后为美国麻醉医师学会(ASA)接受,并很快在世界范围得到重视和推广。Miller 麻醉学(第 7 版)对这一概念的解释为,在一些局部麻醉或根本不需麻醉的情况下,需要专业麻醉医师提供特殊的麻醉服务,监护控制患者的生命体征,并根据需要适当给予麻醉药或其他治疗。本节就 MAC 的应用范围、患者准备、MAC 实施、监测及其离院标准等方面作一概述。

一、MAC 应用范围

MAC 多应用于浅表或短小的手术和诊断性检查。同时,随着微创外科技术和相关学科(光纤与激光)技术的发展和完善,减少了手术创伤及对生理的干扰,缩短了手术时间,使得许多原来必须住院的外科大手术也可在门诊 MAC 下进行,如动脉瘤的介入治疗、体外碎石以及各种内镜检查治疗等。此外,新型速效、短效麻醉药的应用,以及麻醉监测系统和给药系统的革新,使得麻醉用药更加可控,患者恢复更加迅速完全,这使得 MAC 技术有了更广阔的应用前景。

目前,MAC 主要适用于上、下消化道内镜术,纤维气管镜术,各种血管造影术,介入治疗,牙科手术,眼、耳鼻喉科手术,儿科影像学检查与治疗,体表肿块和病灶切除,一些整形外科手术,关节镜及四肢手术,疝修补,静脉曲张手术,体外震荡碎石,膀胱镜,经尿道肿瘤和前列腺切除术,经阴道子宫切除及修复术和会阴部手术等。

那些在围术期需要医护人员严密监护的患者和手术,则应排除在 MAC 之外。如患者需要呼吸支持中枢神经系统和心血管系统的密切监护,严重疼痛处理和经胃肠外的抗菌治疗,大的经腹手术,经胸手术和开颅手术都不适用 MAC。

二、患者术前评估与准备

术前访视非常重要,不能因手术简单而忽视,麻醉医师可从中获得患者的详细资料,便于制订麻醉计划。应告诉患者 MAC 技术的利弊,局限性以及可替代的其他麻醉技术,这有助于消除患者的顾虑与紧张心理。实施 MAC 技术同样必须得到患者本人和家属的同意。

由于行 MAC 患者需要术前完成各项实验室检查和评估,建立麻醉门诊是一个很好的选择。麻醉门诊的重要价值在于它允许麻醉医师在术前发现和鉴别问题,及时处理,以便提高工作效率。术前访视了解的主要内容包括:

(1)主要脏器的功能状态;

(2)过去麻醉(局部和全身麻醉)或 MAC 史,是否有不良反应的经历;

(3)药物变态反应及目前正服用的药物;

(4)最后一次进食的时间与食物性质;

(5)吸烟及饮酒史等。

虽然许多研究结果表明围术期的并发症与麻醉关系不大,但仍须评估患者对麻醉的耐受程度。许多术前疾病已证实不利于实施 MAC,如高血压和吸烟可增加围术期的心血管和呼吸系统的发病率。因此,术前应将病情控制稳定。对于有心血管并发症的患者,患者需服用所有的长期用药(包括抗高血压药和抗心律失常药)直到术前 1h。

三、MAC 的实施方法及药物选择

对于 MAC 实施方法,目前尚无一个固定的模式。主要原则是麻醉医师应使实施 MAC 的患者有个轻松而舒适的术前期、平稳的无应激反应的手术过程,同时还必须有一个快而满意的恢复期。MAC 技术使用的药物通常包括局部麻醉药、镇静催眠药、镇痛药及抗焦虑药等。MAC 中药物的选择是建立在预

知手术操作所致疼痛程度和操作所需条件的基础上的。如果手术相对无痛,主要考虑抗焦虑,只需用咪达唑仑即可。如果手术无痛但要求患者固定体位,应用小剂量丙泊酚即可达到预期效果。如预测术中有短暂疼痛,则应给咪达唑仑和(或)丙泊酚联合快速短效的阿片类镇痛药。如是在区域麻醉下进行的手术,可以输注咪达唑仑或丙泊酚来达到满意的镇静水平。新型高选择性的 α—受体激动剂——右旋美托咪啶具有镇静、镇痛、抗焦虑、抗交感兴奋作用且对呼吸系统的抑制作用轻微,也可在 MAC 中单独或和丙泊酚、阿片镇痛药联合应用。

丙泊酚因其起效快、时效短及良好的恢复特性,成为应用最多的静脉麻醉药。丙泊酚负荷量 1 $\sim$1.5mg/kg 缓慢静脉推注,维持剂量 $40\sim100\mu g/(kg \cdot min)$ 持续输注或每 $2\sim3min$ 推注 $10\sim20mg$。咪达唑仑有刺激小、遗忘作用强的特点,作为镇静、消虑和遗忘的优先药物。咪达唑仑静脉

推注负荷量 $0.025 \sim 0.050 \mu g/kg$，维持 $1 \sim 2 \mu g/(kg \cdot min)$。芬太尼仍是目前 MAC 期间最常用的麻醉性镇痛药。阿芬太尼镇痛效果是芬太尼的 1/4，镇痛剂量的阿芬太尼作用时间短于芬太尼，且蓄积少，故用于 MAC 优于芬太尼。瑞芬太尼因其极短的时效(半衰期 $3 \sim 5min$)，用于 MAC 具有显著的优点。静脉推注负荷量 $0.5 \sim 1.0 \mu g/kg$，维持 $0.05 \sim 0.25 \mu g/(kg \cdot min)$。右旋美托咪啶兼具镇静和镇痛作用，在 MAC 中有一定的优势。临床应用时用生理盐水配成 $4mg/mL$ 浓度，$1mg/kg$ 缓慢静脉推注，输注时间超过 $10min$，维持 $0.2 \sim 0.7 \mu g/(kgh)$，联合用药药量酌减。常用 MAC 的药物组合为：先静脉推注咪达唑仑 $1 \sim 3mg$，随后丙泊酚 $25 \sim 100 \mu g/(kg \cdot min)$ 输注，间断静脉推注芬太尼($25 \sim 50g$)。因亚睡眠剂量的丙泊酚的遗忘作用很小，与小剂量咪达唑仑合用，可提供很好的镇静、遗忘和抗焦虑作用，且与单用丙泊酚相比恢复时间无明显延长。老年或危重患者，用药应警惕，药量酌减，联合用药数量应少。重复给药前应有足够长的时间间隔以避免药物累积效应。

四、MAC 监测

MAC 期间的基本监测标准与全麻时相同，包括对呼吸、循环、氧合情况和镇静、镇痛水平的监测与评估。在 MAC 下行诊疗操作的患者，通常不作气管内插管，这就使得 MAC 中最危险的并发症—通气不足很难及时地从监测仪器上反映出来。因此麻醉医师应保持警惕，密切观察患者的胸廓活动幅度、储气皮囊的运动情况、呼吸频率，必要时心前区听诊检查。监测 SPO_2 是简便、有效的评估氧合的一种方法。MAC 期间血压、心率和心电图是循环监护的基本要求。如预知术中血压波动较大或需用血管活性药物则宜行有创监测，必要时还应监测尿量。MAC 期间监测镇静水平非常重要。目前临床上最常用的评估方法包括以下四种：

(一)Ramsay 评分

按镇静评分水平和入睡程度等，分为 I ~ VI 级。Ramsay 评分最初用于定量评定 ICU 患者的药物镇静水平和测定患者的反应及睡眠程度，但这种评分很难定量(评定)焦虑程度和过度镇静。

(二)警惕性/镇静评分(OAA/S)

通常以反应性言语、表情和眼睛情况为基础定量评定苯二氮䓬类药物的中枢神经系统效应，对不同水平的镇静提供更好的分辨能力。OAA/S 评分其主要缺陷是患者必须在术中被刺激以接受测定，故需患者合作，而且患者易于测试疲劳。

(三)目测类比评分(VAS)

用 $100mm$ 测量尺，作为定量评定 MAC 中的 VAS 镇静水平。该方法尽管也需刺激患者，但要患者合作的较少。

(四)脑电图—双频指数(EEG-BIS)

最近的研究提示，BIS 值与镇静深度的相关性很好。

应用 EEC-BIS 监测来判定中枢神经系统受抑制程度，可帮助麻醉医师调整镇静催眠药的剂量。MAC 期间一般意义上的轻度镇静，即清醒镇静，是指用药后患者意识抑制，但保护性反射存在，具有长时间自主维持呼吸道通畅的能力，对生理刺激和言语命令有相应的自主反应。但由于镇静催眠药对中枢神经系统抑制具有明显的剂量依赖性，以及患者对药物存在明显的个体差异，患者很容易从清醒镇静进入深度镇静，甚至全身麻醉。因此，行 MAC 还必须准备有各种紧急气道处理和心肺复苏的设备。

五、MAC 恢复期管理及离院标准

MAC 恢复期通常可将其分为三个阶段。

(一)恢复早期

从麻醉结束始至患者恢复自主反射和运动能力止,这一时期是气道梗阻等并发症发生的危险阶段,需严密监测生命体征。

(二)恢复中期

从恢复早期结束始至患者能够离院回家止。患者多处于浅镇静或清醒状态,较少发生术后并发症。

(三)恢复后期

离院后至生理和心理状态完全恢复。虽有人认为局部麻醉比全身麻醉或区域麻醉更加安全,但有调查表明在 MAC 下行择期日间手术的总体并发症高于全身、局麻和区域麻醉。行 MAC 的患者以高龄和高危者居多,值得高度重视的是,促成与麻醉相关并发症的最常见的因素是气道梗阻、误吸、支气管痉挛或严重心律失常。因此安全实施 MAC 必须有一名专业人员在场负责给药和监护患者,常规给患者鼻导管或面罩供氧并准备急救复苏设备和药物。

MAC 后离院标准:

(1)生命体征平稳至少 1 小时;

(2)定向力恢复正常;

(3)能自主行走且不伴头晕;

(4)无或仅有轻微疼痛、恶心呕吐等不良反应;

(5)由麻醉医师和主要诊治医师共同签署术后回家期间注意事项,并告知需要帮助时联系地点和人员;

(6)患者必须由有负责能力的成人护送并在家中照看。

第七章　急诊科手术的麻醉

急症手术患者,由于患者病情危重,且缺乏充分术前准备,麻醉病死率比择期手术高 2～3 倍。遇到需行急症手术的危重患者,除应常规实施麻醉,还应及时有效地维护患者生命器官功能,包括休克治疗、严重电解质紊乱纠正,以及急性肾衰竭、DC 和 ARDS 等的预防和处理。充分了解急症手术患者的病理生理特点、正确估计病情、进行必要的术前准备、加强术中监测,并积极做好各种抢救准是提高急症手术患者麻醉安全性和患者的术后存活率的重要前提。

第一节　急症手术患者特点

急症手术患者可来自各临床手术科室,种类比较多,但存在一些共同特点

一、情况紧急

急症患者可能存在大量失血或活动性出血,如严重创伤出血、消化道出血、异位妊娠破裂出血等;急性呼吸道梗阻,如气管异物、分泌物或呕吐物阻塞或误吸、颌面咽喉部损伤引起的组织移位和出血堵塞呼吸道、下颌松弛舌根后坠等;急性心脏压塞、张力性气胸等严重情况要立即进行处理,待病情稳定后再作进一步全面检查。

二、病情危重

严重创伤和失血患者,常因血容量急剧减少致失血性休克;烧伤、肠梗阻患者由于体液大量丢失也可致低血容量性休克;腹膜炎、急性坏死性胰腺炎或其他严重外科感染可导致感染中毒性休克。上述休克患者多数存在明显水、电解质和酸碱平衡失调。胸部外伤、颅脑外伤、复合性外伤等病情发展迅速,可因呼吸循环衰竭死亡。胸部外伤患者病死率约为 10%,若合并其他部位损伤,病死率可上升到 15%～20%。所以要充分了解病情的危重程度,重视早期的呼吸循环复苏,尽可能纠正低血容量和代谢紊乱,为麻醉创造有利条件。

三、病情复杂

对外伤患者的救治中有两个最重要的概念:第一,任何伤员均有可能是多处损伤;第二,显而易见的损伤并不一定是最重要或最严重的损伤。若为老年人,还可能并存慢性心肺疾病,增加处理的复杂性,发生并发症的机会也增加。尽可能全面的了解病史,做好详细的体格检查和必要的特殊检查,才能准确判断伤情,提供恰当而及时的治疗。

四、疼痛剧烈

创伤、烧伤、急腹症等急症患者均有严重疼痛,骨关节损伤的疼痛尤为剧烈。疼痛不仅增加患者痛苦,而且能加重创伤性休克,并促使某些并发症的发生。如胸部外伤疼痛干扰患者的呼吸运

动,使通气量下降,肺分泌物潴留,导致缺氧、二氧化碳蓄积和增加肺部感染的机会;下腹会阴部损伤疼痛可引起排尿困难和尿潴留;剧烈疼痛还可使患者烦躁不安,不能较好地配合检查和治疗。因此急症患者术前即需良好的止痛,但术前镇痛、镇静药的用量较大,有可能影响术中和术后麻醉处理,应权衡利弊。

五、饱胃

创伤患者多为饱胃。严重创伤后由于疼痛、恐惧、休克等引起强烈应激反应,使交感神经功能亢进,迷走功能抑制,胃肠排空时间显著延长。正常胃排空时间为4~6小时,有研究结果表明创伤后胃的排空极为缓慢,24小时后胃内仍有食物残留,所以对创伤患者饱胃程度的判断须以进食后到受伤前的一段时间为准。胃肠穿孔、肠扭转梗阻、胰腺炎均可因饱胃而诱发,所以急症患者应一律按饱胃对待。对神志障碍、咽喉反射减弱以及全麻患者,饱胃极易引起呕吐、反流和误吸。有研究结果显示全身麻醉诱导时,择期手术胃内容物反流率约为10%,而急症手术可达25%以上。全身麻醉术后恶心、呕吐发生率更高,为25%~30%。

第二节 急症患者术前评估与准备

一、术前伤情评估和病情分级

麻醉医师在处理急症患者前需对患者一般情况和伤情做出全面评估,除了解损伤情况外,更应重视全身情况和重要器官功能状况。

为了对患者的全身情况和麻醉耐受力做出全面的评估,美国麻醉医师学会(ASA)将患者的全身状况进行了分级,这一分级方法已在全世界得到承认和使用。1~2级患者麻醉耐受力良好,麻醉经过一般较平稳;3级患者麻醉存在一定危险性,麻醉前须作好充分准备,对可能发生的并发症要采取有效措施进行预防。4~5级患者危险性极大,麻醉中随时有死亡的危险。急症患者在每级数字前标注"急"或"E"字。

急症患者因发病突然,病情变化迅速,所以用ASA分级判断病情尚有一定困难。用创伤患者分级法判断急症患者病情,可能更具有临床价值。创伤分级包括动脉收缩压、脉搏及毛细血管充盈、呼吸频率、呼吸运动、Glasgow昏迷评分(GCS)等五项评估标准,总分共16分,评分越低说明创伤越严重,麻醉危险性亦越大。动脉收缩压、脉搏及毛细血管充盈情况主要用来判断患者的循环功能状态。严重失血、休克及心功能低下时,表现为动脉压下降和外周循环障碍。失血、休克时外周血管收缩,动脉舒张压可能变化不显著,不能较敏感地反映循环状态,而收缩压的下降除可反映血容量外,还可反映心肌收缩功能。呼吸频率加快表明有缺氧、二氧化碳蓄积、循环功能低下或呼吸困难。但呼吸频率显著变慢可能是严重缺氧、中枢抑制、颅内高压等危重情况的表现。呼吸运动反常表明有严重上呼吸道梗阻或多根肋骨骨折。Glasgow昏迷评分是用来表示昏迷深度的评分法,评分越低,说明昏迷越深,脑组织的损伤程度也越重。

自20世纪80年代以来,美国健康服务中心推荐使用急性生理和慢性健康状况评估法(A-

PACHE)。发展至今,APACHEⅡ和APACHEⅢ被广泛用于危重病患者的病情分类和预后的预测。它可对患者病情做出定量评价,分值越高,表示病情越重,预后越差。APACHEⅡ由急性生理学评分(APS)、年龄评分和慢性健康评分(CHS)三部分组成,具体评分标准见相关专业书籍。A-PACHE-Ⅲ同APACHE-Ⅱ相比,每一部分的评分细则(或项目)和分值权重都作了较大改进,扩大了急性生理学评分的项目,对中枢神经系统功能的评定

未采用传统的GCS法,年龄评分和CHS进一步细化,且分值较APACHE-Ⅱ有较大提高。有研究表明此法比APACHE-Ⅱ更精确。

二、术前心功能评估

即使发病前心功能正常,急症患者发病后仍有许多因素影响心肌功能:

(1)失血等原因引起的长时间休克会导致心肌缺血,影响心肌收缩力,甚至出现心律失常、心衰或心脏停搏;

(2)创伤时心肌抑制因子的产生,可使心肌收缩力减弱;

(3)腹膜炎、胰腺炎等引起的感染性休克,大量毒素吸收可抑制心肌;

(4)心肌直接受到损伤或挤压、移位。

心功能受损的患者可能表现为低血压、心排出量下降、心率增快、中心静脉压或肺毛细血管楔压增高、少尿、无尿、末梢循环差等。急症患者多同时存在低血容量和微循环功能障碍,上述指标的变化常受到各种因素干扰。此外,以日常活动情况、屏气试验作为判断心功能的指标,对急症患者心功能判断用途不大。急症患者判断心功能最有效方法是监测动脉压、中心静脉压或肺毛细血管楔压、心排出量、尿量、心率和混合静脉血氧饱和度等,以及在此监测基础上进行的输液试验。当患者血压低而中心静脉压或肺毛细血管楔压升高时,表明有心功能不良。输液试验系于5～10分钟内给低血压而中心静脉压或肺毛细血管楔压正常的患者,输入乳酸钠林格液或生理盐水250mL,若患者中心静脉压或肺毛细血管楔压上升3～5cmH_2O,血压、心排出量、尿量、心率和混合静脉血氧饱和度不变或进一步恶化,则提示患者有心功能不良。其中肺毛细血管楔压升高代表左心功能不良,中心静脉压升高代表右心功能不良。若动脉压升高,中心静脉压和肺毛细血管楔压变化不大或不变,则表明存在低血容量。

三、失血量估计和血容量补充

创伤、烧伤、急腹症等患者可因失血、失液导致低血容量甚至休克。表7-1列出了休克的症状。

失血量估计和血容量补充是急症患者术前、术中及术后处理的重点问题之一。创伤失血与受伤部位、损伤程度有关,一个手掌大小的表面性伤口失血可按500mL计,大血管损伤者更甚。大腿、骨盆、胸腔或腹腔创伤,失血量可达1000～4000mL。血细胞比容或血红蛋白浓度在急性失血时下降并不明显,在肠梗阻、腹膜炎或烧伤等以失液为主的低血容量患者反而会因浓缩而升高。

表 7-1　休克的症状

面色苍白
出汗
躁动或反应迟钝
低血压
心动过速
毛细血管充盈延迟
尿量减少
脉压差变小

四、急救设备

(一)呼吸支持设备

1.开放呼吸道用具

开口器、面罩、口咽通气道、喉镜、喉罩、喷雾器、气管导管、食管气管联合导管、管芯、插管钳、牙垫、注射器、吸引器及吸引管。

2.给氧及辅助呼吸用具

氧气、简易呼吸器、麻醉机。

(二)循环支持用具

套管针、中心静脉穿刺器具或静脉切开用品、带电脑输液泵及注射泵加压输血器、除颤仪及各种急救药品。

(三)其他

导尿管、胃管。

五、监测

(一)循环系统监测

除一般监测项目如血压、心电图、脉搏血氧饱和度(SPO_2)及脉搏以外,急症患者可酌情选用直接动脉测压、中心静脉压、肺动脉压及肺毛细血管楔压、心排出量、体温等监测。

(二)呼吸监测

除呼吸频率、呼吸幅度及呼吸音外,必要时须监测潮气量、分钟通气量、吸入氧浓度、呼气末二氧化碳浓度、呼吸道压力、血气分析。呼气末二氧化碳分压($PaCO_2$)可反映肺泡气二氧化碳分压,且与 $PaCO_2$ 相关性良好,对于判断通气功能、证实气管导管的位置及通畅程度具有重要意义。

(三)其他监测

有血清电解质如血钾、血钙、血乳酸盐浓度、血细胞比容、血小板计数、出凝血时间、凝血酶原时间、3P 试验等,必要时可行肌松监测和 BIS 监测。

第三节 急症手术麻醉处理

急症麻醉是临床麻醉的重要组成部分,也是临床麻醉工作中较为困难的问题,麻醉病死率及并发症均高于择期手术患者。麻醉医师须具有良好的判断力,能做到准确有效的控制疼痛,维持血流动力学稳定,保持各生命器官最适宜的供血和氧耗,确保急症手术的顺利完成。

一、麻醉前用药

对急症患者要重视术前止痛,解除患者精神紧张及恐惧心情,因此均应给予麻醉前用药,但用药应以不使血压下降、不引起呼吸抑制为前提。一般可按常规用药,对病情垂危和昏迷患者,可免用镇静、镇痛药物,但不宜省略抗胆碱药。对休克患者均应以小量、分次静脉给药为原则。

急症饱胃的患者术前给予 H_2 受体拮抗剂,可降低胃液酸度,预防 Mendelson 综合征的发生,甲氧氯普胺(胃复安)作为一种中枢性镇吐药,可抑制延脑的催吐化学感受器而产生镇吐作用,它还能增加食管下段括约肌张力,加速胃排空,减少食物反流。术前用于急腹症患者,有预防呕吐和食物反流作用。

二、麻醉方法选择

选择麻醉方法应以不干扰呼吸、循环代偿功能,不影响复苏,又能符合手术操作要求为原则。常用方法为局部麻醉、神经阻滞麻醉、全身麻醉(表7-2,表7-3)。

表7-2 急症患者区域麻醉的优缺点

优点	缺点
允许精神状态评估继续进行	难以评估外周神经功能
增加血流量	患者容易拒绝
避免气管操作	须要镇静
改善术后精神状态	麻醉起效时间较长
减少失血	不适于多处创伤患者
降低深静脉血栓发生率	难以判断手术操作时间的长短
缓解术后疼痛	
肺部引流较好	
早期活动	

表 7-3 急症患者全身麻醉的优缺点

优点	缺点
起效作用快	影响神经系统检查
维持时间可按需要延长	需行气管操作
允许对多发性创伤进行多部位操作	血流动力学管理更为复杂
患者更容易接受	增加气压伤的可能
便于施行正压通气	

(一)局部麻醉

局部麻醉一般用于耳鼻喉、眼科、口腔科及小范围表浅软组织清创缝合和简单的骨折闭合整复等手术。它对全身干扰少,呕吐误吸可能性小,局麻药中加入少量肾上腺素还可减少手术野渗血,有利于手术操作。中耳手术时采用局部麻醉还可及时识别面神经是否有损伤。但局部麻醉受手术范围、时间和局麻药剂量的限制,对手术范围广、手术时间长、要求患者头部长期固定于特殊体位的手术,不宜选用局部麻醉。重危患者,对应用全麻有顾虑者或病情紧急需立即手术改善症状者,如剖宫产合并胎儿宫内窒息的患者亦可先选用局麻。局麻亦用作其他麻醉的辅助麻醉。谵妄和不合作患者应避免单独使用局部麻醉。使用局部麻醉时还需注意局麻药中毒的危险。

(二)神经阻滞麻醉

上臂中部 1/3 以下的损伤,可选用锁骨上、肌间沟或腋入法臂丛神经阻滞。创伤失血并且休克未完全纠正的患者,绝对禁用蛛网膜下腔阻滞或硬膜外阻滞。单纯下肢或腹部损伤、妇产科急症手术等,估计失血量不大,也无任何低血容量表现,经输血输液治疗,血压脉搏稳定者,尚可慎用连续硬膜外阻滞,但必须注意:保证静脉输注通畅;小量分次注射局麻药,尽量控制最小的有效麻醉阻滞范围,局麻药的浓度和剂量必须尽可能减少。行剖宫产的孕妇硬膜外阻滞后,腹肌松弛,子宫直接压迫下腔静脉,使静脉回流量减少,从而导致心排出量减少,血压降低,易发生"仰卧位低血压综合征",需调节体位并控制麻醉阻滞范围来避免它的发生。对休克前期,或休克初步纠正,但仍有明显血压波动,或改变患者体位时仍出现血压下降,或下肢严重创伤使椎管穿刺有困难的患者,不应勉强采用硬膜外阻滞。

(三)全身麻醉

急症手术需行全身麻醉一般有下列情况:严重创伤(如多发骨折、头颈、心脏、躯干损伤等),原发疾病恶化或急性发作(如肝癌破裂出血、动脉瘤破裂出血、宫外孕失血性休克等),患者循环、呼吸不稳定,其他麻醉方法不利于手术操作、不利于患者监护等。但使用时须避免深麻醉,只需维持浅麻醉复合肌松药即可。对失血性休克患者应在扩容和吸氧下,行气管内插管浅全麻,加肌松药控制呼吸为原则。

1.麻醉诱导

急症患者多为饱胃,麻醉诱导的关键是首先控制呼吸道,插管时须防止胃内容物反流误吸,可采用清醒插管或静脉诱导插管。如采用静脉诱导插管须按饱胃原则处理。常采取下列措施:

(1)可放置粗胃管负压吸引,虽不能完全吸净胃内容物,但因胃管刺激有时诱发呕吐,有助于将胃内容物部分吐出。

(2)使用 H_2 组胺受体阻滞药,可降低胃液酸度、减少胃液分泌、减轻酸性胃液误吸综合征的严重。

(3)表面麻醉清醒气管插管是保证呼吸通畅、避免误吸的最安全方法。

(4)静脉诱导插管时应结合压迫环状软骨法,防止误吸。

呕吐、误吸不仅发生于麻醉诱导期,麻醉苏醒拔管时也易发生呕吐、误吸。因此,急症手术后,须待患者咳嗽、吞咽反射恢复,呼之能反应后再拔管。如患者手术时间长、病情严重、血流动力学不稳定,须转入重症监护病房监护,待情况稳定后再慎重拔管。

有的急症患者在急诊室抢救时已行气管插管,入手术室后应检查气管导管的位置、粗细、通畅度及有无漏气,若不理想应予以更换。

因静脉诱导药物的药理特性、作用方式及优缺点各有不同,不同的急症手术药物选择亦不相同。但总的要求是减少血流动力学改变,避免发生不良反应,力求诱导平稳。

2.麻醉维持

休克与低血容量患者对全麻药的耐量减小,无论吸入、静脉或静吸复合用药,仅需小量就足以维持麻醉,如辅助肌松药用量可更减少。低浓度恩氟烷或异氟烷对循环影响均较小,可选用。异氟烷使心率增快,心排出量增加,外周血管阻力降低,适用于休克患者。氧化亚氮—氧—镇痛药—肌松药复合麻醉对循环影响极轻微,但禁用于气胸,皮下、纵隔气肿或气栓等患者。肌松药可选用对循环影响较小的维库溴铵氯胺酮可导致颅内压和眼压升高,应慎用于脑外伤和眼外伤的急症患者。

神经安定镇痛麻醉适用于某些危重患者,对血压、脉搏的影响较轻,循环较易维持稳定,但必须在补足血容量的基础上进行。

急症患者的麻醉方法必须掌握多种麻醉药复合的平衡麻醉原则,以尽量减轻机体对麻醉的负担,尤其长时间麻醉时,不宜使用单一的吸入麻醉药,否则麻醉药在组织中过饱和,易导致术后肺部并发症。另外长时间麻醉中为减少全麻药的用量,可采用全麻联合局麻或阻滞麻醉的方式,以减少药物的不良影响。

第四节 围术期呼吸与循环功能支持治疗

一、气道控制及呼吸功能支持治疗

保证足够的气体交换是急症抢救患者的首要问题,因为缺氧是即刻危及生命的最危险因素,氧合能力丧失将导致患者永久性脑损伤,缺氧5~10分钟即可致死。创伤患者往往会面临气道阻塞和通气不足等危险因素(表7-4)。气管内插管的指征包括:脑外伤 Glasgow 昏迷评分≤9分、休克、呼吸道梗阻、需要镇静的烦躁患者、胸部外伤伴低通气、复苏后缺氧、心脏停搏、全身衰竭、腹腔手术后患者有剧烈腹胀、上消化道大出血、呼吸道烧伤等。气管内插管不仅可解除呼吸道梗阻,还可有效地预防呕吐误吸,同时可行辅助控制呼吸、改善缺氧及二氧化碳潴留。插入的气管导管应进行确认,导管误入食管或气管内导管脱出均十分常见,如未能及时纠正,病情将迅速恶化。上呼吸道梗阻如为下颌松弛或舌后坠引起者,可用托下颌头后仰等手法暂时解除,亦可采用口咽或鼻咽通气道,对插管困难、有插管禁忌证、需长时间控制或辅助呼吸者,可行气管切开术。如果需要通过外科手术,如气管造口术、胸廓造口术或开胸术等,建立可靠的气道以维持足够通气,那么这些手术操作务必优先于其他治疗措施。

表 7-4　创伤患者气道阻塞或通气不足的原因

气道阻塞
面部、下颌或颈部的直接损伤
鼻咽部、鼻窦、口腔或上呼吸道出血
继发于创伤性脑损伤、中毒或镇痛药物的意识障碍
胃内容物误吸或异物存留(如义齿)
口咽通气道或气管内导管使用不当(误入食管)
通气不足
继发于颅脑损伤、休克、中毒、低温或镇静药过量的呼吸抑制
气管或支气管的直接损伤
胸壁损伤
误吸
肺挫伤
颈椎损伤
继发于烟雾或毒性气体吸入的支气管痉挛

紧急气道的急救技术:

(一)经皮环甲软骨穿刺造口术

用 14 号套管针经环甲膜插入气管内,拔去内管针,用胶布固定于皮肤上,接氧气管。通过氧气管以 8~10L/min 气流速度可达到氧合目的,但不能进行通气,只能起暂时性急救作用,不能长时间应用。对上呼吸道完全梗阻患者因可导致严重气压伤,属绝对禁忌。

(二)支气管镜插入术

由气管异物、外伤性气管破裂、气道狭窄或纵隔肿块引起的部分气道梗阻,有时需要用硬支气管镜插入支持呼吸。插入硬支气管镜通常要在全麻下进行。必须准备多种型号的支气管镜以备随时使用。

(三)快速气管造口术

为缓解严重的上呼吸道梗阻,环甲膜穿刺造口术是快速有效的方法,但往往通气不足,可用快速气管造口术。使颈部伸展,在环甲软骨下方作小切口。用手术刀柄或钳分离组织,插入特制气管造口套管或气管导管。

(四)喉罩或食管气管联合导管的应用

当患者情况危急,呼吸极度困难,手边又缺乏气管插管设备,或遭遇困难插管时,可应用喉罩或食管气管联合导管迅速缓解患者呼吸困难和缺氧状况。

二、围术期循环功能支持治疗

急症患者多有出血、低血压等症状，必须极为关注，因为持续失血将在数分钟至数小时内使患者死亡。需及时对患者失血及循环状况进行评估。在进行其他评估同时，应当考虑到患者存在休克可能。循环的评估应贯穿于整个治疗的全过程，从进入手术室一直持续到正常生理机制恢复。同时，麻醉医师还要负责围术期液体容量管理并进行适当的复苏。对这类患者及早进行液体治疗至关重要，适当的输液可改善患者循环状况，为手术和麻醉创造良好条件，是决定患者生死存亡的重要治疗措施。

三、围术期神经功能评估和复查

另一项基本检查是通过格拉斯哥昏迷评分（GCS）对患者的神经学状态进行评估。瞳孔检查，包括瞳孔的大小、反应性和对称性；四肢检查，包括感觉和运动功能的检查。神经学检查明显异常是立即进行头颅 CT 检查的指征。多数 GCS 评分较低的创伤患者都不具备手术指征，但对于少数需要行硬膜外或硬膜下血肿清除的患者来说，及时诊断和治疗对其结局有明显影响。同样，对伴有不稳定性椎管损伤和不完全性神经功能损伤的患者尽早手术干预也十分有益。

最后一步基本检查是将患者完全暴露，包括将患者衣物脱除，翻身检查后背，从头到脚检查是否存在可见的损伤或畸形。

以上为创伤患者的优先治疗，麻醉医师必须对患者进行全面的评估后选择最紧急、最适当的治疗措施，从而在确定手术方案、决定手术顺序以及判断患者是否能在病情平稳后进行手术方面发挥重要作用。

四、纠正水、电解质紊乱

急症患者的水电解质失衡以脱水、低钾或高钾较为常见，且对患者生理功能干扰也较大。急症患者发生的脱水一般为等渗性脱水，如肠梗阻大量呕吐、弥漫性腹膜炎及大面积烧伤的渗液，是水和钠同时丢失、脱水均伴血容量不足，故在纠正低血容量时脱水状态也得到部分纠正。烧伤、大面积损伤尤其是肌肉组织损伤可引起高钾血症；而肠梗阻、颅脑外伤后反复的脱水治疗以及创伤后剧烈的应激反应都可引起低钾血症。血钾异常不仅影响心肌的兴奋性，而且与麻醉选择有一定关系。在创伤、烧伤等患者用琥珀胆碱也可能引起高钾血症，所以对创伤等急症患者术中应监护心电图，必要时应检查血清钾浓度。

一般低钾血症患者在扩容后，当尿量恢复到 40mL/h 时即可静脉补钾，但应根据低钾程度调整补钾速度。高钾血症患者有心律失常时可用 10% 葡萄糖酸钙 10mL 静脉推注，暂时对抗钾离子的作用。继之再用 50% 葡萄糖 50mL 加胰岛素 10U 静脉推注，随后用 5%～10% 葡萄糖液静脉滴注，每 2g 葡萄糖加 1U 胰岛素，使钾离子向细胞内转移，静脉滴注半小时左右血钾可下降 1.0～1.5mmol/L。近年来发现肾上腺素既可升高血压又可降低血钾，必要时可酌情采用。

第五节　急症手术患者围术期液体治及输血治疗

一、急症手术患者围术期液体治疗

急症手术患者由于失血、创伤或感染等原因表现为严重的血流动力学紊乱及水电解质和酸碱平衡失调,其共同的病理生理改变为有效循环血量减少和微循环障碍,对这类患者及早进行体液治疗至关重要适当的输液可改善患者循环状况,为手术和麻醉创造良好条件,是决定患者生死存亡的重要治疗措施。

(一)尽快建立静脉通道

静脉通道是急症输液的主要途径,因此麻醉医师必须熟练掌握各种静脉穿刺技术。为了保证输液速度,必须选择内径较大的静脉穿刺针。16 号(G)静脉穿刺针的输液速度为 180mL/min,14 号(G)穿刺针的输液速度为 270mL/min,因此对急症大出血的患者应尽量选择 16 或 14G 的静脉穿刺针,并建立两条或更多的静脉通道。穿刺部位强调首选上肢静脉,因为:

(1)上肢静脉输液便于麻醉医师控制和用药;

(2)液体输入较下肢静脉通畅(下肢静脉遇冷易收缩);

(3)下肢静脉血流相对慢,静脉炎发生率相对高;

(4)下肢静脉不利于冠心病患者未来可能的冠脉旁路移植(CABG)。

对危重患者还需进行中心静脉穿刺置管,中心静脉导管也应选择内径较大的管道(7Fr 或 14G),不仅可快速输血补液,还可利用中心静脉压测定随时调节输入量和输液速度。目前多采用经皮穿刺锁骨下静脉或颈内静脉插管。

(二)输液剂的选择

急症手术患者大多存在着不同程度的低血容量状态,晶体液仍是液体复苏的第一线用药。最常用的晶体液为乳酸钠林格液、生理盐溶液或林格液。低血容量休克早期,血管壁完整,可通过细胞外液的平衡对不足的血容量进行代偿,导致功能性细胞外液减少。晶体液输入后能迅速补充功能性细胞外液缺乏,而且晶体液扩容使血液稀释,降低血黏度,有利于降低周围血管阻力,改善微循环及增加心排出量,因此提升血压也较全血和胶体液为快。休克液体治疗初期,先按 30mL/(kg·h)输入,以后视病情调节。

由于晶体液在血管内停留时间短,大量输入后如不续用胶体液或全血常不易持久维持血压,并容易转移至"第三间隙"导致组织水肿甚至肺水肿。所以要在晶体液补充的基础上适当应用胶体溶液。胶体液中羟乙基淀粉的用量限制在 1~1.5L,琥珀明胶和尿联明胶可使用至更大剂量。组织创伤或休克后期血管壁受损,通透性增加,大分子胶体也和晶体一样漏出血管壁进入组织间隙,加重第三间隙的体液潴留,使毛细血管—肺泡膜的渗出更加严重,促进肺水肿。不过在应用晶体液的基础上,有限量的给予 1~2L 胶体溶液不致加重血管损害。

急症患者由于病情危重,体液变化复杂,输液治疗应在严密的监测下进行。监测项目包括中心静脉压、血压、心率、尿量和凝血状况等。及时了解血细胞比容、动静脉血气分析结果、ACT、血栓弹性描记仪(TEG)。危重患者可借助 Swan-Ganz 导管测定心排出量、PCWP 及氧输送和氧耗。根据监测结果不断调节输液量、输液速度和输液种类,使血流动力学尽量平稳。尤其对心、肾功能不全和老年、小儿及颅脑和胸科手术等,更应在严密监测下输液,避免过多输液致心力衰竭、肺水肿等并发症。

二、急症手术患者围术期输血、血液成分治疗

(一)急症输血的选择

常规输血应先进行血型鉴定和交叉配血。但在许多紧急情况下没有足够的时间完成所有的配血试验,需采用一些简化的检测程序,紧急输血时,可按下列顺序依次选择血液。

1.血型相同,部分交叉配血的血液

所谓部分交叉通常是指在室温下把供血者红细胞加入患者血清中,离心计算凝集数的方法。经过部分交叉配血,几乎可消除血型不合引起的溶血反应。

2.血型相同,非交叉配血的血液

因为未交叉配血,故 ABO-Rh 血型必须准确无误,不得以患者以往病史或其他医院的记录或患者自诉的血型为依据。由于患者中有 1/1000～1/100 左右的人存在其他 ABO-Rh 抗体,所以非交叉配血的输血仍有一定风险。

3.O 型供血者的非交叉配血

如不了解患者的 ABO 血型,可给 O 型红细胞;如不清楚患者的 Rh 血型,最好给 Rh 阴性的血液,特别是青年女性更应如此。注意只宜给红细胞,以避免抗 A、抗 B 同种抗体问题。

总之,这些简化了的配血程序只是为了紧急情况下保证能及时发血用于抢救,通过这种方式提供一或两个单位的血液后,即应争取时间来鉴定 ABO 血型和 Rh 血型和交叉配血,确保以后发出的血都是经过了血型鉴定和交叉配血的正规配血。

(二)急症输血的适应证和注意事项·

1.适应证

急症患者输血的适应证主要是各种原因引起的失血性休克,失血包括术前失血和术中、术后的失血。

一般创伤性失血性休克早期应先输平衡盐液 1000～2000mL,然后根据出血量的多少,再考虑胶体液或全血。如失血小于 20％,仅输晶体液、胶体液或血浆代用品即可;失血量达 20％～50％则加输浓缩红细胞或全血,使血细胞比容维持在 30％～35％,以利维持最佳供氧能力;失血量达 50％～80％者须加输 5％清蛋白溶液;对血容量损失＞80％的患者,除上述各种成分外,还须补充浓缩血小板和新鲜冰冻血浆等。

2.急症输血的特点与注意事项

(1)急症输血患者往往病情危急、输血量大,必须及时迅速建立两条以上大口径的静脉通道。在腹腔脏器及以下部位出血时,应在上肢或颈部静脉建立静脉通道而不用下肢静脉。反之,上肢头颈部受伤时,应选下肢静脉。

(2)在非常紧急的情况下,为了抢救患者生命,可先输入未经交叉配合的 O 型红细胞悬液或 O 型全血 400～600mL,快速输液在急症科就应开始并急送手术室,以及时有效的恢复循环血量和及时进一步抢救,使全身细胞及器官功能免受灌注不良的严重损害,防止发生多器官功能衰竭。

（3）除监测中心静脉压外，应留置导尿管观察尿量及血细胞比容，如尿量接近正常（40～50mL/h），常提示输血输液量已足够；而血细胞比容以维持在30%～35%为宜。

大量输血过程中发生出血倾向时，应及时鉴别原因，根据情况输入新鲜血、新鲜冰冻血浆、浓缩血小板、冷沉淀等。

三、休克的扩容治疗

严重创伤、出血或脱水患者，机体损失大量体液、盐类和血液有形成分，如不及时补充，患者即有发生休克的危险。休克最主要的病理生理变化是有效循环血量减少及因血容量减少引起的微循环障碍和组织缺氧。回心血量是心脏前负荷的主要决定因素，失血导致血容量减少并继之引起心脏前负荷减少，结果心排出量减少。这时机体通过增强交感神经系统活性、抗利尿激素和醛固酮分泌以及血浆再灌注（组织间液的水向血管内移动）使心功能曲线向上向左移动，心排出量得以增加。因此休克的治疗主要是恢复正常血容量和改善心功能，由于补充血容量使心脏前负荷增加，心排出量也因此增加。所以扩容治疗的目的就是增加心室前负荷。当CVP为12～15cmH$_2$O或PCWP在15～18mmHg时心排出量可维持在正常范围。

输血、输液是抗休克的主要治疗措施。输全血可补充血细胞和血浆量，是一种理想的治疗方法。但输全血也可带来大量并发症，以致弊大于利，而且输全血对某些病理状态的疗效要比血浆代用品差，故不是十分必要时不输全血。

目前主张成分输血，成分输血是依据患者病情的实际需要，输入有关的血液成分；成分输血具有疗效好、不良反应小、节约血液资源以及便于保存和运输等优点。Seibert发现，人体血红蛋白降至6g时，才开始出现血流动力学及代谢的失代偿现象。Lundsgard-Hanser指出，急性失血患者的血细胞比容小于25%时，才有缺氧的威胁。如患者血细胞比容在30%以上，血红蛋白在100g/L以上不必输血，不足的血容量完全可以用晶体液和胶体液补充。只有在急性失血致血细胞比容低于21%时，才是输血或浓缩红细胞的指征。成人失血量在500mL以内不需输血，仅输3倍量的晶体液即能满足；失血量在500～1000mL还需补充胶体液，失血量超过1000m才需输血；1000～1500mL失血，输浓缩红细胞可满足要求，失血量超过自身血容量30%则需输全血。大量输血时如发生出血倾向，应及时鉴别原因，分别根据情况输入新鲜血、新鲜冰冻血浆、浓缩血小板或冷沉淀。一般输血4～5L后，可输新鲜冰冻血浆500mL，以防止出血倾向。

第八章　普外科手术麻醉

第一节　腹部手术麻醉

一、腹部手术的麻醉特点

(一)腹腔内脏的神经支配

腹腔内脏器官受交感神经和副交感神经双重支配,内脏痛和牵拉反应与这些神经分布有密切关系。

1.交感神经

内脏大神经起自脊髓胸 4～10 节段,终止于腹腔动脉根部的腹腔节,部分纤维终止于主动脉肾节和肾上腺髓质。内脏小神经起自脊髓 T_{11}～T_{12} 节段,终止于主动脉肾节。内脏最小神经起自胸 12 节段,与交感神经干一并进入腹腔,终止于主动脉肾节。由腹腔神经节、主动脉肾节等发出的节后纤维分布至肝、胆、胰、脾、肾等实质器官和结肠脾曲以上的肠管。腰交感干由 4～5 对腰节组成,节上的分支有腰内脏神经,终止于腹主动脉丛及肠系膜丛等处,其节后纤维分布于结肠脾曲以下的肠管和盆腔脏器,部分纤维随血管分布至下肢。盆腔神经丛来自骶 2～3 骶节和尾节所发出的纤维。

2.副交感神经

中枢位于脑干的副交感神经核及骶部 2～4 节段灰质的副交感核。迷走神经的腹腔支参与肝丛、胃丛、脾丛、胰丛、肾丛及肠系膜上下神经丛的组成,各丛分别沿同名血管分支达相应脏器。结肠脾曲以下肠管和盆腔脏器受骶 2～4 副交感节前纤维组成的直肠丛、膀胱丛、前列腺丛、子宫阴道丛等支配。

3.重要腹腔内脏的神经支配

见表 8-1。在结肠脾曲以上肠管和肝、胆、胰、脾等手术时,椎管内麻醉要阻滞内脏神经交感神经支,阻滞平面应达 T_4～L_1,但迷走神经支不可能被椎管内麻醉所阻滞。为消除牵拉结肠脾曲以上肠胃等内脏的反应,可辅用内脏神经局麻药局部封闭。结肠脾曲以下肠管和盆腔脏器的手术,阻滞平面达 T_8～S_4,交感神经和副交感神经可同时被阻滞。

(二)腹部手术特点和麻醉要求

(1)腹部外科主要为腹腔消化系统疾病的手术。消化道主要功能是消化、吸收、代谢;清除有毒物质;参与机体免疫功能;分泌多种激素调节消化系统和全身生理功能。因此,消化器官疾病必然导致相应的生理功能紊乱及全身营养状态恶化。

(2)胃肠道每日分泌大量消化液,含有相当数量电解质,一旦发生肠道蠕动异常或肠梗阻,消化液将在胃肠道内潴留;或因呕吐、腹泻等,导致大量体液丢失,细胞内、外液的水和电解质锐减,酸碱平衡紊乱。

(3)消化道肿瘤、溃疡或食管胃底静脉曲张,可继发大出血。除表现呕血、便血外,胃肠道可潴留大量血液,失血量难以估计。麻醉前应根据血红蛋白、尿量、尿比重、血压、心率、脉压、中心静脉压等指标补充血容量和细胞外液量,并作好大量输血的准备。

(4)胆道疾病多伴有感染、阻塞性黄疸和肝损害。麻醉时应注意肝肾功能的维护,出凝血异常及自主神经功能紊乱的防治。

表8-1　重要腹腔内脏的神经支配

器官	神经	沿内脏神经的传入路径	节前纤维
胃、小肠、横结肠	交感	腹腔丛→内脏大、小神经→T_6～L_1脊髓后角	T_6～L_1,脊髓侧角
	副交感	迷走神经→延髓束核	迷走神经背核
降结肠、直肠	交感	腰内脏神经和交感干骶部分支,到达L_1～L_2脊髓后角	T_{12}～L_3脊髓侧角
	副交感	肠系膜下丛,盆丛→盆内脏神经→S_2～S_4脊髓后角	S_2～S_4副交感核
肝、胆、胰	交感	腹腔丛→内脏大、小神经→T_4～T_{10}脊髓后角	T_4～T_{10}脊髓侧角
	副交感	迷走神经→延髓束核	迷走神经背核

(5)急腹症如胃肠道穿孔,急性胆囊炎,化脓性胆管炎,胆汁性腹膜炎及肝、脾、肠破裂等,病情危重,需急诊手术。急腹症手术麻醉的危险性、意外以及并发症的发生率,均比择期手术高。应尽可能在术前短时间内对病情作出全面估计和准备。

(6)严重腹胀、大量腹腔积液、巨大腹内肿瘤患者,当术中排出大量腹腔积液、搬动和摘除巨大肿瘤时,腹内压容易骤然下降而发生血流动力学及呼吸的明显变化。

(7)腹内手术中牵拉内脏容易发生恶心、呕吐。呕吐或反流误吸是腹部手术麻醉常见的死亡原因。胃液、血液、胆汁、肠内容物都有被误吸的可能。会导致急性呼吸道梗阻、吸入性肺炎或肺不张、误吸综合征和急性肺损伤等严重后果。

(8)良好的肌肉松弛是腹部手术麻醉的重要条件。

(三)腹部手术常用的麻醉方法

腹部手术患者具有年龄范围广,病情轻重不一及并存疾病不同等特点,故对麻醉方法与麻醉药物的选择,需根据患者全身状况,重要脏器损害程度,手术部位和时间长短,麻醉设备条件以及麻醉医师技术的熟练程度作综合考虑。

1.局部麻醉

局部麻醉适用于短小手术及严重休克患者。可用的局麻方法有局部浸润麻醉,区域阻滞麻醉和肋间神经阻滞麻醉。腹腔内手术中还应常规施行肠系膜根部和腹腔神经丛封闭。本法安全,对机体生理影响小,但阻滞不易完善,肌松不满意,术野显露差,故使用上有局限性。

2.脊麻

脊麻适用于下腹部及肛门会阴部手术。脊麻后尿潴留发生率较高,且禁忌证较多,故基本已被硬膜外阻滞所取代。

3.连续硬膜外阻滞

连续硬膜外阻滞为腹部手术常用的麻醉方法之一。该法痛觉阻滞完善;腹肌松弛满意;对呼吸、循环、肝、肾功能影响小;因交感神经被部分阻滞,肠管收缩,手术野显露较好;麻醉作用不受手术时间限制,并可用于术后止痛,故是较理想的麻醉方法,但内脏牵拉反应较重,为其不足。

二、全身麻醉

随着麻醉设备条件的改善,全身麻醉在腹部手术的选用日益增加,特别是某些上腹部手术,如全胃切除,腹腔镜手术,右半肝切除术,胸腹联合切口手术以及休克患者手术,均适于选用全身麻醉。由于患者情况不同,重要器官损害程度及代偿能力的差异,麻醉药物选择与组合应因人而异。目前常用方法有静吸复合全麻、神经安定镇痛复合麻醉、硬膜外阻滞与全麻复合麻醉等。麻醉诱导方式需根据患者有无饱胃及气管插管难易程度而定。急症饱胃者(如进食,上消化道出血,肠梗阻等),为防止胃内容误吸,可选用清醒表麻插管。有肝损害者或 3 个月内曾用过氟烷麻醉者,应禁用氟烷。胆道疾患术前慎用吗啡类镇痛药。二、胃肠道手术的麻醉

(一)麻醉前准备

(1)胃肠道疾病,特别是恶性肿瘤患者,术前多有营养不良、贫血、低蛋白血症、浮肿、电解质异常和肾功能损害。麻醉前应尽力予以调整,以提高患者对手术、麻醉的耐受性,减少术后并发症。

(2)消化道溃疡和肿瘤出血患者多并存贫血,如为择期手术,血红蛋白应纠正到 $100g/L$ 以上,血浆总蛋白到 $60g/L$ 以上,必要时应给予小量多次输血或补充清蛋白。

(3)消化道疾病发生呕吐、腹泻或肠内容物潴留,最易发生水、电解质及酸碱平衡紊乱,出现脱水、血液浓缩、低钾血症,上消化道疾病易出现低氯血症及代谢性碱中毒;下消化道疾病可并发低钾血症及代谢性酸中毒等。长期呕吐伴有手足抽搐者,术前术中应适当补充钙和镁。

(4)为避免麻醉中呕吐、误吸及有利于术后肠功能恢复,对幽门梗阻的患者术前应常规洗胃(胃肠道手术宜常规行胃肠减压。

(5)麻醉前用药需根据麻醉方式和病情而定。对饱胃及可能呕吐者,应避免用药量过大,以保持患者的意识和反射。

(二)麻醉处理

1.胃十二指肠手术

硬膜外阻滞可经 $T_8 \sim T_9$ 或 $T_9 \sim T_{10}$ 间隙穿刺,向头侧置管,阻滞平面以 $T_4 \sim L_1$ 为宜。为清除内脏牵拉反应,进腹前可适量给予氟芬或杜氟合剂,或哌替啶及东莨菪碱。上腹部手术的阻滞平面不宜超过 T_3,否则胸式呼吸被抑制,膈肌代偿性活动增强,可影响手术操作。此时,如再使用较大量镇痛镇静药,可显著影响呼吸功能而发生缺氧和二氧化碳蓄积,甚至发生意外。因此,麻醉中除应严格控制阻滞平面外,应加强呼吸监测和管理。腹部手术选用全麻时,宜选择麻醉诱导快,肌松良好,清醒快的麻醉药物。肌松药的选择及用药时间应合理掌握,需保证进腹探查、深部操作、冲洗腹腔及缝合腹膜时有足够的肌肉松弛,注意药物间的相互协同作用,加强呼吸、循环、尿量、体液等变化和维护水、电解质,酸碱平衡的管理。

2.结肠手术

右半结肠切除术选用连续硬膜外阻滞时,可选 $T_{11} \sim T_{12}$ 间隙穿刺,向头侧置管,阻滞平面控制

在 $T_6 \sim L_2$。左半结肠切除术可选 $T_{12} \sim L_1$ 间隙穿刺，向头侧置管，阻滞平面需达 $T_6 \sim S_4$。进腹探查前宜先给予适量辅助药，以控制内脏牵拉反应。选择全麻使用肌松药时，应注意与链霉素、新霉素、卡那霉素或多黏菌素等的协同不良反应（如呼吸延迟恢复）。结肠手术前常需多次清洁洗肠，故应注意血容量和血钾的变化。严重低钾血症可导致心律失常，术前数小时应复查血钾，麻醉中需有心电图监测。

3.直肠癌根治术的麻醉

手术需取截石位。经腹会阴联合切口，选用连续硬膜外阻滞时宜用双管法。一点取 $T_{12} \sim L_1$ 间隙穿刺，向头置管；另一点经 $L_3 \sim L_4$ 间隙穿刺，向尾置管。先经低位管给药以阻滞骶神经，再经高位管给药，使阻滞平面达 $T_6 \sim S_4$，麻醉中适量应用辅助药即可满足手术要求。麻醉中应注意体位改变对呼吸、循环的影响，游离乙状结肠时多需采用头低位，以利于显露盆腔，此时应注意呼吸通气情况，并常规面罩吸氧。术中出血可能较多，要随时计算出血量，并给予及时补偿。

(三)麻醉后注意事项

(1)腹部手术结束，需待患者各项生命体征稳定后方可送回术后恢复室或病房；麻醉医师须亲自检查呼吸、血压、脉搏、四肢末梢温度颜色及苏醒程度，向主管手术医师和值班护士交待清楚后，方可离开患者。

(2)患者尚未完全清醒或循环、呼吸功能尚未稳定时，应加强对呼吸、血压、中心静脉压、脉搏、尿量、体温、意识、皮肤颜色、温度等监测，并给予相应处理。术后应常规给予氧治疗，以预防术后低氧血症。

(3)麻醉手术后应立即进行血常规、红细胞比积、电解质、血气分析等检查，并依检查结果给予相应处理。

(4)持续静脉补液，手术当天的输液量（包括术中量），成人为 3500～4000mL，如术中有额外出血和体液丢失，应依出量予以补充调整。热量供应于成人大手术后为 209.2kJ/(kg·d)\[50kcal/(kg·d)\]；小手术后为 167.4kJ/(kg·d)\[40kcal/(kg·d)\]。术前营养差的患者，术后应给予肠道外高营养治疗。

(5)术后可能发生出血、呕吐、呃逆、尿潴留和肺部并发症，须予以重视和防治。

三、胆囊、胆道疾病手术

(一)麻醉前准备

1.重点应检查心、肺、肝、肾功能。对并存疾病特别是高血压病、冠心病、肺部感染、肝功能损害、糖尿病等应给予全面的内科治疗。

2.胆囊、胆道疾病多伴有感染；胆道梗阻多有阻塞性黄疸及肝功能损害，麻醉前都要给予消炎、利胆和保肝治疗。阻塞性黄疸可导致胆盐、胆固醇代谢异常，维生素 K 吸收障碍，致使维生素 K 参与合成的凝血因子减少，发生出凝血异常，凝血酶原时间延长。麻醉前应给维生素 K 治疗，使凝血酶原时间恢复正常。

3.血清胆红素升高者，在腹部外科多为阻塞性黄疸，术前应加强保肝治疗，术中术后应加强肾功能维护，预防肝肾综合征的发生。

4.阻塞性黄疸的患者，自主神经功能失调，表现为迷走神经张力增高，心动过缓。麻醉手术时更易发生心律失常和低血压，麻醉前应常规给予阿托品。

5.胆囊、胆道疾病患者常有水、电解质、酸碱平衡紊乱、营养不良、贫血、低蛋白血症等继发性病理生理改变，麻醉前均应作全面纠正。

（二）麻醉选择及处理

胆囊、胆道手术，可选择全身麻醉、硬膜外阻滞或全麻加硬膜外阻滞下进行。硬膜外阻滞可经 $T_8 \sim T_9$ 或 $T_9 \sim T_{10}$ 间隙穿刺，向头侧置管，阻滞平面控制在胆囊、胆道部位迷走神经分布密集，且有膈神经分支参与，在游离胆囊床、胆囊颈和探查胆总管时，可发生胆—心反射和迷走—迷走反射。患者不仅出现牵拉痛，而且可引起反射性冠状动脉痉挛，心肌缺血导致心律失常，血压下降。应采取预防措施，如局部神经封闭，应用哌替啶及阿托品或氟芬合剂等。吗啡、芬太尼可引起胆总管括约肌和十二指肠乳头部痉挛，而促使胆道内压上升达 $300\text{mmH}_2\text{O}$ 或更高，持续 $15 \sim 30$ 分钟，且不能被阿托品解除，故麻醉前应禁用。阿托品可使胆囊、胆总管括约肌松弛，麻醉可使用。胆道手术可促使纤溶酶活性增强，纤维蛋白溶解而发生异常出血。术中应观察出凝血变化，遇有异常渗血，应及时检查纤维蛋白原、血小板，并给予抗纤溶药物或纤维蛋白原处理。

阻塞性黄疸常伴肝损害，应禁用对肝肾有损害的药物，如氟烷、甲氧氟烷、大剂量吗啡等。恩氟烷、异氟烷、七氟烷或脱氟烷亦有一过性肝损害的报道。麻醉手术中因凝血因子合成障碍，毛细血管脆性增加，也促使术中渗血增多。但经部分临床观察，不同麻醉方法对肝功能正常组与异常组的凝血因子，未见有异常变化。

胆道外科患者，病情与体质差异极大，肥胖体形者逐年增多，麻醉选择与处理的难度也各异。

（三）麻醉后注意事项

(1)术后应密切监测血压、脉搏、呼吸、尿量、尿比重，持续鼻导管吸氧，直至病情稳定。按时检查血红蛋白、红细胞比积及血电解质，动脉血气分析，根据检查结果给予调整治疗。

(2)术后继续保肝、保肾治疗，预防肝肾综合征。

(3)对老年人、肥胖患者及并存气管、肺部疾病者，应防治肺部并发症。

(4)胆总管引流的患者，应计算每日胆汁引流量，注意水、电解质补充及酸碱平衡。

(5)危重患者和感染中毒性休克未脱离危险期者，麻醉后应送术后恢复室或 ICU 进行严密监护治疗，直至脱离危险期。

四、脾脏手术

（一）麻醉前准备

(1)脾脏是人体血液储存和调节器官，有清除和调节血细胞，及产生自身免疫抗体的功能。原发性或继发性脾功能亢进需行手术者，多有脾肿大、红细胞、白细胞、血小板减少和骨髓造血细胞增生。麻醉医师应在麻醉前全面了解病史及各种检查结果，估计可能出现的问题，并做好相应准备。

(2)严重贫血，尤其是溶血性贫血者，应输新鲜血。有肝损害、低蛋白血症者，应给予保肝及多种氨基酸治疗。有血小板减少、出凝血时间及凝血酶原时间延长者，应少量多次输新鲜血或浓缩血小板，并辅以维生素 K 治疗。待贫血基本纠正、肝功能改善、出血时间及凝血酶原时间恢复正常后再行手术。

(3)原发性脾功能亢进者除有严重出血倾向外，大都已长期服用肾上腺皮质激素和 ACTH。麻醉前除应继续服用外，尚需检查肾上腺皮质功能代偿情况。

（4）有粒细胞缺乏症者常有反复感染史，术前应积极防治。

（5）外伤性脾破裂除应积极治疗出血性休克外，应注意有无肋骨骨折、胸部挫伤、左肾破裂及颅脑损伤等并存损伤，以防因漏诊而发生意外。

（二）麻醉选择与处理

（1）无明显出血倾向及出凝血时间、凝血酶原时间已恢复正常者，可选用连续硬膜外阻滞。麻醉操作应轻柔，避免硬膜外间隙出血。凡有明显出血者，应弃用硬膜外阻滞。选择全麻时需根据有无肝损害而定，可用静脉复合或吸入麻醉。气管插管操作要轻巧，防止因咽喉及气管黏膜损伤而导致血肿或出血。

（2）麻醉手术处理的难度主要取决于脾周围粘连的严重程度。游离脾脏、搬动脾脏、结扎脾蒂等操作，手术刺激较大，有发生意外大出血的可能，麻醉医师应提前防治内脏牵拉反应并做好大量输血准备。巨大脾脏内储血较多，有时可达全身血容量的 20%，故麻醉中禁忌脾内注射肾上腺素，以免发生回心血量骤增而导致心力衰竭危险。

（3）麻醉处理中要密切注意出血、渗血情况，维持有效循环血量。渗血较多时，应依情使用止血药和成分输血。

（4）麻醉前曾服用激素的患者，围术期应继续给予维持量，以防肾上腺皮质功能急性代偿不全。

（三）麻醉后注意事项

（1）麻醉后当天应严密监测血压、脉搏、呼吸和血红蛋白、红细胞比积的变化，严防内出血和大量渗血，注意观察膈下引流管出血量、继续补充血容量。

（2）加强抗感染治疗。已服用激素者，应继续给维持量。

五、门脉高压症手术

（一）门脉高压症

主要病理生理特点门静脉系统是腹腔脏器与肝脏毛细血管网之间的静脉系统。当门静脉的压力因各种病因而高于 $25cmH_2O$ 时，可表现一系列临床症状，统称门脉高压症。其主要病理生理改变为：

（1）肝硬变及肝损害。

（2）高动力型血流动力学改变：容量负荷及心脏负荷增加，动静脉血氧分压差降低，肺内动静脉短路和门、体静脉间分流。

（3）出凝血功能改变：有出血倾向和凝血障碍。原因为纤维蛋白原缺乏、血小板减少、凝血酶原时间延长、第Ⅴ因子缺乏、血浆纤溶蛋白活性增强。

（4）低蛋白血症：腹腔积液、电解质紊乱、钠和水潴留、低钾血症。

（5）脾功能亢进。

（6）氮质血症、少尿、稀释性低钠、代谢性酸中毒和肝肾综合征。

（二）手术适应证的选择

门脉高压症手术麻醉的适应证，主要取决于肝损害程度、腹腔积液程度、食管静脉曲张及有无出血或出血倾向。为做好手术前准备和估计，降低病死率，可将门脉高压症的肝功能情况归纳为三级，见表 8-2。Ⅲ级肝功能者不适于手术麻醉，应力求纠正到Ⅰ或Ⅱ级。Ⅰ、Ⅱ级术后病死率约为

5％,Ⅲ级者病死率甚高。

　　高桥成辅指出,门脉高压症麻醉危险性增加的界限为:黄疸指数大于40U;血清胆红素大于20.5µmol/L;血浆总蛋白量小于50g/L;清蛋白小于25g/L,A/G小于0.8;GPT,GOT大于100U;溴磺酞钠(BSP)潴留试验大于15％;吲哚氰绿(ICG)消失率小于0.08。为探讨肝细胞功能的储备能力,糖耐量曲线试验有一定价值,90～120分钟值如高于60分钟值者,提示肝细胞储备力明显低下,麻醉手术病死率极高。

　　近年来多以综合性检查结果来判断门脉高压症的预后,详见表8-3。这种分类为麻醉临床提供科学依据。

表8-2　门脉高压症肝功能分级

肝功能分级			
	Ⅰ级	Ⅱ级	Ⅲ级
胆红素(µmol/L)*	<20.5	20.5～34.2	>34.2
血清清蛋白(g/L)	≥35	26～34	≤25
凝血酶原时间超过对照值(min)	1～3	4～6	>6
转氨酶			
金氏法(U)	<100	100～200	>200
赖氏法(U)	<40	40～80	>80
腹腔积液	(－)	少量,易控制	大量,不易控制
肝性脑病	(－)	(－)	(＋)

注:＊µmol＋17.1＝mg/dL

表8-3　脉高压症的预后判断分类

预后分类			
	Ⅰ	Ⅱ	Ⅲ	Ⅳ
有效肝血流量 mL/min)	>600	600～400	400～300	<300
肝内短路率(％)	<15	15～30	30～40	>40
肝静脉血氨法(µg/dL)	<65	65～80	80～100	>100
BSP潴留率(％)	<10	10～30	30～35	>35
ICG消失率	>0.01	0.1～0.08	0.08～0.04	<0.04
术后生存率(％)	91.5	79.4	51	14.3

(三)麻醉前准备

　　门脉高压症多有程度不同的肝损害。肝脏为三大代谢和多种药物代谢、解毒的器官,麻醉前应重点针对其主要病理生理改变,做好改善肝功能、出血倾向及全身状态的准备。

(1)增加肝糖原,修复肝功能,减少蛋白分解代谢:给高糖、高热量、适量蛋白质及低脂肪饮食,总热量应为 125.5~146.4kJ(30~35kcal/kg)。必要时可静脉滴注葡萄糖胰岛素溶液。对无肝性脑病者可静脉滴注相当于 0.18g 蛋白/(kg·d)的合成氨基酸。脂肪应限量在 50g/d 以内。为改善肝细胞功能,还需用多种维生素,如每日复合维生素 B 6~12 片口服或 4mg 肌内注射;维生素 $B_6$50~100mg;维生素 B_{12}50~100 维生素 C3g 静脉滴入。

(2)有出血倾向者可给予维生素 K 等止血药,以纠正出凝血时间和凝血酶原时间。如系肝细胞合成第 V 因子功能低下所致,麻醉前应输新鲜血或血浆。

(3)腹腔积液直接反映肝损害的严重程度,大量腹腔积液还直接影响呼吸、循环和肾功能,应在纠正低蛋白血症的基础上,采用利尿、补钾措施,并限制入水量。有大量腹腔积液的患者,麻醉前应多次小量放出腹腔积液,并输用新鲜血或血浆,但禁忌一次大量放腹腔积液,以防发生休克及低盐综合征或肝昏迷。

(4)凡伴有水、电解质、酸碱平衡紊乱者,麻醉前应逐步纠正。

(四)麻醉选择与处理

肝脏是多种麻醉药代谢的主要场所,而多数麻醉药都可使肝血流量减少。麻醉选择与处理的主要原则是选用其最小有效剂量,使血压维持在 80mmHg 以上,否则肝脏将丧失自动调节能力,并可加重肝细胞损害。

(1)麻醉前用药:大量应用阿托品或东莨菪碱可使肝血流量减少,一般剂量时则无影响。镇静镇痛药均在肝内代谢,门脉高压症时分解代谢延迟,可导致药效增强、作用时间延长,故应减量或避免使用。

(2)麻醉药:氧化亚氮在无缺氧的情况下,对肝脏无直接影响。氟烷使肝血流量下降约 30%,部分患者术后可有 GPT 与 BSP 一过性升高,因此原有肝损害或疑有肝炎者宜禁用。恩氟烷是否存在肝损害,尚未定论,但用药后 1 周内 GPT 可上升至 100U 以上,故最好避免使用。异氟烷、七氟烷在体内降解少,对肝功能影响轻微,可考虑选用。肝损害时血浆蛋白量减少,应用巴比妥类药时,因分解代谢减缓,使血内游离成分增加,药效增强,但睡眠量巴比妥类对肝脏尚无影响。氟哌利多、芬太尼虽在肝内代谢,但麻醉常用量尚不致发生肝损害,可用于门脉高压症手术的麻醉,但对严重肝损害者应酌情减量。氯胺酮、咪达唑仑、哌替啶则均可选用。

(3)肝硬化患者的胆碱酯酶活性减弱,使用琥珀胆碱时,其作用可增强,易发生呼吸延迟恢复;应用潘库溴铵时可无影响。正常人筒箭毒碱可经肾和胆汁排泄,门脉高压症患者经胆汁排出减少,故禁忌大量使用箭毒类药。

(4)酯类局麻药由血浆胆碱酯酶分解,酰胺类局麻药都在肝内代谢。由于血浆内胆碱酯酶均来自肝脏,肝硬化患者应用局麻药可因其分解延缓,易于蓄积,故禁忌大量使用。

综合上述特点,门脉高压症分流手术的麻醉可选用下列方法之一:

(1)硬膜外阻滞辅以氟芬合剂;

(2)氟芬合剂、氧化亚氮、氧、肌松药复合麻醉;

(3)氯胺酮、咪达唑仑、氧化亚氮、氧、肌松药复合麻醉;

(4)异氟烷、芬太尼、氧化亚氮、氧、肌松药复合麻醉。

(五)麻醉处理要点

(1)维持有效循环血量：通过 EKG、血压、脉搏、SPO_2、中心静脉压、尿量等的监测，维持出入量平衡，避免血容量不足或过多，预防低血压和右心功能不全，维护肾功能。输液时不可大量使用乳酸钠林格液或生理盐水，否则钠负荷增加可导致间质性肺水肿；伴肾功能损害者尤需避免。此外，麻醉中可通过血气分析和电解质检查，及时纠正水、电解质和酸碱失衡；如有可能，宜测定血浆及尿渗透浓度，有指导价值。

(2)保持血浆蛋白量：低蛋白血症患者麻醉时应将清蛋白提高到 25g/L 以上，不足时应补充清蛋白，以维持血浆胶体渗透压和预防间质水肿。

(3)维护血液氧输送能力：须保持血容量、每搏量、红细胞比积、血红蛋白及氧离解曲线的正常。心功能正常者，为保持有效循环血量，宜使红细胞比积保持在 30% 左右，以降低血液黏滞度，保证最佳组织灌流。为确保氧的输送能力，对贫血者可输浓缩红细胞。

(4)补充凝血因子：麻醉前有出血倾向者，应输用新鲜血或血小板。缺乏由维生素 K 合成的凝血因子者，可输给新鲜血浆。麻醉中一旦发生异常出血，应即时查各项凝血功能，作针对性处理。

(5)处理大量出血：门脉高压分流术中，出血量在 2000mL 以上者，并非少见，可采用血液回收与成分输血，适量给予血浆代用品。输血、输液时应注意补充细胞外液、纠正代谢性酸中毒、充分供氧及适量补耗。

(6)保证镇痛完善，避免应激反应。

六、急腹症患者

急症手术中以急腹症最常见。据统计，急诊麻醉中急腹症约占82.6%。其特点是发病急、病情重、饱胃患者比例大，继发感染或出血性休克者多，麻醉前准备时间紧，难以做到全面检查和充分准备。麻醉危险性、意外发生率及麻醉手术后并发症均较择期手术高。

(一)麻醉前准备

(1)麻醉医师必须抓紧时间进行术前访视，重点掌握全身状况、神智、体温、循环、呼吸、肝及肾功能；追问既往病史，麻醉手术史、药物过敏史、禁食或禁饮时间。根据检查，选定麻醉方法和药物，做好意外防治措施。

(2)对并存血容量不足、脱水、血液浓缩、电解质及酸碱失衡或伴严重合并疾病以及继发病理生理改变者，根据血常规、红细胞比积、出凝血时间、血型、心电图、X 线检查，血气分析、血清电解质、尿常规、尿糖、尿酮体等的检查结果，进行重点处理或纠正。

(3)对休克患者必须施行综合治疗，待休克改善后再行麻醉。但有时由于病情发展迅速，应考虑在治疗休克的同时进行紧急麻醉和手术。治疗休克应重点针对脱水、血浓缩或血容量不足进行纠正，以改善微循环和维持血压。术前要备足全血，以便于麻醉中进一步补足血容量。纠正电解质与酸碱失衡、血压维持在 80mmHg 以上，红细胞比积在 30% 以上，重要脏器的血流灌注和肾功能尚可维持、对大量出血患者。应尽快手术以免延误手术时机。

(4)饱胃、肠梗阻、消化道穿孔、出血或弥漫性腹膜炎患者，麻醉前必须进行有效的胃肠减压。

(5)剧烈疼痛、恐惧和躁动不安必然促使儿茶酚胺释放，加重微循环障碍，促进休克发展，故麻醉前应给一定的术前药，但剂量应以不影响呼吸、循环，保持意识存在为准。

(二)麻醉选择及处理

1.胃、十二指肠溃疡穿孔

除应激性溃疡穿孔外,多有长期溃疡病史及营养不良等变化。腹膜炎患者常伴剧烈腹痛和脱水,部分患者可继发中毒性休克。在综合治疗休克取得初步纠正的基础上,可慎用硬膜外阻滞,但需小量分次用药,严格控制阻滞平面。麻醉中继续纠正脱水、血浓缩和代谢性酸中毒,防止内脏牵拉反应。对严重营养不良、低蛋白血症或贫血者,术前宜适量补血或血浆。麻醉后重点预防肺部并发症。

2.上消化道大出血

食管静脉曲张破裂、胃肠肿瘤或溃疡及出血性胃炎,经内科治疗48小时仍难以控制出血者,常需紧急手术。麻醉前多有程度不同的出血性休克、严重贫血、低蛋白血症、肝功能不全及代谢性酸中毒等。术前均需抗休克综合治疗,待休克初步纠正后可选用全身麻醉或连续硬膜外阻滞。麻醉中应根据血压、脉搏、脉压、尿量、中心静脉压、血气分析、心电图等监测情况,维护有效循环血容量,保持血压在90mmHg以上,维持呼吸功能,避免缺氧和二氧化碳蓄积,纠正酸碱失衡。使尿量在30mL/h以上,

对出血性休克或持续严重出血的患者,宜选用气管内插管浅全麻。为预防误吸,应施行表面麻醉清醒气管内插管。麻醉维持可选用对心肌和循环抑制轻的依托咪酯、γ-羟丁酸钠、氯胺酮、咪达唑仑、芬太尼、氧化亚氮及肌松药等。有肝、肾损害者注意维护肝、肾功能。

3.急性肠梗阻或肠坏死

无继发中毒性休克的患者,可选用连续硬膜外阻滞。有严重脱水、电解质、酸碱失衡、腹胀、呼吸急促、血压下降、心率增快的休克患者,以选择气管内插管全麻为安全。麻醉诱导及维持过程中应强调预防呕吐物反流误吸;继续进行抗休克综合治疗,维护心、肺、肾功能,预防呼吸困难综合征、心力衰竭和肾衰竭。输血输液时,应掌握剂量与速度,胶体与晶体比例,以维持生理需要的血红蛋白与红细胞比积。麻醉后需待患者完全清醒,呼吸交换正常、循环稳定、血气分析正常,方停止呼吸治疗。

4.急性坏死性胰腺炎

循环呼吸功能稳定者,可选用连续硬膜外阻滞。已发生休克经综合治疗无效者,应选用对心血管系统和肝肾功能无损害的全身麻醉。麻醉中应针对病理生理特点进行处理:

(1)因呕吐、肠麻痹、出血、体液外渗往往并存严重血容量不足,水、电解质紊乱,应加以纠正。

(2)胰腺酶可将脂肪分解成脂肪酸,与血中钙离子起皂化作用,因此患者可发生低钙血症,需加以治疗。

(3)胰腺在缺血、缺氧情况下可分泌心肌抑制因子(如低分子肽类物质),因此抑制心肌收缩力,甚至发生循环衰竭,应注意预治。

(4)胰腺炎继发腹膜炎,致使大量蛋白液渗入腹腔,不仅影响膈肌活动、且使血浆渗透压降低、容易诱发肺间质水肿,呼吸功能减退,甚至发生急性呼吸困难综合征(ARDS)。麻醉中应在血流动力学指标监测下,输入血浆代用品、血浆和全血以恢复有效循环血量,纠正电解质紊乱及低钙血症,同时给予激素和抗生素治疗。此外,应注意呼吸管理,维护肝功能,防治ARDS和肾功能不全。

七、类癌综合征

（一）类癌综合征主要病理生理特点

（1）见于胃肠道、胆、胰、甲状腺、肺、支气管、前纵隔、卵巢、睾丸等部位，发生率占类癌患者的18%。

（2）其病理生理改变主要由于色氨酸代谢紊乱，分泌5-羟色胺、缓激肽、组胺等血管活性物质所造成。类癌综合征患者在麻醉中易促使神经节阻滞药的作用增强，致血压下降、支气管痉挛、高血糖、肠蠕动亢进。5-羟色胺可通过血脑屏障对中枢产生抑制作用，使麻醉苏醒延迟。缓激肽可引起严重血管扩张、毛细血管通透性增加和血压下降。

（3）临床表现主要有：皮肤潮红、毛细血管扩张，以面部、颈和胸部明显，多次发作后肤色呈紫绀状；眼结膜有毛细血管扩张和水肿；血压下降，极度乏力；腹泻呈水样及脂肪样大便，每日多达20～30次，可导致营养不良、水、电解质失衡；心内膜、心包膜、胸膜、腹膜纤维组织增生，出现三尖瓣、肺动脉瓣狭窄或关闭不全，最终发生心力衰竭、严重支气管痉挛可导致窒息。

（二）麻醉前准备

（1）对疑有类癌综合征的患者要全面检查。对原发病灶部位、肝损害及其程度和心功能代偿情况等作为重点检查和全面估价。

（2）手术前应对综合征发作的患者试用5-羟色胺拮抗剂（如 nozinam），缓激肽拮抗剂（如抑肽酶，trasylol），以及皮质类固醇等进行试探性治疗，找出有效治疗药物和剂量。以供麻醉处理时参考使用。

（3）改善全身状况和营养不良，纠正水、电解质失衡。手术前禁用含有大量色氨酸的饮科和食物（如茶、酒、脂肪及某些蔬菜）；禁忌挤压肿瘤以防诱发综合征的发作。

（4）保持患者镇静，避免交感—肾上腺系统兴奋，麻醉前用药宜适当增量。

（三）麻醉选择和处理

（1）吗啡、硫喷妥钠、右旋糖酐、多黏菌素 B 等，可增加肠色素颗粒细胞膜的通透性，或泵作用发生改变而促使5-羟色胺分泌增加，故应禁用。

（2）琥珀胆碱的去极化作用，可增高腹内压；筒箭毒碱的神经节阻滞和组胺释放作用，可诱发血压严重波动和支气管痉挛，故应慎用。

（3）因类癌分泌的活性物质，直接作用于神经末梢与靶细胞的交接处，由此引起类癌综合征的发作，各种麻醉包括局麻、神经阻滞、脊麻或硬膜外阻滞中都会同样发作。因此在麻醉管理中应提高警惕，尽量避免导致血压下降和呼吸抑制的各种影响因素。

（4）神经安定药、抗组胺药可降低肠色素颗粒细胞膜的通透性，并阻滞5-羟色胺、组胺的作用，故类癌综合征手术可选用神经安定镇痛麻醉或静脉复合麻醉，肌松药中可选用潘库溴铵或维库溴铵等无组胺释放作用的药物。

（5）麻醉力求平稳，诱导期避免各种应激反应和儿茶酚胺释放因素，控制适当的麻醉深度。手术挤压肿瘤、变动体位、缺氧、二氧化碳蓄积、低血压等因素都会促使类癌的活性物质（5-羟色胺及缓激肽）分泌增加，应严密监护。选用气管内插管，有利于供氧和维持呼吸道通畅，一旦出现支气管痉挛，可立即施行正压辅助呼吸，故适用于类癌手术患者的麻醉。

（6）麻醉中一旦发生缓激肽危象而导致严重低血压时，应禁用儿茶酚胺类药，后者可增加缓激肽的合成,低血压可更加严重。必要时应选用甲氧明、间羟胺或高血压素。最好选用5-羟色胺、缓激肽和组胺的拮抗药及激素;补足有效循环血量;纠正水、电解质及酸碱失衡。对并存心肌、心瓣膜损害的类癌患者,应注意防止增加右心负荷,正确掌握输血、输液速度与总量,注意尿量,预防心力衰竭。

第二节　甲状腺手术麻醉

甲状腺是重要的内分泌腺之一,主要分泌甲状腺激素,对机体的代谢、生长发育、神经系统、心血管系统和消化系统等具有重要的作用。甲状腺的功能受诸多因素的调节,甲状腺激素分泌增加或减少均可导致机体内分泌代谢紊乱。一些甲状腺疾病可通过手术治疗,许多手术患者也可伴随甲状腺功能障碍,故应了解甲状腺解剖生理特点和甲状腺手术的麻醉特点,选择适当的麻醉方法和麻醉药物,保证患者术中安全,防止各种并发症发生。

一、甲状腺手术麻醉的特点

(一)甲状腺的解剖和生理特点

人类甲状腺起源于第一对咽囊之间的内胚层,胚胎第5周在咽底壁出现一正中突起,即为甲状腺原基,以后逐渐向下凹陷形成甲状腺囊,并向下发展至颈前方。甲状腺位于颈前下方软组织内,大部分位于喉及气管上段两侧,其峡部覆盖于第2~4气管软骨环的前面。有时甲状腺向下深入胸腔,称为胸骨后甲状腺,当其肿大时,常压迫气管引起呼吸困难。甲状腺由许多球形的囊状滤泡构成。滤泡衬以单层上皮细胞,滤泡细胞分泌甲状腺素和三碘甲状腺原氨酸,二者释放进入血液后,即组成甲状腺激素。而滤泡旁细胞则分泌降低血钙水平的激素,即降钙素。

甲状腺激素的主要生理功能:

(1)促进细胞内氧化,提高基础代谢率,使组织产热增加。甲状腺激素能促进肝糖原酵解和组织对糖的利用;促进蛋白质的分解,如骨骼肌蛋白质分解,出现消瘦和乏力;并增加脂肪组织对儿茶酚胺和胰高血糖素的脂解作用,加快胆固醇的转化和排泄。正常的基础代谢率为±10%。

(2)维持正常生长发育,特别对脑和骨骼发育尤为重要。甲状腺功能低下的儿童,表现为智力下降和身材矮小为特征的呆小病。

(3)对心血管系统影响:甲状腺激素能增强心肌对儿茶酚胺的敏感性。

(4)对神经系统的影响:甲状腺功能亢进时可出现易激动,注意力不集中等中枢神经系统兴奋症状。

(5)对消化系统影响:甲亢时食欲亢进,大便次数增加,此与胃肠蠕动增强及胃肠排空加快有关。

(二)甲状腺手术麻醉特点甲状腺手术麻醉方法的选择应考虑以下几个因素

(1)甲状腺疾病的性质和手术范围。

(2)甲状腺功能状况。

(3)有无声带麻痹,气管、大血管和神经受压及对通气功能影响。

(4)患者全身状况及其他并发症。

(5)患者的精神状况和合作程度。

对于不伴有呼吸道压迫症状的甲状腺功能亢进的患者,可采用局部浸润麻醉或颈丛神经阻滞,对病情复杂或伴有全身器质性疾病或不合作者选用气管内全身麻醉。

二、甲状腺肿瘤手术

甲状腺肿瘤包括甲状腺囊肿、甲状腺良性肿瘤及恶性肿瘤。甲状腺良性肿瘤包括甲状腺腺瘤、良性畸胎瘤等,多发生于 20~40 岁的女性,病理变化主要包括滤泡性和乳突状腺瘤及不典型腺瘤,以滤泡性腺瘤最常见。多数患者无任何症状或稍有不适而被发现颈部肿物,多数为单个、表面光滑、边界清楚、无压痛、可随吞咽上下移动,罕见巨大瘤体可产生邻近组织器官受压。部分甲状腺腺瘤可发生癌变,癌变率为 10％~20％,因此,主张早期手术治疗。对于单个小瘤体,可采用局部浸润或颈丛神经阻滞,或颈部硬膜外阻滞,必要时静脉辅助镇静或镇痛药物。术中保持患者清醒以利于配合手术医师检查声带功能,避免喉返神经损伤。

甲状腺恶性肿瘤主要包括:

(1)乳头状腺癌(60％~70％),好发于年轻女性,且易发生颈部淋巴结转移,患者多无自觉症状,且生长缓慢,故一般就诊较晚。

(2)滤泡状腺癌(约占 20％),可发生于任何年龄,但以年龄较大者多见。多为单发,边界不清,较少发生淋巴结转移,多经血液转移到肺和骨骼。此类患者需行原发病灶切除及颈部淋巴结清除术,故常选用气管内麻醉。

(3)未分化癌(10％~15％),常见于老年人,恶性程度甚高,极易发生颈部淋巴结和血液转移。可广泛侵犯周围邻近组织和器官,患者常伴有呼吸困难、吞咽困难、颈静脉怒张等。一般选择放射治疗。对某些晚期患者,由于局部压迫症状严重,如出现严重呼吸困难,需要手术治疗以解除气管压迫,一般在表面麻醉下行清醒气管插管,保持呼吸道通畅后再施行手术。

三、甲状腺功能亢进症手术

甲状腺功能亢进症是由各种原因导致正常甲状腺素分泌的反馈机制失控,导致循环中甲状腺素异常增多而出现以全身代谢亢进为主要特征的疾病总称。根据引起甲状腺功能亢进的原因可分为原发性、继发性、高功能腺瘤三类。原发性甲状腺功能亢进症最常见,其发病机制目前认为可能是一种自身免疫性疾病。患者年龄多在 20~40 岁,甲状腺弥漫性肿大,两侧对称,且常伴有眼球突出。

(一)麻醉前评估

麻醉前访视患者时,可根据其症状、体征及实验室检查评估其甲状腺功能亢进症的严重程度。

1.临床表现

主要包括:

(1)性情急躁,容易激动,失眠,双手平行伸出时出现震颤;

(2)食欲亢进,但却体重减轻、怕热、多汗、皮肤潮湿;

(3)脉搏快而有力(休息及睡眠时仍快)、脉压增大、病程长者可出现甲亢性心脏病,严重病例可

出现心房颤动,甚至充血性心力衰竭;

(4)突眼征常发生于原发性甲状腺功能亢进症患者,双侧眼球突出、眼裂开大,上下眼睑不能完全闭合,以致角膜受损,严重者可发生溃疡甚至失明;

(5)甲状腺弥漫性对称性肿大,严重者可压迫气管等,但较少见,可扪及震颤,并闻及血管杂音;

(6)内分泌紊乱,无力、易疲劳等。

2.特殊检查

(1)基础代谢率:常用计算公式:基础代谢率＝(脉率＋脉压)－111。测定时应在完全安静、空腹时进行(一般是早晨清醒后未起床时),正常值为±10%,增高 20%～30%为轻度甲亢,30%～60%为中度,60%以上为重度。

(2)甲状腺摄[131]I率测定:正常甲状腺 24h 内摄取[131]I量为人体总量的 30%～40%,如果 2h 内甲状腺摄取[131]I量超过人体总量的 25%,或 24h 超过人体总量的 50%,且吸[131]I高峰提前出现,均可诊断甲亢。

(3)血清 T_3、T_4含量测定:甲亢时,血清 T_3可高于正常 4 倍左右,而 T_4仅为正常值的 2 倍半。

(4)促甲状腺素释放激素(TRH)兴奋试验,静脉注射 TRH 后,促甲状腺激素不增高,则有诊断意义。

3.病情评估

根据上述临床表现及特殊检查以及是否曾发生甲状腺危象等可以对病情严重程度作一评估。一般应经过一段时间抗甲状腺功能亢进药物治疗,待病情稳定后才考虑手术,否则,围手术期间易发生甲状腺危象。如果甲状腺功能亢进症症状得到基本控制,则可考虑手术,具体为:

(1)基础代谢率小于＋20%;

(2)脉率小于 90 次/min,脉压减小;

(3)患者情绪稳定,睡眠良好,体重增加等。

(二)麻醉前准备

1.药物准备

药物准备是术前降低基础代谢率的重要措施,有两种方法。

(1)先用硫脲类药物降低甲状腺素的合成,并抑制机体淋巴细胞自身抗体产生,从而控制因甲状腺素升高而引起的甲亢症状。待甲亢症状被基本控制后,改用碘剂(Logul液)1～2 周,再行手术。

(2)开始即服用碘剂,2～3 周后甲亢症状得到基本控制,便可进行手术。

硫氧嘧啶类药物包括甲基硫氧嘧啶和丙基硫氧嘧啶,每日 200～400mg,分次口服,咪唑类药物,如他巴唑(甲硫咪唑)、甲亢平(卡比马唑)每日 20～40mg,分次口服。碘剂含 5%碘化钾,每日 3 次,第 1 日每次 3 滴,以后每日每次增加 1 滴,至每次 16 滴为止。由于抗甲状腺药物能引起甲状腺肿大和动脉性充血,手术时易出血,增加了手术的困难和危险,因此服用后必须加用碘剂 2 周,使甲状腺缩小变硬,有利于手术操作。必须说明的是,碘剂的作用在于抑制蛋白水解酶,减少甲状腺球蛋白的分解,从而抑制甲状腺素的释放,并减少甲状腺的血流量。但停用碘剂后甲状腺功能亢进症状可重新出现,甚至比原来更严重,因此,凡不准备实施手术者,不要服用碘剂。对于上述两种药物准备无效或不能耐受者,现主要加用β-受体阻断药,如普萘洛尔。普萘洛尔能选择性地阻断各种靶器官组织上的β-受体对儿茶酚胺的敏感性,而改善甲状腺功能亢进症的症状,剂量为每6h口服一次,每次20～60mg,一般1周后心率降至正常水平,即可施行手术。由于普萘洛尔在体内的有效半衰期不足8h,所以最后一次口服应在术前1～2h,手术后继续服用1周左右。对于患哮喘、慢性气管炎等患者忌用。

2.麻醉前用药

根据甲状腺功能亢进症状控制的情况和将采用的麻醉方法综合考虑,一般来说,镇静药用量较其他病种要大。可选用巴比妥类或苯二氮卓类药物,如咪达唑仑0.07～0.15mg/kg。对某些精神高度紧张拟选择气管内麻醉的患者,可加用芬太尼0.1mg、氟哌利多5mg肌内注射,具有增强镇静、镇痛、抗呕吐的作用。为了减少呼吸道分泌物,可以选用M受体阻滞药,一般选用东莨菪碱。应该强调的是,对于有呼吸道压迫或梗阻症状的患者,麻醉前镇静或镇痛药应减少用量或避免使用。

3.麻醉方法的选择

(1)局部浸润麻醉

局部浸润麻醉对于症状轻,病程短或经抗甲状腺药物治疗后,病情稳定,无气管压迫症状,且合作较好的患者可采用局部浸润麻醉,特别适应于微创手术。选择恰当浓度的局麻药,一般不加肾上腺素,以免引起心率增快,甚至心律失常。充分皮内、皮下浸润注射,虽然可完全消除手术所致疼痛刺激,但由于甲状腺功能亢进症患者精神紧张状态确非一般,加上甲状腺手术体位和术中牵拉甲状腺组织引起不适反应,术中必须静脉注射镇痛或镇静药,故现在已极少采用局部浸润麻醉于甲状腺功能亢进症患者。

(2)颈丛神经阻滞或连续颈部硬膜外阻滞

颈丛神经阻滞的麻醉效果较局部浸润麻醉优良,一般可获得较好的麻醉效果,但仍未摆脱局部麻醉的缺点,如手术牵拉甲状腺时患者仍感不适,此外,若手术时间较长者,麻醉作用逐渐消退,需要加用局部浸润麻醉或重新神经阻滞等。颈部硬膜外阻滞能提供最完善的镇痛效果,同时因阻滞心脏交感神经更利于甲状腺功能亢进患者,可用于防治甲状腺危象,更适应于手术前准备不充分的患者。术中可适量辅以镇痛药及镇静药,如芬太尼及氟哌利多等,以减轻术中牵拉甲状腺所致的不适反应。手术中可能因硬膜外阻滞平面过广、静脉辅助药作用等出现呼吸抑制。故麻醉期间需严密观察患者呼吸功能变化,避免呼吸道梗阻及窒息发生,同时准备气管插管用具。

4.气管内麻醉

气管内麻醉是目前采用最广泛的麻醉方法。适合于甲状腺较大或胸骨后甲状腺肿,伴有气管受压、移位、术前甲状腺功能亢进症状尚未完全控制或精神高度紧张不合作的患者。气管内麻醉能确保患者呼吸道通畅,完全消除手术牵拉所致的不适,增加了手术和麻醉安全性。不足之处是术中无法令患者配合以确定是否损伤喉返神经,此外,若患者术中发生甲状腺危象则体征可能不够明显,必须予以重视。总之,应根据病情选择合理的麻醉药物和麻醉诱导方式并完成气管内插管术,且采用必要的监测技术,使患者平稳渡过手术期。

(1)全身麻醉诱导和气管插管术:困难气管内插管常发生于甲状腺手术患者,麻醉前应有足够的思想和技术准备,包括准备不同内径的气管导管、不同型号的喉镜,甚至纤维支气管镜。对于有呼吸道压迫症状者,宜选择表面麻醉下清醒气管内插管。对于大多数甲状腺功能亢进症患者,若症状控制较好,且不伴有呼吸道压迫症状者,可采用快速诱导气管内插管。但必须注意,凡具有拟交感活性或不能与肾上腺素配伍的全麻药,如乙醚、氟烷、氯胺酮均不宜用于甲状腺功能亢进患者。其他药物,如硫喷妥钠、异丙酚、琥珀胆碱、恩氟烷、异氟烷等均可选用。麻醉诱导过程中充分吸氧去氮,诱导务必平稳,避免屏气、呛咳,插管困难者可借助插管钳、带光源轴芯或纤维支气管镜等完成气管插管。有气管受压、扭曲、移位的患者,宜选择管壁带金属丝的气管导管,且气管导管尖端必须越过气管狭窄平面。完成气管插管后,应仔细检查气管导管是否通畅,防止导管受压、扭曲。甲状腺手术操作不仅可使声带及气管与气管导管壁彼此摩擦,而且可直接损伤气管壁,易引起喉头气管炎症,导致声嘶、喉痛,甚至喉痉挛、喉水肿而窒息。另一方面术后创面出血也可压迫呼吸道,这些因素均可导致患者术后呼吸道梗阻。

(2)全身麻醉维持:恩氟烷、异氟烷、地氟烷、七氟烷、芬太尼、维库溴铵、罗库溴铵等,对甲状腺功能几乎无影响,且对心血管功能干扰小,对肝、肾功能影响小,可优先考虑使用。至于麻醉作用较弱的药物,如氧化亚氮、普鲁卡因,对甲状腺功能亢进的患者可能有麻醉难以加深的可能,必须增加其他药物或复合以恩氟烷或异氟烷吸入或异丙酚静脉点滴。一组来自因垂体瘤所致的继发性甲状腺功能亢进症的研究表明,麻醉维持选择较高浓度异丙酚 $8\sim10mg/(kg \cdot h)$,可达到较恰当的动脉血浓度($2\sim4\mu g/mL$),此时异丙酚的廓清率也较高(2.8L/min)。而乙醚、氟烷和氯胺酮则禁用或慎用于甲状腺功能亢进患者。

(3)气管拔管:手术结束后待患者完全清醒,咽喉保护性反射业已恢复后方可考虑拔除气管导管。由于出血、炎症、手术等诸因素,拔除气管导管后,患者可突然发生急性呼吸道梗阻。为预防此严重并发症,必须等患者完全清醒后,首先将气管导管退至声门下,并仔细观察患者呼吸道是否通畅,呼吸是否平稳,如果情况良好,则可考虑完全拔除气管导管,并继续观察是否出现呼吸道梗阻。如果一旦出现呼吸道梗阻,则应立即再施行气管插管术,以保证呼吸道通畅。

四、并发症防治

(一)呼吸困难和窒息

呼吸困难和窒息多发生于手术后48h内,是最危急的并发症。常见原因是:

(1)手术切口内出血或敷料包扎过紧而压迫气管;

(2)喉头水肿,可能是手术创伤或气管插管引起;

(3)气管塌陷,由于气管壁长期受肿大甲状腺压迫而发生软化,切除大部分甲状腺后,软化之气管壁失去支撑所致;

(4)喉痉挛、呼吸道分泌物等;

(5)双侧喉返神经损伤。临床表现为进行性呼吸困难,发绀甚至窒息。对疑有气管壁软化的患者,手术结束后一定待患者完全清醒,先将气管导管退至声门下,观察数分钟,如果没有呼吸道梗阻出现,方可拔管气管导管。如果双侧喉返神经损伤所致呼吸道梗阻,则应行紧急气管造口术。此外在手术间或病房均应备有紧急气管插管或气管造口的急救器械,一旦发生呼吸道梗阻甚至窒息,可以及时采取措施以确保呼吸道通畅。

(二)喉返神经或喉上神经损伤

喉返神经或喉上神经损伤手术操作可因切断、缝扎、牵拉或钳夹喉返神经后造成永久性或暂时性损伤。若损伤前支则该侧声带外展,若损伤后支则声带内收,如两侧喉返神经主干被损伤,则可出现呼吸困难甚至窒息,需立即行气管造口以解除呼吸道梗阻,如为暂时性喉返神经损伤,经理疗及维生素等治疗,一般3～6个月可逐渐恢复。喉上神经内支损伤使喉部黏膜感觉丧失而易发生呛咳,而外支损伤则使环甲肌瘫痪而使声调降低,一般经理疗或神经营养药物治疗后可自行恢复。

(三)手足抽搐

手足抽搐因手术操作误伤甲状旁腺或使其血液供给受累所致,血钙浓度下降至2.0mmol/L以下,导致神经肌肉的应激性增高而在术中或术后发生手足抽搐,严重者可发生喉和膈肌痉挛,引起窒息甚至死亡。发生手足抽搐后,应立即静脉注射10%葡萄糖酸钙10～20mL,严重者需行异体甲状旁腺移植。

(四)甲状腺危象

在甲亢未经控制或难以良好控制的患者,由于应激使甲亢病情突然加剧的状态即为甲亢危象。可发生于各个年龄组的患者,以老年人多见。甲亢危象是一种危重综合征,危及甲亢患者的生命,常因内科疾病、感染、精神刺激、分娩、手术、创伤、131I治疗、甲状腺受挤压等原因而诱发:其发生率可占甲亢患者的2%～8%,病死率高达20%～50%。围术期出现高热(>39℃)、心动过速(>140次/分,与体温升高不成比例)、收缩压增高、中枢神经系统症状(激动、谵妄、精神病、癫痫发作、极度嗜睡、昏迷)以及胃肠道症状(恶心、呕吐、腹泻、黄疸)等,应警惕甲亢危象的发生。与手术有关的甲亢危象可发生于术中或术后,多见于术后6～18h。由于甲状腺危象酷似恶性高热、神经安定药恶性综合征、脓毒症、出血及输液或药物反应,应注意鉴别。术后甲亢危象的患者临床常表现为烦躁不安、神志淡漠,甚至发生昏迷。少数患者临床表现不典型,可表现为表情淡漠、乏力、恶病质、心动过缓,最后发展为昏迷,称为淡漠型甲亢危象,临床应高度警惕。

(1)预防措施:充分有效的术前准备是预防围术期甲亢危象的关键。应用抗甲状腺药物进行对症治疗和全身支持疗法。

(2)静脉滴注10%葡萄糖液和氢化可的松300～500mg。

(3)明确诊断后即经胃管注入甲巯咪唑,首剂60mg,继用20mg,每8h一次。抗甲状腺药物1小时后使用复方碘溶液(Lugol液)5滴,每6h一次,或碘化钠1.0g,溶于500mL液体中静脉滴注,每日1～3g。

(4)有心动过速者给予普萘洛尔20～40mg口服,每4h一次。艾司洛尔为超短效β受体阻断药,0.5～1mg/min静脉缓慢注射,继之可根据心率监测,泵注维持治疗。严重房室传导阻滞、心源性休克、严重心衰、哮喘或慢性阻塞性肺疾病患者忌用。有心衰表现者可使用毛花苷丙静脉注射,快速洋地黄化有助于治疗心动过速和心衰,亦可应用利尿剂和血管扩张药(如尼卡地平、乌拉地尔)降压和降低心脏负荷。

(5)对症处理:保持呼吸道通畅,增加吸入氧浓度,充分给氧。高热者积极降温,必要时进行人工冬眠,抑制中枢及自主神经系统兴奋性,稳定甲状腺功能,降低基础代谢率。冬眠药物可强化物理降温效果,但应避免水杨酸盐降温,因大量水杨酸盐也会增加基础代谢率。纠正水、电解质和酸碱平衡。注意保证足够热量及液体补充(每日补充液体3000～6000mL),

(6)若应用上述治疗措施仍不见效,病情恶化时,可考虑施行换血疗法、腹膜透析或血液透析。

(五)颈动脉脉反射

颈动脉窦是颈内动脉起始处的梭形膨出,在窦壁内富含感觉神经末梢,称之为压力感受器。甲状腺手术刺激该部位时,可引起血压降低,心率变慢,甚至心跳骤停。术中为了避免该严重并发症发生,可采用局麻药少许在颈动脉窦周围行浸润阻滞,否则一旦出现,则应暂停手术并立即静脉注射阿托品,必要时采取心肺复苏措施。

第三节　甲状旁腺手术麻醉

一、甲状旁腺的解剖和生理

甲状旁腺来源于内胚层,上下甲状旁腺分别发生于第Ⅳ和第Ⅲ咽囊。一般情况下,共 4 个甲状旁腺,它们通常位于甲状腺的外科囊内,紧密附着于左右两叶甲状腺背面的内侧。每个甲状旁腺的体积长 5～6mm,宽 3～4mm,厚 2mm,重 30～45mg。甲状旁腺的血液供应一般来自甲状腺下动脉。甲状旁腺分泌甲状旁腺素,其生理作用是调节体内钙磷代谢,与甲状腺滤泡旁细胞分泌的降钙素一起维持体内钙磷平衡。

二、甲状旁腺的病理生理

引起原发性甲状旁腺功能亢进的甲状旁腺病变有腺瘤(约占 85%),增生(约占 14%),腺癌(约占 1%),甲状旁腺功能亢进在临床上可分为三种类型。

(1)肾型甲状旁腺功能亢进,约占 70%,主要表现为尿路结石,与甲状旁腺功能亢进时尿中磷酸盐排出较多,有利于尿石形成有关。

(2)骨型甲状旁腺功能亢进,约占 10%。表现为全身骨骼广泛脱钙及骨膜下骨质吸收。X 线片显示骨质疏松、变薄、变形及骨内多个囊肿。患者病变骨常感疼痛,易发生病理性骨折。

(3)肾骨型甲状旁腺功能亢进,约占 20%,为二者的混合型。表现为尿路结石和骨质脱钙病变。此外,有部分患者可合并消化性溃疡、胰腺炎和胆石症,严重者可出现甲状旁腺危象。

三、甲状旁腺功能亢进手术的麻醉

(一)病因及分类

PTH 的分泌量主要受血钙水平的反馈调节。甲状旁腺功能亢进症(甲旁亢)是指由 PTH 分泌量过多导致高钙血症、低磷血症、骨质损害和肾结石等综合病症,可分原发性和继发性两种。原发性甲旁亢由甲状旁腺本身病变引起的 PTH 过度分泌,以高钙血症和低磷血症为特征。甲状旁腺本身病变包括甲状旁腺腺瘤(80%)和增生(15%),甲状旁腺癌罕见,其中 90% 以上伴发甲旁亢。甲状旁腺囊肿更罕见,占甲状旁腺肿瘤的 1.5%～3.2%。多见于 35～65 岁人群,女性为男性 2～3 倍,尤其是绝经后女性更易发生。继发性甲旁亢是由于各种原因所致的低钙血症,刺激甲状旁腺,使之增生肥大,分泌过多 PTH,常见于慢性肾功能不全、维生素 D 缺乏、骨软化症等。尚有异位甲旁亢,由甲状旁腺以外的组织分泌 PTH 或类似活性物质而引起。肺、胰腺、乳腺癌和淋巴组织增生性疾病的组织是常见的异位病灶。

(二)临床表现、诊断及治疗

常见的甲旁亢症状有倦怠、四肢无力等神经肌肉系统症状;食欲缺乏、恶心、呕吐、便秘、胃十二指肠溃疡等消化系统症状;烦渴、多尿、肾结石、血尿等泌尿系统症状。骨痛、背痛、关节痛、骨折等骨骼系统症状,伴随症状有皮肤瘙痒,痛风,贫血,胰腺炎和高血压。但也有少数患者无症状。

甲旁亢起病缓慢,早期往往无症状或仅有非特异的症状,诊断主要依据临床表现和实验室检查,高钙血症、低磷血症和高尿钙是诊断甲旁亢的主要依据。近年来,采用 PTH 的测定有助于判断高钙血症是否由甲状旁腺功能亢进所引起。

手术切除过多分泌 PTH 的肿瘤或增生的甲状旁腺组织是治疗甲旁亢最有效的手段。

(三)术前评估与准备

(1)肾脏功能损害是甲旁亢患者常见的严重并发症。约 65% 的甲旁亢患者合并肾结石(磷酸盐或草酸盐),约 10% 的甲旁亢患者有肾钙盐沉着症。因此,有 80%～90% 的甲旁亢患者均有不同程度的肾功能损害。术前应注意血尿素氮、肌酐及尿比重,以评估肾功能损伤情况及相应的电解质失衡对心血管系统的影响,如高血压、室性心律失常、QT 间期缩短等。

(2)甲状旁腺功能亢进患者多因长期食欲缺乏、恶心、呕吐和多尿等原因导致严重脱水和酸中毒,术前应尽可能予以纠正。

(3)术前应注意预防和处理高钙血症危象,通常甲旁亢患者必须先行内科治疗,给予低钙、高磷饮食,控制高钙血症,将血钙降至 3.5mmol/L 以下的安全水平,并以钠制剂拮抗钙的作用。高钙血症易导致心律失常,在降低钙浓度的同时应给予相应治疗。

(4)由于 PTH 可动员骨钙进入血液循环,造成骨组织内钙含量下降,引起骨质疏松,同时患者亦可能存在病理性骨折,因此在搬运、安置患者体位及麻醉插管操作时,应注意操作轻柔,避免给患者造成意外伤害。

(四)麻醉选择与术中管理

甲旁亢患者手术麻醉对麻醉药物和麻醉方法的选择没有特殊要求,主要应根据患者自身的病理生理改变和手术情况决定。对定位明确、无异位甲状旁腺、无气管压迫患者,身体状况较好可选用局麻或颈神经丛阻滞。对于全身情况差、严重肾功能不全、电解质紊乱或心功能障碍患者,局麻和颈丛阻滞影响更小。对探查性手术或多发性肿瘤,以及有气管压迫与恶心、呕吐的患者,宜选择全身麻醉。气管内插管全身麻醉具有保持气道通畅,充分给氧和防止二氧化碳蓄积的优点。

麻醉方法和管理基本类同于甲状腺手术,但应考虑此类患者多有肾功能不全,因此在选择麻醉药物时应注意到患者的肾功能状态,由于氟元素对肾脏有毒害作用,不宜使用异氟烷、七氟烷。甲旁亢患者多有肌无力症状,由于高钙血症可引起神经肌肉接头对去极化肌松药敏感,对非去极化肌松药存在抵抗现象,故有肌张力降低的患者,应酌情减少肌肉松弛药的使用剂量。首次肌松效应不易预测,可以小剂量用药并根据肌松效应来决定临床用量,建议使用周围神经刺激器监测神经肌肉接头功能,以指导肌松剂的应用。因为术中需仔细分离和鉴别甲状旁腺腺体或肿瘤,有时甚至需打开纵隔探查和等待病理报告,时间冗长,注意全麻维持的平稳。

术中牵扯气管,在颈动脉窦附近操作时,患者可出现血压下降及心率减慢须暂停手术,在其附近用局麻药封闭,同时适当加深麻醉,静脉注射阿托品,遇有严重低血压时,可用血管收缩药如麻黄碱。术中应加强监测,严密观察病情变化,尤其是加强心血管功能、心电图的监测,但心电图监测QT 间期并不是血钙浓度改变的可靠指标。术中应注意观察患者的呼吸、心律变化,维持水、电解质平衡。

术中需做好高钙血症危象的预防和急救准备。血钙异常增高是甲旁亢特征性表现的病理生理学基础。在血浆总蛋白为 65g/L 的患者,血清钙＞3.75mmol/L 即有诊断意义。血钙达 3mmol/L 时,一般患者均能很好地耐受。血钙＞3.75mmol/L 即可发生高钙血症危象。患者出现精神症状如幻觉、狂躁甚至昏迷,四肢无力、纳差、呕吐,多饮、多尿,抑郁,心搏骤停,广泛的骨关节疼痛及压□。X 线片可见纤维囊性骨炎、虫蚀样或穿凿样改变。若抢救不力,可发生高钙猝死。因此,血钙□.75mmol/L 时,即使临床无症状或症状不明显,也应当按照高钙血症危象处理。处理措施包括:输液扩容,纠正脱水(补充生理盐水 2000～4000mL/日,静脉滴注在恢复正常血容量后,可给予呋塞米 40～80mg/(2～4)h,利尿并抑制钠和钙的重吸收;应用糖皮质激素;依据生化检测结果,适量补充钠、钾和镁;必要时可行血液透析或腹膜透析降钙。在严重高钙血症或一般降钙治疗无效时,可静脉给予二磷酸盐(如羟乙膦酸钠)或依地酸二钠(EDTA)或硫代硫酸钠等。

(五)术后处理

(1)术后应注意呼吸道通畅、适当给氧和严密观察病情,以防止喉返神经损伤、血肿压迫等因素导致的术后呼吸道梗阻。

(2)术后 2～3d 内仍需注意纠正脱水,以维持循环功能的稳定。术后 2～3d 内继续低钙饮食,并密切监测血钙变化。手术成功者,血磷迅速恢复正常,血钙和血 PTH 则多在 1 周内降至正常。

(3)甲旁亢术后亦可并发短暂或永久性的低钙血症,其发生率有报道为 13%～14%。血钙于术后 1～3d 内降至过低水平,患者可反复出现口唇麻木和手足搐搦,应每日静脉补给 10% 葡萄糖酸钙 30～50mL。症状一般于 5～7d 改善。若低钙持续 1 个月以上,提示有永久性甲状旁腺功能低下,则必须按甲状旁腺功能减低症进行长期治疗。

第四节 乳房手术麻醉

一、乳房解剖及生理概要

成年未婚女性乳房呈半球形,位于胸大肌浅面,在第 2～6 肋骨水平的浅筋膜浅、深层之间。乳头位于乳房的中心,周围色素沉着区称为乳晕。乳腺有 15～20 个腺叶,每个腺叶分成很多腺小叶,腺小叶由小乳管和腺泡组成,是乳腺的基本单位。小乳管汇至乳管,乳管开口于乳头。乳腺是许多内分泌腺的靶器官,其生理活动受垂体、卵巢及肾上腺等内分泌腺的影响。妊娠及哺乳期乳腺明显增生,腺管延长,腺泡分泌乳汁。乳房的淋巴网甚为丰富,淋巴液最后输出至锁骨下淋巴结、胸骨旁淋巴结、肝脏及对侧乳房。

二、乳房手术的麻醉

乳房的疾病包括多乳头、多乳房畸形、急性炎症、脓肿、囊性增生、良性和恶性肿瘤等。一般根据手术范围、大小及患者全身状况来选择相应的麻醉方法。

(一)局部浸润

麻醉适用于手术范围小而合作的患者,如乳房纤维腺瘤切除,疑有癌变的乳房肿瘤作活组织病检等。

(二)硬膜外阻滞

硬膜外阻滞适用于手术范围大或不适宜行全身麻醉的乳癌根治手术患者。一般选择 T2～T5 间隙穿刺向头侧置管,若能选择 0.25％的罗哌卡因,适当控制容量,则能最大限度地减少对运动神经纤维的阻滞而减轻对呼吸的抑制。尽管如此,麻醉期间必须加强对呼吸功能的监测,避免发生呼吸抑制。

(三)全身麻醉

对于产后哺乳的女性所患急性乳腺炎或脓肿,需行切开引流术,可选择全凭静脉麻醉,如异丙酚 2～2.5mg/kg,或氯胺酮 2mg/kg,辅以少许麻醉性镇痛药,如芬太尼 2～4mg/kg 静脉注射。麻醉期间保持呼吸道通畅,预防喉痉挛、呼吸抑制等并发症出现。对于乳癌根治术,特别是需扩大清扫范围者常选择全身麻醉,静脉快速诱导后插入喉罩或气管导管,控制或辅助呼吸,术中加强对失血量的监测,必要时输血。

若有条件,手术结束后应将患者送至苏醒室密切观察,直至呼吸、循环功能稳定。因乳房手术后有许多因素影响呼吸功能,如高位硬膜外阻滞对呼吸影响,全身麻醉药的残余作用,胸部敷料包扎压迫等均影响患者肺通气与换气功能。此外,必要时可给患者提供 PCA 服务,有利于患者早日康复。

第九章　胸外科手术麻醉

第一节　肺隔离技术

肺隔离技术在胸外科麻醉中具有里程碑的意义,该技术的出现使胸外科手术取得长足进步。

一、肺隔离的指征

肺隔离技术的应用范围广泛,从为胸内手术操作创造理想的手术野到严重肺内出血的急症抢救,都需要应用肺隔离技术。通常把肺隔离的应用指征笼统地分为相对指征与绝对指征。肺隔离的相对指征指为方便手术操作而采用肺隔离的情况,包括全肺切除、肺叶切除、肺楔形切除、支气管手术、食管手术等。肺隔离的绝对指征系需要保证通气,防止健肺感染等情况,包括湿肺、大咯血、支气管胸膜瘘、单侧支气管肺灌洗等。但这种分法并不理想,实际应用中很多相对指征会演变为绝对指征。如手术中意外发生导致必须使用肺隔离技术时相对指征就成为绝对指征。

最初应用肺隔离技术的主要目的是保护健肺,但目前肺隔离技术应用的主要目的在于方便手术操作,因此,不仅肺手术需要肺隔离,胸内其他器官的手术也需要肺隔离。

二、肺隔离的禁忌证

肺隔离并无绝对禁忌,但临床实践中有些情况不宜使用肺隔离技术。如存在主动脉瘤时插入双腔管可造成动脉瘤的直接压迫,前纵隔肿物存在时插入双腔管可造成肺动脉的压迫。理论上,插入双腔管时误吸的可能增加,因此,饱胃患者应谨慎使用双腔插管。

三、肺隔离的方法

临床上使用的肺隔离方法很多,包括双腔管、支气管堵塞、Univent 管、单腔支气管插管等。各种技术有各自的优缺点,应根据患者病情与手术需要分别选用。

(一)双腔管

1949 年 Carlens 发明的双腔管使肺隔离技术获得飞跃。20 世纪 50 年代末,Robertshaw 对 Carlens 双腔管进行改进,发明了右侧支气管插管,20 世纪 80 年代,聚氯乙烯导管代替了橡胶导管。制造技术的改进逐渐扩大了双腔管的用途,但双腔管至今仍存在一些缺陷,如定位困难需支气管镜辅助定位,右侧支气管插管易移位。

由于双腔管横截面呈卵圆形,不宜以直径反映其规格。目前以双腔管周长与相同周长单腔管的尺寸表示双腔管的规格。临床上女性身高 160cm 以下者选择 35F 双腔管,身高 160cm 以上者选择 37F 双腔管。男性身高 170cm 以下者选择 39F 双腔管,身高 170cm 以上者选择 41F 双腔管。除身高外,选择双腔管还应考虑患者体形。

双腔管的插管方法与气管内插管方法基本相同。检查套囊后先将导管充分润滑,喉镜暴露声门后支气管斜口向上插入声门,支气管套囊经过声门后左侧双腔管逆时针旋转 90% 右侧双腔管顺时针旋转 90°，推进导管至预计深度插管即初步成功。一般身高 170cm 的成人患者导管尖端距门齿 29cm，身高每增减 10cm 插管深度相应增减 1cm。聚氯乙烯导管与橡胶导管的设计不同，推进导管时不宜以遇到阻力为插管初步成功，聚氯乙烯导管推进中遇到阻力时可能造成肺叶、肺段支气管插管或支气管损伤。插管初步成功后应明确导管位置。

常用快速确定双腔管位置的方法包括听诊与支气管镜检查。听诊分三阶段进行。第一步确定气管导管的位置。即双肺通气时将主气管内套囊适当充气，听诊双肺均有呼吸音。若双肺呼吸音不一致，气道阻力大，表明双腔管插入过深，应后退 2～3cm。第二步确定支气管导管的位置。夹闭气管腔接口并使气管腔通大气，将支气管套囊充气，听诊确认单肺通气。开放气管腔接口行双肺通气，听诊双肺呼吸音清晰。第三步确定隔离效果。分别钳夹气管腔与支气管腔接口，听诊单肺呼吸音确定隔离效果。听诊法可快速诊断双腔管位置不良，但不能发现肺叶支气管堵塞的情况。支气管镜是确定双腔管位置最可靠的方法。患者体位改变后应重复上述步骤重新核对双腔管位置。

右侧双腔管插管易成功，左侧双腔管插管中易出现进入右支气管的情况。遇到这种情况后先将套囊放气，导管后退至距门齿 20cm 处，将患者头右转 90°同时将双腔管逆时针旋转 90°再向下推进导管，导管易进入左侧支气管。左侧双腔管进入右侧支气管后的另一种处理方法是夹闭主气管通气，控制呼吸并后退导管，见到双侧胸廓起伏后将患者头向右侧旋转，导管同时逆时针旋转推进易使左侧双腔管进入左支气管。在上述方法不能奏效的情况下应使用支气管镜引导插管。

1.左侧双腔管

左侧双腔管常见的有 Rusch、Mallinckrodt、Sheridan 三种，主要区别在套囊。Rusch 与 Mallinckrodt 管的套囊内压低于 Sheridan 管的套囊内压。这些导管行肺隔离时的套囊内压较低，在 15～20cmH$_2$O 之间。套囊内容量 2～3mL 即可完成隔离，套囊内容量超过 3mL 才能完成隔离时应调整双腔管位置。左侧双腔管可能进入左肺上叶或下叶的叶支气管，通过支气管镜检查可排除这种可能。

2.右侧双腔管

右侧双腔管常见的也有 Rusch、Mallinckrodt、Sheridan 三种，主要区别在于套囊设计。三种导管的共同特点是支气管套囊后导管侧壁有一侧孔，用于右上肺通气。右侧双腔管行肺隔离时套囊内压较高，约 40～49cmH$_2$O，但低于 Univent 管的套囊内压。右侧双腔管插入过深易导致右上肺不张。

与其他肺隔离技术相比，双腔管具有以下优点：

(1)利于对双肺进行吸引、通气，易行支气管镜检查。

(2)肺隔离有效。双腔管的缺陷在于解剖变异时固定的导管设计不能发挥良好的隔离作用。

（二）Univent 管

Univent 管出现于 1982 年，系一单腔导管，导管前开一侧孔，其间通过一直径 2mm 的支气管堵塞器，支气管堵塞器可在导管腔内前后移动。Univent 管的插管方法与普通单腔气管导管相同，暴露声门后，导管送入声门，导管尖端过声门后再将支气管堵塞器继续送入支气管，左侧支气管堵塞时将导管逆时针旋转 90°，右侧支气管堵塞时将导管顺时针旋转 90°，导管插入深度与普通气管导管相同。确认双肺呼吸音后插入支气管镜，在支气管镜辅助下将支气管堵塞器送入相应的支气管内，套囊充气后听诊确定肺隔离效果。支气管堵塞器套囊不充气时即施行双肺通气。为防止堵塞器移位,在改变患者体位前可将堵塞器插入支气管较深的部位。支气管堵塞器导管较硬,有时送入支气管较困难,以进入左支气管时为甚,可将堵塞器退回气管导管腔内,在支气管镜帮助下将气管导管送入支气管,将堵塞器送入支气管后再将气管导管退回主气管即可。

Univent管的优点在于术后保留导管方便,双肺单肺通气转换方便,能用于小儿。但该管的支气管堵塞器套囊属高容量高压套囊。堵塞器导管硬,因此有穿破支气管的可能。在不需要肺隔离的情况下意外对堵塞器套囊充气可造成急性气道梗阻。Univent管的应用范围广泛,但与双腔管相比仍有隔离效果不稳定之嫌。

(三)支气管堵塞

支气管堵塞法系将支气管堵塞囊通过单腔气管导管送入支气管实现肺隔离的一种技术。由于手术操作的影响,尤其在右侧支气管堵塞时易发生堵塞囊移位。堵塞囊移位不仅造成隔离失败,严重时可堵塞主气管与通气肺支气管造成窒息。支气管堵塞时非通气肺的萎陷需要气体缓慢吸收或手术医师挤压完成。支气管堵塞适于手术方案改变需要紧急肺隔离而双腔管插入困难的情况。支气管堵塞法隔离肺的主要缺陷在于不能对非通气肺进行正压通气、吸引等操作。

(四)支气管内插管

支气管内插管是最早应用的肺隔离技术,该方法将单腔气管导管通过一定手法送入支气管达到肺隔离的目的。右侧支气管内插管较容易,左侧支气管插管在患者头右转90°的情况下较易成功。支气管镜辅助下插管成功率高。右侧支气管插管易堵塞右上肺叶支气管。与支气管堵塞相似,这种肺隔离技术对非通气肺的控制有限。费用低是该技术的突出优点。

四、隔离通气(单肺通气)临床应用中的问题

单肺通气使手术肺萎陷,不仅利于明确病变范围,创造安静的手术野,还利于减轻非切除部分肺的创伤。但单肺通气易因氧合不良造成低氧血症。

(一)单肺通气时导致低氧血症的原因

单肺通气时氧合不良的主要原因包括隔离技术机械性因素、通气肺本身的病变以及双肺的通气血流比失调。

隔离技术机械性因素包括双腔管或支气管插管位置不良影响通气,通气道被血液、分泌物或组织碎屑堵塞影响通气,通过调整插管位置与清理通气道可很快纠正这种通气不良。慢性肺疾患在单肺通气时气道内气体分布不均衡增加,小气道过早闭合易导致通气不良。单肺通气引起低氧血症的最主要原因是双肺的通气血流比失衡。影响因素包括体位、全身麻醉、开胸以及低氧性肺血管收缩。

1.体位、全身麻醉与开胸的影响

清醒状态下侧卧位时,膈肌较低部位向胸腔弯曲明显,能更有效收缩。同时,胸膜腔压力梯度的改变也使下肺通气比上肺通气好。肺血受重力影响向下肺分布较多。由于上肺通气与血流均下降,下肺通气与血流均增加,因此,双肺的通气血流比变化不大。

麻醉后侧卧位时,肺血分布的模式依然是下肺占优势,但肺通气的模式与清醒时相反,上肺通气比下肺通气好。所以,麻醉后侧卧位时上肺通气好但血流不足,下肺通气不良但血流灌注良好,肺通气血流比的改变必然影响肺通气。

开胸后肺萎陷,肺泡通气明显减少,但开胸侧肺血流并未相应减少,造成开胸侧肺通气不足而血流灌注良好的情况,通气血流比的降低造成肺内分流。麻醉后非开胸侧肺受腹腔内容物、纵隔、重力的影响通气不良,而血流灌注相对较多,同样造成通气血流比的降低出现肺内分流。肺内分流使动脉血氧分压下降出现低氧血症。

2.缺氧性肺血管收缩

缺氧性肺血管收缩是肺泡氧分压下降后肺血管阻力增加的一种保护性反应。表现为缺氧区域血流减少与肺动脉阻力的升高,使血流向通气良好的区域分布。缺氧性肺血管收缩使通气血流比失调缓解,肺内分流减少,因而低氧血症得到改善。单肺通气时缺氧性肺血管收缩在减少萎陷肺血流中起重要作用。

缺氧性肺血管收缩受生理因素、疾病状态与药物的影响。影响肺血管的因素同样影响肺血管收缩。充血性心衰、二尖瓣疾患、急慢性肺损伤等均可影响缺氧性肺血管收缩。钙离子通道阻断剂、硝酸盐类、硝普钠、β2－受体激动支气管扩张剂、一氧化氮与吸入麻醉药均可抑制缺氧性肺血管收缩。缺氧性肺血管收缩抑制后低氧血症表现明显。

(二)单肺通气的管理

针对单肺通气时发生低氧血症的原因,单肺通气时采用以下措施可减少低氧血症的发生。

1.单肺通气应维持足够的潮气量和较快的呼吸频率。为保证通气肺的完全膨胀,减少通气血流比值失调,单肺通气时潮气量应接近双肺通气时的潮气量,呼吸频率与双肺通气时的频率相同。

2.提高吸入气氧浓度,甚至吸入纯氧可提高通气侧肺动脉血氧分压使肺血管扩张,通气侧肺血流增加不仅降低通气血流比值失调,还有利于更多地接受非通气侧肺因缺氧性肺血管收缩而转移过来的血流。

3.对萎陷肺采用间断膨胀、高频通气或低压 PEEP 的方法可增加功能残气量,增加动脉氧合。

4.充分的肌松使下侧肺与胸壁顺应性增大,防止通气侧肺的肺内压、气道压过高而减少血流。

5.保持通气侧肺导管管腔和气道通畅,有分泌物、血液与组织碎屑时应及时清除。

6.避免使用影响缺氧性肺血管收缩的血管活性药物。

对上述方法不能奏效的低氧血症采用纯氧短暂双肺通气可迅速纠正低氧血症。

肺隔离的并发症肺隔离的主要并发症是气道创伤。防止气道创伤的主要措施为插管前详细的气道评估、选择适宜规格的导管、减小肺隔离时套囊内注气容量、仅在需要隔离时才对套囊充气、避免使用氧化亚氮以及插管时轻柔操作。

第二节 肺切除手术麻醉

一、术前准备

肺切除术常用于肺部肿瘤的诊断和治疗,较少用于坏死性肺部感染和支气管扩张所引起的并发症。

(一)肿瘤

肺部肿瘤可以是良性、恶性,或者为交界性。一般情况下只有通过手术取得病理结果才能明确肿瘤性质。90%的肺部良性肿瘤为错构瘤,通常是外周性肺部病变,表现为正常肺组织结构紊乱。支气管腺瘤通常为中心型肺部病变,常为良性,但有时亦可局部侵袭甚至发生远处转移。这些肿瘤包括:类癌、腺样囊性癌及黏液表皮样癌。肿瘤可阻塞支气管管腔,并导致阻塞远端区域反复性肺炎。肺类癌起源于 APUD 细胞,并可分泌多种激素,包括促肾上腺皮质激素(ACTH)、精氨酸加压素(AVP)等。类癌综合征临床表现不典型,有时更类似于肝转移征象。

肺的恶性肿瘤可分为小(燕麦)细胞肺癌(占 20%,5 年生存率为 5%～10%)和非小细胞肺癌(占 80%,5 年生存率为 15%～20%)。后者包括鳞状细胞癌(表皮样瘤)、腺癌和大细胞(未分化)癌。上述肿瘤均最常见于吸烟者,但腺癌也可发生于非吸烟者。表皮样瘤和小细胞肺癌常表现为支气管病变的中央型肿瘤;腺癌和大细胞脉癌则更多表现为常侵犯胸膜的周围型肿瘤。

1.临床表现

肺部肿瘤的临床症状有:咳嗽、咯血、呼吸困难、喘鸣、体重减轻、发热及痰液增多。发热和痰液增多表明患者已出现阻塞性肺炎。胸膜炎性胸痛或胸腔渗出表明肿瘤已侵犯胸膜;肿瘤侵犯纵隔结构,压迫喉返神经可出现声音嘶哑;侵犯交感神经链可出现霍纳综合征;压迫膈神经可使膈肌上升;如压迫食管则出现吞咽困难,或出现上腔静脉综合征。心包积液或心脏增大应考虑肿瘤侵犯心脏。肺尖部(上沟)肿瘤体积增大后可因侵犯同侧臂丛的 $C_7～T_2$ 神经根分支,而导致肩痛和(或)臂痛。肺部肿瘤远处转移常侵及脑、骨骼、肝脏和肾上腺。

肺癌尤其是小细胞肺癌,可产生与肿瘤恶性扩散无关的罕见症状(癌旁综合征),其发生机制包括:异位激素释放及正常组织和肿瘤之间的交叉免疫反应。如果异位激素分泌促肾上腺皮质激素(ACTH)、精氨酸加压素(AVP)及甲状旁腺素,则分别会出现库欣综合征、低钠血症及低钙血症。Lambert-Eaton(肌无力)综合征的特征是近端性肌病,肌肉在反复收缩后肌力增强(不同于重症肌无力)。其他的癌旁综合征还有肥大性骨关节病、脑组织变性、周围性神经病变、移动性血栓性静脉炎及非细菌性心包炎。

2.治疗

手术是可治性肺部肿瘤的治疗选择之一。如果非小细胞肺癌未侵及淋巴结、纵隔或远处转移,则可选择手术切除;相反,小细胞肺癌很少选择手术治疗,因为确诊时几乎无可避免地出现转移,小细胞肺癌多选用化疗或化疗与放疗结合治疗。

3.肿瘤的可切除性或可手术性

肿瘤的可切除性取决于肿瘤的解剖学分期,而肿瘤的可手术性则取决于手术范围和患者的生理状况。确定肿瘤的解剖学分期有赖于胸部 X 线检查、CT、支气管镜和纵隔镜等检查结果。同侧支气管旁和肺门淋巴结转移的患者可接受切除手术治疗,但同侧纵隔内或者隆突下淋巴结转移者的切除手术则受到争议。对于斜角肌、锁骨上、对侧纵隔或对侧肺门淋巴结转移者,一般均不予手术切除。如无纵隔转移,则有些医疗中心亦对肿瘤采取包括胸壁在内的扩大性切除;同样,无纵隔转移的肺尖部(上沟)肿瘤经过放疗后亦可手术切除。手术范围的确定原则是既要达到最大程度地治疗肿瘤,亦要保证手术后足够的残肺功能。在第 5 或 6 肋间隙经后路开胸实施肺叶切除术是大多数肺部肿瘤选择的手术方式;对于小的周围型肺部病变或肺功能储备差的患者可选择肺段切除和肺楔形切除手术。如肿瘤侵犯左、右主气管或肺门则需实施患侧全肺切除术。对于近端型肺部病变及患者肺功能较差者可选择袖状肺切除术来取代全肺切除术，即切除受累的肺叶支气管及部分左或右主支气管，并在切除后将远端支气管与近端支气管进行吻合。肿瘤累及气管时可先考虑实施袖状肺切除术。肺叶切除术的病死率为 $2\%\sim3\%$，而全肺切除术的病死率为 $5\%\sim7\%$。右全肺切除术的病死率较左全肺切除术高，可能是因为右侧手术切除了更多的肺组织。胸部手术后发生死亡大多数是心脏原因引起。

4.全肺切除术的手术原则

全肺切除手术可行性虽然是一个临床问题，但术前肺功能检查结果可为手术方式的选择提供初步的参考意义，根据术前患者肺功能受损程度可预测患者手术风险大小。表 9-1 列出了实施全肺切除术患者术前肺功能检查中各指标的意义。如果患者虽未达到上述标准但又需施行全肺切除术，则应进行分区肺功能检查。评价全肺切除术可行性的最常用指标是术后第 1 秒用力呼气量预计值（FEV_1），如果 FEV_1 预计值＞800mL 即可手术。在第 1 秒用力呼气量中各肺叶所占的比例与其血流量百分数有很好的相关性，而后者可用放射性核素（^{133}Xe、^{99}Tc）扫描技术进行测量。

术后 FEV_1 ＝剩余肺叶的肺血流量百分数×术前总 FEV_1

表 9-1　全肺切除术患者术前肺功能检查中各指标的意义

检查	患者高危因素
动脉血气	$PaCO_2$＞45mmHg（呼吸空气）；PaO_2＜50mmHg
FEV_1	＜2L
术后预计 FEV_1	＜0.8L 或＜40%（预计值）
FEV_1/FVC	＜50%（预计值）
最大呼吸容量	＜50%（预计值）
最大氧耗量	＜10mL/（kg・min）

注：FEV_1 即第 1 秒内用力呼气量；FVC 即用力呼吸容量

一般来说，病肺（虽无通气但有血流灌注）切除后不仅不会影响患者的肺功能，反而还可改善血氧饱和度。如术后第 1 秒用力呼气量（FEVD 预计值小于 800mL 但还需行全肺切除术，术前应评价残肺的血管能否耐受相对增加的肺血流，但目前尚无此类评价。如果患者术前肺动脉压超过40mmHg 或氧分压低于 45mmHg，则不易行全肺切除术；此类患者可行患侧肺动脉阻塞介入治疗。

全肺切除术后的并发症常涉及呼吸和循环系统，术前有必要对这两个系统的功能进行评价。如患者能登上 $2\sim3$ 层楼而无明显气喘则提示其可耐受手术，不需其他进一步检查。患者活动时的氧耗量可作为预测术后患病率和病死率的有用指标，如氧耗量大于 20mL/kg 的患者术后发生并发症的可能性较小；如氧耗量低于 10mL/kg 的患者手术后患病率和病死率则极高。

（1）感染

肺部感染常表现为肺部单个结节或空洞样病变（坏死性肺炎）。为了排除恶性病变或明确感染类型，临床上常需实施开胸探查术。而对于抗生素治疗无效、反复性脓胸及大咯血等空洞性病变可行肺叶切除术。产生此类表现的肺部感染既可能是细菌(厌氧菌、支原体、分枝杆菌、结核),也可能是真菌(组织胞浆菌、球孢子菌、隐球菌、芽生菌、毛霉菌及曲霉菌)。

(2)支气管扩张

支气管扩张是一种支气管长期扩张状态,是支气管长期反复感染和阻塞后的终末表现。常见病因有:病毒、细菌和真菌等感染,误吸胃酸及黏膜纤毛清除功能受损(黏膜上皮纤维化及纤毛功能异常)。扩张后支气管的平滑肌和弹性组织被富含血管的纤维组织代替,故支气管扩张患者容易咯血。对于保守治疗无效的反复大量咯血且病变定位明确后可手术切除病变。如果患者的病变范围较大则可表现为明显的慢性阻塞性通气障碍特征。

二、麻醉管理

(一)术前评估

接受肺组织切除术的患者大部分均有肺部疾病。吸烟对慢性阻塞性通气障碍和冠心病患者均是重要的危险因素,接受开胸手术的许多患者常合并存在这两种疾病。术前实施心脏超声检查不仅可评估患者的心脏功能,同时可确定是否有肺心病的证据(右心扩大或肥厚);如果在心脏超声检查时应用多巴酚丁胺可有助于发现隐匿性冠心病。

对于肺部肿瘤患者应仔细评估肿瘤局部扩张引起的局部并发症和癌旁综合征。术前应仔细审阅胸部 X 线检查、CT 及磁共振等检查结果。气管或支气管的偏移会影响气管插管和支气管的位置。气道受挤压的患者麻醉诱导后可能会引起通气障碍。肺实变、肺不张及胸腔大量渗液均可导致低氧血症,同时应注意肺大泡和肺脓肿对麻醉的影响。

接受胸科手术治疗的患者术后肺部和心脏并发症发生率均增加。对于高危患者而言,如果术前准备充分在一定程度上可减少术后并发症。外科手术操作或肺血管床面积减少致右心房扩张均可导致围术期心律失常,尤其是室上性心动过速。这种心律失常的发生率随年龄和肺叶切除面积的增加而增加。

对于中、重度呼吸功能受损的患者术前应慎用或禁用镇静药。虽然抗胆碱类药物(阿托品 0.5mg 或格隆溴铵 0.1～0.2mg 肌内注射或静脉注射)可使分泌物浓缩及增加无效腔,但可有效地减少呼吸道分泌物,从而可提高喉镜和纤维支气管镜检查时的视野质量。

(二)术中管理

1.准备工作

对于心胸手术来说,术前的准备工作越充分,就越能避免发生严重的后果。其中最常见的包括肺功能储备差、解剖上的异常、气道问题和单肺通气时患者很容易出现低氧血症,事先通盘考虑必不可少。另外,对于基本呼吸通路的管理,还需要事先准备一些东西,比如说各种型号的单腔和双腔管、支气管镜、CPAP、大小型号的麻醉插管的转换接头、支气管扩开器等。

如果手术前准备从硬膜外给患者使用阿片类药物,那么应该在患者清醒时候进行硬膜外穿刺,这比将患者诱导之后再进行操作要安全。

2.静脉通路

对于胸科手术,至少需要一条畅通的静脉通路,最好是在手术侧的深静脉通路,包括血液加温器,如果大量失血还需要加压输液装置以保证快速补液。

3.监测

一侧全肺切除的患者、切除巨大肿瘤特别是肿瘤已经侵犯胸壁的患者和心肺功能不全的患者需要直接动脉测压,全肺切除或巨大肿瘤切除的患者可以从深静脉通路放置 CVP 监测,CVP 可以反映血管容量、静脉充盈状态和右心功能,可以作为补液的一个指标。肺动脉高压或左心功能不全的患者可以放置肺动脉导管,可以通过影像学保证肺动脉导管没有放置到要切除的肺叶里面。要注意的是不要将 PAC 的导管放置到单肺通气时被隔离的肺叶里面,这样会导致显示出的心排出量和混合静脉血氧气张力不正确。在肺叶切除患者中要注意 PAC 的套囊会明显增加右心的后负荷,降低左心的前负荷。

4.麻醉诱导

对于大多数患者,面罩吸氧后使用快速静脉诱导,具体使用什么药物由患者术前的状态决定。在麻醉深度足够之后使用直视喉镜,避免支气管痉挛,缓和心血管系统的压力反射,这可以通过诱导药物、阿片类药物或两者同时使用来实现。有气道反应性的患者可以用挥发性吸入药物来加深麻醉。

气管内插管可以在肌松剂的帮助下进行,如果估计插管困难,可以准备支气管镜。尽管传统的单腔管能适用于大多数的胸科手术,单肺通气技术还是使得它们变得更容易。但如果外科医师的主要目的是活检而不是切除,采用单腔管更合理,可以在气管镜活检之后再放置双腔管代替单腔管。人工正压通气可以帮助防止肺膨胀不全,反常呼吸和纵隔摆动,同时还能帮助控制手术野以利于手术完成。

5.体位

在诱导、插管、确定气管导管的位置正确之后,摆位前还要保证静脉通路的通畅和监护仪的正常工作。大多数的肺部手术患者采用后外切口开胸,术中患者侧位,正确的体位很重要,它能避免不必要的损伤和利于手术暴露。患者下面的手臂弯曲,上面的手臂升到头上,将肩胛骨从手术范围拉开。在手臂和腿之间放置体位垫,在触床的腋窝下放置圆棍,保护臂丛,同时还要小心避免眼睛受压,避免损伤受压的耳朵。

6.麻醉维持

现在使用的所有麻醉方法都可以保证胸科手术的麻醉维持,但是大多数的麻醉医师还是使用一种吸入麻醉药(氟烷、七氟烷、异氟烷或地氟烷)和一种阿片类药物的复合麻醉。吸入麻醉药的优点在于:

(1)短期的剂量依赖式的支气管扩张作用;

(2)抑制气道反应;

(3)可以吸入高纯度的氧气;

(4)能快速加深麻醉;

(5)减轻肺血管收缩带来的低氧血症。吸入麻醉药在浓度变化小于 1MAC 的范围对 HPV 影响很小。

阿片类药物的优点在于:

(1)对血流动力学影响很小;

(2)抑制气道反应;

(3)持续的术后镇痛效应。如果术前已经使用了硬膜外的阿片类药物,那么静脉使用要注意用量以免引起术后呼吸抑制。一般不推荐使用氧化亚氮,因为这会使吸入氧气的浓度下降。与吸入性麻醉药一样,氧化亚氮会减轻肺血管收缩带来的低氧血症,而在一些患者中还会加剧肺动脉高压。去极化肌松药的使用在麻醉维持过程中能保持神经肌接头的阻断作用,这有效地帮助外科医师将肋骨牵开。在牵开肋骨的时候要保持最深的麻醉深度。牵拉迷走神经引起的心动过缓可以通过静脉使用阿托品来解除。开胸时静脉回心血量会因为开胸侧的胸腔负压减少而下降,这可以通过静脉补液速度得到纠正。

对于一侧全肺切除的患者要严格控制输液量。输液的控制包括基本量的补充和失血的损耗两个方面,对于后者通常输注胶体液或是直接输血。侧位的时候输液有一个"低位肺"现象,就是指在侧位的时候液体更容易在重力的作用下向位于下面的肺集中。这个现象在手术中尤其是在单肺通气的时候会增加下位肺的液体流量并加重低氧血症。另外,不通气肺由于外科操作的影响再通气的时候容易发生水肿。

在肺叶切除中,支气管(或残存的肺组织)通常会被一个闭合器分离。残端通常要在 $30cmH_2O$ 的压力下检验是否漏气。在肋骨复位关胸的时候,如果使用的是单腔管,手动控制通气可以帮助避免使用肋骨闭合器的时候损伤肺边缘。在关胸前,要手动通气并直视观察确认所有的肺已经充分膨开。随后可以继续使用呼吸机通气直至手术结束。

(三)术后管理

1.一般管理

大多数患者术后都拔管以免肺部感染。有些患者自主呼吸未能恢复不能拔除气管导管,需要带管观察以待更佳的拔管时间。如果使用的是双腔管,术毕的时候可以换成单腔管进行观察。如果喉镜使用困难可用导丝。

患者术后一般在 PACU、ICU 观察病情。术后低氧血症和呼吸性酸中毒很常见。这通常是由外科手术对肺造成的压迫或由于疼痛不敢呼吸引起的。重力作用下的肺部灌注和封闭侧肺的再通气水肿也很多。

术后约有 3% 的患者出现出血,而病死率占其中的 20%。出血的症状包括胸腔引流的增加(>200mL/h)、低血压、心动过速和血小板容积下降。术后发生室上性心律失常很多,需要及时处理。急性右心衰可以通过降低的心排出量和升高的 CVP、血容量减少和肺动脉楔压的变化表现出来。

常规的术后管理包括右侧半坡位的体位、吸氧(40%~50%)、心电监护、血流动力学监测、术后的影像学检查和积极的疼痛治疗。

2.术后镇痛

肺部手术的患者术后使用阿片类药物镇痛和与之相关的呼吸抑制的平衡是一个矛盾。对于进行胸科手术的患者而言,阿片类药物比其他的方法具有更好的镇痛效果。注射用的阿片类药物静脉给药只需要较小的剂量,而肌内注射则剂量要大得多。另外,使用患者自控镇痛(PCA)也是个不错的办法。

长效的镇痛药,例如 0.5% 的罗哌卡因(4~5mL),在手术切口的上下两个肋间进行封闭也能收到很好的镇痛效果。这可以在手术中直视下进行,也可以在术后操作。这个方法还能改善术后的血气结果和肺功能检查,缩短住院时间。如果略加以变化,还可以在术中采用冰冻镇痛探头,在术中对肋间神经松解进行冰冻,达到长时间镇痛的效果。不足的是这种方法要在 24~48h 之后才会起效。神经的再生在 1 个月左右。

硬膜外腔注射阿片类药物同时使用局麻药也有很好的镇痛效果。吗啡 $5\sim7mg$ 与 $10\sim15mL$ 盐水注射可以维持 $6\sim24h$ 的良好镇痛。腰段硬膜外阻滞的安全性更好,因为不容易损伤脊髓根,也不容易穿破蛛网膜,但这只是理论,只要小心操作,胸段硬膜外阻滞同样是安全的。当注射亲脂性的阿片类药物如芬太尼时,从胸段硬膜外腔注射比腰段具有更好的效果。有些临床医师提议多使用芬太尼,因为这种药物引起的迟发性呼吸抑制较少。但不管是从哪个部位注射药物进行镇痛,都要密切监测以防并发症。

有些学者提出了胸膜腔内镇痛的方法,但遗憾的是,临床看来这并不可行,可能是由于胸管的放置和胸腔内出血。

3.术后并发症

胸科手术的术后并发症相对多见,但大多数都是轻微的,并可以逆转。常见血块和黏稠的分泌物堵塞呼吸道,会引起肺膨胀不全,所以需要及时吸痰,动作轻柔。严重的肺膨胀不全表现为一侧肺或肺叶切除后的支气管移动和纵隔摆动,这时候需要治疗性的支气管镜,特别是如果肺膨胀不全合并大量的黏稠分泌物,一侧肺或肺叶切除之后还常常导致小的裂口存在,这多是由于关胸不密合引起的,多在几天内自动封闭。支气管胸膜瘘会导致气胸和部分肺塌陷,如果在术后 $24\sim72$ 小时发生,通常是由于气管闭合器闭合不牢所致。迟发的则多是由于闭合线附近气管组织血运不良发生坏死或是感染所致。

有些并发症少见但需予以足够的重视,因为它们是致命的,术后出血是重中之重。肺叶扭转可以在患侧肺叶部分切除,余肺过度膨胀时自然发生,它导致肺静脉被扭转,血液无法回流,很快就会出现咯血和肺梗死。诊断方法是靠胸部 X 线检查发现均匀的密度增高以及支气管镜下发现两个肺叶的开口过于靠近。在手术侧的胸腔还可能发生急性的心脏嵌顿,这可能是由于手术后两侧胸腔的压力差造成的严重后果。心脏向右胸突出形成嵌顿会引起腔静脉的扭转从而导致严重的低血压和 CVP 的上升,心脏向左胸突出形成嵌顿则会在房室结的位置造成压迫,导致低血压、缺血和梗死。心脏 X 线片的表现是手术侧的心影上抬。

纵隔手术的切除范围大,会损伤膈神经、迷走神经和左侧喉返神经。术后膈神经损伤会表现为同侧的膈肌抬高影响通气,全胸壁切除同样会累及部分膈肌造成类似的结果并合并连枷胸。肺叶切除一般不会导致下身瘫痪。低位的肋间神经损伤会导致脊髓缺血。如果胸腔手术累及到硬膜外腔,还会产生硬膜外腔血肿。

(四)肺切除的特殊问题

1.肺大出血

大量咯血指的是 24h 从支气管出 $500\sim600mL$ 以上的血量,所有咯血病例中只有 $1\%\sim2\%$ 是大咯血。通常在结核、支气管扩张、肿瘤或是经气管活检之后发生。大咯血是手术急症,大多数病例属于半择期的手术而非完全的急诊手术,即便如此,病死率还是高达 20% 以上(如果用内科药物治疗,病死率高于 50%)。必要时可对相关的支气管动脉进行栓塞。最常见的死亡原因是气道内的血块引起的窒息。如果纤维支气管镜不能准确定位,那么患者有必要进入手术室行刚性气管镜检查。可以人工堵塞支气管暂时减缓出血或使用激光对出血部位进行烧灼止血。

患者需要保持侧卧位,维持患侧肺处于独立的位置达到压迫止血的目的,要开放多条大容量静脉通路。麻醉术前药一般不需给予清醒患者,因为他们通常都处于缺氧状态,保持持续吸入纯氧。

如果患者已经插管,可以给予镇静药帮助患者预防咳嗽。另外,套囊或其他的气管栓子要放置到肺被切除后。如果患者还没有实行气管插管,那就行清醒下气管插管。患者通常会吞咽大块的血块,所以要把他们当作饱胃的患者来处理,插管时要取半右上位并持续在环状软骨上加力。双腔管有助于分隔患侧肺和正常肺,还能帮助将两侧肺独立切除互不干扰。如果放置双腔管困难,也可以放置大管径的单腔管。Univent 管是内带可伸缩的气管套囊的单腔管,也可应用。如果气管腔有大块的血栓,可以考虑使用链激酶将其溶解。如果有活动性的出血,可以使用冰盐水使其流速减慢。

2.肺大泡

肺大泡可以是先天的,也可以继发于肺气肿。大型的肺大泡可以因为压迫周围肺组织从而影响通气。最大的麻醉风险来源于这些肺大泡的破裂形成张力性气胸,这可以发生在任意一侧肺。诱导期间保持患者的自主通气直到双腔管套囊已将两侧肺隔离。许多患者无效腔增大,所以通气是要注意防止二氧化碳蓄积。氧化亚氮要避免使用,因为那会导致肺大泡破裂,表现为忽然出现的低血压、支气管痉挛和气道压峰值的升高,需要立即放置胸腔引流管。

3.肺脓肿

肺脓肿源于肺部感染、阻塞性的肺部肿瘤和全身性感染的散播。麻醉要点是尽快隔离两侧肺以免感染累及对侧。静脉快速诱导、插入双腔管保持患侧肺的独立,立即将两侧套囊充气,保证在翻身摆体位的时候脓肿不会播散。在术中对患侧肺多次吸引也可以尽量减少对侧肺的感染机会。

4.支气管胸膜瘘

支气管胸膜瘘继发于肺切除术、肺部气压伤、肺脓肿穿破和肺大泡破裂。绝大多数患者采用保守治疗,只有胸腔引流和全身的抗生素治疗失败的患者需要手术治疗。麻醉的重点是考虑患者的通气障碍、必要时使用正压通气、可能存在的张力性气胸和肺脓肿对对侧肺的污染。肺脓肿由于多在瘘口附近,所以术后很快就会被吸收。

有些临床学者建议如果存在大的瘘就在清醒时插入双腔管,或是经静脉快速诱导插管。双腔管可以隔离两肺、可以对健侧肺单肺通气,对于麻醉处理很有帮助。术后可以在条件允许时拔管。

第三节　气管手术麻醉

气管、支气管与隆突部位的疾患经常需要手术治疗。这些部位手术的麻醉有一定特殊性,麻醉医师必须了解该部位疾病的病理生理与手术特点,以制定麻醉计划。本节不包括气管切开手术的麻醉。

气管手术麻醉中应用的通气方式可总结为以下五种。

(1)经口气管插管至病变气管近端维持通气:该法适于短小气管手术。由于气管导管的存在,吻合气管时手术难度增加。插入气管导管时对病变的创伤可能导致呼吸道急性梗阻。

(2)间断喷射通气:经口插入细气管导管或手术中放置通气导管至远端气管或支气管行喷射通气。该法利于手术操作,但远端通气导管易被肺内分泌物阻塞,喷射通气还可能造成气压伤。

(3)高频正压通气:该法与间断喷射通气类似。

(4)体外循环:由于需要全身抗凝,可能导致肺内出血,现基本不用。

(5)手术中外科医师协作在远端气管或支气管插入带套囊的气管导管维持通气。该法目前应用最普遍。

一、气管疾患

先天性疾患、肿物、创伤与感染是气管疾患的常见病因。先天性疾患包括气管发育不全、狭窄、闭锁与软骨软化。肿物包括原发肿物与转移肿物。原发肿物以鳞状细胞癌、囊腺癌与腺癌多见。转移肿物多来自肺癌、食管癌、乳腺癌以及头颈部肿瘤。创伤包括意外创伤与医源性创伤。气管穿通伤与颈胸部顿挫伤可损伤气管,气管插管与气管切开也可造成气管损伤。气管手术中居首位的病因是气管插管后的气管狭窄,气管肿物次之。

二、近端气管手术的麻醉

近端气管切除重建手术一般采用颈部切口与胸部正中切口。由于手术操作使气管周围支持组织松弛,在气管插管未通过气管病变的情况下可能引起气道完全梗阻。麻醉诱导插管后静脉吸入复合维持麻醉。暴露病变气管后向下分离,切开气管前 10 分钟停用氧化亚氮。于气管前贯穿气管全层缝一支持线,缝支持线时气管导管套囊应放气以防损伤。在气管切口下 2cm 处穿结扎线,切开气管后外科医师将手术台上准备好的钢丝强化气管导管插入远端气管。连接麻醉机维持麻醉与通气。病变气管切除后,以缝合线牵拉两气管断端,麻醉医师通过患者头颈部俯屈可帮助两气管断端接近。如果切除气管长,两气管断端不能接近,应行喉松解使气管断端接近。气管断端采用间断缝合,所有缝合线就位后彻底吸引气管内的血液与分泌物,快速拔出远端气管的气管导管,同时将原经口气管插管管口越过吻合口,麻醉与通气改此途径维持。缝合线打结后应检查是否漏气。气管导管交换中应防止气管导管进入一侧支气管。

手术结束待患者完全清醒后拔除气管导管。由于手术室条件好,气管导管最好在手术室拔除。吻合口水肿较常见,因而拔管前应准备纤维气管镜与其他再插管的物品。拔管后气道通畅,病情稳定后应送入 ICU 继续严密观察。ICU 应做好再插管的准备。为减轻吻合口张力,患者应保持头俯屈体位。

三、远端气管与隆突手术的麻醉

靠近隆突部位的气管切除与隆突成形术一般采用右侧开胸入路,必要时行左侧单肺通气。麻醉的一般原则与近端气管手术相同。手术中通气可以采用全程单肺通气与部分单肺通气。全程单肺通气采用单腔气管导管或双腔管行支气管插管。部分单肺通气则需要手术中交换气管导管,即开始行双肺通气,暴露病变气管后手术台上行支气管插管后单肺通气。病变切除吻合口缝合线就位后拔除支气管插管,同时将主气管内的气管导管向下送入支气管,吻合完毕再将气管导管退回主气管内。手术结束后拮抗肌肉松弛药,待自主呼吸良好,患者清醒后在手术室拔管。拔管时同样应准备纤维支气管镜等再插管的设备。

四、术后恢复

气管手术后患者应在 ICU 接受密切监护。进入 ICU 后最好行胸部 X 线检查以排除气胸。患者应保持头俯屈的体位减轻吻合口张力。面罩吸入湿化的高浓度氧气。隆突手术影响分泌物排出,必要时可使用纤维支气管镜辅助排痰。术后吻合口水肿可引起呼吸道梗阻,严重时需要再插管。由于体位的影响,ICU 插管最好使用纤维支气管镜。术后保留气管导管的患者应注意气管导管的套 II 不应放置于吻合口水平。需要长时间呼吸支持的患者可考虑气管切开。

靠近喉部位的气管手术后易出现喉水肿,表现为呼吸困难、喘鸣与声嘶。治疗可采用改变体位(坐位)、限制液体、雾化吸入肾上腺素等措施,喉水肿严重时需要再插管。

术后疼痛治疗的方案应根据手术方式、患者痛阈与术前肺功能确定。近端气管手术的术后镇痛可采用镇痛药静脉注射、肌内注射以及患者自控给药的方式。远端气管与隆突手术的术后镇痛可选择硬膜外镇痛、胸膜内镇痛、肋间神经阻滞镇痛与患者自控镇痛等方式。

患者在 ICU 过夜,病情稳定后可返回病房。

第四节　肺移植手术麻醉

一、术前准备

肺移植是终末期的肺部疾病或肺动脉高压的治疗手段。接受此手术的患者一般都有呼吸困难并且预后很差。适应证随原发病的不同而不同。主要的病因有:

(1)肺泡纤维化;

(2)支气管扩张;

(3)慢性阻塞性肺气肿;

(4)α1-抗胰岛素物质缺失;

(5)肺淋巴瘤;

(6)特发性肺间质纤维化;

(7)原发性肺动脉高压;

(8)Eisenmenger 综合征。

手术例数受合适的供体数量限制。患者大多在静息时或仅有轻微活动后即出现气短并有静息状态下的缺氧($PaCO_2 < 50mmHg$)和氧需求量增加。进行性 $PaCO_2$ 增加也很常见。患者可能有呼吸机依赖。心肺联合移植不是必需的,因为患者的右心功能不全可以在肺动脉高压得以纠正后好转,但患者要求左心功能良好,没有冠心病和其他严重疾病。

单肺移植一般被用于慢性阻塞性肺疾病的患者,双肺移植则被应用于肺泡纤维化、肺气肿和血管性疾病的患者。年轻的患者做双肺移植的较多。Eisenmenger 综合征的患者需要做心肺联合移植。

供体器官的选择基于大小和 ABO 配型。血清病毒学检查也必不可少。

二、麻醉管理

(一)术前处理

术前处理应有效调和受体与供体的状态,尽量减少移植缺血时间,避免移植前非必要的麻醉时间延长。术前可给予口服环孢霉素、抗酸剂、H_2 拮抗剂和甲氧氯普胺。患者通常对止痛药敏感,所以术前药通常可以等患者进入手术室之后再给。诱导前还可给予咪唑硫嘌呤。

(二)术中处理

1.监护

与心脏手术一样,术中的有创监测要注意无菌原则。由于三尖瓣反流的存在,放置漂浮导管监测 PAC 会有一定难度。深静脉穿刺应在诱导后完成,因为患者在清醒时通常难以平卧。当手术进行到肺切除时,要及时将漂浮导管后撤(如果漂浮导管是放置在手术侧),在移植完毕后可以把它重新放回肺动脉。要注意避免静脉液体中进入气泡。卵圆孔未闭的患者由于右心室动脉高压的存在有发生栓塞的危险。

2.诱导和麻醉维持

采取头高位,可选快速诱导。也可用氯胺酮、依托咪酯和阿片类药物的一种或几种进行慢诱导,这样可以避免血压骤降。使用琥珀酰胆碱或其他非去极化肌松药插管。从诱导到插管完毕要保持回路内压力,避免通气不足和高碳酸血症,以免进一步导致肺动脉高压。低血压要使用血管活性药物(多巴胺等)维持而避免液体扩容。

麻醉维持通常是阿片类药物的持续输注,可结合或不结合使用吸入麻醉药。术中通气困难常见,进行性 $PaCO_2$ 升高时有发生。呼吸机要适时调节,维持动脉 pH 的正常以免出现碱中毒。肺泡纤维化的患者分泌物很多,要及时吸痰。

3.单肺移植

单肺移植可以不用进行体外循环,取后外侧切口,置左侧双腔管或单腔管,术中行单肺通气。是否采用体外循环取决于术中对于患侧肺的夹闭和与之对应的肺动脉夹闭时的反应,如果出现持续的血氧饱和度<88%,或是忽然出现的肺动脉高压,提示需要体外循环。前列腺素 E_1、硝酸甘油等可用于控制肺动脉高压防止右心衰。有时也必须使用多巴胺来维持血压。如果确实需要体外循环,左侧开胸则行股动脉—股静脉短路,右侧开胸则行右心室—主动脉短路。

供体肺切除后,将其与受体进行肺动脉、肺静脉和气管吻合,用网膜包裹帮助血供恢复。所有工作结束后可用支气管镜对吻合口进行观察。

4.双肺移植

双肺移植可用一个"蚌壳式"的胸廓切除,正常的体外循环很少用到。如果患者 CO_2 张力长期高则容易导致碱中毒,常需静脉给予酸剂。

5.移植后处理

供体肺吻合后,双肺通气得以恢复,移植后气道压以维持双肺膨胀良好为佳。吸入氧气浓度应<60%。通常用甲泼尼龙,以免血管痉挛。在保存液被冲出供体肺时常常会引起高钾血症。移植后停止体外循环,将漂浮导管放回到肺动脉,适当给予肺血管活性药物和收缩药物是必需的。移植前后,经食管超声心动图可以帮助诊断左、右心衰的发生和判断肺血流情况。

移植会扰乱神经反射、淋巴回流和支气管血液循环。呼吸节律不会受影响,但隆突以下的咳嗽反应会消失,部分患者会出现气道反应增高。肺血管收缩很常见。淋巴回流的阻断可导致肺水增多和移植肺的水肿。术中补液要最少化。支气管血液循环受阻则会导致吻合口缺血坏死。

(三)术后处理

术后处理应尽早拔管,最好行胸段硬膜外镇痛。术后常发生急性应激反应、感染、肾衰竭和肝衰竭。肺功能恶化可能继发于应激反应和再灌注损伤。偶尔需要暂入氧舱。为鉴别应激和感染,需时常进行气管镜检和气管镜下的活检。院内革兰阴性杆菌、巨细胞病毒、假丝酵母菌、曲霉菌和间质性浆细胞肺炎菌为感染的常见病原。其他的并发症包括外科并发症如膈神经损伤、迷走神经损伤和左侧喉返神经损伤。

第五节　纵隔肿瘤手术麻醉

上、前、中纵隔的汇合处正好位于上腔静脉中段、气管分叉、肺动脉主干、主动脉弓以及心脏的头侧面。对于成人,这个区域的大部分肿瘤是支气管肺癌和淋巴瘤的肺门淋巴结转移;而婴幼儿多为良性的支气管囊肿、食管重叠或者畸胎瘤。这个区域的肿瘤可以引起气管隆嵴处的气管支气管树、肺动脉主干及心房(和上腔静脉)的压迫和阻塞。胸部 CT 是最重要的诊断方法,因为它可以确定这些关键组织的压迫程度和大小。纵隔肿瘤麻醉中最常见的并发症为气道压迫,一篇综述中 22 例患者有 20 例出现气道梗阻。虽然气道梗阻是最主要的症状,但常常此时其他两到三个器官也有不同程度受压和存在并发症的潜在可能性,麻醉中如不特别注意,也没有丰富经验,每一个并发症都有可能危及生命,引起急性衰竭和死亡。总之,纵隔肿瘤麻醉的主要处理原则是:尽可能选择局部麻醉;全麻前尽可能进行化疗或放疗;如果必须全麻,应用纤维支气管镜检查气管支气管,并且清醒插管并保持自主呼吸。下面将分别讨论主要并发症及其麻醉管理。

一、气管支气管压迫

大部分引起气道梗阻的前纵隔肿瘤源自于淋巴组织。但是,也有一部分源自囊液瘤、畸胎瘤、胸腺瘤和甲状腺瘤等良性病变。在进行化疗或放疗之前应做组织学诊断。大部分有气道梗阻的纵隔肿瘤患者,首先需要面临诊断手术的麻醉(如颈部或斜角肌的淋巴活检、霍奇金病的开腹活检)。重要的是,术中出现严重气道问题的患者不是术前均有呼吸道受压症状。

这些患者的麻醉管理有两点要优先考虑。

第一,肿瘤压迫气道常常可危及生命,因为压迫阻塞通常发生在气管分叉处,位于气管导管的远端,打断自主呼吸可导致气道梗阻。对于有气管压迫和扭曲的患者,气管插管时,若导管口贴在气管壁上或者导管通过狭窄部分时,管腔被完全堵塞或形成一个锐角,均可引起气道完全阻塞。考虑到全麻存在潜在的致死性气道阻塞可能,因此手术时尽量首选局部麻醉。

第二,淋巴瘤对化疗或放疗的反应通常极佳,胸部 X 线检查显示治疗后肿瘤显著缩小,症状也有所好转。有些患者即使不活检,其细胞性质也有较大可能预知。因此,如有可能淋巴瘤患者应在全身麻醉前进行化疗或放疗。

如果肿瘤位于上、前和中纵隔,患者表现呼吸困难和(或)不能平卧而需活检,则尽可能选择局麻。如细胞类型对化疗或放疗敏感,在进一步外科治疗前,应先行化疗或放疗。经过这些治疗后,应仔细复习肿瘤的放射学表现,并对肺功能做出动态评估。

如果患者没有呼吸困难且能平卧,应作 CT 扫描、流速一容量环以及超声心动图检查以评估肿瘤的解剖和功能位置。如果三种检查结果之一呈阳性,即使没有症状,活检时也应选择局麻。

如果使用全麻,那么诱导前应在局麻下以纤维支气管镜对气道进行评估。纤维支气管镜外套加强型气管导管,在纤维支气管镜检查完以后,插入气管导管。全麻诱导采用半斜坡卧位。整个手术保留自主呼吸,避免使用肌松剂,以防胸腔内压力波动过大,使已软化的气管支气管系统发生塌陷。在场人员应该具备快速改变患者为侧卧或俯卧位的能力。应随时准备好一硬质通气支气管镜,以通过远端气管和隆突部位的梗阻,同时应备好体外循环相关人员和设备。

术后前几个小时,必须严密观察患者,因器械操作后肿瘤水肿而体积增大,有可能发生气道阻塞而需再次插管和机械通气。

二、肺动脉和心脏的压迫

纵隔肿瘤压迫肺动脉和心脏的情况非常罕见,因肺动脉干部分被主动脉弓和气管支气管所保护。

肺动脉压迫的处理原则与气管支气管压迫一样。因这类患者需诊断性操作(如组织活检),故大多数患者是第一次施行麻醉。这些患者的术前评估同支气管压迫患者。若知道细胞类型或高度怀疑,首先可考虑放疗;若可能,所有诊断性操作应在局麻下进行,若患者要求全麻或患者在仰卧位、坐位、前倾位甚至俯卧位时症状加重,其间可考虑给予全麻,并且整个过程中保留自主呼吸,维持良好的静脉回流、肺动脉压和心排出量。可考虑增加容量负荷和给予氯胺酮等来维持静脉回流、肺动脉压和心排出量。术前也需备好体外循环。

三、上腔静脉综合征

上腔静脉综合征是由上腔静脉的机械阻塞引起。上腔静脉综合征的发生原因按发病率多少包括:支气管肺癌(87%)、恶性淋巴瘤(10MK 良性病变(3%)如中心静脉高价营养管、起搏器导管产生的上腔静脉血栓、特发性纵隔纤维化、纵隔肉芽肿以及多结节性甲状腺肿。上腔静脉综合征的典型特征包括:由于外周静脉压增加(可高达 40mmHg)引起上半身表浅静脉怒张;面颈部、上肢水肿;胸壁有侧支循环静脉和发绀。静脉怒张在平卧时最明显,但大多数病例在直立时静脉也不会像正常人一样塌陷。颜面部水肿明显,眼眶周围组织肿胀以至于患者不能睁开双眼,严重的水肿掩盖了静脉扩张症状。大部分患者有呼吸道症状(呼吸急促、咳嗽、端坐呼吸),这是由于静脉淤血和黏膜水肿阻塞呼吸道引起,这些均是预后不良的征兆。同样地,患者精神行为改变也是脑静脉高压和水肿特别严重的征象。发展慢的上腔静脉阻塞,症状出现也较隐蔽;急性阻塞时,所有的症状进展极明显。上腔静脉综合征最典型的放射学特征为上纵隔增宽。静脉造影可以确诊(但不是病因学诊断),病因学诊断可通过开胸探查、胸骨切开、支气管镜、淋巴活检等方式来确诊。

大部分伴有上腔静脉综合征的恶性肿瘤患者可先行化疗和放疗(指未完全阻塞的患者)。但是,对于完全阻塞或几乎完全阻塞的患者[通常表现为脑静脉高压和(或)呼吸道阻塞的症状]以及经放疗、化疗后无效的患者,应考虑行旁路术或采用正中胸骨切口手术切除病变。这种手术通常非常困难,因为组织分界不清,解剖变形,中心静脉压异常高以及出现不同程度纤维化。

拟行上腔静脉减压术的患者麻醉前评估应包括仔细地呼吸道检查。面颈部的水肿同样可以出现在口腔、口咽部和喉咽部。另外,呼吸道还可能存在外部的压迫和纤维化,正常运动受限,或存在喉返神经损害。如果疑有气道压迫,应行 CT 扫描。

为减轻气道水肿,患者以头高位护送到手术室。在麻醉诱导前,所有患者均行桡动脉穿刺置管。根据患者情况术前可从股静脉置入中心静脉导管或肺动脉导管,至少应在下肢建立一大口径静脉通道。术前用药仅限于减少分泌物。麻醉诱导方法取决于气道评估结果。如果诱导前患者必须保持坐位才能维持呼吸,那么应选择使用纤维支气管镜或喉镜清醒插管。

术中最主要的问题是出血。相当多的失血是由于中心静脉压太高。由于术野组织的解剖变形,手术相当困难,随时可能发生动脉出血。因此,当胸骨切开时手术室内应有备血。

术后,特别是纵隔镜、支气管镜检后上腔静脉的压迫并没解除,则可能发生急性呼吸衰竭而需气管插管和机械通气。这种急性呼吸衰竭的机制还不清楚,但最可能的原因是:上腔静脉综合征可引起急性喉痉挛和支气管痉挛;呼吸肌功能受损(恶性病变患者可能对肌松药有异常反应 h 肿瘤加重了气道的阻塞。因此,这些患者在术后几小时应密切监护。

第六节　食管手术麻醉

食管起自颈部环状软骨水平,终止于第 11 或 12 胸椎,直径约 2cm,长 25cm。在颈部位于气管后,进胸后微向左侧移位,在主动脉弓水平又回到正中,在弓下再次向左移位并通过膈肌。行程中有三个狭窄,分别位于颈部环状软骨水平、邻近左侧支气管水平与穿过膈肌水平。食管外科将食管人为地分为三段。即环状软骨水平至进胸腔积液平($C_6 \sim T_1$)为颈段食管,胸廓内部分($T_1 \sim T_{10}$)为胸段食管,膈肌水平以下为腹段食管。

食管手术的麻醉应考虑患者的病理生理、并存的疾患与手术性质。大部分食管手术操作复杂。术前反流误吸造成呼吸功能受损伤、食管疾病本身影响进食造成营养不良。食管疾患常伴吞咽困难与胃食管反流,因而气道保护是食管手术麻醉应考虑的重点。

一、麻醉前评估

食管手术术前访视中应注意的问题主要有以下三方面:食管反流、肺功能与营养状况。

(一)反流误吸食管

功能障碍易引起反流,长期的反流易导致慢性误吸。对有误吸可能的患者应进行肺功能评价并进行合理治疗。反流的主要症状有烧心、胸骨后疼痛或不适。对反流的患者麻醉时应进行气道保护。行快速诱导时应采用环状软骨压迫的手法,或采用清醒插管。麻醉诱导时采用半坐位也有一定帮助。

(二)肺功能食管

疾患引起反流误吸的患者多存在肺功能障碍。恶性食管疾患的患者常有长期吸烟史。对这些患者应行胸部 X 线检查、肺功能检查与血气分析了解肺功能状况。术前应行胸部理疗、抗生素治疗、支气管扩张药治疗,必要时可使用激素改善肺功能。

(三)营养状况食管

疾患因吞咽困难导致摄入减少,加上恶性疾患的消耗,患者有不同程度的营养不良。营养不良对术后恢复不利,因此术前应改善患者的营养状况。

二、术前用药

食管手术术前药的使用原则与一般全身麻醉术前药的使用原则相同。由于反流误吸的可能增加,这类患者术前镇静药的用量应酌情减量。由于手术刺激造成分泌的增加,抗胆碱药(阿托品 0.4mg 或胃肠宁 0.2mg 肌内注射)的使用非常必要。为防止误吸还应使用抗酸药(西咪替丁或雷尼替丁)与胃动力药。

三、监测

手术需要的监测水平主要根据患者病情、手术范围、手术方式以及手术中发生意外的可能性大小确定。麻醉医师的经验也是决定监测水平的影响因素。常规监测心电图、血压与血氧饱和度。应建立可靠的静脉通道。对需要长时间单肺通气的患者与术中术后需要严密观察心血管功能的患者应行有创血压监测。液体出入量大以及手术对纵隔影响明显的应考虑中心静脉置管。

四、内镜食管手术的麻醉

大部分食管手术术前需要接受胃镜检查明确病变的位置与范围。在食管狭窄病例,胃镜检查还能起到扩张性治疗的作用。

电子胃镜诊断性检查的麻醉并不复杂,大多数病例仅在表面麻醉下接受胃镜检查。由于患者存在一定程度的吞咽困难,胃镜检查中镇静药的使用应谨慎。使用镇静药一定要保留患者的气道保护性反射。

对不能配合表面麻醉的患者与行普通胃镜检查的患者多实施全身麻醉。选择较细的气管导管固定于一侧口角一般不妨碍胃镜检查。根据气管插管的难易程度可选择清醒插管与静脉快速诱导插管。麻醉维持可采用吸入麻醉、静脉麻醉或静脉吸入复合麻醉,为保证患者制动,可采用中短效肌肉松弛药。手术结束后拮抗肌肉松弛药,待患者完全清醒后拔管。

胃镜检查术后疼痛很轻,术后镇痛的意义不大。对反流明显的患者应采用半坐位。

在病情严重不能耐受手术的患者,为解决吞咽问题可采用食管支架技术。食管支架的放置不需开胸,一般在胃镜辅助下放置。食管异物的取出同样多在胃镜辅助下实施,不需开胸。

五、开胸食管手术的麻醉

食管手术采用的手术入路较多,腹段食管手术仅通过腹部正中切口即可,麻醉原则与腹部手术麻醉相同。大部分食管手术为胸段食管手术,需要开胸,部分手术甚至需要颈胸腹部联合切口(如 IvorLewis 手术)。由于左侧主动脉的干扰,食管手术多采用右侧开胸。为创造理想的手术野,减轻对肺的损伤,麻醉一般采用单肺通气。

对一些肺功能差不能耐受开胸的患者可采用颈部与腹部联合切口的术式。经颈部与膈肌食管裂孔游离食管并切除。但此术式游离食管时对后纵隔的刺激可导致明显的循环功能抑制,游离食管还可能造成气管撕裂,因此临床上应用较少。

食管切除后一般以胃代替。在胃不能与食管吻合的情况下需要与空肠或结肠吻合,使手术难度增加,手术切口自然需要开胸与开腹联合。空肠一般用于游离移植,需要显微外科参与。代结肠的位置可以在皮下、胸骨后或胸内肺门前后。

开胸食管手术的麻醉一般采用全身麻醉。应根据手术范围与患者病情选择使用麻醉药。范围大的手术还可考虑胸部硬膜外麻醉辅助全身麻醉及用于术后镇痛。

麻醉诱导应充分考虑误吸的可能,做好预防措施。为方便手术操作,开胸手术应尽量使用隔离通气技术。

手术中麻醉医师应了解外科医师的操作可能带来的影响,并与外科医师保持密切交流。手术操作可能导致双腔管或支气管堵塞囊位置改变影响通气,对纵隔的牵拉与压迫可导致循环功能的剧烈变化。手术中遇到上述情况,麻醉医师应及时提醒外科医师,双方协作尽快解决问题。

手术近结束时应留置胃管,胃管通过食管吻合口时应轻柔,位置确定后应妥善固定,避免移动造成吻合口创伤。留置胃管的目的在于胃肠减压,保护吻合口。

六、麻醉恢复

由于存在误吸的可能,拔管应在患者吞咽、咳嗽反射恢复,完全清醒时进行。因此,拔管前应拮抗肌肉松弛药,有良好的术后镇痛。

拔管时机的选择需考虑患者病情与手术范围。术前一般情况好,接受内镜检查、憩室切除等短小手术的患者多在术后早期拔管。气管食管瘘手术后气道需要一段时间的支持,因此拔管较晚。为促进呼吸功能恢复,拔管前应有良好镇痛。

对于不能短时间内拔管的患者应考虑将双腔管换为单腔管。换管一般在手术室进行,换管要求一定的麻醉深度。采用交换管芯的方法较简便,一些交换管芯还能进行喷射通气。有条件时亦可在气管镜帮助下换管。

七、术后并发症

食管手术后并发症主要来自三方面,术前疾病影响导致的并发症、麻醉相关并发症与手术相关并发症。

术前因反流误吸造成肺部感染、继发性哮喘使肺功能降低的患者术后拔管困难。营养不良的患者肌力恢复慢易造成术后脱机困难。

麻醉相关的并发症主要为麻醉诱导与拔管后的误吸。应掌握严格的拔管指征。拔管时患者应清醒,能排除分泌物,有良好的镇痛作用。拔管时采用半坐位利于引流,可减少误吸的发生。术后疼痛影响分泌物排除造成局部肺不张、肺炎时可能需要再次插管进行呼吸支持。

手术相关并发症与手术方式有关。术后吻合口瘢痕形成可导致食管狭窄,可采用扩张治疗。胃镜检查可能导致食管穿孔,食管穿孔引起纵隔炎可能危及患者生命,应禁食禁水并静脉注射抗生素治疗,必要时行食管部分切除。食管切除手术的术后并发症还包括吻合口漏。

第七节　先天性膈疝手术麻醉

一、病理及临床特点

1.先天性膈疝的发病率约为 1/4000。

2.膈疝分型。

(1)后外侧型膈疝约占 80％,经 Bochdalek 孔疝出,又称胸腹裂孔疝,多为左侧,疝入物多为胃、小肠、结肠、脾和肝左叶等腹腔脏器。

(2)食管裂孔型约占 15％～20％,一般较小,不损害肺功能。

(3)Morgagni 裂孔型约占 2％。

3.新生儿期膈疝临床表现为呼吸急促和发绀,哭吵或喂奶时加剧。哭吵时患侧胸腔的负压加大,使更多的腹腔脏器疝入胸腔,造成呼吸极度窘迫。

4.消化系统症状比较少见,疝入胸腔内的肠管嵌闭或伴发肠旋转不良时出现呕吐。

5.体格检查:患侧胸部呼吸运动明显减低,呼吸音消失,纵隔移位,心尖搏动移向对侧。当较多的腹腔内脏进入胸腔内,呈现典型的舟状腹。

6.胸部 X 线摄片:需与先天性肺叶气肿相鉴别。

7.伴随畸形。

(1)肠旋转不良(40％)。

(2)先天性心脏病(15％)。

(3)泌尿系统异常。

(4)神经发育异常。

(5)Cantrell 五联症(包括脐膨出、前侧膈疝、胸骨裂、异位心、室间隔缺损等心内缺损)。

8.手术治疗为经腹径路行内脏复位和修补膈缺损。

二、术前准备

1.护理患儿时将其置于半卧位和半侧卧位。可以插入鼻胃管持续低压吸引,以防止胸腔内的内脏器官充气加重对肺的压迫。

2.对呼吸困难的患儿应给予气管内插管及机械通气治疗。使用肌松药便于控制呼吸,减少挣扎,降低氧耗,同时使气道压力下降,减轻肺损伤。

3.避免气道压力过高,防止发生张力性气胸。

4.高频通气可能促进气体交换,减少气道压力的波动。

5.通过过度通气、持续输注芬太尼、吸入一氧化氮,降低肺血管阻力。

6.术前建立可靠的静脉通路,首选上肢外周静脉。

7.注意保暖,密切监测患儿的中心体温变化。

三、麻醉管理

1.采用静吸复合麻醉方法。麻醉诱导和维持可给予芬太尼。吸入低浓度的异氟烷或七氟烷。氧化亚氮使肠管扩张,损害肺功能,故不宜使用。

2.采用氧气/空气混合通气,纯氧通气有引起早产儿晶状体后纤维增生的危险。

3.术中监测气道压力,吸气峰压一般不超过 $2.45\sim2.94kPa(25\sim30cmH_2O)$。

4.动脉穿刺置管连续监测血压并及时进行血气分析。颈内静脉置管监测中心静脉压并指导补液治疗。

5.膈疝修补后不要即刻张肺,以免造成肺损伤。

6.术后送 ICU 继续呼吸治疗,其中部分患儿可能需要较长期的呼吸机支持。

第十章　内镜操作的麻醉

第一节　上消化道内镜操作的麻醉

一、概述

实施手术室外麻醉频率最高的区域是内镜中心。据美国胃肠内镜学会统计,2009 年美国约实施了 690 万例次上消化道内镜检查。从全美国范围看,麻醉下进行的这类操作上升至相关患者总数的 30%～35%。麻醉医师实施的镇静治疗,对促进临床安全、效率、患者满意度及医疗生产力等均起了重要作用。

麻醉实施者越来越多地被要求为新型、更复杂的内镜操作患者提供镇静。用于上消化道内镜筛查患者的麻醉前评估及准备的原则和指南,同样适用于这些更复杂的内镜操作。而且,麻醉实施者必须了解这些新的操作的指征、技术、复杂性和时间长短。知晓操作风险、并发症及患者的合并症是提供安全镇静的前提。

上消化道内镜可用于诊断、判断预后和(或)治疗。本章所涉及的内容包括:标准内镜检查、超声内镜(EUS)、内镜下囊肿肠造口术、胰腺坏死组织清除术和经口内镜下肌切开术(POEM)。

(一)食管、胃、十二指肠镜检查

将一可弯曲前视内镜经咬口放入,经过舌体,进入食管、胃及十二指肠进行直视检查。

通过工作通路,可以将设备经内镜管道置入,用来进行组织活检、止血,或者植入装置,如管腔内支架。标准内镜检查的常见适应证包括:

1.评估反流性疾病及其后遗症;

2.对吞咽困难、吞咽疼痛、急性食物嵌塞等病症进行评估并可能解除成因;

3.消化不良和消化性溃疡病;

4.缺铁性贫血;

5.评估腹腔疾病或其他近端小肠黏膜病理;

6.筛查和(或)治疗食管静脉曲张;

7.诊断并可能通过内镜对上消化道管腔内肿瘤进行姑息治疗。

(二)超声内镜

与标准内镜检查一样,超声内镜是将一可弯曲前视内镜装置经口腔放入,经过舌体,进入食管、胃及十二指肠进行直视检查。超声内镜技术采用斜角的管腔照相机使得困难的管腔可视化。超声内镜具有两种不同的回声镜。

1.环形。提供垂直于镜端的 360°超声图像。用于食管癌、上皮下包块等的检查。不能用于取活检。

2.线阵式。沿着所使用探头的通路,提供一个聚焦约 170°的图像。可直接放置引导细针穿刺抽吸。

超声内镜主要用于前肠肿瘤局部分期判定,以及通过细针穿刺抽吸诊断肠腔外前肠肿瘤(胰腺、肝脏、腹部和纵隔淋巴结)和胰腺囊肿。对胆总管结石及任何显像模式的胰腺小包块具有最高的诊断灵敏度。

(三)内镜下囊肿肠造口术(囊肿胃造口术)

通常使用线阵式超声内镜引导细针穿刺囊腔抽吸。之后,在荧光透视下将丝线卷绕在囊肿中,将管腔逐渐扩大 10～20mm,而后放置腔内支架以达到持续引流及形成肠道囊肿瘘的目的。

在肠腔和囊肿之间进行经肠囊肿腔内造口术,通常适用于有症状的局限性胰腺坏死或假性囊肿,以利于充分引流和可能的坏死组织清除。

(四)内镜下坏死组织清除术

当囊肿肠造口术建立或修复后,内镜通过肠腔进入囊腔,将坏死的固体组织直接清除。

坏死组织被轻轻地从囊壁中拉出,通常放置于胃或十二指肠中,但如果是大块物质,则可以通过内镜孔移除。

通常这些操作比较费时(>90min,甚至>120min)。

(五)经口内镜下肌切开术

使用标准的上消化道内镜经口腔向下行进,如同常规食管、胃、十二指肠镜检查。治疗适应证为贲门失弛缓症。

在距胃和食管交界处上方 10～15cm 处,切开黏膜进入食管黏膜下层,在内镜下进行分离,建立隧道直至胃和食管交界处下 2～3cm。实施食管肌层切开,优先切开食管环形肌。切口延伸入胃内约 2cm,近端入食管 7cm。

最后,采用多个夹子或缝合线将隧道的黏膜层切口关闭。

二、上消化道内镜操作患者的重点病史和体格检查

外科手术麻醉前评估的原则同样适用于胃肠镜操作前的评估,包括对就医史、麻醉史和用药史的回顾,并完善所有相关诊断的体格检查。

1.需要制订一个明确的流程,以防止患者在手术当天准备不足。

2.大多数内镜中心在操作之前进行电话问询和分诊患者。相关信息会被标记,并由内科医师会诊,以确定是否进入下一步流程。

3.麻醉前评估中,确定执行操作的最合适场所(内镜中心还是手术室)至关重要。麻醉实施者必须考虑患者术中合并症和并发症的风险,以确保在出现更严重的麻醉并发症时能提供专业的监测、气道设备和额外的人员。

(一)获取病史的相关途径

1.获得患者既往的麻醉史,以确定患者是否存在已知并发症、困难气道或恶性高热家族史。

2.上消化道内镜检查的诸多适应证包括与误吸风险增加相关的体征和症状。

3.提示误吸风险增加的过去史包括:严重胃食管反流疾病,胃排空延迟(糖尿病、慢性阿片类药史、妊娠),吞咽困难,贲门失弛缓症,腹内压升高(腹腔积液、肥胖)。

4.误吸风险高提示需要采用气管内插管进行气道保护。

5.提示气道梗阻风险增加的过去史包括:打鼾,阻塞性睡眠呼吸暂停,白天嗜睡。

6.提示镇静过程中可能出现缺氧的过去史包括:阻塞性睡眠呼吸暂停,肥胖,吸烟史,呼吸急促,哮喘,慢性阻塞性肺疾病,家庭氧疗,反应性气道疾病或近期上呼吸道感染史。

7.具有上述病史的患者可能表现为分泌物增多,在手术期间易出现咳嗽、支气管痉挛和喉痉挛。

8.提示出血风险增加的过去史包括:肝病,食管静脉曲张,胃肠道出血,抗凝治疗,已知的凝血系统疾病(如血友病)。

(二)体格检查的相关方法

手术当天体格检查的重点是对增加梗阻或缺氧、误吸和心肺功能抑制风险的因素进行评估。有经验的麻醉医师将在手术之前记录以下所有内容。

1.生命体征。

2.体重指数。

3.气道检查:改良 Mallampati 评分,颈围,甲颏间距,颅面异常,颈部运动度。

4.肺部听诊,记录基础呼吸音和其他声音(如果存在)。

5.有肝病史的患者应进行腹部视诊和触诊,明确是否有腹腔积液。如果因横膈受压引起呼吸道抑制,则可能需要进行穿刺引流。

6.心脏听诊,记录新的杂音或其他异常发现。

7.检查牙齿,查找松动牙齿,防止术中被咬口、内镜或气道仪器碰落。

8.既往有胃肠道出血史和贫血病史的患者,应获知目前的血红蛋白水平。

三、患者优化

1.与任何术前评估一样,目的是确定患者的疾病状况是否在麻醉前得到优化。

2.这些原则同样适用于手术室外进行的内镜操作的麻醉。

3.需要权衡操作风险和患者合并症的严重程度。

4.食管、胃、十二指肠内镜检查被认为是低风险的微创操作。

5.超声内镜、胰腺囊肿胃造口术、坏死组织清除术和经口内镜下肌切开术是风险较高的操作。

6.紧急或危急操作可能没有时间进行全面的患者优化,因此被认为风险较高。

7.心脏功能优化应遵循 2014 年美国心脏病学会/美国心脏协会非心脏手术患者围手术期心血管评估及管理的指南。

8.已安装心脏植入电子设备(起搏器和植入式心律转复除颤器)的患者,应根据 2011 年 7 月由美国心律协会、美国麻醉医师协会、美国心脏协会和胸外科医师协会联合发布的共识指南进行优化。

9.呼吸系统症状应保持基础状态,近期无用氧需求的增加,无呼吸困难,无肺部疾病加重而住院治疗或急诊留观史。

10.抗凝管理和建议应遵循美国胃肠内镜学会的最新指南,指南是通过权衡出血风险与血栓栓塞风险来确定的。

11.确认和记录禁食状态。全身麻醉禁食标准依照美国麻醉医师协会禁食指南。

12.贲门失弛缓症患者实施经口内镜下肌切开术,应严格按照指南要求术前 2d 食用无渣清饮,以减少误吸风险。

四、标准及复杂上消化道内镜操作常用的麻醉技术和镇静治疗

(一)适宜镇静水平的选择

1.上消化道介入治疗的镇静要求取决于患者的入口统计学数据和实际进行的操作。镇静方式可从轻度或中度镇静到全身麻醉。全身麻醉可采用或不采用气管插管。

2.确定合适的镇静方式必须考虑到病史、镇静史、患者偏好及预期的操作不适程度。

3.食管、胃、十二指肠镜检查持续时间短、侵入性较小,通常不需要全身麻醉。

4.超声内镜更为复杂、刺激更大。超声内镜的内镜口径较大,采用针吸可进行组织活检,但操作时间较长。所有这些因素都要求深度镇静或全身麻醉来使患者舒适,为内镜医师创造最佳操作条件。

5.胰腺囊肿胃造口术和坏死组织清除术需要插管或不插管的全身麻醉。这些操作是时间最长、最复杂的。与食管、胃、十二指肠镜检查相比,它们具有更高的误吸和并发症发生风险。

6.经口内镜下肌切开术需要气管插管全身麻醉:贲门失弛缓症患者存在高误吸风险。气管插管全身麻醉是有利的,可保持患者术中不动,一旦发生气胸、纵隔积气或气腹,气道可控性更好。

7.食管、胃、十二指肠镜检查所需的中度镇静可以通过阿片类和苯二氮䓬类药物的组合应用来实现。这种镇静程度可由获取可执行中度镇静资格的医师来实现,他们可以不是受过训练的麻醉专业人员。

8.麻醉实施者可以根据上述标准选择中度镇静,或者根据患者复杂的病史进行商议。

9.食管、胃、十二指肠镜检查采用全身麻醉的适应证包括但不限于如下情况:中度镇静失败、患者偏好、操作需求及需要气管插管以保护气道等。

10.经过术前评估,存在上述具有较高误吸风险的患者,需要采用气管插管进行气道保护。全身麻醉时采用快速顺序诱导以防误吸。诱导药物要根据患者的病史进行选择。由于大多数内镜检查持续时间短,可以优先选择短效神经肌肉阻滞剂来进行气管插管。全身麻醉术中维持可以使用吸入性麻醉剂或静脉麻醉药物输注。

11.幸运的是,大多数情况下,上消化道内镜检查是不需要气管插管的,全身麻醉可以通过静脉给药和吸氧安全地进行。

(二)监测

所有患者均需要参照美国麻醉医师协会最低监测要求进行持续监测,监测脉搏血氧饱和度、动脉血压、连续心电图、体温和二氧化碳浓度。

许多氧气供应输送设备已得到改良,可以同时进行二氧化碳浓度监测。最常用于上消化道内镜操作的氧气输送装置是鼻导管或带有输氧装置的咬口。此外,已经开发了新型面罩,在输送氧气和二氧化碳取样的同时,提供允许内镜通过的通道。

(三)镇静药物

1.最常用的中度镇静药物包括咪达唑仑和芬太尼。

2.可用于镇静的另一种阿片类药物是哌替啶,但在过去10年已不常用。也可考虑使用阿芬太尼代替芬太尼。当小剂量给药时,阿芬太尼起效更快、作用时间更短。

3.在内镜全身麻醉中使用最多的药物和技术是异丙酚输注。

4.异丙酚可以单独使用或与苯二氮䓬类药物或阿片类联合使用,这取决于患者的镇静要求。

5.异丙酚可以间断推注,达到短时手术的要求,或持续输注用于较长时间的手术。

6.异丙酚全身麻醉的优点包括:快速起效达到所需的镇静水平,苏醒快,提高检查的质量;与中度镇静相比,异丙酚全身麻醉在更多的手术中被证实利于手术操作。

7.其他已被研究并用于内镜检查的静脉用药包括右美托咪定、氯胺酮和瑞芬太尼。

8.右美托咪定注射液镇静的同时对呼吸抑制影响较小,已发表的其用于内镜镇静的结果存在冲突。其镇静质量、患者和内镜医师满意度与咪达唑仑和芬太尼相当。潜在的担忧包括达到镇静水平起效慢、低血压、心动过缓及苏醒时间更长。

9.已研究氯胺酮单独使用或与其他镇静剂联合使用的情况,大多数已完成的研究针对的是儿童患者群。其优点包括,对于反抗或静脉通道建立困难的患者,可采用肌内注射的方式给药。氯胺酮不引起呼吸抑制,对血流动力学影响最小。应同时使用止涎剂以防止分泌物过多。如果上消化道内镜操作时分泌物增加,应增加吸引频率,以预防过度咳嗽和喉痉挛。

10.瑞芬太尼提供深度的镇痛和镇静作用,恢复时间非常短。然而,在评估其用于内镜操作的剂量以实现最佳镇静的研究中,发现其频繁地导致呼吸暂停并需要正压通气。

11.对咽后壁的表面麻醉,可以作为镇静的辅助手段。表面麻醉可以通过抑制咽反射并减少患者咳嗽和紧张来帮助内镜通过。苯佐卡因和利多卡因是最常用的局部麻醉药。要警惕苯佐卡因喷雾有引起高铁血红蛋白血症的风险。单次剂量的苯佐卡因喷雾剂有助于预防药物过量及高铁血红蛋白血症不良反应。利多卡因的多种剂型均可用于表面麻醉,包括液体、啫喱和药膏。可使用雾化器或直接应用来实现利多卡因表面麻醉。

五、预期的不良事件和操作并发症

内镜操作的麻醉并发症与手术室可能发生的麻醉并发症没有不同。无论操作类型和部位如何,中度镇静和全身麻醉的风险适用于所有患者。然而,上消化道内镜操作麻醉存在更为常见的特殊并发症。实施麻醉的人员应对这些事件提高警惕,包括误吸、气道梗阻、窒息、缺氧和喉痉挛。此外,了解可能由于操作本身直接导致的常见并发症是很重要的。

(一)操作并发症

1.标准食管、胃、十二指肠内镜检查

(1)误吸。

(2)诊断性食管、胃、十二指肠内镜检查的穿孔率为 1/10000～1/5000。

(3)出血。

(4)漏诊。

2.超声内镜(包括细针穿刺抽吸)

(1)和食管、胃、十二指肠内镜检查一样。

(2)因为镜头末端更坚硬、倾斜度更大,所以穿孔的风险稍微增加,特别是在口咽或十二指肠扫描时。

(3)胰腺炎 *(胰腺活检中发生率为1%)。

(4)腹腔神经丛神经松解术/阻滞术期间的自主神经失调。

3.囊肿肠造口术/坏死组织清除术

(1)和食管、胃、十二指肠内镜检查一样。

(2)空气/二氧化碳栓塞(高达2％)。

(3)穿孔(肠－囊肿瘘管)或囊壁裂开(5％)。

(4)大量出血。

4.经口内镜下肌切开术

(1)和食管、胃、十二指肠内镜检查一样。

(2)二氧化碳纵隔气肿、气胸、气腹(多为轻度)。

(3)出血(1％～2％)。

(4)感染(纵隔炎,<1％)。

(二)镇静并发症

没有放置明确气道通路条件下提供的镇静和全身麻醉使患者有误吸、上呼吸道梗阻、喉痉挛和呼吸暂停的危险。

许多有食管、胃、十二指肠内镜检查适应证的患者,具有与误吸有关的令人担忧的体征和症状,这些患者包括但不限于胃食管反流疾病、吞咽困难、贲门失弛缓症和胃轻瘫患者。

为达到适当的镇静水平而采用的药物,导致口咽组织松弛和塌陷,可引起上呼吸道梗阻。喉痉挛可能是由分泌物或内镜直接刺激引起。如果患者没有达到足够的镇静水平或表面麻醉不充分,则更为常见。上呼吸道梗阻、喉痉挛或过量镇静药物的不良反应都可引起窒息。

即使不使用直接喉镜及气管插管,食管、胃、十二指肠内镜检查期间的牙齿损伤也会增加。为防止损坏内镜,将塑料咬口放置在患者的牙齿之间并用松紧带紧固在颈后部。在手术过程中,患者可能会因用力咬合或因内镜操作,引起塑料咬口致牙齿脱落或碎裂。

唇部的损伤和肿胀也有发生。嘴唇可能被夹在牙齿和咬合块之间,导致局部缺血或机械创伤。

六、不良事件的预防和管理

在上消化道内镜检查过程中,对掌握上述常见不良事件的知识使麻醉医师能够更好地管理这些潜在的并发症。这些并发症的处理原则与在手术室的处理没有区别,但是麻醉医师必须意识到,用于解决这些问题的资源在内镜中心较之手术室可能不易获得。在急性心肺衰竭患者的救治管理中,欠缺的不只是设备,还有经验丰富的专家。

在完成充分的术前评估并考虑到操作风险和镇静需求后,麻醉医师必须确定最适合操作的场所。对于有严重合并症和接受复杂操作的患者,手术室可能优于内镜中心。

(一)气道梗阻

1.气道梗阻是上消化道内镜常见的并发症之一,如果管理不当,最终可能导致致命的心肺事件。

2.可以将患者置于左侧卧位进行手术,以尽量减少气道梗阻。

3.上呼吸道梗阻首先可以通过使颈部后仰和双手托颌法等简单的操作来缓解。

4.如果气道继续梗阻可能需要置入鼻咽通气道,鼻咽通气道的放置必须小心谨慎,以免造成损伤或鼻出血。

5.如果通过以上尝试来解除有明确缺氧迹象的气道梗阻并不成功,则需要与内镜医师进行沟通,暂停操作,并实施有效的气道管理。

6.患者可能需要放置口咽通气道、面罩、声门上气道或进行气管插管行正压通气。

7.术前评估确认气道梗阻风险高的患者麻醉诱导时可能需要气管插管。

(二)缺氧

1.可能在没有气道梗阻的情况下发生。

2.它是镇静期间多种生理因素的结果,包含但不限于潮气量、功能残气量、每分通气量的变化,通气/血流比失调及镇静期间的呼吸暂停。

3.首先应增加氧气的供给,并排除其他原因,例如梗阻和误吸。如果缺氧没有改善,可能需要使用气管插管正压通气。

(三)误吸

1.可能导致缺氧的严重并发症,还可导致非计划入院。

2.依照美国麻醉医师协会的禁食指南,可以最大限度地减少误吸。

3.患者左侧卧位不仅可以降低梗阻的风险,还可以降低误吸风险。另外,应考虑将患者置于头高脚低卧位。

4.如果置入内镜后观察到胃内容物,有两种选择:

(1)体积小而不黏稠的,通过内镜直视下直接吸出。

(2)当胃内容物体积大且黏稠时,退出内镜,通过快速顺序诱导进行气管插管。

5.对于胃轻瘫、贲门失弛缓症和饱胃患者,应考虑通过快速顺序诱导进行气管插管全身麻醉

(四)空气栓塞

1.罕见,但属于上消化道内镜操作中可能致命的并发症。

2.使用二氧化碳气腹可降低空气栓塞风险,因为其溶解系数高、易于吸收。·空气栓塞风险较高的患者包括:既往胆管介入或手术、经颈静脉肝内门体分流术、消化系统炎症、术后胃肠瘘、胃肠肿瘤史,以及接受过某些介入技术旧。

3.出现心肺和神经系统症状时,可能归因于镇静相关并发症而难以诊断。

4.对于突发性心肺系统不稳定和神经系统改变,尤其是行超声内镜、胰腺坏死组织清除术和囊肿胃造口术的患者,应考虑有无空气栓塞的可能。

5.在进行明确诊断的同时,进行简单的操作以减少空气栓塞的影响,包括:暂停手术,给予高流量100%氧气,启动高容量生理盐水输注,将患者置于头低脚高左侧卧位以最大限度地减少空气向脑部的迁移并限制右心室流出道的空气。

6.确诊需要行床旁超声心动图。

(五)出血

1.可能发生在所有手术中,但最常见于内镜下坏死组织清除术。

2.在组织清除过程中发生,尤其是在透壁通道扩张期或直接清创坏死腔隙期间血管被误穿时。

3.直接清创坏死组织期间,腹膜后血管(如门静脉)也可能出现出血,有时表现为急性、非常严重的并发症,可能需要急诊血管造影,甚至手术治疗。

4.确保充足的静脉通道,明确血液制品的类型并备血。

(六)穿孔

1.上消化道内镜检查中,最常发生于食管狭窄或贲门失弛缓症术中扩张、取出异物或应用食管内支架时。

2.穿孔引起胃肠内容物渗漏到纵隔或腹膜,导致纵隔炎和严重脓毒症。

3.患者最常出现的情况是在恢复室发生疼痛。皮下气肿可被触诊发现,发热、脓毒症和气胸随后出现。任何经历了上消化道内镜检查或介入手术,术后疼痛恶化的患者都应评估穿孔情况。应通知胃肠科医师,并对患者进行钡餐检查。

(七)二氧化碳气胸和纵隔积气

1.发生于经口内镜下肌切开术过程中食管注气时。

2.建议采用气管插管正压通气的全身麻醉。

3.呼气末二氧化碳浓度突然升高可能是皮下气肿的标志,而吸气压力峰值的突然增加可能提示二氧化碳气胸。

4.严重的二氧化碳气胸导致心肺系统不稳定,可能需要进行穿刺减压。

七、首选技术

我们首选的用于上消化道内镜操作的镇静麻醉技术和推荐考虑了相应参考资料、术前评估/优化,以及麻醉风险和已知的操作并发症后做出。针对每名患者,制订麻醉方案需要考虑以下三个因素:手术类型、误吸风险、患者合并症。

(一)食管、胃、十二指肠内镜/超声内镜

1.用于误吸风险低,没有严重合并症的患者。

(1)可以在内镜中心,采用静脉镇静监护或静脉全身麻醉安全地实施操作。作者对该类患者人群的首推方案是静脉输注异丙酚全身麻醉。

(2)使用异丙酚静脉输注全身麻醉是最好的选择,因为与其他静脉镇静药如阿片类和苯二氮䓬类药物相比,它可为内镜检查提供最佳的条件,且苏醒更快。这在进行超声内镜期间尤其重要,因为这些操作时间更长,需要患者在穿刺活检过程中仍处于静止状态。另外,专(用的超声内镜比标准的内镜更粗,置入时可能导致患者更多的不适,需要更深度镇静或全身麻醉。

(3)确保有足够的用品和药物,以备在需要气道保护或心肺衰竭时,紧急转换为气管插管全身麻醉。

(4)经过适当的术前评估后,患者被带到内镜检查室。连接标准监护,并通过带有二氧化碳传感器的鼻导管进行吸氧。

(5)可在后咽腔喷入单次定量的西地卡因喷雾剂,这有助于减弱咽反射,在超声内镜操作期间特别有益。

(6)另一个要考虑的辅助措施是术前给予0.2mg格隆溴铵静脉注射,我们发现这有助于减少口腔分泌物,而口腔分泌物可能导致过度咳嗽、气道梗阻和喉痉挛。

(7)患者置于左侧卧位头部抬高的舒适体位,床保持轻度的头高脚低位。这种体位有助于进一步降低误吸风险。在给予镇静药物之前,小心放置保护性咬口,以免造成任何牙齿损伤。

(8)通过输注或逐渐增量推注异丙酚来实现预期的镇静水平,以使内镜易于从口咽后部进入

食管。

(9)应持续监测气道梗阻和呼吸暂停情况,频繁吸引分泌物。

2.用于误吸风险低,有严重合并症的患者:

(1)确定实施这些手术的适当场所,如果在手术室或医院内的内镜中心实施麻醉,患者的安全性会得到提升。

(2)存在困难气道的患者,需要各种气道辅助装置及紧急情况下可以帮助麻醉医师的人员。

(3)患有严重疾病,尤其是患者面临更高的心肺并发症风险时,需要在术中和术后进行更高水平的监测,这些在门诊内镜中心可能无法确保。

(4)麻醉实施者必须根据其场所提供的可用资源来确定方案。

(5)根据患者偏好、气道可控性及药物对血流动力学的影响可以对这类患者实施镇静监测或静脉全身麻醉(如针对前述的健康患者)。

3.用于误吸危险高,没有严重合并症的患者:

(1)建议全身麻醉,置入气管导管保护气道。

(2)增加误吸风险的常见病理学原因包括但不限于贲门失弛缓症、消化道异物和胃轻瘫。

(3)应考虑快速顺序诱导。

(4)只要有合适的气管插管全身麻醉管理和复苏的设备及人员,手术可以在任何地点进行。

4.用于误吸风险高,有严重合并症的患者:

(1)推荐在可以立即使用侵入性监测手段的地点进行操作,经过培训的人员可以帮助麻醉医师进行严重的心肺并发症和困难气道管理。

(2)保护气道的气管插管全身麻醉是必要的。

5.内镜下囊肿肠造口术(囊肿胃造口术)和胰腺坏死组织清除术:

(1)原发性囊肿肠造口术和坏死组织清除术具有最高的并发症风险。

(2)来自胰腺的囊肿液和坏死碎片会排入胃中,并可能被内镜套住通过口腔排出。

(3)推荐气管插管全身麻醉进行气道保护。

(4)根据患者的合并症情况和手术的复杂程度,考虑在手术室或门诊内镜中心进行手术。

(5)当首次通过内镜建立通路进行原发性坏死组织清除术时,出血风险升高。建议备血,并确保足够的静脉通道。

(6)术前确认已停用抗血小板药物和其他抗凝药物。

(7)通过感染的坏死性胰液和组织,诱发菌血症的风险增加。需监测低血压、心动过速和发热的情况。

(8)如果不是住院患者,可能需要住院观察。

(9)术后患者需要再次进行坏死组织清除术,仍需要气管插管保护气道。然而,与原发性坏死组织清除术相比,出血的风险较小。

(二)经口内镜下肌切开术

1.推荐快速顺序诱导气管插管全身麻醉以保护气道,避免由于贲门失弛缓症引起的误吸。气管插管允许控制通气,并可在切开和注气过程中密切监测呼气末二氧化碳分压。

2.迄今为止还没有提示经口内镜下肌切开术术中使用麻醉药的临床意义的研究。使用异丙酚或七氟醚均可。

3.患者仰卧位且需铺单,以方便紧急时气腹和气胸减压的腹部和胸部操作。

4.建议使用正压通气,因为通过气管导管隔离呼吸系统的正压,可以最大限度地降低纵隔气肿的风险

5.监测皮下气肿体征和呼气末二氧化碳突然升高的迹象。

6.绝大多数皮下气肿采取保守治疗。

7.推荐在手术室实施,以便发生前述的严重操作并发症时进行快速手术治疗。

第二节 结肠镜操作的麻醉

一、概述

每年全世界要为患者进行数百万次的结肠镜检查。结肠镜检查带来的不适和疼痛,给患者和内镜医师均造成困扰。

(1)大多数筛查性结肠镜检查在门诊进行,麻醉科医师在场的情况不多。

(2)介入性结肠镜治疗、逆行双气囊肠镜检查和需要深度镇静的结肠镜检查往往需在麻醉科医师的帮助下完成。

(3)具有多种合并症的患者、不合作的患者、儿科患者、有镇静困难史及有困难气道病史的患者最好有麻醉科医师参与管理。

本节将回顾镇静及患者管理策略。最终,根据患者状况、手术难度、手术持续时间、预期的镇静深度及根据情况变化修正方案的能力来确定最佳麻醉方案。

二、镇静深度定义

异丙酚镇静在结肠镜检查中普遍应用,麻醉科医师必须了解各种镇静深度的含义。美国麻醉医师协会(ASA)已经描述了连续的镇静深度(表10-1)。

(1)中度镇静和镇痛通常被称为清醒镇静。许多结肠镜检查是在清醒镇静下进行的。

(2)麻醉实施者必须接受培训,从而有能力在患者处于比预期镇静更深的程度时进行抢救。

表 10-1 连续的镇静深度

	最浅镇静/抗焦虑	中度镇静/镇痛	深度镇静/镇痛	全身麻醉
反应性	对语言刺激反应正常	对触觉和语言刺激产生有目的的反应(对疼痛的逃避反射不属于有目的的反应)	对重复性及疼痛刺激产生有目的的反应(对疼痛的逃避反射不属于有目的的反应)	无意识,甚至对疼痛刺激无反应

续表

	最浅镇静/抗焦虑	中度镇静/镇痛	深度镇静/镇痛	全身麻醉
气道	不受影响	不需要干预	可能需干预	通常需干预
自主呼吸	不受影响	充足	可能不足	经常不足
心血管功能	不受影响	基本正常	基本正常	可能受损

三、术前评估

(一)误吸风险

1.结肠镜检查的患者可能会有误吸和吸入性肺炎的风险,特别是深度镇静时。

2.深度麻醉会抑制上呼吸道保护性反射。

3.在一项结肠镜检查研究中,有0.16%的患者发生误吸,这些患者大部分都采用异丙酚镇静。

4.吞咽障碍发生于更深度的镇静时。在通常以深度镇静为目标的异丙酚输注时,吞咽障碍可能引起误吸。

5.应用异丙酚时,意识恢复约15min后,吞咽反射完全恢复。

6.在结肠镜检查期间使用咪达唑仑,意识恢复2h后,吞咽反射才恢复。

7.患者年龄和体重指数的增加是异丙酚引起吞咽障碍的额外危险因素。

在结肠镜检查前,可以给予分次剂量的肠道准备液。只要肠道排空时间或最后一次口服肠道准备液的时间距离检查时间不超过5h,用分次剂量方案就可获得更好的肠道准备效果。

8.接受分次剂量肠道准备液的患者与检查前一天晚上接受单剂量肠道准备液的患者相比,胃残留量相似。

9.对于大多数患者,服用第二剂肠道准备液后,禁食2h已足够。

全面回顾病史可能发现患者反流误吸的易患因素。

10.有学者提出,结肠镜检查时被动性反流是导致误吸的一种机制。

11.深度麻醉或全身麻醉患者误吸时,初步处理措施包括:在头低位采取主动吸引,并在通气前对气管导管内进行吸引。

12.对于高风险患者,除严格遵守禁食指南外,可能需要应用质子泵抑制剂、H2受体阻断剂、抗酸剂和(或)促胃动力药物进行药物治疗。

13.气管内插管对高风险患者具有气道保护作用。

(二)面罩通气困难

1.随着镇静深度的增加,需要进行气道和通气干预的可能性相应增加。

2.筛查面罩通气困难的患者不容忽视。

3.对于面罩通气困难的患者,插管困难的风险可能增加4倍。

表10-2列出了面罩通气困难的相关因素。

(1)超过一个预测指标即应该提高关注的程度

(2)颈部放疗史是面罩通气困难最重要的预测指标。

（3）儿童患者存在面罩通气困难尤其应重视，因为其抢救时间有限。

（三）患者对镇静的期望

1.许多患者期望在结肠镜检查时完全无意识，而没有意识到他们在操作中的部分时间可能有意识。

2.从未接受过检查前镇静咨询的患者或过去从未接受过结肠镜检查的患者最有可能关注检查中意识是否清醒的问题。

3.对结肠镜检查前的患者进行的一项调查表明，患者对检查中意识清醒的焦虑比对呼吸系统并发症、呕吐、结肠检查的不完全及术后嗜睡更严重。

4.对结肠镜检查中患者意识问题的讨论将改善患者的预期和满意度。

表 10-2 面罩通气困难的预测因素

年龄超过 55 岁
体重指数（BMI）＞26kg/m²
牙齿缺损
留胡须
打鼾或睡眠呼吸暂停病史
Mallampati 气道分级Ⅲ级或Ⅳ级
下颌前突受限
男性
气道包块或肿瘤
颈部放疗史
颈围＞40cm

四、术中管理

（一）监测

1.在结肠镜检查时，应根据基础麻醉监测标准对患者进行监测。

2.应通过脉搏血氧仪及患者暴露部位颜色对患者氧合情况进行评估。

3.通过连续呼气末二氧化碳分析及其他定性临床体征，包括胸廓动度和呼吸音听诊，对通气状况进行评估。

4.通过连续的心电图/心率监测和至少每 5min 进行 1 次的血压监测对循环进行评估。

5.包括脑电双频指数（BIS）或患者状态指数（PSI）在内的基于脑电的监护可能有助于确定镇静深度。尽管是非强制的，但是使用这些监护仪可能有助于减少深度镇静相关的并发症。

6.监护设备的放置应该简单。患者通常处于侧卧位，患者的气道通路不应受到内镜医师操作的影响。

（二）镇静深度

选择结肠镜检查镇静深度时必须考虑几个因素，其中一些因素列在表 10-3 中。

表 10-3 对镇静深度的考量因素

记忆
患者体动
低血压
气道事件
误吸
困难的结肠镜检查
认知功能恢复

在最近的一项研究中,监测了异丙酚和芬太尼用于结肠镜检查时的镇静深度。"轻度"镇静指 BIS 为 70～80,"深度"镇静为 BIS＜60。

(1)深度镇静的患者记忆较少、体动较少,而低血压及气道梗阻发生较多。

(2)接受轻度镇静的患者相比深度镇静,尽管记忆发生率较高(12％vs1％),但多数仍表示满意。

(3)轻度镇静恢复较快,但出院时两组认知功能障碍发生率相似。通常情况下,使用异丙酚的镇静方案比非异丙酚镇静方案镇静程度更深。

(4)应用异丙酚的方案被定义为深度镇静,其误吸、脾损伤和结肠穿孔的风险增加。

(5)基于脑电图读数,采用异丙酚滴定的方法,可以帮助麻醉实施者减少患者在结肠镜检查期间深度麻醉的时间,这样可以降低深度镇静的风险(误吸、低血压、呼吸抑制等),同时仍能利用异丙酚的临床优点。

(三)传统药物

1.起效快、短效的苯二氮䓬类药物,如咪达唑仑,通常与起效快、短效的阿片类药物如芬太尼联合使用。

2.已知咪达唑仑具有抗焦虑、遗忘和镇静特性,它也会导致呼吸抑制。

3.苯二氮䓬类药物与阿片类药物有协同作用,可导致更深度镇静、呼吸抑制和血流动力学不稳定。

4.芬太尼和其他阿片类药物具有镇痛和镇静作用。

5.芬太尼会引起呼吸抑制和恶心,但是与咪达唑仑一样,可以使用拮抗剂。

6.哌替啶和吗啡与芬太尼相比起效更慢、作用持续时间更长,因此芬太尼更适用于结肠镜检查。

(四)异丙酚

1.异丙酚越来越多地用于结肠镜检查中的镇静。

2.异丙酚的一个主要优点是起效迅速、代谢快。

3.异丙酚可以提供镇静和遗忘作用,然而,其镇痛作用极小。

4.苏醒时间短、认知功能恢复快及止吐作用是异丙酚非常有用的特性。

5.遗憾的是,异丙酚没有拮抗剂。

6.异丙酚麻醉期间,患者意识水平可能会迅速发生改变。

7.可能会出现意外的深度镇静,甚至是全身麻醉,伴有呼吸、心血管和神经功能的抑制,这可能是由于意识水平迅速变化引起的。因此,配备有资质的麻醉实施者至关重要。

8.与传统药物(苯二氮䓬类药物和麻醉药物)相比,异丙酚麻醉患者苏醒和代谢时间更短,患者的满意度也更高。

结肠镜检查中,合理地使用咪达唑仑和(或)芬太尼对异丙酚进行补充,有助于获得更好的手术操作条件,操作时间更短。

(1)接受少量咪达唑仑的患者,其苏醒时间、患者满意度和记忆发生率与仅接受异丙酚注射的患者相似。

(2)在结肠镜检查时,给予超过 2mg 的咪达唑仑辅助异丙酚镇静时,可能预示着出院时有认知功能受损。

(五)氯胺酮

1.氯胺酮可作为结肠镜检查中镇静方案的辅助用药。

2.氯胺酮具有麻醉和镇痛作用。

3.小剂量使用时能保持呼吸道通畅,对通气和心血管影响最小。

4.接受结肠镜检查的患者,在咪达唑仑－芬太尼－异丙酚镇静方案中添加小剂量氯胺酮(0.3mg/kg)可以改善镇静效果和血流动力学,减少异丙酚的用量及不良反应,包括减少气道支持。

(六)瑞芬太尼

1.瑞芬太尼是一种超短效阿片类受体激动剂。

2.在结肠镜检查中,与标准的咪达唑仑－哌替啶联合用药相比,仅使用瑞芬太尼,可以使患者苏醒更快、满意度更高,患者和内镜医师之间的交流得以加强。

3.小剂量使用瑞芬太尼[$0.4\mu g/kg$ 负荷剂量,$0.04\mu g/(kg \cdot min)$ 输注剂量],可以降低其心肺系统不良反应。

4.仅使用瑞芬太尼麻醉的患者可能完全清醒,建议给予额外的镇静剂。

(七)右美托咪定

1.右美托咪定是一种选择性 α_2 受体激动剂。

2.具有抗焦虑、镇静和镇痛作用,无明显呼吸抑制作用。

3.可能会造成低血压和心动过缓。

4.不易管理、费用高及血流动力学的不稳定,使一些人认为右美托咪啶在结肠镜检查中的价值有限,而另一些人则认为它可能有一些实用性。

(八)氧化亚氮

1.氧化亚氮(N_2O)的优点包括具有镇痛作用、药物半衰期短。

2.与大剂量使用的许多静脉制剂相比,其优点为心肺系统抑制作用最小。

3.系统性综述表明,结肠镜检查中使用氧化亚氮/氧气与常规镇静药相比,具有同等的镇痛和消除不适作用。与传统的静脉镇静和镇痛药相比,使用氧化亚氮的患者苏醒更快,住院时间更短。

4.使用氧化亚氮,患者苏醒更快,精神运动功能恢复更快,可以加快患者的周转。

(九)挥发性麻醉药

1.七氟醚和氧化亚氮联合应用于门诊,具有精神运动功能快速恢复及加快出院周转的优点。

2.与异丙酚麻醉相比,七氟醚麻醉在提供类似手术条件的情况下可减少老年结肠镜检查中的气道并发症(呼吸暂停、气道介入)的发生。

(十)困难结肠镜检查

困难结肠镜检查可以定义为无法到达盲肠,完成操作需延时,患者的不适加重,内镜医师操作困难。表10-4列出了部分困难结肠镜检查的危险因素。

1.成袢和成角,特别是在乙状结肠,可能是最常见的困难来源。

(1)内镜控制变得困难,并可能导致不适。

表10-4　困难结肠镜检查的危险因素

结肠袢及成角
憩室病
肠道准备不佳
体质状况不佳既
往手术史女性
有便秘或泻药使用史
年轻患者

(2)通常需要充分的镇静。

(3)成功到达盲肠的概率可能与镇静水平成正比。

2.憩室病可能会导致结肠痉挛,导致注气和肠道准备困难。

3.肠道准备不佳使可视化变得困难。

4.对于肥胖患者,应用腹部加压来减少结肠成袢可能难以实现。然而,体重低、腹腔容量小伴随内脏脂肪减少,可能会使结肠更难以折叠而影响操作。

5.既往手术史,如腹式子宫切除术,也可能增加操作难度。

6.女性结肠穿过骨盆时,其长度和角度可能更大,可能会造成困难。

7.有便秘或使用泻药史的患者可能结肠冗长,使肠镜更难到达盲肠。

8.年轻患者可能因牵拉紧绷的结肠系膜而感到不适。

一些方法可能有助于内镜推进:

(1)改变患者体位,从左侧卧位改为仰卧位、右侧卧位或俯卧位可能有助于内镜推进。在这种情况下,避免过度镇静是很重要的;

(2)外力按压腹部可能有效;

(3)指导患者深呼吸使膈肌下降,可能帮助内镜通过结肠弯曲的部位;

(4)硬度可变的肠镜可能有利于内镜医师操作;

(5)异丙酚镇静往往程度较深,已被证明可增加内镜推进和撤回时轴向和径向力量,缩短检查时间。深度异丙酚镇静下,内镜医师能够更容易通过结肠袢和成角部位。

五、并发症

1.镇静、结肠扩张和肠系膜牵拉可导致缺氧、通气不足、心律失常、血流动力学不稳定、腹部不适及血管迷走神经反射。

2.尽管深度镇静下内镜医师更容易完成结肠镜检查,但可能导致其他并发症,如吸入性肺炎等。

3.结肠镜检查中深度镇静的患者对结肠镜下结肠袢压迫结肠至脾脏附着物的耐受性增加,可致脾损伤增加。

4.结肠镜检查中,结肠穿孔发生率为 0.6‰～0.9‰。深度镇静可能会使穿孔发生率增加,因为患者无法感受内镜克服阻力推进过程中的不适感。

六、作者的技术

减少深度镇静时间这一总体目标将有助于降低误吸、缺氧、通气不足和内镜创伤的风险。结肠镜检查时应询问患者,观察患者的意识清醒状况。以异丙酚为基础的镇静方案可以根据需要进行快速滴定,深度镇静以促进内镜通过困难的结肠袢和成角部位,而在内镜通过不太困难的部位及结肠镜撤出时减轻镇静。合理地使用咪达唑仑和芬太尼可以补充异丙酚的镇静作用。氯胺酮应用的理想方法是小剂量使用,适用于难以镇静和镇痛需求较高的患者。吸入性麻醉药和管理复杂的静脉药物可能更适合罕见的情况。

第三节　内镜逆行胰胆管造影的麻醉

一、概述

内镜逆行膜胆管造影(ER-CP)是一种复杂的有创内镜操作,需要结合活体透视成像的高度专业化的设备和仪器。ERCP 在胰胆管疾病的治疗中是不可或缺的,有时可替代手术治疗。虽然诊断性 ERCP 大多被更好的无创性影像学方法所取代,但治疗性 ERCP 的数量仍在不断攀升。此外,借助更好的培训和技术的长足进步,那些病情更重、解剖结构更复杂的患者可以接受 ERCP 治疗。胆道脓毒症患者需急诊行 ERCP,以减轻梗阻并引流出感染性物质。如何使这些复杂的操作取得成功,在满足患者舒适需求的同时最大限度地提高临床安全,优化 ERCP 操作条件,麻醉方面的考量至关重要。

目前 ERCP 的适应证分为三大类:

(1)结石相关疾病(黄疸,胆道痛,胆管炎,胆源性胰腺炎,胰管结石)。

(2)壶腹/乳头异常(Oddi 括约肌功能障碍,壶腹癌)。

(3)胆道和胰腺导管异常(泄漏、狭窄,恶性肿瘤)。

在充分讨论独特的空间限制性和患者体位后,再决定给予接受 ERCP 的患者的麻醉药是否合理。

二、ERCP 操作特有的程序性问题

(一)ERCP 操作室布局

实施 ERCP 数量多的中心,大多数 ERCP 操作是在专门的荧光检查室进行的,布局结构紧凑。麻醉实施者位于患者的头端。实施 ERCP 数量少的中心,操作可以在影像科或手术室使用便携式"C"型臂透视机进行。房间布局紧凑,但必须能容纳 1～2 名内镜医师、1 名技术员、1～2 名护士和 1 名麻醉医师。此外,房间需有固定的放射设备和视频成像设备。实施麻醉通常需配备麻醉机和麻醉车。ERCP 设备存放在手术室内,那些术中不常用的设备存放在移动车内,也被推进手术室。在给予任何麻醉药之前,需要将人员和设备的空间限制性考虑在内,因为进一步的干预时可能需要移走额外的人员或设备。

(二)ERCP 的体位

ERCP 可以在三种体位下进行:俯卧位(最常见)、仰卧位和左侧卧位。

1.俯卧位 ERCP

(1)这是 ERCP 最常见的体位,因为它为内镜医师提供最佳的可视化效果和解剖通路。

(2)俯卧位 ERCP 的禁忌证包括高误吸风险、晚期妊娠、张力性腹腔积液、严重颈椎疾病,以及因连线、输液或所行治疗而不能翻身的重症患者。心肺功能处于临界状态的患者也不适合俯卧位。

(3)清醒患者俯卧位时,需要患者配合肌着至少 5～10min,直到充分镇静。

(4)身体虚弱、老年患者的行动能力受限,可能需要更多帮助才能达成正确的体位。此外,为促进内镜的通过术中需要转动头部,而颈椎关节炎改变可能使头部转动困难。身体虚弱的老年患者受压和皮肤损伤也较为常见,因此在移动和摆放体位时必须格外小心。

(5)胆囊切除术后患者或任何既往有腹部介入史(例如经皮经肝胆道引流)的患者在摆放体位前可能需要镇痛。

(6)麻醉医师应确保静脉通道在移动患者和摆放体位过程中不会意外移位。如果在移动患者前进行镇痛或镇静,则应在移动前进行监测。应将俯卧位后对监测的干扰降至最低。

2.仰卧位 ERCP

(1)为病情危重的患者所采用,这些患者体位改变可能导致通气或心血管状态发生不可接受的变化。呕吐活跃期、已知幽门梗阻(器质或功能性)的患者,以及误吸高风险的患者(例如活动性重症胰腺炎),均采用仰卧位进行操作。

(2)颈椎病、气道解剖结构改变或气道梗阻高风险患者可能仰卧位有益。

(3)ERCP 时采用全身麻醉,通常将患者保持在仰卧位以保护气道。

(4)晚期妊娠和因病理状态(肿瘤、腹腔积液)引起腹内压增高的患者可能受益于仰卧位和左侧卧位,以防止大动脉被压迫。

3.左侧卧位 ERCP

(1)这种位体只能在荧光镜可以旋转获得前后视野的房间中进行。

(2)对于不能或不愿意俯卧的患者,这是一个可能的替代方案。

(3)内镜医师可能会发现这个位置不利于壶腹部的成像和胆管的插管,但在深度镇静患者,文献似乎不支持这一发现。

三、ERCP 患者的既往史和体格检查

(一)概述

(1)在麻醉咨询前,内镜医师已经对患者进行了评估。当确认患者需实施 ERCP 后,内镜医师需要根据患者的临床情况来确定病例的紧急程度(限期、急诊、急救)。

(2)合适的麻醉实施人员在进行麻醉前,应对患者进行完整且不间断的评估。理想状况下,应该由麻醉实施者进行麻醉前评估。

(3)应了解患者的身高、体重和体重指数。病态肥胖会给麻醉医师和内镜医师都带来许多管理困难。

(4)应获知患者既往的药物过敏史,特别是碘造影剂过敏反应。

(5)在开始操作之前应获知最新的用药清单。如果是住院患者,平时在家的用药清单也很重要。许多患者使用抗血小板药物、直接凝血酶抑制剂,或口服、静脉注射抗凝剂,这可能导致特定 ERCP 操作中过度出血。

(6)应获知既往操作/手术史和麻醉相关问题。任何有面罩通气困难或气管插管困难的病史都应该明确,并且获得以前的记录。对于有睡眠呼吸暂停综合征的患者尤应如此。

(7)应识别那些具有恶性高热或琥珀酰胆碱神经肌肉阻滞延迟家族史的患者。

(8)应获知并记录患者当前的心肺状态和医疗状况。

(9)存在肝脏或胰胆系统有关的器官系统功能障碍时,应通过成像和合适的实验室检查充分证实。

(10)严重器官、系统功能障碍的患者可能伴有出血性疾病。应该确认那些使用抗凝剂/抗血小板药物的患者。如果计划行括约肌切开术或活检,则应在干预前及时评估凝血功能或血小板功能。

(11)应该获知患者家族史、社会史,并进行系统评估。须确认慢性阿片类药物滥用患者或因疼痛治疗需长期服用阿片类药物的患者,因为对这些患者实施适当镇静可能很困难。

(二)ERCP 术前的病理生理学考量(按器官或系统)

1.胃肠道

(1)既往的肠道分流手术史(例如 Roux-en-Y 胃旁路术或胃空肠吻合术)可能会延长常规 ERCP 的手术时间,并需要改变麻醉计划。肿瘤的负荷,特别是如果延伸到幽门部或在腹腔内生长时会增加腹腔内压力,可能使患者处于误吸高风险状态。

(2)合并显著的肝功能不全时,ERCP 内镜置入过程中会出现静脉曲张出血的风险。此外,大量腹腔积液而未行腹腔穿刺,显著增加了因腹腔内压力增高而导致的误吸风险。

2.心脏

(1)如果可能,应在 ERCP 之前评估和治疗难治性高血压或不明原因的低血压。因当前疾病引起吸收不良和(或)低白蛋白血症,可能需要调整慢性心血管用药。

(2)接受 ERCP 治疗的老年患者可能因心肌梗死病史而放置心脏支架,需要有效的抗血小板治疗,这可能在 ERCP 期间引起严重出血,特别是括约肌切开术。最常用的药物是氯吡格雷、普拉格雷和替格瑞洛。只有与心脏科医师直接沟通后,才能停止使用这些药物。ERCP 操作可以在不停药的情况下进行,但必须与所有团队成员进行深入讨论。

(3)充血性心力衰竭可以表现为急性发作或慢性状态的急性加重。急性失代偿性心力衰竭应

在 ERCP 术前积极治疗。慢性充血性心力衰竭需氧量较大的患者可能需要全身麻醉和机械通气。

（4）心律失常,特别是心房颤动,通常需要全身抗凝。必须在门诊处方医师(门诊患者)或病房医师(住院患者)的指导下停止抗凝。处方医师应与患者的心脏病专家协商进行桥接抗凝治疗。在 ERCP 之前应通过实验室检查值确认无残余抗凝作用。

（5）曾植入心脏设备(如永久心脏起搏器、植入式心脏自动除颤器和心脏再同步治疗装置)的患者,麻醉管理应按照当地、国家和国际准则来进行。曾放置左心室辅助装置的患者如需行 ERCP 介入治疗,应由心脏麻醉医师或与心脏麻醉医师沟通后熟悉这些设备的麻醉医师进行管理。如果医疗机构没有心脏麻醉医师,则应将这些患者转移到能够获得心脏麻醉医师或心力衰竭支持的医疗机构。

3.肺脏

（1）需要家庭氧疗的患者在 ERCP 镇静期间可能需要补充更多的氧气。此外,他们也可能需要气管插管和全身麻醉,以维持适当的氧合。

（2）对既往有阻塞性睡眠呼吸暂停病史的患者,实施俯卧位深度镇静更加困难。STOP-BANG 评分系统等风险评分量表能够在 ERCP 术中识别不良事件风险较高的患者。危险因素包括年龄 >50 岁、体重指数 $>35kg/m^2$、男性、颈围 $>40cm$、高血压,以及有打鼾、疲倦/嗜睡及呼吸暂停史。

4.血液

（1）严重的肝功能不全可能会影响凝血因子的合成,增加 ERCP 期间的出血风险。需要液体复苏的中度胰腺炎可能引起轻度至中度凝血功能紊乱。胰腺炎患者或胆管炎患者可能发生肾功能不全,导致急性尿毒症和血小板质量下降,进一步损害凝血功能。

（2）在进行 ERCP 之前,需要确认口服或静脉使用的抗凝剂、抗血小板药物和直接凝血酶抑制剂的剂量和给药方式。

5.神经系统

与患者目前身体状况有关的痴呆或谵妄病史可能会使知情同意的获得很困难,甚至不可能。抑郁或感觉神经的改变可能使患者误吸风险增高,由此需要使用全身麻醉。

6.骨科

（1）身体虚弱及老年患者因退行性关节炎和骨质疏松症而使受伤的风险较高。患者可能因无法自行移动或不适当的移动而受伤。颈部关节炎因颈部活动受限,可能使得口腔插管困难,甚至在俯卧位时不可能完成。

（2）在括约肌切开术时应识别下肢的硬物/瘢痕,以避免电刀的电极板置于其上。

7.内分泌

（1）糖尿病患者心血管并发症的风险较高。由于 β 细胞损伤和胰岛素产生减少,胰腺疾病患者可能出现高血糖。

（2）菌血症或脓毒症的非糖尿病患者可能存在葡萄糖调节异常,出现高血糖或低血糖。

8.妇科

如果患者疑似怀孕,应在操作开始前及时确诊。

（三）体格检查

1.在进行 ERCP 麻醉前,必须评估基线时的神经功能和意识水平。

2.应检查和记录生命体征,包括血压、心率、呼吸频率、吸氧及非吸氧(如果可能)状态下的血氧饱和度,还应该检测血糖。

3.在操作前应根据患者已知的活动性疾病状态进行有针对性的体检。

心脏和肺脏的体格检查:

(1)在操作前应用 β 受体激动剂治疗支气管痉挛。

(2)操作前必须积极确定啰音的原因(例如心源性或非心源性)。

(3)当患者处于疾病(如肺炎)的巩固阶段,在启动巩固阶段的治疗后,需要权衡开始巩固阶段治疗后按期或延期操作的收益/风险比。

(4)显著的心脏异常,如新的收缩期或舒张期杂音,需要进一步检查。

4.应对患者进行完整的气道检查,并记录 Mallampati 评分,同时评估阻塞性睡眠呼吸暂停患者的风险。此外,确认鼻孔通畅对选择鼻咽通气道很重要。

气道检查:

(1)需要全身麻醉时,Mallampati 评分高可能与面罩通气困难及插管困难相关。

(2)如果颈部活动受限,或因其他疾病或关节炎继发受限,则应考虑其他体位。

(3)识别口面异常很重要(如巨舌症、高腭弓),畸形的面部特征及合并颌畸形(如小颌畸形),可能提示镇静时通气困难或全身麻醉时气道管理困难。

5.所有患者应进行可提示肝功能不全(如巩膜黄染、扑翼样震颤等)的体征检查,以及查看是否有明显或隐匿性瘀伤。

6.腹部应检查敷料(根据最近的外科手术)、引流管、吻合口及张力性腹腔积液的存在。

四、患者是否处于麻醉前最作状态

1.在 ERCP 之前应严格遵守最低限度的禁食时间。目前美国麻醉医师协会(ASA)建议健康的患者至少术前禁食 6h,且最后一餐应为清淡饮食 A。禁食期间适当的静脉补液可能对患者有益。

2.术前检查应服务于以下目的:

(1)发现或鉴别可能影响围手术期麻醉监护的疾病或功能紊乱。

(2)对可能影响围手术期麻醉监护的已知疾病、功能紊乱、医疗或替代疗法进行验证或评估。

(3)制订围手术期麻醉监护的具体计划和备选方案:①接受 ERCP 的患者在到达操作区域之前将完成包括血小板计数在内的全血细胞计数、凝血检查及胰腺和肝功能检查(如果没有,则应该在操作前完成)。②育龄期怀孕可能性高的患者或疑似怀孕者应进行妊娠试验。

3.接受 ERCP 这类低心脏风险操作的患者,心电图不是强制性的;但如果患者有心脏病史,则应在操作前完成心电图和其他检查。

4.如果存在可能影响麻醉管理的隐性肺部病理改变(如实变、过度肺不张、液体超负荷或心脏肿大),应做胸部 X 线片检查。

5.如果患者怀孕,在 ERCP 开始之前,妇儿医学专家应该参与确定在术前、术中和(或)术后胎儿监护中所需的最佳方案。

6.对胆总管进行器械操作或插管前,通常需要预防性应用抗生素,氟喹诺酮类药物是常用药物。应该由内镜医师来确定合适的预防性抗生素治疗方案,并在给药前进行过敏试验。

7.麻醉实施前,应依据 ASA 身体状况分类标准对所有患者进行评估。ASA 分级为Ⅲ级或更高的患者,镇静相关的并发症发生率较高。

五、常用麻醉技术

（一）全身麻醉与监护麻醉

1.虽然可对经过选择的患者在 ERCP 时实施清醒镇静麻醉,但最近的一项研究表明,1/3～1/2 的患者在 ERCP 术中和术后出现不适和疼痛术中和术后的疼痛风险因素包括年龄＜45 岁、生活质量评分不理想,以及需行治疗性 ERCP。一项关于清醒镇静与深度镇静/全身麻醉的系统性综述报道,二者的心脏或呼吸系统并发症无显著差异,异丙酚(深度镇静)总体苏醒较好。

2.关于 ERCP 术中使用全身麻醉还是深度镇静/监护麻醉仍存在争议。

3.实施 ERCP 数量多的中心,通常在监护麻醉下可安全地进行这些操作,特别是对于健康、非肥胖患者。在一个 ERCP 中心的大样本回顾性观察研究中,89.7％的患者使用监护麻醉进行 ERCP,只有 3.7％的患者转为全身麻醉。研究期间没有发生严重(不可逆转的)并发症。其他研究组报道甚至获得了更好的结果,无须转换为全身麻醉和气管插管。

4.ERCP 操作的全身麻醉最常见为气管插管全身麻醉。但是,也有文献报道 ERCP 时使用喉罩,无气道并发症及术中操作困难。

5.来自 3 个社区医院(n＝650)的 ERCP 数据倾向于全身麻醉组在统计学上具有较低的心、肺并发症风险并发症包括缺氧(需要无创正压通气或气管插管通气)和心律失常。

6.选择全身麻醉或监护麻醉,取决于多种因素,包括:

(1)麻醉小组选择全身麻醉或监护麻醉的意向。应考虑共用气道、误吸风险增加和手术持续时间等因素。

(2)内镜医师个人的技能水平和该机构实施 ERCP 的总数。

(3)因心脏或肺部并发症需要进一步干预时(例如插管或高级心脏生命支持),空间/布局的限制。有些手术室太小,不能在 ERCP 床上移动患者,需要翻转到另一张床上。

（二）监测

1.ASA 监测标准包括:至少每隔 5min 进行一次无创血压测量、持续血氧饱和度监测、心电图、二氧化碳定量图和可用于监护麻醉或全身麻醉患者的温度监测。

2.使用鼻导管或专门用于 ERCP 的氧气输送装置来供氧。各种面罩和咬口具有内置的端口,在补充氧气、监测呼气末二氧化碳的同时也可置入内镜。此外,墙壁氧可以通过小导管连接并弯曲成鱼钩形状,置于嘴唇连合部和咬口之间。

3.监护麻醉中,二氧化碳分析仪采样口都内置在鼻导管中,以利于实时监控。

4.最近的一项对仰卧位健康患者的研究表明,鼻插管吸氧使用一个接口输送氧气,而另一个接口进行二氧化碳描记可能是最好的,有利于高浓度供氧和二氧化碳采样。这在俯卧位患者或接受 ERCP 的患者中,尚未得到证实。

5.许多麻醉医师已经注意到,ERCP 期间呼气末二氧化碳采样困难,可能需要多次调整鼻导管的位置。此外,利用二氧化碳作为吹入气体时进行呼气末二氧化碳监测的准确性降低,可能因从胃肠道被动流出和无意地重复吸入二氧化碳,导致检测的呼出二氧化碳偏高。

6.监护麻醉期间应记录意识水平。麻醉深度的监测可能有助于管理既往有镇静困难史的患者。

六、单一药物与联合药物方案

1.异丙酚是 ERCP 监护麻醉中单一用药时的常用药物。

2.异丙酸起效迅速（30～60s），作用时间短（4～8min），对于肾功能不全或中度肝功能不全患者，其药代动力学相对稳定。

3.单用异丙酚组与异丙酚平衡麻醉组（麻醉开始时，异丙酚与咪达唑仑和芬太尼联用）在镇静安全性、手术结果和并发症方面没有差异单用异丙酚组苏醒时间略有缩短。

4.至少有 2 项关于单用异丙酚作为麻醉用药方案的研究证实，患者在操作中和操作后经历更多疼痛

5.一些团队利用非阿片类辅助药而不是阿片类药物来改善镇痛效果。小剂量的氯胺酮（10～30mg）减少了异丙酚的维持用量，可提供额外镇痛作用而没有呼吸抑制。氯胺酮加入异丙酚与瑞芬太尼的组合避免了深度镇静，改善了镇痛，减少了术后恶心、呕吐的发生率。

6.右美托咪定是一种静脉用选择性 α_2 肾上腺素能受体激动剂，在提供镇静作用的同时无呼吸抑制。右美托咪定用于 ERCP 的研究结果并不一致。一项研究表明右美托咪定方案在镇静质量上次于单用异丙酚或异丙酚联合用药方案；而另一项研究表明，右美托咪定方案在苏醒时间和血流动力学稳定性方面优于异丙酚联合氯胺副方案。右美托咪定加入各种镇静方案可能延长苏醒时间。

7.使用止涎剂最大限度地减少口腔分泌物，尤其是在俯卧或半俯卧位时有利于操作中口咽部的管理。

8.许多团队采用表面麻醉来减轻内镜放置时的不适和刺激，这是美国清醒镇静下进行上消化道内镜操作时的常规操作，用药包括利多卡因漱口液和喷雾剂及苯佐卡因局部喷雾剂，使用苯佐卡因喷雾剂存在发生高铁血红蛋白血症的风险。

七、预期的不良事件

1.ERCP 相关的不良事件可以被定义为 ERCP 操作期间发生的与操作相关的特异性并发症和一般并发症。

2.操作相关特异性并发症包括胰腺炎、出血、穿孔、胆管炎/感染，根据对生理功能的干扰程度和恢复正常生理功能所需要的干预程度分为轻度、中度和重度。麻醉医师应该与内镜医师保持沟通，并为可能引起的生理干扰做好准备，甚至可能需要突然停止操作进行治疗。

3.与麻醉相关的一般并发症包括镇静相关的问题，例如气道梗阻、氧饱和度降低和镇静过深。

4.接受包括 ERCP 在内的上消化道内镜操作的患者存在误吸和喉痉挛的风险。

5.肺部并发症主要与镇静有关，包括呼吸抑制、呼吸道梗阻、缺氧和肺部误吸。心血管并发症可能包括高血压、低血压、心律失常和心肌缺血/心肌梗死。

6.来自 ASA1990 年及其后已结案的索赔数据库提供的数据，证实呼吸不良事件特别是氧合和通气不足，是远离手术室区域医疗事故最常见的索赔原因。请注意，有 15% 的索赔案件中有二氧化碳图监测，15% 未记录呼吸监测；其他呼吸不良事件包括插管误入食管、插管困难和胃内容物误吸。这些数据是在常规使用二氧化碳图之前获得的。

7.ASA＞Ⅲ级、肥胖和年龄＞70 岁者发生并发症的风险高。

8.对 12 年内 11497 例 ERCP 的回顾性数据分析发现,严重或致命的并发症与以下因素有关:严重和致残的全身性疾病、肥胖、已知或疑似胆管结石、胰管测压(Oddi 括约肌测压术)和复杂的操作(3 级)。

9.在纳入 799 例接受高级内镜操作的队列研究中,低氧血症是最常见的镇静相关不良事件,有 14.4% 需要气道干预(托下颌、使用改良的面罩或鼻通气道),没有患者需要气管内插管。其他问题包括低血压和过度镇静。

八、不良事件的预防和处理

(一)处理

1.紧急干预的时机至关重要。紧急事件发生之前对所有操作人员及相关人员的正确培训是必要的,以便明确角色和职责。此外,模拟紧急情况还可以发现危机处理方面的不足之处,如应急设备和药物的位置是否恰当等。

2.镇静相关并发症的管理要点在于当常见问题演变为更显著或严重之前,要先行治疗。

(二)呼吸抑制

1.因镇静药物引起的呼吸抑制是最常见的不良事件。异丙酚治疗窗窄,会快速导致气道梗阻。在 ERCP 期间使用阿片类药物会抑制呼吸频率,并与异丙酚和苯二氮䓬类药物具有协同作用。

2.深度镇静时要求使用二氧化碳定量图监测,呼气末二氧化碳的逐渐升高可能提示通气不足。确诊前应确保吹入气体未使用二氧化碳,因为来源于上消化道的二氧化碳会污染鼻导管的二氧化碳取样口。

3.深度镇静病例几乎都需要吸氧。吸氧后发生通气不足的患者将出现氧饱和度下降延迟;深度镇静过程中氧饱和度的下降应快速被纠正,这可能需要气道干预,如托下颌或前推下巴来"刺激"患者,偶尔也可能需要面罩通气或气道装置。

(三)气道梗阻

1.应在手术前确定气道梗阻高风险的患者,并确定备用的呼吸道干预计划和设备。

2.因气道梗阻导致的通气不足,在吸氧的情况下很难检测到,推荐使用二氧化碳定量图。呼气末二氧化碳图波幅突然降低或波形消失,高度提示呼吸道梗阻。

3.大多数气道梗阻是因舌后坠引起,可以通过托下颌或前推下巴来缓解。许多内镜咬口将舌体后推,造成气道梗阻。类似于口咽通气道的新内镜咬口已经可以解决这个问题。

4.对于梗阻风险较高的患者(肥胖、睡眠呼吸暂停、ASA 高分级),可以给予连续气道正压。一个大型三级医疗学术中心的麻醉小组通过气管导管连接器将鼻咽通气道连接至麻醉回路,为高风险患者提供持续的正压以纠正呼吸道梗阻,这也可用于氧饱和度或通气突然下降可能导致严重后果的患者。

5.ERCP 期间,喉痉挛或急性声门闭合可能由多种原因引起。它可以在放置内镜时发生,特别是声带炎症或口腔分泌物刺激声带时发生。其他高危因素还包括患者特定的因素,如哮喘、反流和帕金森病。一旦通过二氧化碳图迅速识别梗阻,应中止手术,给予气道支持,气道管理通常需要托下颌和面罩加压通气。可同时给予异丙酚(30~50mg),必要时,在气道干预过程中使用小剂量琥珀酰胆碱(10~20mg),有助于缓解喉痉挛。如果需要,可以进行气管插管。

(四)肺部误吸

1.上消化道内镜操作最常见的误吸危险因素包括:

(1)呕吐风险增高时(胃内梗阻、胃潴留、放置内镜后意外发现液体/食糜)。

(2)老年患者。

(3)为了便于内镜置入,接受表面麻醉的患者。

(4)违反既定的术前禁食指南的门诊或住院患者。

2.可能将蛋白质物质释放到肠腔并可能发生误吸的操作,应直接考虑气管插管,如胰腺假性囊肿引流术

3.当患者持续咳嗽和干咳时,应考虑亚临床误吸。这通常发生在尝试插管的初始几分钟(可能因麻醉过浅而导致或恶化),加深镇静有时可以解决这一问题,但可能需要改为全身麻醉。其他方法包括在内镜插管前 3~5min 使用阿片类药物(芬太尼 25μg)或氯胺酮(10~20mg)以减少刺激,并减少随后的气道分泌物。一些麻醉医师也用一种止涎剂对患者进行预处理(操作前 5~15min 缓慢给予格隆溴铵 0.2~0.4mg)。

(五)心血管并发症

1.ERCP 期间发生低血压最常见的原因是麻醉药物的血管舒张作用,以及因摄入减少或并发症(如脓毒症)导致的容量不足。依据患者的急、慢性疾病进行适当的补液是合理的。此外,可以使用小剂量的血管加压药[苯肾上腺素(50~100μg)或麻黄碱(5~10mg)]。另外,联合麻醉用药(异丙酚与阿片类或氯胺酮)可能会降低任何一种麻醉剂的总体降压作用。

2.ERCP 期间发生的高血压可能是因为麻醉过浅、疼痛和部分操作过程中的刺激所致。根据需要使用辅助镇痛药(芬太尼、氯胺酮),或瑞芬太尼[0.1μg/(kg·min)或更小剂量]与异丙酚联合输注,可以减轻应激反应并控制高血压发作。

3.应严密监测心律失常。非恶性心律失常如果不引起低血压,则无须治疗。

4.如果在复杂的 ERCP 操作中发生血流动力学不稳定的心律失常,可能需要血管加压药支持,直到操作结束或中止。新发心律失常的患者应检查电解质,并应监测菌血症/败血症的发生。

5.在内镜插管经过食管时可能出现心动过缓,可以通过退出内镜和预先静脉推注格隆溴铵 0.2mg 来治疗。

6.既往有心脏疾病或心率不宜快的瓣膜异常的患者(如主动脉瓣狭窄),如发生心动过速应积极治疗。

7.既往有心绞痛或通过核素扫描/药物应激试验确定的高危心肌病患者,应在 ERCP 操作前予以确认。避免低氧血症和维持血压是优化管理的关键。如患者新发 ST 段抬高或 T 波倒置,应尽快结束操作。

(六)其他不良事件

1.抗生素和腔内造影剂给药可能导致过敏反应。在 ERCP 期间使用造影剂的过敏反应发生率很低。造影剂反应(过敏样反应)的治疗应遵循美国放射学会的建议,类似于过敏反应治疗(气道支持、肾上腺素、液体治疗)。

2.恢复期恶心、呕吐的对症治疗可以使用 5-HT$_3$ 受体拮抗剂。

九、首选技术

(1)确定低氧血症和气道梗阻的危险因素,并确定可能影响监护(心脏疾病、肺部疾病、活动性呕吐)或对镇静药物反应的相关器官功能障碍。

(2)获得相关体检结果,包括全气道检查和心肺听诊。

(3)从患者本人(理想情况下)或患者的授权人员那里获得知情同意书。

(4)年轻患者(年龄<40岁)、ASAⅠ级或Ⅱ级患者、慢性焦虑或精神疾病患者、目前滥用药物的患者及慢性阿片类药物治疗的患者,手术开始前静脉注射苯二氮䓬类药物(咪唑安定1～2mg)可能有益。俯卧位后,可静脉给予中等剂量的异丙酚输注100～150μg/(kg·min)进行程序镇静。可谨慎追加小剂量异丙酚(每1～2min给予20～30mg)来增加镇静深度,直到经口抽吸无反应为止。加强异丙酚镇静的辅助措施包括给予利多卡因40～100mg、氯胺酮10～30mg或芬太尼25～50μg。

(5)身体衰弱、老年患者的镇静方案包括静脉输注小剂量的异丙酚80～100μg/(kg·min),可以给予或不给予单次推注。镇静前摆放体位时,这些患者可能需要很多的帮助和关注以防压伤或皮肤损伤。口咽表面麻醉可能对他们有益(苯佐卡因喷雾剂或利多卡因喷雾剂/漱口剂),以防止内镜通过时引起刺激和心动过速/高血压。

(6)良好润滑的鼻咽通气道早期置入对气道高风险患者(如阻塞性睡眠呼吸暂停患者和病态肥胖患者)特别有用。

(7)即使在通常选择监护麻醉开展ERCP的医疗中心,对病态肥胖患者或最近接受了腹部手术的患者也通常选择气管插管,以获得最佳的患者安全性和舒适度。

(8)鉴于作者机构实施的ERCP数最多,且经常使用监护麻醉,我们并不经常使用麻醉深度监测仪。但是,对于其他正在进行ERCP监护麻醉实践的中心,麻醉深度监测仪可能更利于整体药物滴定。

(9)气管插管全身麻醉被保留用于呼吸道异常、误吸高风险或需要深度麻醉来提高舒适度(例如近期腹部手术)的患者。Mallampati气道评分较高、严重睡眠呼吸暂停或病态肥胖的患者,可以使用气道辅助装置(前述连接麻醉回路的鼻咽通气道,单独使用鼻咽通气道)。

第十一章　全身麻醉和气道管理

第一节　全身麻醉

全身麻醉是目前日间手术最常用的麻醉方法之一。全身麻醉的方案取决于麻醉医师的临床经验、设备条件及患者的综合状况。日间手术麻醉管理与住院手术麻醉无明显不同。理想的日间手术麻醉亦应具备以下特点：麻醉过程平稳迅速；术后恢复快而完全，醒后无意识障碍；无麻醉后并发症，如延迟性呼吸抑制及恶心、呕吐、尿潴留等；术后镇痛良好，基本可耐受。在麻醉药物的选择上，一般遵循快速起效、快速代谢、可控性强的原则。全身麻醉包括麻醉诱导、麻醉维持和麻醉苏醒三个阶段。

一、麻醉诱导

无论是静脉麻醉或吸入麻醉，均在全麻药进入中枢并达到一定的浓度或分压发挥抑制作用时，才能进行手术操作，患者从清醒状态转为麻醉状态需有一定的时间，往往需要数分钟至十几分钟。麻醉诱导前必须充分评估患者，预防可能遇到的意外，保持气道通畅，防止反流误吸及减轻气管插管时的心血管反应等。目前临床上很少单一用药，多采用复合麻醉诱导，包括吸入诱导、静脉诱导或静吸复合诱导。

（一）静脉诱导

静脉诱导是全麻诱导最常用的方法之一。联合使用镇静、镇痛静脉麻醉药和（或）肌松药，达到合适的麻醉深度，静脉诱导能较快完成麻醉诱导。

（二）吸入诱导

通过面罩吸入挥发性麻醉药或氧化亚氮，达到意识消失，完成麻醉诱导。诱导过程可以保留自主呼吸。多用于小儿麻醉。目前临床上吸入麻醉诱导常选用麻醉效能强、血气分配系数低、无刺激性气味的七氟烷。地氟烷尽管血气分配系数低，诱导和苏醒更快，但因对气道强烈刺激性而不适用于吸入麻醉诱导。异氟烷血气分配系数相对高和对气道刺激性强不适合做吸入诱导。氧化亚氮麻醉效能低，只能作为辅助麻醉诱导。小儿吸入麻醉诱导方法主要有三种，即潮气量法、肺活量法和浓度递增诱导法。潮气量法和肺活量法为了加快诱导速度，都需要事先用高浓度七氟烷预充呼吸回路。

1.潮气量法

适合于所有年龄的小儿，尤其适用于不合作的婴幼儿。

（1）七氟烷的蒸发器调至 6%～8%（新生儿 2%～3%），新鲜气流量 3～6L/min，预充回路后，将回路输出口连接合适的面罩（下至颏部上达鼻梁），盖于患儿口鼻处。

（2）患儿通过密闭面罩平静呼吸。不合作患儿注意固定头部。

（3）患儿意识消失后，将七氟烷的蒸发器调至 3%～4%（新生儿 2%），以便维持自主呼吸，必要时辅助呼吸。适当降低新鲜气流至 1～2L/min，避免麻醉过深和减少麻醉药浪费和污染。

(4)调整逸气阀,避免呼吸囊过度充盈。

(5)建立静脉通路,辅助其他镇静镇痛药和(或)肌松药完成喉罩放置或气管插管。

2.肺活量法

适合于合作的患儿。

(1)麻醉诱导前训练患儿深呼气、深吸气、屏气和呼气。

(2)七氟烷的蒸发器调至 6%～8%(新生儿用 2%～3%),新鲜气流量 3～6L/min,预充回路。

(3)让患儿用力呼出肺内残余气体后,将面罩盖于患儿口鼻处并密闭之,嘱咐其用力吸气并屏气,当患儿最大程度屏气后再呼气,直至患儿意识消失。否则,令患儿再深吸气、屏气和呼气,绝大多数患儿在两次呼吸循环后意识消失。

(4)患儿意识消失后,将七氟烷的蒸发器浓度调至 3%～4%(新生儿调至 2%),新鲜气流调整至 1～2L/min。维持自主呼吸,必要时辅助呼吸。

(5)建立静脉通路,辅助其他镇静镇痛药和(或)肌松药完成喉罩安放或者气管插管。

3.浓度递增诱导法

适用于合作的小儿及危重患儿。

(1)麻醉机手动模式,逸气阀于开放位,新鲜气流 3～6L/min。

(2)开启七氟烷蒸发器,起始刻度为 0.5%,患儿每呼吸 3 次后增加吸入浓度 0.5%(如希望加快速度每次可增加 1%～1.5%),直至达 6%。

(3)如果在递增法诱导期间患动明显,可立即将吸入浓度提高到 6%～8%,新鲜气流量增至 5～6L/min(改为潮气量法)。

(4)患儿意识消失后,立即将七氟烷的蒸发器调至 3%～4%,新鲜气流调整至 1～2L/min。维持自主呼吸,必要时辅助呼吸。

(5)建立静脉通路,辅助其他镇静镇痛药和(或)肌松药完成喉罩安放或气管插管。

小儿吸入诱导常用辅助方法:

(6)对于 1～3 岁的幼儿,诱导期通过面罩连接的呼吸囊练习吹皮球可减少幼儿对面罩的恐惧感。使用芳香面罩或在面罩上涂上香精增加对面罩的接受度。

(7)如患儿不愿意躺在手术床上,麻醉医师怀抱患儿进行吸入诱导。

(8)如诱导前患儿已经处于睡眠状态,一般不直接采用高浓度七氟烷吸入,将面罩接近患儿口鼻处,吸入氧化亚氮＋氧气,再轻轻地扣上面罩。吸氧化亚氮约 1～2min 后开始复合吸入七氟烷。

(9)静吸复合诱导:对于不合作的患者或恐惧开放静脉的患者,可先行吸入诱导,待意识消失后,再开放静脉,给予其他药物,完成麻醉诱导。

小儿吸入诱导注意事项:

1)操作者扣面罩和托下颌动作要轻柔,用力托下颌会增加患儿躁动。

2)诱导期间辅以 50%～70%氧化亚氮,可加速麻醉诱导。预先让患儿吸入氧化亚氮与氧气混合气,待患儿安静后再慢慢加入七氟烷。

3)吸入麻醉诱导期间如出现明显三凹征,多为上呼吸道梗阻,双手托下颌,改善不明显时可置入口咽通气道;必要时减浅麻醉(关闭蒸发器,排空呼吸囊,增加新鲜气流),仔细询问病史,重新制定麻醉方案。

(三)静吸复合诱导

吸入诱导后开放静脉,追加静脉麻醉药、镇痛剂、肌松剂等达到合适的麻醉深度后完成麻醉诱导。

二、麻醉维持

麻醉诱导后,脑、血液和(或)肺泡内麻醉药多已平衡,根据患者和手术类型,采用不同的麻醉方法维持合适的麻醉深度,保证手术顺利进行。麻醉维持应与麻醉诱导密切衔接,做好呼吸管理,调整麻醉深度。

复合麻醉是几种麻醉药或麻醉方法,先后或同时并用以达到满意的手术条件,从而减少每一种麻醉药的剂量及不良反应。目前日间手术常采用单独或复合麻醉方法,归纳起来包括全凭静脉复合麻醉、吸入复合麻醉、静吸复合麻醉。

(一)全凭静脉麻醉维持

全身麻醉过程中,采用静脉麻醉药及静脉辅助用药来满足手术操作。不同静脉麻醉药合用可产生显著的协同作用。

1.丙泊酚静脉麻醉,多用于短小的无痛人流术、内镜检查、拔牙等。

2.氯胺酮静脉麻醉,用于小儿外科表浅部位的手术和眼科短小手术。

3.丙泊酚＋阿片类药,静脉复合麻醉或靶控输注复合静脉麻醉。根据手术类型和手术进展,合理调整用药剂量,达到满意的麻醉深度。

4.静脉麻醉药联合其他镇痛、镇静药、肌松药,满足手术麻醉需要。

(二)吸入复合麻醉维持

挥发性吸入麻醉药(异氟烷、七氟烷或地氟烷)单独或复合氧化亚氮吸入,可以满足各类日间手术需要。

(三)静吸复合麻醉维持

静脉麻醉与吸入麻醉先后或同时并用,能充分发挥各自优点,互补不足。复合麻醉多用几种麻醉药或辅助用药,严重影响麻醉分期的征象,既不能依赖呼吸征象,也不能依赖各种反射征象。因此,需要熟悉各种用药对全麻四要素的影响及其相互作用,又要熟悉各药单独麻醉时的典型体征,才能在复合麻醉时综合判断麻醉深浅。

三、麻醉苏醒

为保证手术顺利进行,术毕又能迅速苏醒,手术将结束时,应逐渐降低吸入药浓度或减少静脉麻醉药的输注剂量,以使患者重要器官的自主调节能力迅速恢复＝对于肌松药和镇静药的残余作用,可以使用各自相对应的拮抗剂。

四、日间手术常用全身麻醉药

随着中短效静脉麻醉药、吸入麻醉药、肌松药和镇痛药的发展,日间手术越来越安全、高效。麻醉药物总的选择原则:起效迅速、消除快、作用时间短,镇痛镇静效果好,心肺功能影响轻微,无明显不良反应和不适感。如丙泊酚、依托咪酯、瑞芬太尼、七氟烷和地氟烷等。理想的日间手术全身麻醉用药应具有的特点是:

(1)诱导平稳、迅速且无刺激。

(2)麻醉深浅易控制和调节。

(3)苏醒快速且完全。

(4)术后无恶心呕吐等并发症。

(一)静脉麻醉药

1.丙泊酚

适用于短小手术与特殊检查麻醉及部位麻醉的辅助用药。

(1)用法

1)短小手术麻醉先单次静脉推注丙泊酚 2～4mg/kg,随后 4～9mg/(kg·h)静脉维持,剂量和速度根据患者反应确定,常需辅以麻醉性镇痛药。

2)椎管内麻醉辅助镇静,一般用丙泊酚 0.5mg/kg 负荷,然后以 0.5mg/(kg·h)持续输注,当输注速度超过 2mg/(kg·h)时,可使患者记忆消失;靶控输注浓度从 1～1.5μg/mL 开始以 0.5μg/mL 增减调节。

(2)注意事项及意外处理:

1)剂量依赖性呼吸和循环功能抑制,与注药速度有关,剂量超过 2mg/kg 出现呼吸暂停高达 83％。

2)注射痛发生率高,达 33％～50％。给丙泊酚前先静脉推注利多卡因 20mg 可基本消除。

3)偶见诱导过程中癫痫样抽动。

4)罕见小便颜色变化。

5)丙泊酚几乎无镇痛作用,椎管内麻醉辅助镇静时应保证镇痛效果良好,否则患者可能因镇痛不全而躁动不安。

6)对呼吸抑制明显。

2.氯胺酮

适用于简短手术或诊断性检查、基础麻醉、辅助麻醉。

(1)用法

1)缓慢静脉推注 2mg/kg,可维持麻醉效果 5～15min,追加剂量为首剂 1/2 至全量,可重复 2～3 次,总量不超过 6mg/kg。

2)靶控输注时浓度从 2μg/mL 开始,以 0.25μg/mL 增减调节。

3)小儿基础麻醉 4～6mg/kg 臀肌内注射,1～5min 起效,持续 15～30min,追加量为首剂量的 1/2 左右。

4)弥补神经阻滞和硬膜外阻滞作用不全,0.2～0.5mg/kg 静脉推注。

(2)注意事项及意外处理:

1)呼吸抑制与注药速度过快有关,常为一过性,托颌提颏、面罩吸氧即可恢复。

2)肌肉不自主运动一般无须治疗,如有抽动,可静脉推注咪达唑仑治疗。

3)唾液分泌物刺激咽喉部有时可引发喉痉挛,严重者面罩给氧或气管插管,术前应常规使用足量阿托品。

4)血压升高、心率加快对高血压、冠心病等患者可能造成心脑血管意外。

5)停药 10min 初醒,30～60min 完全清醒,苏醒期延长与用药量过大、体内蓄积有关。

6)精神症状多见于青少年患者,一般持续 5～30min,表现为幻觉、谵妄、兴奋、躁动或定向障碍等,静脉推注咪达唑仑可缓解,预先使用咪达唑仑可预防精神症状的发生。

3.依托咪酯

适用于短小手术、特殊检查、内镜检查及心脏电复律等。

(1)用法单次静脉推注 0.2～0.4mg/kg,注射时间 15～60s,年老、体弱和危重患者酌减。

(2)注意事项及意外处理:

1)注射痛和局部静脉炎,预注芬太尼或利多卡因可减少疼痛。

2)肌震颤或肌阵挛,与药物总量和速度太快有关,静脉推注小量氟哌利多或芬太尼可减少发生率。

3)防治术后恶心、呕吐。

(二)吸入麻醉药

1.七氟烷

血气分配系数 0.66,具有诱导迅速、平稳、作用强、容易调节麻醉深度、苏醒快的特点,被广泛用于吸入诱导及麻醉维持。无气道刺激性,气味比异氟烷好,易为患儿接受,可以进行平稳的吸入诱导,尤其适用于小儿麻醉。吸入诱导时浓度即使达 8%,发生屏气、咳嗽、喉痉挛以及氧饱和度降低的概率也比较低,目前是小儿麻醉吸入诱导的首选药。镇痛效果好,心血管抑制小,术中易于维持血流动力学稳定,在老年患者,七氟烷诱导比丙泊酚诱导血流动力学更加平稳。不良反应少,且无须提前进行静脉穿刺注射,易于为患者接受,目前是临床应用最广泛的吸入麻醉药。七氟烷的术后苏醒较丙泊酚快,接受七氟烷麻醉的患者有 77% 可实现"快通道苏醒",而丙泊酚仅有 44%,而定向力恢复则两者接近。但患者苏醒期疼痛评分明显升高,苏醒期躁动的发生率高,需要早期联合使用其他镇痛药。

2.地氟烷

为短效吸入麻醉药,地氟烷血气分配系数仅 0.42,诱导及苏醒迅速,也适合日间手术麻醉。但地氟烷对呼吸道有刺激性,单独诱导可发生呛咳、屏气、分泌物增加及喉痉挛。脂溶性低,麻醉效能低,最小肺泡浓度(MAC)高。苏醒期疼痛和躁动应用镇痛药预防。

3.氧化亚氮

能够减少吸入麻醉药的用量,恢复更迅速,成本更低。但在日间手术中应用是否增加 PONV 的发生风险仍存在争议。

(三)阿片类药

临床常用的阿片类药包括芬太尼、舒芬太尼、瑞芬太尼等。其中瑞芬太尼是超短效的阿片类镇痛药,适用于日间手术麻醉,能更好地抑制手术刺激产生的反应,有效抑制喉镜和气管内插管所致的血流动力学反应,术毕消除迅速。缺点:呼吸抑制,肌张力增高和心动过缓。术后疼痛的发生时间也相对较早,因此应根据手术联合使用其他长效镇痛药物。常用负荷剂量 0.5～1μg/kg,维持0.2～0.5μg/(kg·min)。

(四)镇静、镇痛药拮抗剂

1.纳洛酮

是目前用于临床麻醉的纯阿片受体拮抗剂,能竞争性的拮抗所有阿片受体。静脉注射 $20\sim40\mu g$(最大 $400\mu g$),连续输注 $0.5\sim1.0\mu g/(kg\cdot h)$,不良反应有恶心呕吐、血压升高、肺水肿甚至心律失常。仅在阿片类药过量时使用(详见第十四章)。

2.氟马西尼

能够迅速逆转苯二氮䓬类药物的中枢作用,具有高度特异性,剂量 $0.1\sim0.2mg$,不超过 $0.5mg$。不良反应为头晕($2\%\sim13\%$)和恶心($2\%\sim12\%$),使用后可能有再镇静现象。

第二节　气道管理

麻醉和手术过程对患者呼吸功能的影响显著,麻醉对呼吸中枢的抑制,肌松药引起不同程度的呼吸肌麻痹,气道部分或完全梗阻,都可造成严重缺氧或通气不足,如不能及时正确处理,可急剧恶化,甚至危及生命。因此,麻醉期间正确的呼吸管理具有重要的临床意义。气道管理是临床麻醉医师在实施麻醉和急救过程中的首要任务,亦是麻醉和围术期管理的基础技术。

一、气道管理工具

(一)面罩

在气道管理过程中,面罩通气是最基本也是最重要的技术。全麻插管前首先要保证患者的通气,也是插管失败时重要的急救措施。大多数表浅手术的患者可在面罩给氧下进行全麻手术。目前面罩的改进使得一些较长时间的气管、消化道内镜检查手术也可以在面罩全麻下进行。

(二)通气道

在麻醉诱导和苏醒期,患者极易发生舌根后坠,这是急性呼吸道阻塞最常见的原因,一般采取托下颌的方式就可以缓解。严重者则需置入口咽或鼻咽通气道,使舌根与咽后壁分隔开,保持呼吸道通畅。

1.口咽通气道

非清醒患者舌后坠时首选,安置容易,损伤小。但耐受差,不易被清醒或不合作的患者接受,可能引起牙、舌和咽腔的损伤。应根据患者的年龄和身材选择合适的型号。

2.鼻咽通气道

患者耐受较好,恶心呕吐、喉痉挛发生概率低,适合于紧急情况和张口困难的患者。使用时注意润滑,动作轻柔。禁用于凝血异常,颅底骨折,鼻咽腔感染或鼻中隔偏曲的患者。

(三)喉镜

1.直接喉镜

主要用途是显露声门并进行照明。由于操作者直视声门,故称为直接喉镜。直接喉镜有多种类型,镜片有弯形和直形两种,其头端或上翘或笔直,镜片与镜柄间连接也有锐、直、钝三种不同角度。临床上最常用的喉镜为弯形 Macintosh 镜片,与镜柄呈 $90°$角连接。杠杆喉镜(McCoy 喉镜)

特别设计了一个装铰链的头端,可由镜柄末端的控制杆操作,头端可上翘70°,通过挑起会厌改善声门显露,便于插管。

2.视频喉镜

对传统直接喉镜进行改良,并整合了视频系统。视频喉镜无须直视声门,能有效克服当前的困难气道问题,如张口受限、颏胸粘连、小口、强直性颈椎疾患等,是过去几十年一项重大的发明。常用的视频喉镜根据有无气管导管引导通道可分为两类:

(1)无气管导管引导通道,如 GlideScope ©。它将传统的喉镜片整合人双色光源和摄像头,整个系统分为视频喉镜和监视器两部分。

(2)有气管导管引导通道,其主要特点为弯曲镜片一侧具有气管导管引导通道。操作时,根据液晶屏显示的声门图像,将气管导管由通道内送入气管即可。由于具有气管导管引导通道,因而可单人完成操作。

(四)喉罩

1.喉罩的类型

(1)单管型喉罩

1)普通型(经典型 classic LMA 即 C-LMA)。

2)SLIPA 喉罩。

(2)气道食管双管型喉罩

1)ProSeal LMA(P-LMA)。

2)Supreme LMA(S-LMA)。

3)i-gel 喉罩。

4)美迪斯喉罩(Guardian LMA)。

(3)可弯曲型喉罩(F-LMA)。

(4)插管型喉罩(I-LMA)。

(5)可视喉罩(V-LMA)。

(6)罩囊充气(C-LMA、F-LMA、P-LMA、S-LMA、I-LMA、Guardian LMA)与免充气喉罩(SLIPA 喉罩、i-gel 喉罩)。

2.喉罩的结构

普通型喉罩(CLMA)由医用硅橡胶制成,由通气管、通气罩和充气管三部分组成。通气管近端开口处有连接管,可与麻醉机或呼吸机相连接。远端开口进入通气罩,开口上方垂直方向有两条平行、有弹性的索条(栅栏),可预防会厌软骨堵塞。通气管开口与通气罩背面以 30°角附着,有利于气管导管置入。通气管后部弯曲处有一纵形黑线,有助于定位和识别通气导管的扭曲。通气罩呈椭圆形,近端较宽且圆,远端则较狭窄。通气罩由充气气囊和后板两部分组成,后板较硬,凹面似盾状,气囊位于后板的边缘,通过往充气管注气使气囊膨胀。充气后,罩的前面(面向喉的一面)呈凹陷,可紧贴喉部。充气管有指示气囊,并有单向阀。普通喉罩共有 1、1.5、2、2.5、3、4、5、6 这 8 种型号,6 号供 100kg 以上患者使用。

(五)气管内导管

广泛用于临床麻醉和气道管理。可以建立确切的人工气道,防止血液和反流的胃内容物误吸入气管与支气管;便于实施正压通气;减少解剖无效腔;也可以作为急救的给药途径。

1.气管导管的选择

应根据患者的年龄、插管途径、性别和身材等因素进行选择。成人:男性选择内径 7.5～8.0mm 的气管导管;女性选择内径 6.5～7.5mm 的气管导管。经鼻气管导管的内径则需分别减少 1mm。

2.插管深度

成人按气管导管尖端距门齿的距离,女性插管深度为 20～22cm,男性为 22～24cm。如经鼻插管,则分别增加 2～3cm。6 岁以下的儿童:导管内径(mm)＝4＋(岁/4),插管深度(cm)＝12＋(岁/2)。

3.套囊充气

为实施控制通气或辅助通气提供气道无漏气的条件;防止呕吐物或反流物沿缝隙流入下呼吸道;防止吸入麻醉药泄漏。套囊充气量应适中,术中应间断检查和监测。必要时采用测压装置监测套囊压,维持吸气时 22>mmHg(<30cmH$_2$O),呼气时 15mmHg(<20cmH$_2$O)。

二、气道管理方法

(一)喉罩通气管理

1.使用喉罩前准备

了解与喉罩应用有关的病史:

(1)禁食时间、抑制胃动力药物的应用。

(2)有无疼痛及疼痛的程度。

(3)手术部位、手术体位和手术时间等。

(4)气道异常是否影响喉罩插入和通气。

2.喉罩选择和准备

(1)型号选择:目前喉罩选择以体重作为参考(表 11－1)。

表 11－1　喉罩型号选择

型号	适用对象	标准注气量(mL)
1	<5kg 婴儿	4
1.5	5～10kg 婴幼儿	7
2	10～20kg 幼儿	10
2.5	20～30kg 儿童	19
3	30kg 体形小成人	20
4	50～70kg 的成人	30
5	70kg 以上的体形大成人	40
6	100kg 以上成人	50

(2)使用前检测:

1)检查通气管的弯曲度,将通气管弯曲到 180°时不应有打折梗阻,但弯曲不应超过 180°,避免对喉罩造成损伤;

2)用手指轻轻地检查通气罩腹侧及栅栏,确保完好;

3)用注射器将通气罩内气体完全抽尽,使通气罩壁变扁平,相互贴紧。然后再慢慢注入气体,检查活瓣功能是否完好和充气管、充气小囊是否漏气;

4)将通气罩充气高出最大允许量的50%气体,并保持其过度充气状态,观察通气罩是否有泄漏现象,喉罩的形态是否正常和喉罩壁是否均匀;

5)润滑剂主要涂于通气罩的背侧。

3.适应证

(1)困难气道:困难气道患者麻醉时发生气管插管困难占1%～3%,插管失败率占0.05%～0.2%。"无法插管、无法通气"的情况非常少(大约0.01%的患者),但一旦发生将会酿成悲剧。在处理困难气道时,喉罩起了很重要的作用。

(2)常规用于各科手术,尤其适用于体表手术(如乳房手术),最好手术时间不太长(2h以内)。也可用于内镜手术(如腹腔镜胆囊手术、宫腔镜和膀胱镜手术等)。要求:

1)维持气道通畅;

2)可进行正压通气;

3)不影响外科手术野;

4)防止口内物质的误吸;

5)防止胃内容物反流、误吸。

(3)需要气道保护而不能气管插管的患者,如颈椎不稳定的全麻患者及危重患者的影像学检查等。

(4)苏醒期和术后早期应用:

1)早期拔管后辅助呼吸,使苏醒更为平稳。

2)协助纤维支气管镜检查。

3)术后短期呼吸支持。

4)呼吸抑制急救。

4.禁忌证

(1)绝对禁忌

1)未禁食及胃排空延迟患者。

2)有反流和误吸危险:如食管裂孔疝、妊娠、肠梗阻、急腹症、胸腔损伤、严重外伤患者和有胃内容物反流史。

3)气管受压和气管软化患者麻醉后可能发生的呼吸道梗阻。

4)肥胖、口咽病变及COPD。

5)张口度小,喉罩不能通过者。

(2)相对禁忌

1)肺顺应性低或气道阻力高的患者:如急性支气管痉挛,肺水肿或肺纤维化,胸腔损伤,重度或病态肥胖;此类患者通常正压通气(22～30cmH$_2$O),常发生通气罩和声门周围漏气和麻醉气体进入胃内。

2)咽喉部病变:咽喉部脓肿、血肿、水肿、组织损伤和肿瘤的患者,喉部病变可能导致上呼吸道梗阻。

3)出血性体质的患者也是应用喉罩的禁忌证,出血对主气道造成的危害与气管插管并无很大区别,因为两者的操作过程均可能使患者引起大量出血。

4)呼吸道不易接近或某些特殊体位:如采用俯卧、侧卧和需麻醉医师远离手术台时。因 LMA 移位或脱出及呕吐和反流时,不能立即进行气管插管和其他处理。

5)喉罩放置如果影响到手术区域或者是手术可能影响喉罩功能,例如耳鼻喉科、颈部以及口腔科手术等。

5.喉罩置入方法

(1)操作步骤:

1)第 1 步:用非操作手托患者后枕部,颈部屈向胸部,伸展头部,食指向前,拇指向后,拿住通气管与罩的结合处,执笔式握住喉罩,腕关节和指关节部分屈曲,采取写字时的手势,这样能够更灵活地控制喉罩的运动;

2)第 2、3 步:用手指将口唇分开,以免牙齿阻挡喉罩进入。将通气罩贴向硬腭,在进一步置入口咽部时,必须托住枕部伸展头部。影响置管的因素包括:患者牙齿的位置、张口度、舌的位置和大小、硬腭的形状以及喉罩气囊的大小。从口腔正中将涂了润滑剂的气囊放入口中并紧贴硬腭。通气罩的末端抵在门牙后沿着硬腭的弧度置管;或笔直将整个通气罩插入口中,再调整入位。小心防止气囊在口中发生皱褶。在进一步推送喉罩时,必须检查口唇是否卡在导管和牙齿之间;

3)第 4 步:当患者的头、颈和通气罩的位置正确后,把喉罩沿着硬腭和咽部的弧度向前推进。用中指抵住腭部,轻施压力,并轻轻转动调整位置;

4)第 5、6 步:当喉罩无法再向前推进时,抽出手指,并给通气罩注气,为了防止移动喉罩,应握住通气管末端,直到手指退出口腔。如果通气罩置入正确,在通气罩充气时,导管可以从口中向外伸出 1cm。如果通气罩是部分充气或在置入前已充气,这一现象不明显。

(2)通气罩充气:

1)充气恰当:是指通气罩充气后能保持呼吸道和胃肠道密闭所需要的最小气体容量。通过给通气罩充气后再放气时出现口咽部轻微漏气后再充气,至漏气正好消失得到呼吸道密闭且可进行正压通气。一般成人 3 号喉罩充气 15～20mL,最多 35mL,4 号喉罩为 22～30mL,最多 60mL。胃肠道的适当密闭容量为最大推荐容量的 22%。少充气或过度充气都会引起临床问题。

2)过度充气:牵涉到对呼吸道和消化道的密闭效果(最有效的密闭容量是最大推荐容量的 1/3 或 2/3)。当充气量超过最大推荐量时,胃胀气的风险性增高,增加颅神经损伤的发病率,干扰部分外科视野,扭曲局部解剖,降低食管括约肌张力,激活气道防御反射。如果通气罩持续充气超过最大推荐容量时,最终会从咽部溢出。

3)充气不足:通气罩充气不足可能使气道的密闭不充分;易发生胃胀气和反流误吸。当通气罩压力降到 22mmHg 时,自主呼吸的潮气量没有影响,但完全放气后将会减少潮气量。当通气罩密闭压力小于 10～150cmH_2O 时,将不能使用正压通气。小于 15cmH_2O 时,通气罩对气道漏气的防御作用将丧失。通气罩容量小于最大推荐容量的 1/4 时,就不能封闭食管上括约肌。通气罩应该充气至最大推荐容量的 2/3,然后调整至恰当密闭容量。通气罩充气量不应该超过最大充气容量,也不应该小于最大推荐容量的 1/4。

(3)通气罩内压:N_2O 容易扩散进入硅酮材料制成喉罩的通气罩中,引起麻醉维持期间通气罩压力逐渐升高。体外试验时发现,将通气罩暴露在含 66%N_2O 的氧中仅 5min,通气罩压上升超过

220%有研究显示,100 例使用普通型喉罩的患者吸入 66% N_2O,手术结束时,通气罩压从最初的 45mmHg 上升到 100.3mmHg。因此 N_2O 麻醉期间必须间歇抽出部分通气罩内气体,避免使用 N_2O 时通气罩内压升高,也可降低术后喉痛等并发症的发生率。

(4)理想的防咬装置:

1)防止导管闭合和牙齿损伤;

2)便于放置和取出;

3)对患者没有刺激和损伤;

4)不影响喉罩的位置和功能。最常用的是圆柱形纱布。将其放在臼齿之间的合适位置,露出足够的长度用于带子或胶布固定。最新生产的喉罩,通气管在适当位置质硬且防咬;

(5)喉罩固定:一次性喉罩和气道食管双通型喉罩都相似。理想的固定应很好地满足患者和外科手术的要求。高强度的胶带也应用于麻醉医师不能接近头颈或是侧卧位和俯卧位的手术。胶带应该有 2~3cm 宽,一端粘于上颌骨上,然后绕住导管和防咬装置的下方伸出处,在撕断前固定于另一侧的上颌骨。导管的近端应固定于离颏前下方 5cm 处。再用一条胶布对称地压住喉罩通气管,并固定在两侧的下颌。重要的是不能完全包裹导管,应留出一部分导管用于观察液体反流。

6.置管存在的问题

(1)置入失败原因:

1)麻醉深度不够;

2)技术操作失误;

3)解剖结构异常。

充气失败原因:

1)充气管被咬或在喉罩栅栏条上打折;

2)充气管被牙撕裂;

3)充气管活瓣被异物堵塞。处理:加深麻醉和解除置入时的机械原因,或用其他方法置入。

(2)气道阻塞

1)气道异物阻塞。

2)被咬闭。

3)通气罩疝。

4)咽部损伤和异常。

5)通气罩和咽喉部的位置不符。

7.置管注意事项

(1)适当麻醉深度抑制气道保护性反应。

(2)调整通气罩容积。

(3)调整头颈部位置,置入失败和气道梗阻引起的通气失败也可采用嗅花位纠正。喉罩封闭不佳可用颏—胸位纠正。

(4)提颏或推下颌,通过提高会厌软骨以及增加咽的前后径纠正置入失败。提起和(或)减少声带的压力,纠正因气道梗阻引起的通气失败。

(5)压迫颈前部,适当压迫颈前部的方法可使通气罩紧贴舌周组织并插入咽部周围的间隙,可纠正因密闭不佳引起的通气失败。

（6）退回或推进通气罩。

（7）重置喉罩或更换不同类型的喉罩。

8.拔除喉罩

清醒拔除喉罩时气道梗阻的发生率低,但屏气、咳嗽、喉痉挛、低氧血症和咬合的发生率较高。深麻醉下拔喉罩可以避免气道反射性活动对喉部的刺激,减少误吸。儿童在深麻醉下拔喉罩时咳嗽和低氧血症发生率较低,清醒拔喉罩引起反流的发生率较低。对于成人和>6岁儿童,首选清醒拔喉罩,小于6岁的儿童两者兼可。如面罩通气困难、咽喉部有血污染、患者无牙,清醒拔管可能更为合适。喉罩位置不好或有上呼吸道感染适宜于深麻醉下拔喉罩。

9.并发症

（1）反流误吸:LMA不能有效防止胃内容物误吸。应用LMA患者的胃内容物反流发生率可高达33%,但是,具有临床意义的误吸发生率仅为$1/9000\sim1/220000$。

（2）喉罩移位:喉部受压、拖拉喉罩导管、通气罩充气过度等原因均可能导致喉罩移位,表现为喉罩向外突出和气道不通畅。处理可将喉罩推回原位或者拔出后重新插入。如果胃管尚在位,气道食管双管喉罩很容易重新恢复到正常位置。

（3）气道梗阻:原因为LMA位置不当,通气罩折叠、会厌下垂部分遮盖、声门通气罩充气过度,也可是通气罩旋转、通气导管扭折、异物、喉痉挛和声门闭合等引起。喉罩通气导管被咬、扭曲、异物可能引起通气导管阻塞。扁桃体手术时常发生开口器压迫喉罩通气导管导致阻塞。螺纹钢丝加固的可曲型喉罩和气道－食管双管型喉罩较少发生导管阻塞。如不能解除应立即拔出喉罩后重新插入。

（4）通气罩周围漏气:发生率为$8\%\sim20\%$,多由通气罩型号、位置或充气量不合适所致。头颈部移动或通气罩内充气减少使通气罩密闭性下降。临床表现为无气道压升高的情况下出现明显漏气。可按原因分别处理。将头颈部恢复至原始位置,通气罩加注气体,调整喉罩位置,拔出喉罩后重新插入。

（5）胃胀气:正压通气时气道内压力超过下咽部的密闭压,气体经食管进入胃引起胃胀气。发生率在<3%左右。反复吞咽活也可能引起胃胀气。气道食管双管型喉罩发生气道部分阻塞时也可能引起胃胀气。处理包括调整喉罩位置,降低吸气峰压,改用自主呼吸,以防止胃胀气加剧。反复吞咽活动者可加深麻醉深度。必要时在喉罩置入后插入胃管减压,插胃管失败者应改用气道－食管双管型喉罩或气管内插管。

（6）气道损伤:咽痛、声音嘶哑和吞咽困难,由插入时损伤和黏膜肌肉的持续受压引起,与操作的熟练程度、LMA大小、通气罩注入空气的多少有关(囊内压不高于$60cmH_2O$)。

困难气道的管理与麻醉安全和质量密切相关,30%以上的严重麻醉相关并发症(脑损伤、呼吸心搏骤停、不必要的气管切开、气道损伤)是由气道管理不当引起的。既不能气管内插管,也不能面罩通气,可能引起各种严重并发症。中华医学会麻醉学分会在参考国外困难气道管理指南的基础上,结合国情和国内的临床经验,于;2009年起草和制定了困难气道管理专家共识,并于2017年更新。对于已经预测评估的严重困难气道,则不建议在日间手术中心完成手术,应选择住院手术,提高患者围术期的安全性。

（二）困难气道的评估和应急

1.困难气道分类

据麻醉前的气道评估情况将困难气道分为已预料的困难气道和未预料的困难气道。已预料的困难气道包括明确的困难气道和可疑的困难气道,前者包括明确困难气道史、严重烧伤瘢痕、重度阻塞性睡眠呼吸暂停综合征等,后者为仅评估存在困难危险因素者。对已预料的困难气道患者,最重要的是维持患者的自主呼吸,预防发生紧急气道。未发现困难气道危险因素的患者,其中极少数于全麻诱导后有发生困难气道的可能。

可以通过术前评估发现90%以上的困难气道患者。对于已知的困难气道患者,有准备有步骤地处理可显著增加患者的安全性因此,所有患者都必须在麻醉前对是否存在困难气道做出评估。日间手术麻醉患者应十分重视和认真做好评估。日间手术麻醉也可能发生未预料的困难气道,同时也要做好困难气道的应急处理。

2.困难气道评估的具体方法

(1)了解病史:详细询问病史,如打鼾或睡眠呼吸暂停综合征史、气道手术史、头颈部放疗史等。必要时还应查阅相关的麻醉记录,了解困难气道处理的经历。

(2)影像学检查:有助于评估困难气道的可能性,并可明确困难气道的特征与困难程度。

(3)困难面罩通气危险因素:年龄大于55岁、打鼾病史、蓄络腮胡、无牙、肥胖(BMI>26kg/m²)是困难面罩通气的五项独立危险因素。另外Mallampati分级Ⅲ或Ⅳ级、下颌前伸能力受限、甲颏距离过短(<6cm)等也是困难面罩通气的独立危险因素。当具备两项以上危险因素时,提示困难面罩通气的可能性较大。

(4)体检:通过多个指标综合分析评估气道。

1)咽部结构分级:即改良的Mallampati分级,咽部结构分级愈高预示喉镜显露愈困难,Ⅲ～Ⅳ级提示困难气道。

2)张口度:最大张口时上下门齿间距离,小于3cm或两横指无法置入喉镜,导致困难喉镜显露。

3)甲颏距离:头在完全伸展位时甲状软骨切迹上缘至下颚尖端的距离,甲颏距离小于6cm或小于检查者二横指的宽度,提示气管插管可能困难。

4)颞颌关节活动度:患者不能使上下门齿对齐,插管可能会困难。亦有以"咬上唇试验"作为颞颌关节移动度的改良评估方法。

5)头颈部活动度:下巴不能接触胸骨或不能伸颈提示气管插管困难。

6)喉镜显露分级:Cormack和Lehane把喉镜显露声门的难易程度分为四级:该喉镜显露分级为直接喉镜显露下的声门分级,Ⅲ～Ⅳ级提示插管困难。

7)其他提示困难气道的因素:上门齿过长、上颚高度拱起变窄、下颚空间顺应性降低、小下颌或下颌巨大、颈短粗、病态肥胖、孕妇、烧伤、会厌炎、类风湿关节炎、肢端肥大症以及咽喉部肿瘤等。

临床上综合应用上述方法预测所有困难气道。对于严重困难气道的患者,则不应在日间手术室进行麻醉,术后宜在恢复室严密监护,并警惕拔管困难。

(三)建立气道的工具和方法

用于困难气道的工具和方法很多,按照中华医学会麻醉学分会专家共识推荐分为处理非紧急气道和紧急气道。处理非紧急气道的目标是无创,而处理紧急气道的目的是挽救生命。麻醉医师应遵循先无创后有创的原则建立气道。

1.非紧急无创方法

主要分为喉镜、经气管导管和声门上工具三类。

(1)喉镜类:包括直接喉镜和可视喉镜。

（2）经气管导管类：包括管芯类、光棒、可视管芯、纤维支气管镜四类。

（3）声门上工具：包括通气道、喉罩及其他。

（4）其他方法：经鼻盲探气管插管也是临床可行的气道处理方法。无须特殊设备,适用于张口困难或口咽腔手术需行经鼻气管插管者。

2.非紧急有创方法

（1）逆行气管插管：适用于普通喉镜、喉罩、纤支镜等插管失败,颈椎不稳、颌面外伤或解剖异常者可根据情况选择使用。

（2）气管切开术：用于喉肿瘤、上呼吸道巨大脓肿、气管食管上段破裂或穿孔以及其他建立气道方法失败又必须手术的患者。

3.紧急无创方法

发生紧急气道时要求迅速解决通气问题,保证患者的生命安全,为进一步建立气道和后续治疗创造条件。

（1）双人加压辅助通气：嗅物位下置入口咽和（或）鼻咽通气道,由双人四手,用力托下颌扣面罩并加压通气。

（2）再试一次气管插管：有研究报道 77 例无法通气的患者,58 例喉镜显露分级Ⅰ～Ⅱ级,采用直接喉镜 3 次以内完成气管插管,再试一次气管插管仍然是可以考虑的。

（3）喉罩：既可以用于非紧急气道,也可以用于紧急气道。紧急情况下,应选择操作者最容易置入的喉罩。

（4）食管－气管联合导管：联合导管是一种双套囊和双管腔的导管,无论导管插入食管还是气管均可通气。

（5）喉管原理与方法与联合导管类似,尺码全,损伤较轻。

（6）环甲膜穿刺置管和经气管喷射通气（TTJV）：用于声门上途径无法建立气道的紧急情况,每次喷射通气后必须保证患者的上呼吸道开放以确保气体完全排出。

4.紧急有创方法

环甲膜切开术是紧急气道处理流程中的最终解决方案。快速切开套装如 Quicktrach 套装,可快速完成环甲膜切开术。操作虽然简便,但必须事先在模型上接受过训练才能迅速完成。

（四）困难气道处理流程

困难气道处理是根据麻醉前气道评估的结果,再依据气道类型选择麻醉诱导方式;根据面罩通气分级和喉镜显露分级决定通气和建立气道的方法,无创方法优先;在处理过程中判断每步的效果并决定下一步方法,直到确保患者安全。按照困难气道处理流程图有目的、有准备、有步骤地预防和处理,将显著增加患者的安全性。气道处理包括预充氧等八个步骤。

1.预充氧：患者在麻醉诱导前自主呼吸状态下,持续吸入纯氧几分钟可使功能残气量中氧气/氮气比例增加,显著延长呼吸暂停至出现低氧血症的时间,称之为"预充氧"或"给氧去氮":由于通气困难、插管困难常常难以预计,所以对所有的患者都应该实施最大程度的预充氧,使呼出气体氧浓度大于等于 90%。

2.气道分类：根据气道评估情况将患者分为已预料的困难气道（包括明确的和可疑的）和"正常"气道。对于是否明确的或可疑的困难气道在判断上有一定的主观性,需要根据患者实际情况及操作者自身的技术水平而定。

3.诱导方式：诱导方式包括清醒镇静表面麻醉、保留自主呼吸的浅全麻和全麻诱导三种，依据气道类型而定。明确的困难气道首选清醒镇静表面麻醉，可疑的困难气道则根据操作者的技术水平与条件选择清醒镇静表面麻醉或保留自主呼吸浅全麻，"正常"气道患者选择全麻诱导。

4.面罩通气分级：根据通气的难易程度将面罩通气分为四级，1～2级可获得良好通气，3～4级为困难面罩通气（表11－2）。对于"正常"气道的患者，单手扣面罩可获得良好通气。对于单手扣面罩不能获得良好通气的患者，采用口（鼻）咽通气道配合单手扣面罩的方法，或采用双手托下颌扣面罩同时机械通气的方法。如果仍不能维持良好通气，需要立即请求帮助，双人四手托下颌扣面罩加压辅助通气。3级经双人加压辅助通气仍无法获得良好通气者以及面罩通气分级4级者按照紧急气道处理流程。面罩下可良好通气者继续喉镜显露步骤。

5.喉镜显露分级：喉镜显露分级采用 Cormack-Lehane 声门分级，分为Ⅰ～Ⅳ级，是选择建立气道方法的依据。要做到喉镜最佳显露，包括：一位技术熟练的操作者（至少5年以上临床经验）、合适的头位（嗅物位，口、咽、喉三轴基本成一直线）、手法辅助声门显露（Ⅱ级以上者按压甲状软骨、环状软骨或舌骨改善显露）以及合适尺寸/类型的喉镜片（成人常用弯型镜片，直型镜片适用会厌下垂者及小儿）。

表11－2　面罩通气分级

分级	定义	描述
1	通气顺畅	仰卧嗅物位，单手扣面罩即可获得良好通气
2	轻微受阻	置入口咽和（或）鼻咽通气道单手扣面罩；或单人双手托下颌扣紧面罩同时打开麻醉机呼吸器，即可获得良好通气
3	显著受阻	以上方法无法获得良好通气时，需要双人加压辅助通气，能够维持 SPO_2 ≥90％
4	通气失败	双人加压辅助通气下不能维持 SPO_2≥90％

说明：（1）该分级在 Han.R 与 Kheterpal.S 的通气分级基础上修改制订，1～2级通过二项中间指标（手握气囊的阻力、胸腹起伏和 $ETCO_2$ 波形测试）确定，3～4级以 SPO_2 是否≥90％而定。（2）良好通气是指排除面罩密封不严、过度漏气等因素，三次面罩正压通气的阻力适当（气道阻力≤20cmH_2O）、胸腹起伏良好、$ETCO_2$ 波形规则。（3）双人加压辅助通气是指在嗅物位下置入口咽和（或）鼻咽通气道，由双人四手，用力托下颌扣面罩并加压通气。

6.建立气道方法：经清醒镇静表面麻醉的明确的困难气道和可疑的困难气道患者可直接选择一种或几种熟悉的非紧急无创方法，注意动作轻柔且不可反复尝试。对于明确的困难气道患者（困难气道处理失败史、喉肿瘤、上呼吸道巨大脓肿、气管食管上段破裂或穿孔等）可直接采用非紧急有创方法建立气道。对于保留自主呼吸浅全麻的患者，喉镜显露分级Ⅰ～Ⅱ级者改行全麻诱导或直接气管插管，而Ⅲ～Ⅳ级者需待患者意识恢复后改行清醒镇静表面麻醉下气管插管。对于全麻诱导的患者，喉镜显露分级Ⅰ～Ⅱ级者可直接行气管插管，而Ⅲ～Ⅳ级者选择一种或几种熟悉的非紧急无创方法。随着喉罩等声门上工具的不断普及，越来越多的手术可直接在喉罩全麻下完成而无须气管插管。

7.判断：气道成功建立后，可以根据肉眼、听诊、纤维喉镜以及金标准——呼气末二氧化碳

$(ETCO_2)$判断气管插管或喉罩通气等是否成功。

　　8.最终处理：在多次尝试气管插管均告失败之后，需要结合建立气道的急迫性、手术的急迫性以及建立气道的风险等综合考虑，做出合理的最终处理。

第十二章　特殊麻醉管理

第一节　老年患者的麻醉

随着社会发展,人均寿命的不断提高,需要进行手术治疗的高龄患者比例在逐步增加。高龄之所以给我们带来挑战,主要是因为随着衰老过程而出现的器官生理构造和功能的改变。目前我们将年龄超过 65 岁界定为老年人。

一、老年人的生理学特点

(一)神经系统

1.中枢神经系统:老年人的中枢神经发生退行性变和功能下降,退行性变的特点是神经细胞减少、体积缩小、重量减轻、脑沟增宽,进而神经递质如多巴胺、去甲肾上腺素、5-羟色胺等的分泌亦会降低。老年患者脑功能储备明显降低,对麻醉药物的敏感性强,术后认知功能障碍(Postoperative cognitive dysfuntion,POCD)的发病率高。

2.外周神经系统:外周神经的退行性改变使得老年患者的各种感受的阈值提高,因此降低了对局麻药的需求量;神经肌肉接头因胆碱能受体数量的代偿性增加,老年患者对非去极化肌松剂的敏感性无明显变化。

3.自主神经系统:老年人的自主神经退行性改变会导致老年人不易维持血流动力学稳定,如压力反射活动明显减弱,当迅速改变体位或血容量略有不足时会出现明显的血压下降。

(二)心血管系统

1.随着年龄的增长,心脏呈现退行性改变。老年患者的心排量较年轻人下降30%～50%,心脏指数亦降低。血管壁僵硬会带来心脏的后负荷增加,继而出现左心室壁肥厚,心脏收缩期延长,舒张期就会相对缩短;心室腔的弹性较低,舒张期心脏的充盈更依赖于心房的收缩,因此前负荷和心房的收缩对维持稳定的循环水平至关重要。老年患者对心律失常的耐受很差,容易发生心力衰竭,过快的心率将显著缩短心脏舒张期,减少冠脉血供,进一步加重心脏负担。

2.老年人大动脉壁的弹性纤维增厚、血管变硬,使血管阻力增加、血压增高,脉压差增大;冠状动脉的硬化和狭窄随着年龄的增长而增加,因此应于术前明确病变部位和血管梗阻情况。

(三)呼吸系统

老年人呼吸功能的改变主要表现为残气量和功能残气量增加,最大通气量减少;呼吸功能储备减少,肺活量减少,气体交换受限。老年患者低氧血症、高碳酸血症及机械刺激的中枢神经反射降低,麻醉药物的呼吸抑制的作用增强,使得术后机体对低氧血症的保护性反应减弱;此外,老年患者对低氧性肺血管收缩(HPV)的反应较差,难以代偿单肺通气带来的通气/血流比(V/Q)失调,导致单肺通气管理困难。

(四)消化系统和肝脏

老年人胃肠道血流量降低,胃黏膜发生萎缩,基础胃酸和胃酸排泌量减少,胃排空的时间明显延长。老年人肝功能减退主要表现为肝脏合成蛋白质的能力下降,血浆蛋白减少,白蛋白与球蛋白比值降低,血浆胆碱酯酶活性也明显降低,因此对于经过肝脏代谢的药物可能出现药效增强或作用延长。

(五)泌尿系统与水、电解质及酸碱平衡

老年人肾脏体积和功能均逐渐下降,主要是肾小球数目减少。肾皮质和肾小球滤过率明显降低。而其重吸收、浓缩、稀释功能以及维持细胞外液容量和对电解质酸碱平衡能力调节均明显降低,对肾素－血管紧张素－醛固酮系统反应迟钝导致低钠、高钾。依赖肾脏排泄的药物清除率减慢、半衰期和药物作用时间延长。

(六)其他

老年患者在不同程度上都存在凝血－抗凝血功能亢进,容易形成血栓。糖耐量降低,围术期注意监测血糖的变化及含糖溶液的输注。

二、老年人的药理学特点

(一)老年患者药代动力学特点

老年人体液量减少约 15%,肌肉减少 $20\%\sim25\%$,脂肪增加 $50\%\sim75\%$,身体成分的变化会明显影响药物的分布和半期;血浆蛋白含量的降低可使需与血浆蛋白结合起效的药物量减少;肝功能减退、肝血流减少及肝酶活性降低均导致药物消除速率减慢。

(二)麻醉前用药

用药量约为成人正常量的 $1/2\sim2/3$,应尽量选作用时间短、药效温和的药物,尽量避免麻醉性镇痛药。有心肌缺血心电图表现的患者术前应避免应用阿托品而改用丁溴东莨菪碱。

(三)吸入性麻醉药

老年人对吸入性麻醉药的敏感性增加,表现为随着年龄的增加 MAC 值降低。肺泡通气量和心输出量对吸入麻醉药的摄取和分布有着重要的影响,但只要肺泡通气正常,对麻醉药进入肺泡过程影响不大,心输出量降低时麻醉药的肺泡浓度上升更迅速,麻醉加深速度更快,而肺气肿患者吸入麻醉加深和苏醒均较正常速度慢。

(四)静脉麻醉药

老年人对镇静类药物、麻醉性镇痛药物的敏感性增加,应用药物产生镇静的作用时间延长,对静脉麻醉药所产生的呼吸抑制作用更加敏感。

三、老年人的麻醉特点

(一)麻醉前准备及评估

1.心功能及心脏疾病评估:区别心脏病的类型、判断心功能、掌握心脏氧供需状况是进行心血管系统评价的重要内容。不稳定冠脉综合征(不稳定型心绞痛和近期心梗)、心力衰竭失代偿期、严重心律失常、严重瓣膜疾病明显影响心脏事件发生率。代谢当量<4 是老年患者围术期心血管事件的重要危险因素;Goldman 心脏风险指数是预测老年患者围术期心脏事件的经典评估指标。老年患者心血管功能除受衰老进程影响外,还常受各种疾病的损害,对怀疑有心血管疾病的患者酌情行心脏超声、冠状动脉造影、心导管或核素等检查,以明确诊断并评估心功能。

2.肺功能及呼吸系统疾病评估：术前合并 COPD 或哮喘的患者应当仔细询问疾病类型、持续时间及治疗情况等，术前应行肺功能和血气分析检查。正常老年人氧分压$(PaO_2)＝104.2－0.27×$年龄$(mmHg)$，故应正确认识老年患者的 PaO_2 及脉搏血氧饱和度水平，尤其超过 80 岁的老年患者不可太苛求达到正常水平。

3.术前应对老年患者的认知能力进行评估，术前认知能力较差的患者发生 POCD 的概率会明显加大，而 POCD 对患者的不良预后有直接影响。目前认为高龄、教育水平低、水电解质异常、吸烟、苯二氮䓬类药物应用、抗胆碱药物应用、术前脑功能状态差以及大手术等均是影响围术期谵妄的危险因素。

4.肝肾功能评估：

(1)轻度肝功能不全的患者对麻醉和手术的耐受力影响不大；中度肝功能不全或濒于失代偿时，麻醉和手术耐受力显著减退，术后容易出现腹水、黄疸、出血、切口裂开、无尿，甚至昏迷等严重并发症。手术前需要经过较长时间的准备方允许施行择期手术；重度肝功能不全如晚期肝硬化，常并存严重营养不良、消瘦、贫血、低蛋白血症、大量腹水、凝血功能障碍、全身出血或肝昏迷前期脑病等征象，则手术危险性极高。

(2)在人工肾透析治疗的前提下，慢性肾功能衰竭已不再是择期手术的绝对禁忌证。但总体而言，该类患者对麻醉和手术的耐受力仍差。

5.胃肠道功能及胃肠系统疾病评估：老年人胃排空时间延长、肠蠕动减弱，食道反流症增加，咽喉部保护性反射减弱均增加围术期反流误吸的风险，故术前应重视此方面的评估。

65 岁以上的接受中大型手术的老年患者围术期易并发应激性溃疡，建议麻醉手术术前仔细询问是否有消化道溃疡病史及近期是否服用可能导致消化道出血的药物。

6.凝血功能评估：血栓性疾病是严重危害人类健康的重要疾病之一，在老年人群中尤为突出。许多老年患者停用抗凝药物易导致围术期血栓性疾病发生，因此停用抗凝药物应当慎重。术前凝血功能检查，有助于评估患者凝血功能状态，指导术前药物的使用。

7.内分泌功能评估：糖尿病在老年患者中高发，术前准备可参照糖尿病患者术前准备及治疗。

(二)老年人的麻醉处理原则

1.老年患者麻醉方式选择：

尽管既往研究认为全身麻醉与区域阻滞(椎管内麻醉及神经阻滞)对于老年患者的最终转归没有差别，即使在术后认知功能障碍发生方面也无明显差异。部分学者认为出于对老年患者脆弱脑功能的保护，推荐在能够满足外科手术条件的情况下优先选择神经阻滞技术。但由于老年人生理改变及合并疾病，往往对神经阻滞技术的敏感性增高，需要有丰富经验的麻醉医生为其实施麻醉。但由于椎管内麻醉对血流动力学、呼吸模式及肌力的影响，部分患者可能仍然需要人工气道的管理。

2.麻醉药物的选择：老年患者的麻醉药物选择以不损害脏器功能为原则。

(1)避免影响神经递质的药物，如抗胆碱药物东莨菪碱、长托宁等以及苯二氮䓬类药物，如地西泮、咪达唑仑等。

(2)针对脆弱肝肾功能的患者，肌松药最好选择不经过肝肾代谢的药物，如顺式阿曲库铵。

(3)尽量避免选择中长效类药物(包括局麻药、静脉麻醉药及吸入麻醉药等)，避免药物蓄积。

(4)用药过程中切忌一次性足量给予,应遵循在观察患者反应的同时分次、小剂量给药的原则。

(5)根据患者的病情充分准备血管活性药物,尽量采用微量泵注的方式提前给药。

3.术中输液输血管理:

(1)采用目标导向液体管理策略进行液体管理,以降低患者围术期心肺肾以及肠道功能并发症,改善患者预后。

(2)对于老年患者,应积极考虑微创、低创手术以降低围术期大量出血的风险。异体血制品的输注所导致的近期以及远期风险均超过临床预期,因此原则上应严格按照指征进行输血治疗,尽量限制异体血的输注。对于非肿瘤外科手术,自体血液回收与输注有助于降低异体血输注带来的风险。

4.麻醉管理要点:

(1)维持良好的血流动力学。以保证全身氧供需平衡及重要脏器功能,避免术中低血压并维持合适的心率。需要维持血压在术前平静状态血压,严格控制液体输入量,少量使用胶体溶液,以及正确使用血管活性药物。

(2)术中机械通气期间通气参数的设定与肺功能保护。机械通气患者实施低潮气量($6\sim8$mL/kg)+中度呼气末正压(PEEP,$5\sim8$cmH$_2$O);有条件者可控制 FiO$_2\leqslant60\%$,以防止吸收性肺不张;吸呼比例维持在 $1:2.0\sim1:2.5$;苏醒期防止镇静、镇痛及肌松药物残余;存在外科相关急性炎症反应状态的患者积极给予抗炎治疗;定期使用肺泡复张手法,减少术后肺不张的发生率。

(3)术中体温监测与维护。即使轻度低体温($34\sim36$℃)也会导致围术期出血量以及异体输血量显著升高。老年患者由于体温调节功能的严重减退,术中极易发生低体温,所以术中应实施实时体温监测,并通过保温毯、热风机、液体加温仪等设备维持术中的最低体温不低于 36℃。

(4)加强麻醉深度监测。加强麻醉镇静深度监测,对避免过度镇静以及镇静不足而导致术中知晓至关重要。另外有研究证明,基于麻醉深度监测下的麻醉管理可以减少术后认知功能障碍的发生率。

(5)加强术后疼痛的管理。术后镇痛不良可抑制机体免疫力、增加心脑血管不良事件的发生率、延长住院时间甚至进一步发展为术后慢性疼痛,严重影响患者预后和生活质量。但老年患者的特殊性增加了术后疼痛管理的难度,常见的影响因素有:并存疾病和用药情况、老年性生理改变、药代动力学改变及疼痛评估困难等。老年患者术后镇痛方式包括全身给药镇痛法和局部给药镇痛法。具体方式及药物的选择需根据患者的意愿和对患者情况的个体化评估。为了减少单一镇痛方式或药物的不足和不良反应,可联合不同的镇痛方式或药物进行多模式镇痛(MDT)。

(6)原则上所有接受麻醉(包括全身麻醉及区域阻滞)的老年患者在离开手术室前均应在术后恢复室(PACU)进行观察。

第二节　心脏病患者行非心脏手术的麻醉

心脏病患者接受非心脏手术,因麻醉及手术可改变心脏功能与血流动力学,进一步加重心脏负担,故并发症及死亡率均显著高于无心脏病患者。其危险性不仅取决于心脏病变本身的性质、程度及心功能状态,还取决于外科疾病对呼吸循环及其他系统器官功能的影响、手术创伤的大小、麻醉医生和外科医生的知识技术水平、围术期监测手段及对突发情况的判断和处理能力。

一、麻醉前评估

相关详细内容请参考本书第一章内容。在对患者进行常规检查评估的基础上,需全面了解心血管系统病变的严重程度,评估其功能状态,预计承受麻醉及手术的能力,并制订相应的麻醉方案。

(一)复习病史

1.了解各种心脏病的病理生理学改变、病程时间及诊疗经过。

2.现阶段心功能情况及是否曾出现过心功能不全情况,诊疗经过与效果。

3.既往病史与治疗情况,如风湿热、高血压、脑血管意外、冠心病、哮喘、肺炎等。

4.现阶段使用药物治疗情况,如β受体阻滞剂、钙通道阻滞剂、强心甙类、硝酸酯类、利尿剂等。

(二)体格检查

1.常规检查:血压、脉搏、皮肤和黏膜颜色和温度、发育程度、精神状态、合作程度、气道评估。

2.心肺检查:强调术前心肺听诊的重要性,同时检查是否存在颈静脉怒张、呼吸急促、肝大、下肢水肿等慢性心力衰竭的表现。

3.特殊检查:

(1)常规心电图及 24h 动态心电图;

(2)胸部 X 线:了解心脏大小、心胸比例、肺淤血及肺水肿情况;

(3)超声心动图:确定是否存在心脏结构性异常及心室收缩舒张功能;

(4)冠状动脉造影:是判断冠状动脉病变的金标准,可精确判断冠状动脉狭窄部位及程度。

4.心功能分级及危险因素判断:

(1)测定心功能的方法有很多,其中根据心脏对运动量的耐受程度而进行的心功能分级是比较简易而且很实用的方法,一般分为 4 级(表 12-1);

(2)美国纽约心脏协会(NYHA)心功能分级;

(3)多因素心脏危险指数(Goldman 评分);

(4)手术危险类型分类(表 12-2)。

表 12-1　心功能分级

心功能分级	屏气试验	临床表现	临床意义	麻醉耐受力
Ⅰ级	>30s	可耐受日常体力活动，活动后无心慌、气短等不适感	心功能正常	良好
Ⅱ级	20~30s	对日常体力活动有一定的不适感，往往自行限制或控制活动量，不能跑步或从事体力工作	心功能较差	如处理得当、正确，耐受力较好
Ⅲ级	10~20s	轻度或一般体力活动后有明显不适感，心悸、气促明显，只能胜任极轻微的体力活动或保持静息状态	心功能不全	麻醉前应充分准备，围术期避免增加心脏负担
Ⅳ级	<10s	不能耐受任何体力的活动，静息状态下仍感气促，不能平卧，有端坐呼吸及心动过速等表现	心功能衰竭	极差，择期手术应推迟

表 12-2　手术危险程度分级

高危手术	中危手术	低危手术
重症急症手术	颈动脉内膜剥脱术	白内障手术
主动脉和大血管手术	头颈部手术	乳房手术
长时间手术	腹部手术	体表手术
大量失血失液的手术	胸部手术	
	整形外科手术	

二、麻醉前准备与用药

尽可能改善患者的心脏功能及全身状态，对并发症给予治疗和控制，减轻或解除患者的焦虑、恐惧和紧张情绪。

（一）心血管药物

调整详见第三章第二节。

1.洋地黄类：主张在术前 1 天或手术当天停止用药。

2.β 受体阻滞剂及钙通道阻滞剂：术前不主张停药，必要时可以进行药量调整。

3.抗高血压药物：术前不主张停药。

4.利尿剂：可应用保钾利尿剂替代呋塞米，监测血钾水平。

（二）麻醉前用药

1.术前紧张焦虑可增加心脏耗氧量，加重心脏负担。所以一般应给予足够的镇静及适当的镇痛，以不影响呼吸循环为宜。

2.根据心血管疾病的特征选择抗胆碱类药物，长托宁对 M2 受体无作用，不会提升心率，不增加心脏氧耗；丁溴东莨菪碱不通过血－脑屏障，故中枢 M 作用较弱，不增加术后认知功能障碍的发生率。

（三）术前准备目标

1.心肺功能已得到最大限度的优化。

2.血清电解质紊乱得以纠正，无明显酸碱失衡。

3.红细胞比积>30%。

三、麻醉方式选择及处理原则

(一)麻醉方式的选择

可根据手术部位、类型、手术大小以及对血流动力学的影响、患者状态、麻醉医生的专业技术水平和条件综合考虑选择适宜的麻醉方法。

1.患者病情稳定,可酌情选择低位硬膜外阻滞及区域阻滞,连续硬膜外阻滞应严格控制麻醉平面在 T10 水平以下。因腰麻易出现比较明显的血流动力学波动,不适宜应用。

2.患者病情严重、心功能较差、手术复杂、创伤大、时间长,均应采用气管插管全身麻醉,以妥善管理呼吸及循环。

(二)麻醉期间处理原则

麻醉过程力求平稳,循环状态稳定,通气适宜,保证心脏氧供需平衡。麻醉深度适宜,既能控制应激反应,又不过度抑制循环。

1.全麻诱导期应在维持心排量的基础上充分抑制气管插管引起的应激反应。诱导药物可采取分次静脉注射的方式,适当延长诱导时间,同时可以采用甲氧明微量泵入,在提高心排量的基础上保证麻醉深度。

2.维持适宜的麻醉深度,所有的麻醉药物对血流动力学的影响均与剂量相关。

3.维持合理的通气量,避免缺氧及二氧化碳蓄积。

4.维持合适的前负荷,术中输血及输液得当,必要时应行血流动力学指导下的目标导向液体治疗。

5.加强术中监测,尽早识别及处理各种并发症。

6.术中监测血气及电解质,及时进行纠正。

7.对影响循环的心律失常进行病因判断并及时处理。

8.尽可能缩短手术时间并减轻手术创伤。

9.良好的术后镇痛。

(三)术中监测

1.常规监测:心电图、脉搏血氧饱和度、无创血压、呼末二氧化碳、体温。

2.心排量监测:

(1)有创动脉压力监测:可以反映血压时时变化,有利于判断病情改变并在第一时间给予处置。

(2)中心静脉压监测:中心静脉压力的变化趋势较其绝对值更有意义。

(3)肺动脉导管:经皮穿刺,导管经上腔或下腔静脉依次到达右房、右室,最后到达肺动脉及其分支。通过肺动脉导管可以测定心脏各部位的血氧饱和度、血氧含量、肺动脉压、肺动脉楔压、心排量、右心室射血分数等,是对心脏病及休克患者进行诊断、治疗、观察病情和评估疗效的较为准确的方法。但对于三尖瓣狭窄或肺动脉瓣狭窄、右房及右室内肿瘤、法洛四联症患者不宜使用,严重心律失常、凝血功能障碍、近期放置临时起搏导管者也作为相对禁忌证。

(4)经食道心脏超声(TEE):通过多平面、多方位超声成像,完整评价整个心脏的解剖结构和功能,并能在术中对心脏进行动态监测,评价室壁的收缩期增厚率和内膜移动幅度以评估心肌收缩力。总体来讲围术期 TEE 可以监测各腔室的形态、大小、有无血栓及肿瘤;各室壁的形态及运动;

各瓣膜的形态、结构和运动；各房室瓣口、动静脉口及管腔、房室间隔之间的血液流动情况；有效循环血量及心排量；监测癌栓、气栓及辅助肺动脉栓塞的诊断。

（5）有创及无创连续心排量监测：包括 Vigileo、picco、Lidco 等方式。可动态进行每搏变异度、每搏量、心排量、心指数、外周循环阻力、中心静脉血氧饱和度等血流动力学指数的监测。血流动力学相关监测一般应用于危重患者或高危手术，指导围术期血管活性药物及液体管理。

四、各类心脏病患者非心脏手术麻醉的特点

（一）先天性心脏病

1.临床症状较轻的先心病患者，手术与麻醉的耐受性较好。但应重视以下情况：

（1）是否存在肺动脉高压及肺动脉高压的程度。

（2）严重的主动脉瓣或瓣下狭窄及未根治的法洛四联症。

（3）是否发生过充血性心力衰竭、心律失常、晕厥和运动量减少等情况。

2.心肺功能受损有较大危险性的临界指标包括：

（1）慢性缺氧（$SaO_2 < 75\%$）。

（2）肺循环/体循环血流比＞2.0。

（3）左或右心室流出道压力差＞50mmHg。

（4）重度肺动脉高压。

（5）红细胞增多，HCT＞60%。

3.左向右分流型先心病（动脉导管未闭、室间隔或房间隔缺损）患者心功能良好，无严重肺动脉高压，麻醉处理和正常患者类似。而右向左分流的患者，当肺血管阻力增加或外周血管阻力降低的时候均可加重右向左的分流而使患者缺氧加重，所以此类患者需维持适宜的体循环压力以减少分流提高 PaO_2。

4.左心室流出道梗阻的患者，麻醉期间应注意维持冠状动脉灌注压和心肌正性肌力的平衡，保持氧供需平衡，维持外周血管阻力以保持足够的冠状动脉灌注压，较浅的静脉复合麻醉有益于此类患者。

（二）冠心病患者的麻醉

由于冠状动脉粥样硬化所致冠状动脉管腔狭窄甚至闭塞，从而导致冠状动脉血流减少，心肌的氧供需失衡的心脏病，称为冠状动脉性心脏病（简称冠心病）。冠心病患者的麻醉是心脏病患者行非心脏手术麻醉中最为多见的病例。

1.冠心病易患因素。

（1）男性；

（2）老年患者；

（3）吸烟史；

（4）高血压病史；

（5）糖尿病、高脂血症；

（6）血管病变；

（7）肥胖。

2.对已诊断的冠心病患者应了解。

(1)是否曾发生过心梗:发生在 7d 以内的称为急性心肌梗死;7~30d 称为近期内心梗;1~6 个月之间称为急性心梗康复期;6 个月以上称为陈旧性心梗。

(2)心绞痛类型和发作情况。

(3)心功能状况。

(4)体能状况。

3.既往心梗患者的手术时间选择:

(1)心梗后心脏功能康复约需 30d,因此任何类型的手术最好不要在此期间进行;

(2)心脏功能的储备比心梗后时间间隔更有意义;

(3)心梗后近期内静息性心绞痛复发、心功能衰竭且 EF 值<30%;心梗发生 48h 后又发生室速和室颤,均提示心功能储备严重下降,为外科手术的绝对禁忌证;

(4)建议普通的外科择期手术延迟至心梗 6 个月以后进;

(5)限期手术对于低危患者可于心梗后 4~6 周之后进行,高危患者应先行冠状动脉旁路术(CABG)或经皮冠状动脉血管内成形术(PTCA)后再行外科手术治疗;

(6)对于危及生命的外科疾病,虽然风险极高但不能因为禁忌而拒绝手术。术中应全面监测患者的血流动力学,力求平稳。

4.术前检查:

(1)心电图:多数冠心病患者会出现心电图的改变,如 ST-T 改变、早搏、传导异常、房颤、左心室肥大等,但至少有 15% 的患者无任何异常表现。可作为术前进一步心脏检查的依据,并可与术中及术后心电图改变进行对比。

(2)超声心动图:了解心脏内结构性改变、室壁运动情况、瓣膜活动情况及射血分数。另外可利用药物或运动使心脏应激,可以发现心脏应激后心肌缺血的表现(出现室壁活动异常或原有室壁活动异常加重)。

(3)冠状动脉造影:患者出现药物难以控制的心绞痛或静息状态下心绞痛;近期心绞痛症状加重;运动试验心电图阳性;超声心动图应激试验有异常的室壁活动应建议进行冠状动脉造影检查。但如果患者无法进行 CABG 或 PTCA,冠脉造影只会增加住院费用和危险而无益处。

5.增加冠心病患者行非心脏手术危险的其他系统疾病:

(1)糖尿病。

(2)高血压。

(3)心脏瓣膜病。

(4)慢性阻塞性肺疾病。

(5)肾功能不全。

(6)血液系统疾病。

6.冠心病患者危险程度评估:

(1)高危因素:不稳定冠脉综合征、失代偿性充血性心力衰竭、显著的心律失常(高度房室传导阻滞、心脏病基础上的有临床症状的室性心律失常、未控制心室率的室上性心律失常)、严重的瓣膜病;

(2)中危因素:轻度心绞痛、心梗病史超过 30d(病史或病理性 Q 波)、代偿性充血性心力衰竭或充血性心力衰竭病史、糖尿病(特别是胰岛素依赖型糖尿病)、肾功能不全;

(3)低危因素:高龄、心电图异常(左室肥厚、左束支传导阻滞及 ST-T 异常)、非窦性心律、体能储备差(MET<4)、脑血管意外病史、高血压未得到控制;

(4)手术因素:手术危险程度分级;

(5)体能储备评估:运动当量(MET),参考第一章心功能评估。

7.评估后处理:

(1)取消手术,建议先行 CABG 或 PTCA 手术;

(2)推迟手术,进行必要的内科治疗稳定病情以降低手术风险;

(3)进行手术。

8.麻醉管理:无论是区域阻滞或是全身麻醉,此类患者的管理要点是维持心肌氧供需平衡,降低氧耗并增加氧供(表 12-3)。

表 12-3 心肌氧供及氧耗影响因素

心肌氧供减少		心肌氧耗增加
冠脉血流减少	血液携氧能力下降	
心动过速	贫血	心动过速
舒张压过低	低碳酸血症	心肌收缩力增强
前负荷增加	氧离曲线左移	心室壁张力增加
低碳酸血症		(心室前负荷增加)
冠脉痉挛		(心室后负荷增加)

(1)麻醉方式的选择并不影响最终的结局,但合理的麻醉选择可使麻醉管理更加简单和方便。

(2)高位硬膜外阻滞对冠心病患者是否有利取决于多种因素。一般认为阻滞平面达 T_1 水平可阻断交感神经兴奋所引起的冠脉收缩,但最终效果取决于多方面因素的平衡。

(3)全麻诱导及苏醒期比较容易发生心肌缺血,建议全麻药物与血管活性药物联合使用。苏醒期应避免疼痛、躁动及通气不足等情况。

9.围术期心肌缺血和心梗:

(1)围术期心肌缺血多发生于术后早期,术中心肌缺血并不多见,且与术后心梗发生无相关性;

(2)术后心肌梗死之前均以 ST 段压低为先导症状;

(3)术后心梗超过 50% 为静止型;

(4)大多数心梗发生在术后 24~48h;

(5)术后心梗的死亡率<10%~15%。

(三)高血压患者的麻醉

高血压是以体循环动脉压增高为主要表现的临床综合征,是常见的心血管疾病,也是威胁中老年人健康的主要疾病之一。随着社会老龄化现象日趋明显,合并高血压的手术患者数量不断增加,高血压合并靶器官损害患者的数量也不断增加,导致麻醉危险性也明显增加。

高血压患者在手术麻醉期间血压的波动几乎无法避免。若血压升高或降低超过生理允许范围,必将导致严重的并发症,如脑卒中、脑缺氧、心肌缺血、心肌梗死、肾功能衰竭等。因此围术期如何维持患者血压相对稳定,将血压调控在生理允许范围内是高血压患者麻醉期间管理的关键所在。

1.高血压病的定义及分级。

非同日重复多次测量成人收缩压(SBP)≥140mmHg 和(或)舒张压(DBP)≥90mmHg 即可诊断为高血压。高血压患者中 90%~95% 为原发性高血压,余为继发性高血压。

(1)高血压分级(表12-4)。

表12-4 高血压病分级

高血压分级	血压
正常血压	收缩压<130mmHg和舒张压<85mmHg
正常高值	收缩压130～139mmHg 和舒张压85～89mmHg
1级高血压	收缩压140～159mmHg 和（或）舒张压90～99mmHg
2级高血压	收缩压≥160mmHg 和（或）舒张压≥100mmHg

(2)围术期高血压:指从确定手术治疗到与本次手术有关的治疗基本结束期间内,患者的血压高于正常血压的30%,或者SBP≥140mmHg和(或)DBP≥90mmHg。它的范围不仅仅局限于麻醉期间,更包含了离开手术室回到病房进行后续治疗的时期。实际上,术前血压越高,血压控制时间越短的患者,术中及术后出现血压波动的情况越常见,发生心脑血管意外的可能性也就越大。常见原因如下。

1)原发性高血压。

2)继发性高血压:如嗜铬细胞瘤手术刺激瘤体引起血压升高。

3)手术刺激强烈,麻醉深度不足。

4)麻醉相关操作:气管插(拔)管、气管内吸痰等。

5)缺氧和二氧化碳蓄积:轻度缺氧兴奋循环,而重度缺氧则抑制循环。

6)其他因素:颅内压升高、尿潴留、药物使用不当、躁动、寒战、术后疼痛、恶心呕吐等。

2.麻醉期间血压波动允许的生理范围:

血压波动应维持在患者基础血压的±20%以内,在上述范围内各组织器官灌注良好。对于高血压患者而言,血压适宜维持在(110～150)mmHg/(70～100)mmHg。

3.术前评估及准备:

(1)术前对高血压患者做出全面合理的评估,应明确以下方面。

1)判断高血压是原发性还是继发性,并应警惕未诊断出的嗜铬细胞瘤。

2)高血压分级及进展情况。

3)靶器官受累情况:心功能、是否有脑血管意外、肾脏功能。

4)高血压治疗过程及控制情况。

(2)术前准备:

1)术前血压控制目标为SBP<140mmHg,DBP<100mmHg。长期服用抗高血压药物的患者应延续用药直至术晨。

2)长期服用利血平或含有利血平成分的复方型降压药的患者,术前至少应停药7d,由其他药物替代。因利血平可使体内儿茶酚胺耗竭,术中可能出现严重低血压。间接作用的拟交感药物麻黄碱和多巴胺升压效果往往不明显,而直接作用的拟交感药物肾上腺素及去甲肾上腺素可发生增敏效应引起血压骤升。但术前未能停用利血平的患者并不是接受麻醉的禁忌证。

3)长期应用可乐定的患者突然停药24h后可出现可乐定停药综合征,表现为躁动、头痛、腹痛、恶心呕吐、血压严重升高甚至高血压危象。术前服用可乐定的患者如预估术后很快可恢复口服药物则术前继续服用,如术后不能口服,手术前 3 天应逐渐减量,改用注射剂至术前一日停用,术后先用注射剂至恢复口服用药。

4)长期服用利尿剂或含利尿剂的复方制剂时应注意是否合并电解质紊乱,尤其是低血钾。

5)其他抗高血压药物的术前调整。

6)术前做好访视工作,消除患者精神紧张及焦虑。手术前晚口服催眠镇静药物,保证良好睡眠。麻醉前给予镇静及镇痛处理,减少不良刺激。对于术前血压偏高的患者可使用长托宁等其他抗胆碱类药物替代阿托品。

4.麻醉管理要点:

(1)根据患者情况、手术类型及麻醉医生的技术水平合理选择麻醉方式。

(2)维持循环稳定是高血压患者术中管理的重点和难点。一般以患者平素自我感觉良好状态下的血压为基础值,上下波动在 20% 以内。术中不强求血压维持在正常血压范围内。

(3)术中降压药宜选择短效药物,强调小剂量分次或微量持续泵注,使血压调整幅度小、波动小。

(4)维持适宜的麻醉深度。根据手术步骤的刺激强度提前调整麻醉深度,必要时合用血管活性药物。

(5)术中维持适宜的循环血量,在维持循环的前提下可采用限制性输液的策略,避免苏醒期交感兴奋导致心脏前后负荷增加,进而增加心肌耗氧量。

(6)术中最好行有创动脉压力监测,手术创伤大、患者病情重可行中心静脉压及心排量监测。

(四)瓣膜性心脏病患者麻醉

1.几种常见瓣膜病的病理生理改变。

(1)二尖瓣狭窄(mitral stenosisi,MS):正常人二尖瓣瓣口面积约为 $4\sim6cm^2$,瓣口长径为 $3\sim3.5cm$。当瓣口面积 $<2.5cm^2$ 或瓣口长径 $<1.2cm$ 时才会出现不同程度的临床症状。轻中度二尖瓣狭窄由于舒张期血液从左心房至左心室受阻,左心房发生代偿性扩大及肥厚以增强收缩力。随着病情加重,左心房代偿性扩大、肥厚及收缩都难以克服瓣口狭窄所导致的血流动力学障碍,则会在左房压力增加的基础上出现肺静脉和肺毛细血管压力相继升高、管径扩大、管腔淤血。一方面引起肺顺应性的下降、低氧血症;另一方面当肺毛细血管压力突然明显升高时,血浆和血细胞渗入肺泡内,引起急性左心衰竭、急性肺水肿的表现。

(2)二尖瓣关闭不全(mitral regurgitation,MR):在心室收缩期,血液经关闭不全的瓣口反流回左心房,与肺静脉回流至左房的血液汇总,在舒张期充盈左室,导致左房及左室容量负荷增加。代偿期间根据 Frank-Starling 机制,左室每搏量增加,同时部分血液排入低压的左房,从而有利于左室排空。因此在代偿期,左心每搏量明显增加,射血分数可完全正常。但随着病情加重,左室收缩功能恶化,每搏量将进行性下降,最终导致左心衰竭。

(3)主动脉瓣狭窄(aortic stenosis,AS):正常主动脉瓣瓣口面积 $\geq2cm^2/m^2$ 体表面积,当瓣口面积 $<$ 正常值的 1/4 时将影响心排量、血压等血流动力学指标,当瓣口面积 $<0.8cm^2$ 时可造成严重的血流动力学障碍。一般根据左心室与升主动脉之间的收缩期压力阶差和主动脉瓣口面积来划分主动脉瓣狭窄程度,但标准不一。主要病理生理改变是左心室阻力负荷增加,左室搏动增强、收缩期延长,左室逐渐出现向心性肥厚。肥厚的心室壁张力增加、顺应性降低、严重时可出现心内膜

下心肌组织纤维化和心肌缺血等病变。初期表现为左室心腔容积缩小,久之左心室扩张、每搏量明显下降、舒张末期压力增高、甚至出现心功能衰竭。主动脉瓣狭窄的典型临床表现为心绞痛、晕厥及猝死。

(4)主动脉瓣关闭不全(aorticinsufficiency,AI):心室舒张期血液从主动脉反流回左室,同时左室还接纳来自左房的血液充盈,引起左室容量负荷增加,根据 Frank-Starling 理论,左室每搏量增加。但随着病情加重,左室收缩能力下降,导致左房及肺循环淤血,最终发生左心功能衰竭。

2.麻醉前的评估与准备。

了解瓣膜病的类型、病程、有无风湿活跃、有无心内膜炎、肺动脉高压的程度、心律失常的类型、心肌收缩力损害程度及治疗情况。瓣膜疾病的患者需要注意是否存在慢性心力衰竭,症状严重者应先优化心脏功能再行手术治疗。

3.麻醉处理要点。

维持适宜的前后负荷及心率(表 12-5)。

表 12-5 各种瓣膜病麻醉管理要点

病变	前负荷	后负荷	管理目标	避免
AS	增加	增加	HR:70~85次/min 窦性心律	心动过速、心动过缓及低血压
AI	增加	降低	HR:85~100次/min 增加前向性血流	心动过缓
MS	正常	正常	HR:65~80次/min 控制心室应激	心动过速及肺血管收缩
MR	增加	降低	HR:80~95次/min 轻度增加心率	心肌抑制

(五)心肌病患者的麻醉管理

1.肥厚性梗阻型心肌病(hypertrophic obstructive cardiomyopthy,HOCM)

(1)是肥厚型心肌病(hypertrophic cardiomyopthy)中一种特殊类型。特点为室间隔非对称性肥厚,促使左室流出道不同程度的狭窄,造成左室腔内梗阻。左室代偿性肥厚,舒张功能降低,心肌缺血、体循环供血不足。

(2)由于硬膜外麻醉扩张外周血管,降低心脏前后负荷,可加重左室流出道梗阻,因此不推荐采用硬膜外麻醉,建议选择全身麻醉。

(3)全身麻醉诱导及维持直选择对循环抑制轻微的药物,管理目标是维持适宜的前后负荷。

(4)对此类患者术中使用血管活性药物必须慎重。术中低血容量、心动过速、外周血管扩张及心肌收缩力增强均可加重左室流出道梗阻,促使病情恶化甚至猝死,围术期应尽量避免。

(5)术中如出现低血压,应在适当扩容的基础上使用纯α肾上腺素能受体激动药(如去氧肾上腺素及甲氧明)以升高血压并减轻左室流出道压力。

(6)术中避免使用强心药、β肾上腺素能受体激动剂及扩血管药物。

(7)围术期加强血流动力学监测。

2.扩张性心肌病(dilated cardiomyopathy,DCM)

(1)是以左心室(多数)或右心室有明显扩大,伴心室收缩功能减退,以心脏扩大、心力衰竭、心律失常、栓塞为基本特征,病死率高。通常其症状出现后的 5 年存活率约为 40%。因心腔扩张,二尖瓣及三尖瓣相对关闭不全,心脏收缩力极差,行非心脏手术治疗的麻醉风险极大。

（2）麻醉管理目标：适度增加前负荷及降低后负荷以维持正常的心排量。

（3）充分术前准备：强心及 β 受体阻滞剂治疗，优化心功能。

（4）区域阻滞及硬膜外阻滞可降低后负荷，可作为该类患者的麻醉方法。

（5）术中应维持心肌氧供需平衡、维持血流动力学稳定。继续使用强心药物及 β 受体阻滞剂。

（6）连续监测心排量，指导血管活性药物及液体治疗。

（六）预激综合征患者的麻醉管理

1.预激综合征（pre-excitation syndrome）也称为 WPW 综合征，是一种房室传导的异常现象，冲动经附加通道（不经过房室结）由心房下传并提早兴奋心室的一部分或全部，引起部分心室肌提前激动。

单纯的预激并无临床症状，当并发房扑或房颤时，心室率可达 200 次/min 左右，除心悸等不话外还可发生休克、心力衰竭甚至猝死。

2.手术时机的选择：

（1）曾有预激发作的患者建议行射频消融术后再行择期手术治疗。

（2）无预激发作的患者可考虑正常进行麻醉处理。

3.麻醉管理要点：

（1）围术期避免使用兴奋心脏、加快心率的药物，避免诱发心律失常。

（2）伴发室上性心动过速时与一般患者治疗原则相同。备好抗心律失常药物，如普罗帕酮、维拉帕米、去氧肾上腺素等，当药物治疗无效时应及时实施直流电复律。

（3）预激合并房扑或房颤时禁用洋地黄制剂、维拉帕米、β 受体阻滞剂、新斯的明及 ATP。血流动力学稳定者可考虑使用胺碘酮、普罗帕酮控制心室率，不稳定者应及时使用直流电复律。

第三节　肥胖患者的麻醉

随着生活水平和饮食结构的不断发展和变化，我国人口的肥胖率也在不断增长。根据 2012 年"中国居民营养与健康状况调查"，全国 18 岁及以上成人超重率为 30.1%，肥胖率为 11.9%，较 2002 年上升了 7.3 和 4.8 个百分点。肥胖人群可发生多种并发症，包括冠心病、高血压、高血脂、骨关节退行性病变、阻塞性睡眠呼吸暂停综合征等。肥胖患者围手术期并发症的发生率也显著高于正常体重患者，麻醉管理有其特殊性，需对肥胖患者的病理生理改变、患者术前心肺功能的评估以及术中、术后并发症的预防和处理有深入的了解，做好充分准备，保证此类患者手术麻醉安全。

一、肥胖的定义

体重指数（body mass index，BMI）是评估患者体重状态最常用的衡量指标，即患者的体重（以 kg 计算）除以身高（以 m 计算）的平方（$BMI = kg/m^2$）。世界卫生组织定义 $BMI \geq 25kg/m^2$ 为超重，$\geq 30kg/m^2$ 为肥胖，针对亚太地区人群的体质及其与肥胖有关疾病的特点，BMI $23 \sim 24.9kg/m^2$ 为肥胖前期，$\geq 25kg/m^2$ 为肥胖。BMI 是一种较为粗略的指标，定义肥胖特异性高，敏感性低。相同 BMI 值的女性体脂百分含量一般大于男性。

在临床中使用腰围(waist circumference,WC)而不是 BMI 来定义促成代谢综合征的脂肪重量成分。腰围指腰部周径的长度,是衡量脂肪在腹部蓄积程度的最简单、实用的指标。脂肪在身体内的分布,尤其是腹部脂肪堆积的程度与肥胖相关性疾病有更强的相关性。腰围的测量采用最低肋骨下缘与髂嵴最高点连线的中点作为测量点,被测者取直立位在平静呼气状态下,用软尺水平环绕于测量部位,松紧度适宜,测量过程中避免吸气,并应保持软尺各部分处于水平位置。我国提出了中国人肥胖诊断 BMI 界值,并结合腰围来判断相关疾病的危险度。

中国成人超重和肥胖的体重指数和腰围界限值与相关疾病危险的关系见表 12-6。

表 12-6 中国成人肥胖与疾病危险关系表

分类	体重指数（kg/m²）	腰围(cm)		
		男：< 85 女：< 80	男：85~95 女：80~90	男：≥95 女：≥90
体重过低	<18.5	—		
体重正常	18.5~23.9	—	增加	高
超重	24.0~27.9	增加	高	极高
肥胖	≥28	高	极高	极高

二、肥胖的病理生理改变

1.脂肪分布。腹部肥胖在男性更为常见,髋部、臀部周围的外周脂肪更多见于女性。如脂肪主要在腹部和腹腔内蓄积过多,称为"中心型肥胖"。中心型肥胖相关的代谢紊乱发生率较高,更易合并代谢综合征。目前认为腰臀比男性>1.0、女性>0.8 是缺血性心脏病、脑卒中、糖尿病的一项强的预测指标。

2.代谢综合征。肥胖患者多合并代谢综合征(metabolic syndrome,MS),伴有腹型肥胖、血脂代谢异常、血糖升高或胰岛素抵抗、高血压以及其他特点。MS 与心血管事件显著相关。国际糖尿病联盟(IDF)提出代谢综合征的新诊断标准(表 12-7)。

表 12-7 代谢综合征诊断标准

指标	定义值
基本条件	
中心性肥胖	男性腰围≥90cm；女性腰围≥80cm
合并下列4项中任意2项	
甘油三酯水平升高	>1.7mmol/L，或已接受相应治疗
高密度脂蛋白水平降低	男性<0.9mmol/L，女性<1.1mmol/L或已接受相应治疗
血压升高	收缩压≥130mmHg或舒张压≥85mmHg或已接受相应治疗或此前已诊断高血压
空腹血糖升高	≥5.6mmol/L或已接受相应治疗或此前已诊断2型糖尿病

3.肥胖对呼吸功能的影响。

(1)顺应性降低:肥胖患者胸部和腹部脂肪堆积,肺动脉血容量增加导致肺和胸壁的顺应性均降低,气道阻力增加。呼吸系统总体顺应性可降低 35%,仰卧位时更加明显。

(2)功能残气量下降:膈肌抬高,补呼气量、功能残气量、肺活量及肺总量均减少,而闭合容量增加,部分小气道提前关闭,可产生通气/血流(V/Q)失调。全身麻醉使这些变化更加明显,肥胖患者麻醉后功能残气量减少 50%,而非肥胖患者只减少 20%。功能残气量的降低导致肥胖患者耐受呼吸暂停的能力下降,即氧储备能力下降。

（3）静息代谢率、氧耗及呼吸做功增加：因体重增加，氧耗及二氧化碳生成增多，肥胖患者需增加分钟通气量来维持血中正常的二氧化碳，使得肥胖患者呼吸肌做功远远大于正常人群。

（4）阻塞性睡眠呼吸暂停（Obstructive Sleep Apnea，OSA）：肥胖是导致OSA最主要的危险因素。头颈部脂肪的堆积会导致上气道尤其咽腔部位的狭窄，部分患者出现阻塞性睡眠呼吸暂停低通气综合征（Obstrucutive Sleep Apnea Syndrome，OSAHS）。OSAHS患者即使是轻度镇静也可引起气道的完全塌陷和（或）呼吸暂停，同时慢性的OSAHS还会导致肺动脉高压、右心室肥厚和（或）右心室衰竭。

4.肥胖对循环功能的影响。

（1）高血压。肥胖患者患轻度至中度高血压的概率较体态正常者高3～6倍，50％～60％肥胖患者患高血压。其机制与胰岛素对交感神经系统的作用及细胞外液体容量有关。体重减轻可明显改善甚至完全消除高血压。

（2）冠心病。肥胖可能是缺血性心脏病的独立危险因素，年轻的肥胖患者可见其单支血管的冠状动脉病变发生率较高，尤其可见于右冠状动脉。

（3）心力衰竭。肥胖是心力衰竭的一项独立危险因素，机制可能是容量超负荷和血管硬化导致心脏结构性和功能性改变，心力衰竭是发生术后并发症的主要危险因素。

（4）心律失常。窦房结功能紊乱和传导系统脂肪浸润可导致心律失常的发生率增加，如房颤发生率增加1.5倍，随着BMI的增加，QT间期延长的发生率也相应增加。

5.肥胖对消化系统的影响。

（1）肝胆疾病：肥胖是非酒精性脂肪肝最重要的危险因素，多合并肝功能异常，故选择麻醉药物时应关注其对肝功能的影响。

（2）胃排空及胃食管反流病：肥胖患者在平卧时，腹内压明显升高，合并胃容量的扩大，围术期发生反流误吸的可能性增高。

6.肥胖对血栓性疾病的影响。肥胖患者由于OSAHS导致红细胞增多，血脂升高等因素导致血液处于高凝状态，进而增加心肌梗死、脑卒中及动静脉血栓形成的风险。

7.肥胖对其他系统的影响。肥胖患者的免疫功能受到抑制，围术期感染的发生率增加，称为肥胖炎性综合征；肥胖患者还可伴有自主神经系统功能障碍和周围神经病变症状；骨关节炎和退行性关节病趋势与肥胖密切相关。

三、麻醉前评估与准备

肥胖患者麻醉前评估的重点在于心肺系统的变化和困难气道的评估。通过询问有无高血压、肺动脉高压、心肌缺血病史，以及心电图、心脏彩超等检查全面评估，肺功能、动脉血气有助于对肺功能及储备能力进行评估。同时应重点识别和筛查OSAHS和高血栓风险的患者。减肥手术死亡风险分层（Obesity Surgery Mortality Risk，OS-MRS）同样适用于肥胖患者行非减肥手术的风险评估（表12-8）。

表 12-8 减肥手术死亡风险分层

危险因素	评分（分）
BMI>50kg/m²	
男性	1
年龄>45 岁	1
高血压	1
肺栓塞危险因素	1
既往静脉血栓形成	1
腔静脉滤器植入	
低通气（OSAHS）↓	
肺动脉高压	

死亡风险:0~1 分,0.2%~0.3%;2~3 分,1.1%~1.5%;4~5 分,2.4%~3.0%。

常规进行困难气道的评估,如颈围大小、头颈活动度、颞下颌关节活动度、舌体大小、张口度及 Mallampati 分级等,并做好困难气道的准备。

术前应用镇静和抗焦虑药物时应注意保持呼吸道通畅,或尽量避免麻醉性镇痛药物的使用或小剂量使用。术前可应用 H,受体阻滞药预防减轻误吸的危害。肥胖患者术后深静脉血栓形成是术后早期猝死的独立危险因素,因此建议术前即开始抗凝治疗。

四、麻醉管理要点

（一）肥胖患者的麻醉用药

1.肥胖影响麻醉药物的分布、蛋白结合和排泄。在应用麻醉药物时需考虑患者的总体重（Total Body Weight，TBW）、理想体重（Ideal Body Weight，IBW）、瘦体重（Lean BodyWeight，LBW）及校正体重（Adjusted Body Weight，ABW）。

（1）TBW:即患者实际体重。

（2）IBW:按照正常体脂比,随年龄变化,可由身高和性别近似计算;男性=身高-100,女性=身高-105。

（3）LBW:即去掉脂肪的体重,常用计算公式如下:

$$LBW(kg) = \frac{9270 \times TBW(kg)}{6680 + (216 \times BMI(kg/m^2))} \quad （男性）$$

$$LBW(kg) = \frac{9270 \times TBW(kg)}{8780 + (244 \times BMI(kg/m^2))} \quad （女性）$$

（4）ABW:调整体重的计算考虑到肥胖者瘦体重和药物分布容积的增加。

ABW=IBW+0.4X(TBW-IBW)

2.常用麻醉药物用量（表 12-9）。

表12-9肥胖患者麻醉药物推荐使用方法

根据LBW计算给药	根据TBW计算给药
丙泊酚（维持剂量）	丙泊酚（负荷剂量）
芬太尼	咪达唑仑
舒芬太尼	琥珀胆碱
瑞芬太尼	泮库溴铵
罗库溴铵	阿曲库铵（负荷剂量）
阿曲库铵（维持剂量）	顺式阿曲库铵（负荷剂量）
顺式阿曲库铵（维持剂量）	
维库溴铵	
对乙酰氨基酚	
吗啡	
利多卡因	
布比卡因	

3.体重＞140kg 的患者已不适用靶控输注技术。

4.肥胖患者对吸入麻醉药的脱氟作用增加,吸入七氟烷或地氟烷较丙泊酚苏醒更快。

（二）人员及设备准备

OR-MRS 评分＞3 分的肥胖患者术前建议请麻醉科会诊,而 4～5 分的患者最好由高年资且经验丰富的麻醉医生负责实施麻醉,同时建议由经验丰富的外科医生进行手术操作以减少术后并发症的发生。其他设备准备包括大号血压袖带、紧急气道抢救车、加长穿刺针、超声等。

（三）麻醉方法选择

1.区域阻滞:如条件允许,区域阻滞相比于全身麻醉更安全,可作为首选。椎管内用药应使用瘦体重计算药量,同时由于肥胖患者椎管狭窄,行腰麻时应减少局麻药用量。由于脂肪过多往往增大穿刺难度,需要加长穿刺针,超声引导可提高成功率。术中如需辅助静脉镇静镇痛药,应控制在最小剂量或避免使用该类药物。肥胖患者不易耐受平卧或头低位,需警惕椎管内麻醉中发生低血压及低氧血症。

2.全身麻醉:诱导推荐采用头高斜坡位,尽量使用起效快及代谢快的麻醉药物,同时需充分给氧去氮。如无禁忌证患者可选用去极化肌松药,使用罗库溴铵的患者应备有环糊精（Sugammadex)作为罗库溴铵拮抗剂,以保证应对困难气道紧急情况。另应备有紧急气道抢救车,提供抢救用的插管设备,如声门上装置、纤支镜、可视喉镜、光棒等。

（四）麻醉管理

1.机械通气管理:适当增加患者的吸入氧浓度（＞50％),采用中低水平的 PEEP($5\sim10cmH_2O$)可能有助于改善肥胖患者术中和术后的氧合功能。推荐动脉血气监测列为病态肥胖患者监测的常规。可通过及时调节呼吸机相关参数及完善肌松来预防机械通气所带来的气压损伤。

2.液体管理:肥胖患者所需液体应根据其瘦体重来计算,以达到等量补液的目的。如合并心功能障碍者不耐受较大的输液量,更易发生肺水肿。

3.术中监测。

(1)常规监测:ECG、SPO_2、无创血压、$Pr=CO_2$。

(2)血流动力学监测:有创动脉血压、中心静脉压、经食道心脏超声（TEE）、放置肺动脉导管、每搏变异度（SVV)等。

(3)麻醉深度监测。

4.全麻拔管:肥胖患者拔管后发生气道阻塞的危险性显著增加。

(1)肥胖患者在清醒前肌力应尽可能恢复,可恢复足够的潮气量。

(2)在清醒后采取半卧位拔管,拔管前应常规准备口咽或鼻咽通气道,并准备好行双人面罩辅助通气及紧急气道处理的方法。

(3)患者离开PACU时,必须评估无刺激下有无低通气或呼吸暂停体征,至少观察1h未出现上述症状以及呼吸空气下SPO_2,达到所需水平方可返回病房。

(五)术后管理

1.呼吸支持:所有肥胖患者术后均应持续氧疗以维持术前SPO_2,水平,保持半卧位或端坐位。若患者在家中已使用呼吸辅助装置,术后自主呼吸不能维持氧合,则需恢复辅助呼吸。

2.术后镇痛:

(1)神经阻滞镇痛、硬膜外镇痛可取得良好的镇痛效果。

(2)不推荐肌肉注射镇痛药物,因其药代动力学不明。

(3)PCIA:需密切关注呼吸抑制的可能,特别是合并OSAHS的患者。推荐联合使用对呼吸抑制小的药物,如布托啡诺、右美托咪啶、对乙酰氨基酚等。

3.血栓预防:

(1)术后早期活动。

(2)围术期使用间歇压力泵、术后穿着弹力袜。

(3)使用抗凝药物。

第四节　哮喘患者的麻醉

一、哮喘的定义与相关病理生理学基础

1.定义:支气管哮喘是一种常见的、发作性的肺部过敏性疾患,发病时由于细支气管平滑肌的痉挛,伴不同程度的黏膜水肿、腺体分泌亢进,产生咳嗽、喘鸣、胸闷甚至呼吸困难等症状。哮喘有明显的可逆性,经治疗后可完全消失。

2.哮喘的本质:气道炎症,小支气管黏膜的水肿、以嗜酸性粒细胞为主的黏膜下炎性细胞浸润。

二、哮喘的分类及分级

(一)症状类型

1.急性发作期:喘息、气促、咳嗽、胸闷等症状突然发生,或原有症状急剧加重,常有呼吸困难,呼气流量降低为其特征,常因接触变应原,刺激物或呼吸道感染诱发。

2.慢性持续期:每周均不同频度和(或)不同程度的出现症状(喘息、气急、胸闷、咳嗽等)。

3.临床缓解期:经过治疗或未经治疗,症状体征消失,肺功能恢复到急性发作前水平,并维持3个月以上。

(二)严重程度分级(表 12-10)

表 12-10 哮喘严重程度分级

	症状	夜间症状	FEV1或PEF
重度持续 第4级	持续、限制日常 活动	频繁	≤60%预计值 变异率>30%
中度持续 第3级	每天、发作时影响 日常活动	>1次/周	60%~79%预计值 变异率>30%
轻度持续 第2级	>1次/周、<1次/天	>2次/月	≥80%预计值 变异率20%~30%
间歇状态 第1级	<1次/周、发作间歇无症状 PEF正常	<2次/月	≥80%预计值 变异率<20%

(三)症状控制等级(表 12-11)

表 12-11 哮喘病情控制等级

特征	控制良好（符合以下 所有情况）	部分控制（任何1周出现以下任何一 种表现）	未控制
日间症状	无（≤2次/周）	每周>2次	
活动受限	无	任何1次	
夜间症状/憋醒	无	任何1次	出现≥3项部分控制
需药物治疗	无（≤2次/周）	每周>2次	的表现
肺功能 （PEF或FEV1）	正常	任何1天、<80%预计值或最佳值	
哮喘发作	无	1年≥1次、任何1周有1次	

(四)手术时机的选择

1.哮喘控制期的患者:一般能够很好地耐受手术和麻醉,围术期支气管痉挛的发生率<2%。

2.哮喘部分控制期的患者:大手术(尤其是上腹部手术),且年龄>50岁,围术期并发症的发生率增加。

3.哮喘未控制的患者:围术期支气管痉挛、痰栓堵塞、肺不张、气道感染、呼吸衰竭的发生率高。综上所述,择期手术应在哮喘控制期内进行。

三、哮喘的诱发因素

1.致敏原:花粉、灰尘、海鲜等。

2.冷空气。

3.情绪:激动、悲伤。

4.运动。

5.气道感染。

6.内分泌因素。

7.药物:β受体阻滞剂、NSAIDs 等。

四、术前评估要点

1.了解并掌握病史、查体及特殊检查结果。

2.判断患者是否存在哮喘。

3.哮喘患者的病情控制情况。

4.询问患者的药物过敏史、活动耐量、诱发因素及并发症。

5.药物治疗。

(1)控制期的患者:一般不需要增加额外药物治疗。

(2)部分控制期的患者:手术前一周将吸入性糖皮质激素的量增加1倍。

(3)未控制期的患者:口服地塞米松3天。

(4)上呼吸道感染患者:治愈后4~6周后行择期手术。

(5)治疗哮喘的药物继续使用至手术当日。

五、术前准备

1.常用药物带入手术室。

2.体温保护。

3.适度镇静。

4.避免患儿哭闹。

5.避免患者接触致敏因素。

六、麻醉方法的选择

1.区域阻滞仍是此类患者的首选麻醉方法。低位硬膜外麻醉可减少围术期呼吸道并发症,而高位硬膜外阻滞可减少呼吸肌肌力,进而可出现通气不足。另外如阻滞 $T_1 \sim T_5$ 交感神经,致使副交感神经相对占优势可能诱发支气管痉挛。

2.全身麻醉,对气道的管理更加明确,术中氧供可以保证。但围术期支气管痉挛的发生率高,需妥善处理。

七、围术期管理要点

(一)术中气道管理要点

1.诱导期支气管痉挛的发生率不高,但也存在危险因素。

2.诱导前30min吸入2喷沙丁胺醇。

3.宜采用静脉诱导,避免使用导致组胺释放的药物。

4.气管插管前保证足够的麻醉深度,喉罩是很好的选择。

5.一定麻醉深度并自主呼吸下拔除气管导管,清醒拔管时应避免呛咳或使用喉罩进行过渡。

6.使用减少拔管期并发症的药物:右美托咪啶(0.7ug/kg,拔管前15min)、瑞芬太尼及芬太尼、丙泊酚(0.5mg/kg)、利多卡因(1mg/kg)。

(二)术中支气管痉挛的处理

1.检查是否存在诱发因素,并暂停手术刺激。

2.加深麻醉。

3.经气管插管给予10喷沙丁胺醇。

4.给予糖皮质激素。

5.慎用茶碱类药物。因为治疗效果不确切,且与吸入麻醉药合用易导致心律失常,如需使用需减半量。

(三)术后管理

1.术后取半卧或坐位,常规氧气吸入。

2.完善的术后镇痛(PCIA、PCEA、神经阻滞)。

3.规律雾化吸入沙丁胺醇。

4.根据患者的症状决定每天激素的用量和给药途径。

5.如呼吸困难和喘鸣症状加重,需除外左心衰竭、肺栓塞、液体超负荷、气胸等情况。

(四)术后考虑延迟拔管

1.术前哮喘未控制。

2.上腹部手术或胸科手术。

3.术后需要大剂量阿片类药物。

第五节　神经外科手术的麻醉

大脑中枢是维持生命和意识的重要器官,也是神经外科的原发病、外科手术和全身麻醉药物共同作用的靶点。这一点使神经外科比其他专科麻醉的风险大大增加。某些颅脑疾病影响患者的精神和意识,给麻醉医生准确判断药物作用和评价麻醉苏醒造成困难。

一、神经外科麻醉的基本理论与基本问题

(一)脑血流、脑代谢及颅内压

1.脑血流(cerebral blood flow,CBF):脑组织血流量非常丰富,脑组织重量约 1400g,占体重的 2%,但脑血流量却占心输出量的 12%~15%,相当于每 100g 脑组织 50~70mL/min。高血流量灌注是脑组织的一个显著特征。

正常人平均动脉压虽然会有变化,但脑血流量几乎是恒定不变的,这种现象称为脑血流的自动调节功能,其调节范围为 MAP 在 50~150mmHg。

2.脑血流量的调节:脑组织的血供颈动脉占 67%,椎动脉占 33%。

(1)代谢调节。局部脑代谢是调节脑血流量和脑血流分布的主要因素,酸中毒导致血管扩张,而碱中毒则使血管收缩。pH 每变化 0.1,小动脉的直径可改变 7%;H^+ 和 HCO_3^- 不能通过血脑屏障,但 CO_2 可以通过小动脉弥散入脑,从而改变脑血管周围的 pH。

(2)神经调节。颅内和颅外源的胆碱能、交感和血清素等神经系统对脑内阻力性血管的调节起着重要作用。

(3)血管平滑肌性调节。肌性调节主要是对脑血流快速变化提供迅速和代偿性的调节,调节的范围较小。当脑灌注压明显波动时,需要 3~4min 的时间来完成脑血流的调节。

3.脑代谢。高代谢是脑组织的另一显著特征。无论是睡眠还是清醒,脑组织氧耗量占全身的

20%,几乎均为有氧代谢提供,故脑组织对缺氧的耐受性极差。在脑的能量消耗中,其中约60%用于支持脑细胞的电生理功能,其余则用于维持脑细胞的稳态活动。

4.颅内压(intracranial pressure,ICP)。指颅内的脑脊液压力。正常人平卧时,腰穿测得的脑脊液压力可正确反映颅内压的变化,正常值为70~200mmH$_2$O(成人)、50~100mmH$_2$O(儿童)。

5.脑灌注压(cerebral perfusion pressure,CPP)。CPP=MAP-ICP,其正常值约为100mmHg。正常生理情况下,ICP基本恒定,但MAP会有变化,所以脑灌注压会随着MAP的变化而变化。因为脑血管的自动调节作用,脑血流量几乎是恒定不变的(MAP在50~150mmHg之间)。但当病理状态导致ICP升高,为了保持一定的脑灌注压力则MAP会代偿性增高。

6.影响ICP(升高)的因素。

(1)颅腔容积的大小,比如小颅畸形、颅骨异常增生等。

(2)脑组织,脑内出血或肿瘤导致脑组织体积增加。

(3)脑脊液,脑积水、脑脊液循环障碍等。

(4)脑血容量,脑血管扩张,脑血流量急剧增加。其中(2)(3)(4)任何一部分发生变化即影响到其他两部分。若超过了生理限度(>5%),便会表现出ICP升高。

7.血脑屏障(blood brain barrier,BBB)。是血液与脑组织间的一种特殊屏障,主要由脑毛细血管内皮细胞及其间的紧密连接,毛细血管基底膜及嵌入其中的周细胞和星形胶质细胞终足形成的胶质膜。

8.血脑屏障的作用。

(1)阻止某些物质(多半是有害的)由血液进入脑组织。

(2)保持脑组织内环境的基本稳定。

(3)维持中枢神经系统正常生理状态。

(二)麻醉对脑血流量、脑代谢和颅内压的影响

1.血管活性药物。

(1)单胺类血管活性药物:这些药物一般不可透过血脑屏障,对脑代谢、CBF无明显影响。但在血脑屏障受损或大剂量应用时,可对脑血流产生明显的影响。

(2)扩血管类药物:硝普钠扩张动脉、硝酸甘油扩张静脉均可增加CBF。并且当脑血流自动调节功能受损后,此类药物可明显增加CBF,并使ICP升高。

(3)罂粟碱:可缓解脑动脉痉挛,直接降低脑血管阻力,伴随着血压的下降,CBF也相应减少。

2.麻醉药物。

(1)静脉麻醉药:大部分静脉麻醉药物(除氯胺酮外)均降低脑代谢与CBF。

(2)吸入麻醉药:0.5MAC时脑代谢率抑制引起的脑血流量下降占优势,与清醒状态相比CBF下降;1.0MAC时CBF无明显变化,脑代谢率抑制与脑血管扩张之间达到平衡;超过1.0MAC时脑血管扩张占优势,即使脑代谢率明显下降,脑血流量亦会明显增加。扩张脑血管的效能依次为氟烷>恩氟烷>地氟烷>异氟烷>七氟烷。60%~70%的N$_2$O可产生脑血管扩张和ICP增高;ICP升高的患者吸入50%或以上浓度的N$_2$O可引起具有临床意义的ICP升高。因此对颅内顺应性减低的神经外科患者应慎用。

(3)麻醉性镇痛药:单独使用时对颅内压的影响不大。

(4)肌松药:去极化肌松药琥珀胆碱可致肌肉震颤而导致颅内压一过性升高,其余非去极化肌松药均不能通过血脑屏障,对脑血管无直接作用。

3.麻醉中其他因素。

(1)机械通气:适当的过度通气(维持 $PErCO_2$ 在 30mmHg 左右)可降低脑血流量及颅内压,是临床上常用的降低颅压的方法。

(2)低温:局部低温或全身性降温可降低颅内压,减轻脑水肿。

(三)颅内高压的处理

1.脱水利尿。

(1)甘露醇:20%甘露醇 250mL 快速静脉滴注,必要时可于 4~6h 重复给药,给药后 30~45min 达峰效应。

(2)袢利尿剂:常用呋塞米,20~40mg 静脉注射,30min 后开始发挥降低颅内压的作用。

(3)白蛋白:可选用 20%的人体白蛋白 20~40mL 静脉注射。

2.糖皮质激素:地塞米松 10~20mg 或氢化可的松 100~200mg 静脉滴注。糖皮质激素可使毛细血管通透性降低,减轻脑水肿,降低颅内压。

3.适度过度通气:$PaCO_2$ 降低可收缩脑血管,降低脑血流量,进而降低颅内压。

4.降低静脉压:采用头高足低体位,降低脑静脉压,减少脑血流量。

5.使用药物降低颅内压:血管活性药物、麻醉药物等。

6.降低脑温:通过降低脑代谢率达到降低颅内压的作用。可采用局部降温或全身降温的方法,体温维持在 32~35℃为宜,降温前可给予氯丙嗪等冬眠药物以抑制机体的御寒反应。

二、围术期管理要点

(一)术前评估

1.神经系统检查:患者的神志(Glasgow 昏迷评分,具体评估方法参考第一章)、肢体活动度、瞳孔对光反射、影像学检查。

2.水电解质紊乱情况。

3.全身状况评估:了解心肺功能及肝肾功能。

4.术前用药:以不抑制呼吸功能及不增加颅内压为原则。

5.了解禁食水及呕吐情况,必要情况下应放置胃肠减压。

6.气道评估,尤其对于昏迷的患者要检查张口度,同时要做好困难气道的准备。

(二)术中管理

1.麻醉诱导期。力求平稳,不应出现血流动力学的波动。通常采用静脉快速序贯诱导的方式,在保证麻醉深度的同时尽可能缩短诱导时间,在充分预充氧的基础上可不进行正压通气以防止反流误吸。

2.麻醉维持期。

(1)全凭静脉及静吸复合麻醉均可用于神经外科手术的维持,但应注意控制吸入药物的浓度不超过 1.0MAC。

(2)在术中配合使用降低颅内压的措施,以辅助手术的顺利进行。

（3）常规肌松,避免术中出现不必要的体动。

（4）在维持血流动力学及内环境稳定的基础上控制液体输入。

（5）避免体温过高,可适当控制低体温。

3.术中监测。

（1）常规监测:心电、血氧、无创血压、体温、$P_{ET}CO_2$。

（2）血流动力学监测:有创动脉压、中心静脉压、无创及有创心排量监测、经食道心脏超声等。

（3）颅内压监测:有创或无创颅压监测。

（4）脑血流监测:脑氧饱和度监测、经颅彩色多普勒血流图。

（5）神经功能监测:脑电图监测、肌电图监测、躯体感觉诱发电位、运动诱发电位、脑干听觉诱发电位等。

4.苏醒期。避免血流动力学波动、寒战、呛咳及躁动。

（1）需要完善的术后镇痛。

（2）手术结束后使用喉麻管于气管内注射 2% 利多卡因 3～4mL,充分表面麻醉可减轻拔管期呛咳。

（3）深麻醉自主呼吸恢复后即拔除气管插管。

（4）采用喉罩进行过渡。

5.术后需要保留气管导管的情况。

（1）脑干实质及其邻近区域手术,术后有呼吸功能障碍者。

（2）有后组颅神经损伤出现吞咽困难或/和呛咳反射明显减弱者。

（3）颈段和上胸段脊髓手术后呼吸肌麻痹或咳嗽无力者。

（4）经蝶窦垂体手术或经口斜坡手术后压迫止血或渗血较多,且患者又没有完全清醒。

（5）其他原因的呼吸功能不良术后需要呼吸机支持者。

三、特殊神经外科手术的麻醉

（一）垂体瘤患者的麻醉

垂体瘤是常见的颅内肿瘤。垂体瘤中以起源于腺垂体的垂体腺瘤最为常见,其次为起源于胚胎残留组织的颅咽管瘤。垂体腺瘤可发生于各个年龄,70%的患者始发于 30～50 岁。

1.临床表现:

（1）生长激素（growth hormone,GH）分泌过多者少年表现为巨人症,成人则表现为肢端肥大症;催乳素（prolactin,PRL）分泌过多的女性表现为闭经泌乳综合征,而男性则表现为泌乳和性功能减退。

（2）由于垂体瘤压迫正常垂体,使正常垂体功能减退,于是出现促性腺激素分泌不足引起继发性性腺功能减退症状出现较早（最常见）;促甲状腺激素（thyroid stimulating hormone,TSH）分泌不足引起继发性甲状腺功能减退;促肾上腺皮质激素（adrenocortico tropic hormone,ACTH）分泌不足引起继发性肾上腺皮质功能减退（较少见）。

（3）头痛和颅内压增高表现。

（4）两颞侧偏盲。

2.手术方式:20 世纪 70 年代起,采用开颅垂体瘤切除术,随后 Cushing 采用经蝶窦人路手术,并已成为最理想的手术方案。术后一周内肾上腺功能减低为手术成功的表现。

3.经蝶窦手术的并发症。

(1)出现尿崩症、脑脊液漏等一过性并发症。

(2)出现视力减退、尿崩症、垂体功能减退(完全性和部分性)等永久性并发症。

4.麻醉管理要点。

(1)选择气管内插管全麻,并选择带套囊的气管插管。

(2)将气管导管套囊充满,防止术中血液流入气管。

(3)由于经蝶窦手术视野小,故术中最好采取控制性降压措施使术野清晰。

(4)为防止术中垂体功能不足或出现下丘脑症状,术中应给类固醇激素,可使用地塞米松 20mg 或氢化可的松 300mg 静脉滴注。

(5)术后如果清醒不完善可带气管插管回病房。

(二)颅脑损伤患者的麻醉

颅脑外伤是指外界暴力直接或间接作用于头部造成的损伤,又称为创伤性脑损伤,约占全身创伤的 20%,其致残率和死亡率在各种类型的创伤中位居首位。

1.颅脑损伤分类。

(1)按损伤类型分为闭合性颅脑损伤和开放性颅脑损伤。

(2)按病程演变时间和进程分为原发性脑损伤和继发性脑损伤。

2.颅脑损伤后的病理生理改变。

(1)脑组织出血、脑容量增加、脑顺应性降低导致颅内压升高。

(2)颅内压持续升高,脑血流量自动调节机制失衡。

(3)血脑屏障破坏,细胞源性和血管源性脑水肿进一步增高颅内压,加重脑组织缺血和缺氧,甚至引起脑疝。

(4)循环系统:继发性交感神经兴奋和(或)颅内压升高引起库欣反应,往往会使低血容量的闭合性颅脑创伤患者表现为高血压和心动过缓,而在麻醉或开放颅腔后又出现严重的低血压及心动过速。

(5)呼吸系统:呼吸模式改变、昏迷导致呼吸道梗阻、交感神经兴奋可导致肺动脉高压及神经源性肺水肿。

(6)消化系统:颅内压升高导致喷射性呕吐、应激性溃疡。

(7)内分泌系统:应激性血糖升高。

(8)体温:下丘脑体温调节中枢受干扰,出现体温升高。

3.麻醉管理要点。

(1)多为急诊手术,术前准备时间仓促。要求麻醉前对患者的神经系统以及全身状况做出快速全面的评估。

(2)无论禁食水时间是否足够,麻醉诱导均应按饱胃患者处理,预防反流误吸。

(3)发生脑疝的患者生命体征不平稳,随时有呼吸心跳骤停的可能,应备好抢救物品及药品。

(4)注意其他器官、部位的损伤。

(5)合并颅底骨折的患者禁忌经鼻气管插管。

(6)颅内压升高引起的血压升高往往掩盖了循环血量的不足,因而根据患者情况术前可进行积极的扩容。术中可采用晶胶1∶1的比例进行输液,合理使用血液制品,避免使用含糖液体。

(7)积极纠正低血压,应在扩容的基础上使用血管活性药物。

(8)推荐围术期血糖控制在6～10mmol/L,避免血糖的剧烈波动。

(9)体温过高与颅脑创伤患者术后神经功能不良转归密切相关,故对发热患者应给予降温处理。

(10)适当使用糖皮质激素。大量文献证明大剂量糖皮质激素用于颅脑损伤患者并不能改善预后。颅脑创伤患者的麻醉管理目标是改善脑灌注和脑血流,预防继发性脑损伤并改善预后。

(三)颅内介入性治疗

1.手术类型。包括动静脉畸形及颅内动脉瘤栓塞治疗。

2.介入手术特点。

(1)介入手术室往往是脱离手术室的独立部门,麻醉医生需要在没有科内同事协助下独立工作,要独立处理手术中发生的全部问题,需要具备扎实的临床经验及处理突发问题的能力。

(2)介入手术刺激小,要求患者绝对制动。

(3)在 X 线下工作,涉及医务人员的劳动保护。

3.麻醉管理要点。

(1)物品及药品准备:对介入手术室内的麻醉机及监护仪要更加细致全面的进行检查。检查气源及其接头,并确认工作正常;备足耗材,2～3 个基数为宜;麻醉药品要准备手术需要的 2～3 倍,抢救药品需要更多的准备。

(2)此类患者多合并脑出血病史,其中部分患者处于昏迷状态。大部分患者合并不同程度的高血压,少数患者合并其他大血管疾病。

(3)麻醉方法通常选择全身麻醉,要求绝对制动。

(4)术中监测:常规监测及直接动脉压力监测。有条件或有需要的患者可行脑功能监测等其他监测项目。

(5)围术期应用血管活性药物尽可能维持血流动力学稳定,波动范围小。

(6)术后根据情况决定是否拔除气管导管。

(7)介入手术有中转开放手术的可能,多是由于颅内动脉瘤破裂及动静脉畸形出血。此类患者开颅手术风险大,死亡率高,术中按照神经外科手术麻醉的要求进行,带气管导管转运到手术室。

第六节　妇产科手术的麻醉

一、妇科手术的麻醉

（一）妇科手术特点

1.妇科手术涉及的子宫、输卵管、卵巢及阴道等器官均位于盆腔深部,故要求麻醉有足够的镇痛和肌肉松弛。

2.手术多涉及特殊体位(头低位或截石位),体位对患者呼吸及血流动力学产生影响。

3.患者以中老年人为主,常并存高血压、冠心病、贫血等基础疾病,麻醉前应给予治疗和纠正。

（二）麻醉方法的选择

1.椎管内麻醉:连续硬膜外麻醉、腰麻及腰硬联合麻醉均可满足一般妇科手术的要求。为了提供良好的肌松,可选用较高浓度的局麻药,麻醉平面一般维持在 T_6 水平以下即可。

2.全身麻醉:可为患者提供良好的气道管理、为手术提供良好的肌肉松弛。但术后恶心呕吐的发生率高于椎管内麻醉。

3.全身麻醉复合硬膜外麻醉:充分镇痛及肌肉松弛,硬膜外阻滞可作为术中及术后镇痛的有效手段。减少全麻药物的使用,降低术后恶心呕吐的发生率。

（三）特殊妇科手术麻醉

1.卵巢巨大肿物切除术。

(1)充分进行术前检查及准备,尤其注意心肺功能的评估。

(2)患者术前可能合并低氧血症、高碳酸血症、呼吸道感染、贫血、低蛋白血症及水电解质紊乱等情况,应适当进行纠正及改善。

(3)肿瘤压迫下腔静脉致静脉回流受阻,术中回心血量不足易出现低血压,应预扩容及备好血管活性药物。

(4)围术期积极预防血栓形成。

(5)单纯使用椎管内麻醉易出现严重低血压及心脏不良事件,同时进一步抑制患者呼吸,故不适宜单独使用,可考虑作为术后镇痛的方法。

(6)巨大肿瘤难以平卧的患者,要注意体位的摆放。

(7)术中搬动肿瘤、放囊液应轻柔缓慢,严密监测循环波动。

2.宫腔镜检查与手术。

(1)膨宫介质的使用:为膨胀宫腔、视野清晰、减少内膜出血及便于手术操作。膨宫介质可使用二氧化碳、低黏度液体(生理盐水等)及高黏度液体(32%右旋糖酐－70 等)。膨宫介质过度吸收是膨宫时常见的并发症,多与膨宫压力过高、子宫内膜损伤面积较大及手术时间过长有关。故宫腔镜手术时间应适可而止,原则上不得超过 90min。

(2)麻醉方法的选择:单纯宫腔镜检查不需要麻醉。宫腔镜手术可以选择椎管内麻醉或全身麻醉。

(3)术中警惕迷走神经紧张综合征:该反应源于敏感的宫颈,受到扩宫刺激传导至 Franken-shauser 神经节、腹下神经丛、腹腔神经丛及右侧迷走神经而出现心率血压下降的临床表现。

二、产科麻醉

(一)妊娠期生理改变

1.心血管系统。

(1)孕妇总循环血容量增多,妊娠 33 周(32～34 周)达高峰。血容量增多加重了循环系统的负荷,对有心脏疾病的产妇易诱发心力衰竭、肺充血、急性肺水肿等并发症。

(2)心输出量增加 40%,心率增快 20%,每搏量增加 30%。

(3)5%～10%的孕妇在足月时出现仰卧位低血压综合征,表现为低血压、伴有面色苍白、大汗及恶心呕吐,该综合征是由于下腔静脉被妊娠子宫阻断致回心血量严重不足导致。

(4)膈肌抬高使心脏位置受到影响。

(5)妊娠期高动力性循环使心音增强,正常妊娠中可出现心脏收缩期杂音、心肌轻度肥厚。孕晚期心电检查可出现心电轴左偏、ST 段以及 T 波非特异性改变等体征,均属正常情况。

2.呼吸系统。

(1)孕晚期的患者分钟通气量和氧耗量增加 50%,而功能残气量(FRC)下降 20%。FRC 的减少和氧耗的增加使氧储备量大大下降,故围术期应重视吸氧。

(2)妊娠期孕妇呼吸道黏膜的毛细血管处于充血状态,容易出血及发生水肿。故推荐使用比非妊娠女性常规使用气管导管直径更细的型号,尽量避免经鼻吸痰。

3.中枢系统。

(1)孕妇对吸入麻醉药的需要量适当减少,吸入药物的 MAC 值下降 30%～40%。

(2)孕妇硬膜外血管怒张,腔隙变窄,应适当降低局麻药物的用量,但关于剖宫产硬膜外麻醉的局部麻醉药用量减少程度存在一定争议。

(3)由于孕妇腹围增大导致椎管狭窄,腰麻用药量应减少 30%～50%。

4.血液系统。

(1)妊娠期红细胞的增加不及血浆容量的增加,故出现稀释性贫血。

(2)白细胞在妊娠第 8 周起逐渐升高。

(3)大多数孕妇凝血因子明显增多,血小板数量无明显改变或减少,故呈现稀释性减少,表现为血液高凝状态。

5.消化系统。

(1)妊娠期常出现胃食管反流和食管炎,阿片类和抗胆碱药物可加剧胃食管反流,增加误吸风险。对于剖宫产手术麻醉管理都应遵循"饱胃"患者的管理规范。

(2)妊娠期肝血流量无明显变化。

6.内分泌系统。

(1)促甲状腺激素及甲状腺激素分泌增多,基础代谢率增加。

(2)肾上腺皮质激素处于功能亢进状态,血清皮质醇浓度增加。

(3)肾素－血管紧张素－醛固酮系统分泌增加。

(二)常用麻醉药物

对母体、胎儿及新生儿的影响几乎所有的镇痛、镇静药物都能迅速透过胎盘,而肌松药因高解离度和低脂溶性、大分子等特点不易通过胎盘,故临床剂量的肌松药很少透过胎盘。

1.局部麻醉药。

(1)利多卡因:具有心脏毒性低、肌松效果好、对母婴影响小等优点,但作用维持时间较短。1.5%~2%的利多卡因用于硬膜外麻醉,对母婴安全有效。

(2)布比卡因:布比卡因常用于腰麻、硬膜外麻醉及镇痛。其心脏毒性大于利多卡因,且由布比卡因引起的心脏骤停复苏困难,故产科麻醉禁用0.75%浓度的布比卡因。

(3)罗哌卡因:其优点是低浓度时感觉-运动阻滞分离的特点较其他局麻药明显,故广泛应用于分娩镇痛。以0.0625%~0.10%的罗哌卡因+1~2μg/mL的芬太尼或0.4~0.6μg/mL的舒芬太尼较为常用,这三种药对运动神经的影响较布比卡因更小,心脏及神经毒性低于布比卡因及利多卡因,对母婴更安全可靠。

(4)左旋布比卡因:临床药效与布比卡因相似,但安全性高于布比卡因。

(5)氯普鲁卡因:起效快,作用短暂,代谢迅速,尤其适用于紧急剖宫产的硬膜外麻醉,但不建议用于腰麻。

2.麻醉性镇痛药。

(1)哌替啶:对新生儿有抑制作用,故不作为产程中首选镇痛药物。

(2)芬太尼/舒芬太尼:常用于分娩镇痛,低浓度小剂量对母婴无不良影响。可迅速透过胎盘,在分娩过程中(分娩期间或剖宫产断脐之前)使用芬太尼或舒芬太尼肌肉或静脉注射可增加新生儿呼吸抑制的发生率。

(3)吗啡:因胎儿呼吸中枢对吗啡极为敏感,临床剂量的吗啡即可使新生儿出现明显的呼吸抑制,故我国在产程中不使用吗啡。

(4)瑞芬太尼:半衰期极短,代谢迅速,为产妇提供良好镇痛的同时对新生儿无明显抑制作用,是产科全麻诱导的首选阿片类药物。

(5)布托啡诺及纳布啡:对内脏痛的缓解优势明显,但临床剂量可引起胎心变化。

(6)非麻醉性镇痛药-曲马多:呼吸循环影响轻微,起效稍慢,作用时间4~6h,但母婴安全性尚不明确,应权衡利弊慎用。

3.镇静安定药。

(1)地西泮:半衰期长,可能导致新生儿出生后镇静、肌张力减退、发绀等,一般在产程早期使用。

(2)咪达唑仑:迅速透过胎盘,但少于地西泮,对胎儿影响尚不清楚。

(3)氯丙嗪和异丙嗪:主要用于子痫前期和子痫的患者,以达到解痉、镇静、镇吐及降压的作用。

4.非巴比妥类静脉麻醉药。

(1)氯胺酮:对于哮喘和轻度低血容量的产妇具有优势,但高血压及严重血容量不足的患者禁用。1.0~1.5mg/kg静脉注射,剂量过高则可能产生精神症状以及子宫张力的增加,也会对新生儿产生呼吸抑制。

(2)丙泊酚:可透过胎盘,用于剖宫产时,并未发现引起新生儿长时间抑制的报道,但不推荐大剂量使用(>2.5mg/kg)。

(3)依托咪酯:适用于血流动力学不稳定的产妇,静脉注射0.2~0.3mg/kg用于麻醉诱导。

5.肌松药。临床剂量的去极化肌松药及非去极化肌松药均可安全应用于产科麻醉,建议使用起效快的肌松药用于剖宫产术全麻的诱导。

(1)琥珀胆碱用于全麻诱导的推荐剂量为 1.0～1.5mg/kg。

(2)罗库溴铵用于全麻诱导的推荐剂量为 0.6～1.0mg/kg。需要注意的是所有肌松药物剂量的计算均应按照标准体重而非实际体重。

6.吸入麻醉药。

(1)氧化亚氮:麻醉效果弱,需复合使用其他吸入麻醉药物,对母婴无不良影响。

(2)吸入麻醉药需控制在 1 个 MAC 以下。

(三)麻醉方法的选择及具体操作流程

1.椎管内麻醉:首选麻醉方法。

(1)硬膜外麻醉:对产妇循环影响小、对新生儿的评分最好。但麻醉起效时间长,存在阻滞不完善的情况,故不适用于需要紧急手术的患者。穿刺点选择 L_1～L_2 或 L_2～L_3 间隙,头侧置管 3～5cm。常用的药物有 1.5％～2％利多卡因、0.5％布比卡因或 0.75％罗哌卡因,麻醉平面至少达到 T6。

(2)蛛网膜下腔麻醉:起效迅速、阻滞完全、效果满意,但对产妇循环影响较大,且作用时间有限。穿刺点选择 L_2～L_3 或 L_3～L_4 间隙,穿刺前给予适当扩容,备好血管活性药物,常用药物为 0.5％罗哌卡因或 0.5％布比卡因。

(3)联合蛛网膜下腔与硬膜外麻醉:起效迅速、阻滞完善、且能延长麻醉时间,同样需要重视对产妇循环的影响。

2.全身麻醉:适用于椎管麻醉或区域阻滞麻醉禁忌证、术中须抢救和需要确保气道安全的剖宫产患者。具体实施及管理流程如下。

(1)评估病史及气道情况。

(2)建立有效静脉通路。

(3)行常规监测并做好困难气道的准备。

(4)诱导前给予预充氧处理。

(5)手术医生具备切皮条件后开始行麻醉诱导,除外预料到的困难气道均可选择快速序贯诱导方式,完成诱导后可立即开始手术。

(6)快速序贯诱导可使用静脉注射丙泊酚 1.5～2.5mg/kg 及 1.0～1.5mg/kg 琥珀胆碱或 0.6～1.0mg/kg 罗库溴铵。如血流动力学不稳定的患者可选择静脉注射 0.2～0.3mg/kg 依托咪酯或 1.0～1.5mg/kg 氯胺酮。接受硫酸镁治疗的产妇适当减量肌松药。

(7)麻醉维持可采用全凭吸入或静吸复合方式。

(8)胎儿断脐后适当追加阿片类镇痛药,降低吸入药浓度以免影响子宫收缩。

(四)高危产科的麻醉

1.前置胎盘、胎盘早剥、凶险型前置胎盘、胎盘植入产妇的麻醉:

(1)麻醉方法的选择:若母体及胎儿情况尚可,预计出血量较少,可选择椎管内麻醉备全身麻醉;若母体及胎儿情况尚可,但预计出血量大,可在胎儿娩出断脐后视出血情况改气管插管全身麻醉;若胎儿情况较差要求尽快手术,则应选择全身麻醉;母体有活动性出血、低血容量休克、明确凝血功能障碍或 DIC 应选择全身麻醉。

（2）预计出血量大及已出现低血容量等情况的产妇应以16G套管针开放两条以上静脉及实施中心静脉置管,同时进行动脉置管行直接动脉压力监测。有条件的医院还可进行无创或有创心排量监测指导液体治疗。在大量出血及输血后常规进行凝血功能的检查。

（3）积极防治DIC:胎盘早剥易诱发DIC。对怀疑有DIC倾向的患者可预防性给予小剂量肝素,并输入红细胞、血小板、新鲜冰冻血浆以及冷沉淀等。

（4）有条件的医院可以在术前采用预防性子宫动脉球囊导管阻断术,以减少术中出血。另外也可考虑采用回收式自体血回输。

2.合并妊高征产妇的麻醉。

（1）妊高征可分为:妊娠期高血压、子痫前期、子痫、慢性高血压伴子痫前期及慢性高血压。

（2）重度妊高征患者易并发急性左心衰、脑血管意外、胎盘早剥等严重并发症,部分患者需行剖宫产终止妊娠,围术期危险性极大,应注意维持循环稳定,减少心脏负担。

（3）麻醉方法的选择:根据产妇相关器官受累情况而定,综合考虑妊高征病理生理改变及母婴安全。对无凝血障碍、无DIC、无休克及未昏迷的产妇首选椎管内麻醉;反之,对休克、DIC、昏迷、抽搐、凝血障碍的产妇选择全身麻醉。

（4）麻醉管理:了解针对妊高征的治疗情况,做好相应的术前评估。围术期加强监测,包括常规监测及直接动脉压、中心静脉压、尿量、血气分析监测等。麻醉实施力求平稳,充分减轻应激刺激。术中维持血压在合理水平,对未并发器官功能损伤的产妇收缩压维持在130～155mmHg,舒张压维持在80～105mmHg为宜;对并发器官功能损伤的产妇收缩压维持在130～139mmHg,舒张压维持在80～89mmHg为宜,且目标血压不应低于130/80mmHg。多数患者在术前均应用过硫酸镁,应警惕高血镁浓度过高引起的呼吸抑制甚至心跳骤停。

（5）妊高征患者胎儿血供较正常胎儿少,故存在发育滞后的情况,尤其对于早产的新生儿要做好抢救的准备。

（6）HELLP综合征是妊高征产妇一种十分严重的并发症,主要是在妊高征的基础上并发以肝酶与溶血的升高以及血小板减少为主的临床综合征。

3.羊水栓塞（amniotic fluid embolism,AFE）。

（1）羊水经子宫开放的血窦进入母体循环,阻塞肺小血管,进而引起过敏反应和凝血机制异常,其病理生理学特点是过敏性休克、急性呼吸循环衰竭及DIC。临床表现为突然出现的呼吸困难、发绀、与出血量严重不符的低血压、低氧血症、昏迷、休克及DIC等。多数病例在发病时首先出现寒战、烦躁、气急、发绀、呕吐等前驱症状。

（2）发生率低（1/8000～1/80000）,但死亡率高（80%）,约占孕产妇死亡病例的10%。70%的AFE发生在第一、二产程中,11%发生在阴道分娩中,19%发生在剖宫产手术进行的过程中。

（3）诊断:主要根据典型的临床表现迅速做出初步诊断并立即展开抢救。在抢救的同时进行必要的辅助检查（包括胸部X线检查及DIC全套等）,但不能因等待检查结果而失去抢救时机。对于产前产时或产后短时间内突发急性循环呼吸障碍表现时一定要在鉴别诊断中考虑到AFE的可能。AFE的临床表现存在很大的异质性,特征性的表现为产时突发的低氧血症、低血压、继发性凝血功能障碍三联征,但是在临床中发生的AFE,有相当一部分起病时机或临床表现并不是如此典型。

（4）抢救措施:给予大剂量糖皮质激素对抗过敏性休克;立即控制呼吸,充分给氧;应用前列地尔（又称前列腺素E1）、氨茶碱、罂粟碱、酚妥拉明等缓解肺动脉高压;扩张血容量、纠正酸中毒,适当应用血管活性物质;防治 DIC,尽早使用小剂量肝素 25～50mg,并在使用肝素的基础上补充红细胞、纤维蛋白原、血小板及新鲜冰冻血浆等。

(5)预防心力衰竭:使用西地兰强心,并适当使用利尿剂。

(6)产科及其他支持对症治疗。

三、孕期非产科手术的麻醉管理

0.75%～2%的孕妇于妊娠期需要接受非产科手术。手术时机尽量选择在孕中期,孕早期有流产及致畸风险,孕晚期有早产风险。当孕妇病情紧急危重时,应首先考虑保护孕妇的生命安全,其次考虑手术麻醉给胎儿带来的风险。

(一)手术类型

1.与妊娠直接相关:宫颈环扎术等。

2.与妊娠间接相关:卵巢囊肿剥除术等。

3.与妊娠不相关:阑尾切除等。

(二)麻醉需要考虑的问题

1.孕期生理改变对麻醉的影响。

2.围术期药物是否有致畸作用(表 12-12)。

(1)现阶段使用的麻醉药物均未被证实有人类胎儿致畸作用。

(2)器官形成期(约为受孕后 15～70 天)应尽量避免药物暴露。

(3)其他因素可能本身致畸或加强其他药物致畸作用。

(4)缺氧、高碳酸血症、应激反应及电离辐射。

表 12-12 围术期常用药物妊娠用药分级(FDA)

药名	分级	药名	分级
七氟烷	B	右美托咪啶	C
丙泊酚	B	曲马多	C
氟哌利多	C	恩丹西酮	B
新斯的明	C	雷莫司琼	C
阿托品	C	格拉司琼	C
羟乙基淀粉	C	艾司洛尔	C
琥珀胆碱	C	拉贝洛尔	A
罗库溴铵	C	苯二氮䓬类	D
顺式阿曲库铵	B	尼卡地平	C
瑞芬太尼	A	硝酸甘油	C
舒芬太尼	C	甲强龙	C
布托啡诺	C	氢化可的松	D
对乙酰氨基酚	A	地塞米松	D不确定

A 级:对胎儿无任何危险,已得到完整的人体研究证实。

B 级:无明显证据显示有危险,已证明对动物有危险但对人类无危险或对动物无危险但对人类实验数据不足。

C 级:不排除有潜在危险,人体实验数据不足,动物实验发现有不良影响或未确定。

D 级:有证据显示其危险性,已证明对人类有潜在风险。

X级:严禁使用,对动物与人类都有致命影响。

3.围术期是否会发生胎儿宫内窘迫。

(1)子宫血流＝(子宫动脉压－子宫静脉压)/子宫血管阻力。子宫动脉压受母体血压及心输出量影响,子宫血管阻力受应激反应、缩血管药物及子宫收缩影响。

(2)胎儿氧合受到孕妇血氧分压及胎盘灌注的影响。胎儿血红蛋白浓度高且对氧的亲和力强,可耐受母体 PaO_2 短暂轻到中度的降低。母体严重低氧会导致胎儿缺氧死亡。

4.预防早产。

孕期非产科手术对胎儿最大的风险是流产和早产,故围术期应降低子宫张力。围术期降低子宫张力的方法有使用吸入性麻醉药、硫酸镁剂及 β_2 受体激动剂,后者作用有限,且存在潜在风险,常规预防性使用仍有争议。

(三)围术期管理要点

1.手术时机尽可能选择孕中期。

2.麻醉方法尽可能选择区域阻滞,孕妇对局麻药的需求量减少。

3.孕 20 周后保持子宫左倾,减少对下腔静脉的压迫。

4.围术期监测:氧合、二氧化碳分压、血压及血糖、胎心及宫缩监测等。

5.全身麻醉推荐使用中等浓度吸入麻醉药(不超过 2 个 MAC),避免过度通气,尽量不使用胆碱酯酶抑制剂。

6.术中低血压推荐使用去氧肾上腺素处理,麻黄碱会加重胎儿的酸中毒。

7.对于接受硫酸镁治疗的患者,由于镁离子抑制钙离子的内流可引起剂量依赖性血压和心率降低,推荐使用去氧肾上腺素纠正低血压。由于麻黄碱可加重胎儿的酸中毒,不建议使用。同时镁剂减少神经肌肉接头前膜乙酰胆碱的释放,增强和延长非去极化肌松药的作用。

8.术中注意体温保护,孕妇低体温会导致胎心减慢。

9.围术期需要良好的镇痛,以减少应激反应。

10.孕妇血液高凝,注意围术期血栓预防。

第七节　腹腔镜手术麻醉

微创外科(minimally invasive surgery,MIS)是在 20 世纪 80 年代提出的整体治疗概念。以患者治疗后心理和生理上最大限度的康复为外科治疗目标,尽可能减少因手术带来的肉体和精神上的痛苦。随着 20 世纪末期电视腹腔镜技术的诞生,传统外科治疗模式发生了深刻的变革。

腹腔镜手术具有创伤小,恢复快、并发症少等优点。手术类型也不断扩大,包括普外科、泌尿外科及妇科的多种手术均可在腹腔镜下完成,但由于腹腔镜手术的气腹对患者生理产生很大影响,对麻醉管理也是一种挑战。

一、人工气腹(亦称气腹)

气腹是腹腔镜手术成功的关键,在手术前必须先建立人工气腹,使腹膜壁与脏器分开,腹腔空间扩大以利于手术操作及避免套针穿刺入腹腔时损伤脏器。

(一)气腹所用气体的选择应遵循以下原则

1.惰性气体,不易引起其他化学反应,且不会引起较多烟雾。

2.手术时使用的电刀会有火花,故这种气体不能易燃易爆。

3.在人体内存留,血液溶解度高,人体可以吸收它。最终的选择结果是使用CO_2作为气腹的气源,符合上述要求。另外CO_2在体内的吸收及转化分为两种方式:

4.物理溶解:CO_2在血浆中溶解度比O_2大,占运输量的6%。

5.化学结合:是CO_2在血液中运输的主要形式,约占运输量的94%。

(二)腹腔镜手术围术期病理生理改变

1.呼吸系统。

(1)CO_2,气腹引起腹内压力与容积的增加使膈肌上移、肺顺应性下降、吸气峰压上升。

(2)肺不张、功能残气量下降、通气血流比失调、肺内分流等导致患者氧分压下降,这些改变在肥胖及吸烟的患者表现更加明显。

(3)CO_2气腹有明显的呼吸刺激作用。在$ParCO_2$不变的情况下,气管内全身麻醉可使原已升高的气道压进一步升高,肺的顺应性降低,胸腔内压也相应增加,使回心血量和心排血量减少。

2.循环系统。

(1)中度的CO_2气腹通常不影响心率及中心静脉压,心排血量正常或略微增加。但如果气腹压力高于$18mmHg$,则会使腹腔的主要血管塌陷,尤其是下腔静脉,使得回心血量骤减,心输出量下降。

(2)可直接压迫心脏造成心脏舒张障碍。

(3)可压迫腹主动脉及刺激交感神经引起血管收缩。

(4)气腹引起的高碳酸血症可导致交感神经系统兴奋,使患者出现血压升高、心率增快及心律失常。

3.内分泌系统。

(1)气腹作为一种刺激,可引起机体明显的应激反应,表现为下丘脑-垂体-肾上腺素轴的激活并引起相应激素的释放。

(2)血浆肾素、血管加压素及醛固酮明显升高,可能与腹内压升高压迫腹腔血管使心输出量及肾血流量减少有关。但腹腔镜手术对神经内分泌的影响明显低于同类型开腹手术。

4.体位影响:腹腔镜手术一般需要体位配合,以进一步显露术野,增加手术操作空间。

(1)头高足低位,常用于上腹部手术,例如胆囊切除、胃及胰十二指肠手术等。头高对膈肌上移及肺顺应性的改变有一定的改善作用,但减少回心血量,易在调整体位的时刻出现低血压。某些术前合并循环血量不足的患者对体位的调整格外敏感,应控制体位改变的速度及程度并进行扩容及血管活性药物治疗。

(2)头低足高位:加重气腹对呼吸系统的影响,另外使气管隆突向上移位,部分患者可出现气管插管滑入一侧支气管的情况。回心血量增加,对于心功能不全的患者应格外注意该体位的摆放。长时间的头低位增加术后脑水肿的发生。

二、麻醉前评估及准备

1.详细评估患者术前心肺功能,对于 ASA 分级Ⅲ～Ⅳ的患者,即使术前血流动力学处于稳定状态,也很难耐受气腹的打击。

2.对于肝肾功能不全的患者,术中应维持良好的血流动力学状态,避免使用经肝肾代谢及排出的药物。

3.胃肠道肿瘤的患者,术前应调整电解质紊乱,纠正低蛋白血症及贫血。

4.麻醉前用药:镇静药物、镇痛药物、止吐药、抗酸药均可酌情使用。

三、麻醉方法的选择

麻醉应以快速、短效、解除人工气腹不适、避免气腹性生理改变为原则。

(一)椎管内麻醉:适用于下腹部腹腔镜手术的麻醉

1.优点:术中并发症可以早期发现。

2.缺点:

(1)要求麻醉平面很宽,对循环影响较大;

(2)术中气腹造成腹膜牵拉反应引起患者不适;

(3)术中常需辅助强效麻醉性镇痛药物;

(4)气腹使反流误吸风险增大,椎管内麻醉不具备气道保护作用;

(5)气腹所导致的生理变化不易纠正及控制。综上所述,不推荐使用椎管内麻醉单独用于腹腔镜手术。

(二)全身麻醉:适用于各种类型的腹腔镜手术麻醉

1.优点:

(1)能保证适当的麻醉深度,充分解除人工气腹的不适;

(2)可控制膈肌活动,有利于手术操作;

(3)有利于保持呼吸道通畅,维持有效的通气并通过调节呼吸参数维持 $P_{ET}CO_2$ 在正常范围内。

2.缺点:

(1)术后恶心呕吐发生率高;

(2)可合并机械通气相关性肺损伤。仍是最适宜,最普遍的麻醉方法。

四、麻醉管理要点

1.呼吸管理。对于无心肺基础疾病并气腹压≤12mmHg 的患者,头低或头高 10°～20°,肺生理无效腔无明显增加,通气/血流比基本不变。气腹压稳定后,改变体位和增加肺通气量,胸廓和肺脏的顺应性无明显改变。常规监测 $P_{ET}CO_2$,并依据 $P_{ET}CO_2$ 调整机械通气呼吸参数,维持 $P_{ET}CO_2$ 在 35～45mmHg。

2.循环系统。气腹压引起的血流动力学轻微波动的阈值为 12mmHg,对于伴有心肺疾病的患者建议采用更低的气腹压(8～10mmHg),并在气腹初期采用低流量,在气腹建立且没有明显血流动力学波动的基础上适当增加流量。关注体位改变,控制体位摆放的程度,并做好相应的处理。

3.术中保证足够的肌松,良好的腹肌松弛可减少气腹压,减少气腹对呼吸循环的影响。

4.体位改变时关注气管导管的位置及气道压力的变化,及时发现是否有脱管及气管导管移位等情况。

5.完善监测。常规监测 ECG、NIBP、SPO_2、$P_{ET}CO_2$、气道压、体温,特殊患者可进行直接动脉压、中心静脉压、经食道心脏超声、肌松、心排量等监测手段。

五、腹腔镜手术围术期并发症及防治

1.气胸。较少见。多发生于腹腔镜肾切除等手术中,由于意外损伤膈肌,造成医源性气胸。经膈肌修补及胸腔抽气等治疗,通常预后良好。

2.皮下气肿。长时间腹腔镜手术中比较常见的并发症,主要是由于气体经穿刺锥进入皮下。轻度的皮下气肿一般无须处理,术后多可自行吸收。而大量的皮下气肿则可引起高碳酸血症及呼吸性酸中毒。术中应定期检查患者非手术区域皮肤,如发生大面积皮下气肿应立即停止手术,排净腹腔内残余气体,局部加压使气体尽量排出,同时过度通气并及时更换钠石灰。

3.CO_2气栓。腹腔镜手术中最严重的并发症。主要是因为气腹压力过高、患者血压过低、手术创面有较大的静脉出血点以及手术时间较长等原因。治疗措施包括立即解除人工气腹、纯氧吸入、左侧头低卧位通过中心静脉导管抽出中央静脉及右心房内的气体。如发生心跳骤停按心肺复苏处理。

4.术后恶心呕吐。腹腔镜手术术后恶心呕吐发生率较高,约可高达$53\%\sim70\%$。主要因为气腹对胃肠道的机械性压迫、迷走神经的刺激和牵拉、腹膜内酸性环境、头低位及高碳酸血症对脑血管的扩张均可导致恶心呕吐。术中应使用五羟色胺受体拮抗药及糖皮质激素等进行恶心呕吐的预防性治疗。

5.术后肩颈部疼痛。CO_2气腹直接刺激膈神经,而支配膈肌的神经与支配肩部皮肤的神经共同起源于 C3 神经节,故术后多出现肩颈疼痛感觉。另外头低足高体位患者肩痛的发生率较高,且康复时间长。腹腔镜术后膈下积血积液也是引起术后肩痛的主要原因。

第八节　胸科手术的麻醉

一、胸腔开放及侧卧体位对呼吸循环的影响

胸腔开放导致胸膜腔负压消失,单肺通气及侧卧位改变通气/血流比(V/Q 比),这些情况可导致机体发生以下病理改变。

(一)缺氧性肺血管收缩(Hypoxic Pulmonary Vasoconstriction,HPV)

肺血管对缺氧的反应与体循环相反。

1.定义。肺循环对缺氧的代偿反应,当肺泡气氧分压低于 60mmHg 时,肺血管发生快速、可逆的收缩反应,从而纠正肺内 V/Q 比的失衡。简而言之,就是机体减少对通气不良或是没有通气的肺泡供血,以维持适宜的 V/Q 比。

2.机制。肺泡缺氧时各离子通道对肺动脉平滑肌的直接作用。缺氧直接导致肺血管平滑肌收缩性增强,而神经体液因素作用于肺血管引起间接的收缩反应。

3.影响 HPV 的因素。

(1)肺泡气氧分压是影响 HPV 的最主要因素。只要 PaO_2 下降,HPV 就立即发生。混合静脉血氧分压过高或过低均抑制 HPV;肺动脉压力过高或过低均抑制 HPV。

(2)低碳酸血症对局部 HPV 有直接抑制作用;代谢性或呼吸性碱中毒均抑制 HPV,甚至使之逆转;代谢性或呼吸性酸中毒则增强 HPV。

(3)低温、肺部感染、肺不张均减弱 HPV。

(4)血管舒张药使肺血管阻力和肺动脉压下降,可抑制 HPV。

(5)吸入性麻醉药对 HPV 的抑制程度与浓度成正比,相同 MAC 的吸入性麻醉药对 HPV 抑制的强弱顺序为氟烷＞安氟烷＞异氟烷＝七氟烷＝地氟烷;N_2O 有较小但比较持续的 HPV 抑制作用。

(6)大多数非吸入性麻醉药和麻醉辅助药对 HPV 没有影响,但戊巴比妥可抑制 HPV,阿芬太尼也抑制 HPV,并与剂量相关;a2 受体激动剂可增强 HPV。

(二)反常呼吸(paradoxical respiration)

剖胸侧肺的膨胀与回缩动作与正常呼吸时完全相反。往返于两肺之间不能与大气进行交换的气体称为"摆动气"(图 12-1)。

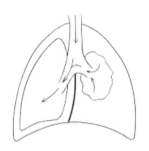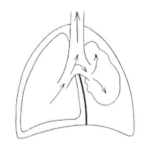

图 12-1　反常呼吸

(三)纵隔摆动(mediastinal flutter)

吸气时健侧肺的负压增大,纵隔向健侧移位;呼气时健侧肺内压为正压,胸内压的负压减小,纵隔又被推向开胸侧(图 12-2)。如此左右摆动称之。纵隔摆动影响血液回流,可造成严重循环功能紊乱。

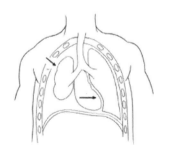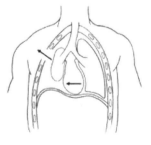

图 12-2　纵隔摆动

(四)胸腔开放对循环的影响

1.主要表现。心排血量降低及心律失常。

2.心排血量降低的原因。

(1)患侧胸膜腔负压消失一定程度上减少了腔静脉的回心血量。

(2)患侧肺的萎陷使该侧肺血管的阻力增加,从而减少了流向左心房的肺静脉血量。

(3)纵隔摆动使上下腔静脉扭曲,静脉回流受阻,造成回心血量减少。

3.心律失常的原因。

(1)心排血量减少,血压下降影响心肌血供。

(2)呼吸紊乱导致低氧血症和二氧化碳蓄积。

(3)手术操作对心脏或大血管的直接刺激、压迫及牵拉等。

(五)侧卧位对生理的影响

胸科手术多数采取侧卧体位。

1.侧卧位会导致双肺通气及血流的重新分布。清醒状态下功能残气量(FRC)下降、V/Q 比基本正常;全身麻醉下,FRC 进一步下降、健侧肺 V/Q 比下降、患侧肺 V/Q 比升高。

2.侧卧位会降低心排血量。

二、单肺通气(One-Lung Ventilation,OLV)

单肺通气是指通过支气管插管技术只利用一侧肺脏进行通气的方法。

(一)目的

1.防止患侧与健侧肺相通。

2.保证术中健侧肺的通气。

3.扩大手术视野及操作空间。

(二)适应证

1.双肺隔离作用,防止患侧肺部的分泌物、感染源、血液或肿物由于重力作用进入健侧肺脏。多用于肺脓肿、支气管扩张引起的"湿肺"、支气管内出血的患者。

2.双肺独立通气,肺通气分布不正常的患者(支气管胸膜瘘、支气管破裂、单侧肺大泡或双肺顺应性不同等),单肺通气以控制通气分布。

3.支气管肺泡灌洗,肺泡蛋白沉积症可通过支气管肺泡灌洗来进行治疗,每次肺泡灌注都需要保护另一侧肺脏。

4.外科手术治疗,需术侧肺萎陷,肺部、纵隔、食道以及其他外科手术涉及胸腔内操作均需要使用单肺通气以提供手术术野。

(三)禁忌证

1.大气道阻塞。

2.困难气道。

3.颈椎不稳定或限制活动。

(四)实现单肺通气的方法

1.双腔管法。

2.支气管封堵法。支气管封堵导管是一项单肺通气的新技术,它是利用气囊阻塞手术侧支气管来实现单肺通气。其插管的难易程度等同于一般单腔气管插管,尤其适用于插管困难等情况下但需单肺通气的患者。

(1)常规胸科手术使用封堵器。

(2)困难气道患者可考虑使用单腔管＋封堵器实现单肺通气。

(3)基础肺功能差的患者单肺通气无法保证氧供,但术中要求一定程度的肺萎陷可选择肺叶封堵。

3.单腔支气管导管或 Univent 管。

三、单肺通气的麻醉管理要点

(一)准确的术前评估、合理的术前用药纠正可逆因素、提高氧供储备

1.停止吸烟(4 周以上效果较好)。

2.控制气道感染,尽量减少痰量。

3.保持气道通畅,防治支气管痉挛。

4.锻炼呼吸功能。

5.低浓度氧吸入。

6.对并存的心血管方面情况的处理。

(二)保护性肺通气策略

机械通气相关性肺损伤(VILI)有很多危险因素,其中单肺通气也是重要因素之一,而胸科手术必不可少会使用单肺通气技术。研究表明肺保护性通气策略用于单肺通气时能减少肺内炎性因子,改善氧合,缩短术后机械通气时间。

目前,多数的研究表明胸科手术传统的高潮气量通气是有害的,单肺通气应用小潮气量联合中等水平的呼气末正压(PEEP)可能改善患者预后,但仍需要更多的更有说服力的证据来证实这个观点。

(三)低氧血症的处理

1.停止使用 N_2O。

2.借助纤支镜确认导管的位置:避免由于导管位置过深导致有效通气肺单位不足,继而出现低氧血症。

3.提高吸入氧浓度,甚至吸入纯氧以提高通气侧肺动脉血氧分压,使肺血管扩张,通气侧血流增加,不仅降低通气/血流比值失调,还有利于更多的接受非通气侧因 HPV 而分流的血液。

4.充分肌松,使肺和胸壁的顺应性增大,防止通气侧肺的肺内压、气道压升高而减少血流。

5.对通气侧肺采用最佳 PEEP:有效的 PEEP 可以使萎陷的肺泡重新开放,防止肺不张并改善氧合。

6.术侧肺行持续气道正压(CPAP):对无通气侧肺应用 $2\sim5cmH_2O$ 的 CPAP 可使无通气侧肺部分分流量得到氧合,但胸腔镜手术不适宜使用该方法。

7.通气侧肺行高频通气:高频通气可改善低氧血症且对手术操作影响不大。

8.维持合适的心输出量:考虑使用血管活性药物及液体治疗,保持或恢复循环血量及心输出量。

9.进行全肺切除时,尽早钳夹患侧肺动脉,减少分流。

10.有慢性阻塞性肺通气功能障碍的患者,一旦出现严重的低氧血症,应警惕通气侧气胸的可能,发生此种并发症需要立即停止手术,处理气胸。

(四)术侧肺部萎陷不良的处理

1.术侧肺仍有通气:重新检查并调整导管的位置。

2.术侧肺萎陷不良。

(1)患者因素:伴有哮喘或肺气肿的患者其肺萎陷需要 $5\sim15min$;另外也可能是支气管内有阻塞性病变而阻碍了肺快速萎陷,只有肺泡内气体吸收后才能萎陷;肺部炎症导致肺与胸壁粘连,肺部分萎陷或完全不能萎陷。

(2)导管因素:导管插入过浅,支气管套囊横跨于隆突上而阻塞了非通气侧肺支气管开口而影响肺萎陷;支气管套囊过度充气也可能压迫非通气侧肺支气管;可借助纤支镜在直视下确定套囊位置和充盈程度。

(五)胸科手术麻醉的基本要求

1.消除或减轻纵隔摆动与反常呼吸:纵隔摆动与反常呼吸严重干扰呼吸和循环功能。应保持适宜的麻醉深度、避免患者术中出现自主呼吸。

2.避免肺内物质的扩散:凡能吸除的物质必须吸除干净,不能吸除者则利用体位或分离、堵塞等办法使其不致扩散。双肺吸引应保持隔离原则,左右侧分别使用各自的吸痰管。

3.保持 PaO_2 和 $PaCO_2$ 于基本正常水平。

4.减轻循环障碍:采用限制性输液或目标导向液体治疗,并选择适当的血管活性药物。

5.保持体温:开胸手术的体温丧失较开腹手术更为明显,更应进行主动的体温保护。

四、特殊胸科手术的麻醉

(一)肺大泡破裂

肺大泡为肺泡组织受到破坏,肺内形成充满气体的薄壁空腔。巨大型肺大泡易破裂,导致自发性、张力性气胸,造成严重呼吸困难。临床上可采取保守治疗或手术治疗,但因保守治疗复发率较高(可达 $29\%\sim40\%$),故反复出现气胸的肺大泡患者多被建议选择在呼吸功能较佳时行肺大泡切除术。然而由于肺大泡肺部结构与通气功能往往都已处于严重受损状态及手术时单肺通气对呼吸和循环系统的干扰较大,特别是合并张力性气胸时对麻醉要求更高。

1.肺大泡破裂患者的临床表现。

肺大泡患者因持重物、屏气、剧烈体力活动导致肺大泡破裂,气体进入胸膜腔,造成积气状态,形成气胸。多表现为胸痛、咳嗽、呼吸困难等,迁延不愈者还可并发感染。

(1)闭合性(单纯性)气胸:肺脏的裂口较小,随肺萎陷而关闭,气体不再继续进入胸膜腔。

(2)血气胸:肺大泡破裂累及血管,形成血气胸。

(3)张力性(高压性)气胸:破裂口呈单向活瓣,每次呼吸运动均有气体进入胸腔而不能排出,此类型患者迅速出现严重胸闷、发绀、皮下气肿及呼吸循环衰竭。

2.肺大泡患者的术前评估。

(1)稳定型:呼吸频率<24 次/min、心率在 60～120 次/min、血压正常、呼吸空气时 $SPO_2>$ 90%、说话成句。

(2)不稳定型:症状与稳定型不符者。

(3)复习影像学资料,评估气胸严重程度。

3.肺大泡患者的麻醉管理要点。

(1)术前应加强抗炎治疗,改善患者心肺功能,最好对患侧进行胸腔闭式引流。

(2)对可疑张力性气胸者必须于术前进行胸腔闭式引流,再行全麻诱导。

(3)在开放胸腔之前,均应设定小潮气量,增加通气频率即可,以保证良好气道压力避免张力性气胸。

(4)由于 N_2O 具有扩大闭合空腔容量的作用,故肺大泡手术患者不宜使用 N_2O。

(5)双侧肺大泡的患者应先对肺大泡比较严重且肺功能较差的一侧实施手术。

4.复张性肺水肿(reexpasion pulmonary edema,RPE)。

(1)概念:继发于各种原因所致的肺萎陷在肺迅速复张后所发生肺水肿。肺水肿是因肺血管外液体呈过度增多甚至渗入肺泡,则转变为病理状态称之。常多见于气、液胸患者经大量排气排液之后、巨大腹部肿瘤术后、胸内巨大肿瘤以及肺大泡切除术后。

(2)临床表现:呼吸困难、紫绀、咳嗽、咳白色或血性泡沫痰,双肺听诊可闻及散在的湿啰音。

(3)发病率及病死率:肺萎陷 3d 后 RPE 的发病率为 17%,7～8d 后为 85%,复张性肺水肿病死率为 20%。所以肺大泡破裂较长时间的患者尤其需要注意复张性肺水肿的发生。

(4)预防措施:对于大量胸腔积液/气的患者一次胸穿抽液/气不应超过 1500mL,肺萎陷 7d 以上者一次抽液/气的量不应超过 1000mL;手术中避免肺萎陷时间过长,应在不影响手术操作的情况下定期行手法肺复张;避免液体过负荷,可进行中心静脉压力监测;术中避免强力牵拉及揉搓肺脏;膨胀患侧肺脏时应缓慢、逐渐的进行,这也是预防复张性肺水肿最重要的环节。

(5)治疗:处理原则为保证患者氧合,维持血流动力学稳定。对有轻度低氧血症者,给予高浓度吸氧(4～6L/min),适量静注地塞米松 0.25～0.5mg/kg;对于严重低氧血症伴大量泡沫样痰患者,需气管插管行 PEEP,同时控制补液量并维持酸碱平衡。通常 PRE 的预后良好,其症状常于治疗后数小时至数天内消失,不留后遗症状。

(二)重症肌无力患者胸腺手术的麻醉

重症肌无力(myasthenia gravis,MG)是一种主要累及神经肌肉接头突触后膜上乙酰胆碱受体的自身免疫性疾病。主要临床表现为骨骼肌无力和易疲劳感,并呈现"晨轻暮重"、重复活动后加重、休息后减轻的特征。在 MG 患者中,5%～18%合并胸腺肿瘤,70%～80%合并胸腺增生。目前,胸腺切除是治疗 MG 的常用方法,有效率可达 40% ～ 90%。

1.术前评估。

(1)了解病史:掌握患者发病时间,诊疗经过、用药情况及是否发生过肌无力危象。

(2)了解肌力受累情况(表 12 - 13)。

(3)判断病情严重程度(表 12 - 14),可参考 Ossermann 分级:Ossermann 分级中Ⅲ级至 Ⅴ级的患者属于高危患者。

(4)复习影像学检查:胸腺瘤的大小、位置及是否压迫气管。

(5)进行血气分析及肺功能检查,术前肺活量<2.9L提示患者高危。

表12-13　重症肌无力患者受累肌群及临床症状

受累肌肉类型	临床症状
眼外肌	上睑下垂、斜视、复视、眼球运动受限
咀嚼肌	连续咀嚼困难,进食经常中断
延髓支配肌	饮水呛咳、吞咽困难
颈肌	转颈及抬头困难
四肢肌	上肢重于下肢,近端重于远端
呼吸肌	咳嗽无力、呼吸困难

表12-14　重症肌无力病情严重程度分级

分级	症状
Ⅰ级（眼肌型）	仅累及眼外肌,只有眼肌的症状和体征
ⅡA级（轻度全身型）	进展缓慢,常累及眼肌,逐渐影响骨骼肌和延髓肌。有轻度肌无力,无呼吸困难,抗胆碱酯酶药物反应好,病死率低,预后良好
ⅡB级（中度全身型）	有明显的眼睑下垂、复视、构音和吞咽困难及颈肌、四肢肌无力,抗胆碱酯酶药物常不敏感,易发生肌无力危象,死亡率较高
Ⅲ级（重度激进型）	为急性暴发性肌无力和/或呼吸功能不全,特点是起病急进展快,多于起病数周或数月内出现球麻痹、呼吸麻痹。胸腺瘤发生率最高。活动受限,抗胆碱酯酶药物治疗疗效差,死亡率高
Ⅳ级（迟发重症型）	由Ⅰ、Ⅱ级发展而来的晚期重症肌无力多在2年内由Ⅰ级、ⅡA级、ⅡB级发展到球麻痹、呼吸麻痹,抗胆碱酯酶药物反应差
Ⅴ级（肌萎缩型）	起病半年后,出现肌萎缩,罕见

2.术前准备。

(1)完善术前检查。

(2)倾向继续使用抗胆碱酯酶药物至手术当日晨。但继续服用抗胆碱酯酶药物可抑制血浆胆碱酯酶活性,影响酯类局麻药及某些肌松药的降解,同时也增加了MG患者对非去极化肌松药的耐量。

(3)支持性治疗:充分休息、保证营养。

(4)术前用药:以小剂量镇静不抑制呼吸为原则,需持谨慎态度。

3.麻醉方法。全身麻醉或全身麻醉复合硬膜外麻醉。

(1)取胸骨正中切口者,可选择单腔气管插管。

(2)取胸腔镜或一侧胸腔入路时需选择双腔支气管插管。

4.麻醉管理要点。

(1)由于MG患者的病变部位位于神经-肌肉接头,故对于肌松药的使用需格外谨慎。去极化肌松药不能有效地使肌细胞去极化,故呈现"拮抗"作用,MG患者琥珀胆碱的ED50及ED95分别是正常人的2～3倍。而且重复使用琥珀胆碱后很快出现Ⅱ相阻滞,阻滞程度和时间明显延长。故MG的患者不推荐使用去极化肌松药。

(2)非去极化肌松药的用量一般为常规剂量的1/5～1/20,且术中不宜追加肌松药。

(3)可使用肌松监测指导术中用药及术后肌松残余判断。

(4)MG患者术后呼吸系统并发症发生率远较一般患者高,呼吸衰竭多发生于术后24h内。术后应严格掌握气管导管拔除指征,对于高危患者应考虑继续行机械通气支持。对于高危患者的判定可参考 Leventhal 评分(表 12-15),评分≥10 分为高危患者。

表 12-15　重症肌无力高危患者病情判定

高危因素	评分(分)
病程>6年	12
合并慢性呼吸系统疾病	10
术前48h溴比斯的明用量>750mg/d	8
术前肺活量<2.9L	4

5.术后镇痛。应避免加重对呼吸功能的损害。

(1)MG 患者对静脉麻醉性镇痛药的呼吸抑制作用敏感,应尽量少用。

(2)硬膜外应用低浓度局麻药对呼吸抑制作用小并能够提供良好的镇痛,是否合用小剂阿片类药物应根据患者具体病情酌情使用。

6.MG 患者的 3 种危象。

(1)肌无力危象:临床最常见,常因抗胆碱酯酶药量不足引起或为疾病进展的表现,注射滕喜龙症状减轻可证实。

(2)胆碱能危象:为抗胆碱酯酶药物过量导致运动终板膜电位长期去极化,阻断神经肌肉兴奋性传导所致。滕喜龙试验可使症状加重或无变化,阿托品 0.5mg 静注可改善症状。

(3)反拗性危象:抗胆碱酯酶药物不敏感所致。主要见于严重全身型患者,多因胸腺切除后感染、电解质紊乱或其他不明原因引起,药物剂量未变但突然失效。3 种危象中发生率最低。

(4)肌无力危象的处理:保证气道通畅并充分给氧,尽快气管插管及辅助呼吸,如气管插管时间过长,需行气管切开;在保证生命安全的前提下正确鉴别危象的类型并给予正确的治疗。

(三)肺癌患者的麻醉

胸科手术常见的患者为肺肿瘤患者,特别是肺癌患者。常见的术式包括肺叶局部切除、肺段切除、肺叶切除、联合肺叶切除及全肺切除。

1.术前评估。

(1)肺功能评估:具体内容参考第二章第五节呼吸功能评估部分。对肺切除手术术后呼吸系统危险性的评估可参考表 12-16。预测开胸手术后并发症(表 12-17)最有意义的单项指标是术后预计 FEV1%(ppoFEV1%)。肺功能检查需要患者的配合,部分检查结果可能与患者实际情况有差距。所以不能仅依靠肺功能检查,还应结合患者实际生活中心肺功能的评估及简易呼吸功能检测等方法进行综合判断。

(2)术前动脉血气的结果同样重要,应注意患者是否存在呼衰,以帮助判断患者能否代偿肺叶切除术。

(3)复习影像学资料,评估肿瘤位置、大小及与周围脏器的关系,了解是否有气管狭窄和偏移。

(4)大多数肺癌患者本身有长期的吸烟史,因此具备心血管疾病的高危因素。肺叶切除术后,患者会出现程度不等的右心功能障碍,与手术切除减少的肺血管床的量呈正相关。术后心律失常,尤其是房颤的发病率很高,故术前心功能的详细评估十分必要。可于术前采用登楼试验进行心肺功能的评估:患者按自身的步幅行进,但不能停顿,能登三层以上的楼梯者术后并发症发生率及病死率显著降低;而登楼不足两层者则被认为是一个高危因素(通常定义约 20 个阶梯为一层,每个阶梯高约 15cm）。

表 12 - 16　肺切除手术术后呼吸系统危险性评估

项目	安全	危险	非常危险
FEV1（L）	>1.5	1.0 ~ 1.5	<1.0
FEV1%	>50%	40% ~ 50%	<40%
MVV%	>50%	35% ~ 50%	<35%
FEV1ppo（L）	>1.0	0.8 ~ 1.0	<0.8
DLCO%	>60%	50% ~ 60%	<50%
PaO_2（mmHg）	>60	50 ~ 60	<50
$PaCO_2$（mmHg）	<40	40 ~ 45	>45

表 12 - 17　开胸术后呼吸功能预测

ppoFEV1%	术后呼吸功能预判
>40%	术后呼吸系统并发症少，术后患者可于手术室拔管
30% ~ 40%	多发生严重的呼吸系统并发症，可否于手术室拔管取决于患者伴随情况。若患者术后硬膜外镇痛良好、心肺功能及肺实质功能良好可考虑早期拔管，否则术后应机械通气支持
<30%	100%的患者术后需要机械通气支持

2.术前准备。

（1）合并 COPD 的患者术前应进行积极的治疗，包括药物治疗和胸部体疗。体疗的方法包括咳嗽、深呼吸、增加死腔锻炼、锻炼腹式呼吸、激励式肺量仪锻炼等，主要目的是锻炼用力呼吸。

（2）戒烟：术前戒烟 8 周以上才会降低术后呼吸系统并发症的发病率。

（四）麻醉管理要点

1.术中应维持适宜的麻醉深度及充分的肌松，以最大程度避免支气管痉挛、反常呼吸及纵隔摆动的发生。

2.液体管理。目前大多学者认为开胸的患者术中不会存在"第三间隙"损失，术中不需要补充这部分的损失量，主张使用限制性输液以改善肺组织的氧合。

3.由于胸科患者常合并心脏基础疾病，因此术中用药及管理应权衡心肌的氧供和氧耗的关系，维持平稳的血流动力学。

4.术中间断膨肺。

（1）断支气管前，需配合外科医生进行手动膨肺，以确认残余的肺组织通气不会受到影响，膨肺的压力不宜超过 $20cmH_2O$。

（2）关胸前检查是否存在明显的漏气，此时配合术者手动膨肺，膨肺的压力不应超过 $25cmH_2O$。

（3）胸腔关闭后，应在患者自主呼吸恢复前，连接负压引流瓶后，予以充分的手动膨肺，膨肺的压力不应超过 $30cmH_2O$ 促进肺复张。

5.术中监测：心电图、无创血压、脉搏氧饱和度、体温、呼吸末二氧化碳。可根据患者情况及术式选择进行有创血压、中心静脉压及心排量监测。

6.术后患者肌松药物代谢完全后，充分吸净气道分泌物后，拔除气管导管。

7.术后镇痛应完善:良好的术后镇痛可减少患者在深呼吸及咳嗽咳痰时的疼痛,减少肺部并发症的发生率。

第九节　肾上腺肿物切除手术的麻醉

一、肾上腺解剖

肾上腺位于左右肾上极的内上方,左侧为半月形,右侧为三角形,外层为皮质占全腺体重量的90%,中央髓质占10%,而皮质又分为3层。

1.外层为球状带,主要分泌以醛固酮和去氧皮质酮为代表的盐类皮质激素。临床常见需手术治疗的疾病为原发性醛固酮增多症(hyperaldosteronemia),主要表现为血钠增高,血钾降低,低钾性碱中毒、高血压,肌无力、周期性四肢麻痹或抽搐。

2.中间为束状带,合成及分泌以皮质醇、氢化可的松及少量可的松为代表的糖类皮质激素,如果糖皮质激素分泌过多,就会产生皮质醇增多症(又称为库欣综合征 Cushingsyndrome)。

3.内层为网状带,合成及分泌以脱氢异雄淄酮及雄烷二酮为代表的性激素,如果性皮质激素分泌过多,就会产生男性化或女性化。

4.肾上腺髓质是由交感神经节细胞和嗜铬细胞组成。嗜铬细胞瘤分泌儿茶酚胺类化合物,主要有肾上腺素(epinephrine,E,约占80%)、去甲肾上腺素(norepinephrine,NE,约占18%)及多巴胺(Dopamine,约占2%)。

二、嗜铬细胞瘤(Pheochromocytoma)切除术的麻醉

嗜铬细胞瘤是一种起源于肾上腺髓质能够产生儿茶酚胺的嗜铬细胞的肿瘤,在所有分泌儿茶酚胺的肿瘤中占85%~90%,在高血压患者中的发生率为0.2%~0.6%。5%~10%的嗜铬细胞瘤是多发性的,约10%是恶性的,10%~20%是家族性,约10%发生于儿童。大多数嗜铬细胞瘤可分泌儿茶酚胺类物质,导致一系列相关的临床症状。

典型的临床三联征为发作性头痛(70%~90%)、大汗(55%~75%)及心悸(50%~70%),85%以上的患者伴有持续性或阵发性高血压及其他一系列代谢紊乱症候群。由于大多数患者临床症状不典型,故鉴别诊断包括内分泌、心血管、神经精神等各个系统的疾病。

目前手术切除肿瘤是治疗嗜铬细胞瘤的一线方案,但嗜铬细胞瘤患者易出现围术期动力学不稳定,甚至发生高血压危象、恶性心律失常、多器官功能衰竭等致死性并发症,故麻醉风险较高。因此,多学科协作、科学合理的围术期管理是降低围术期死亡率、降低并发症、改善临床预后的重要保障,也是加速康复外科策略的要求。

(一)术前准备与管理

1.实验室检查。

(1)常规检查。血细胞比容和红细胞沉降速率有助于评估血液浓缩情况,反映血管内容量;血糖和糖耐量检测可反映糖代谢情况。

(2)儿茶酚胺相关检查。首选 24h 尿甲氧基肾上腺素类物质(metanephrines,MNs)或血浆游离 MNs 测定,MNs 为儿茶酚胺在肿瘤中的代谢产物;其次为血、尿儿茶酚胺测定,其相关检查有助于明确肿瘤分泌儿茶酚胺的类型,对后续儿茶酚胺补充治疗有重要指导意义。

2.影像学检查。

(1)胸腹腔和盆腔 CT 或 MRI 有助于评估肿瘤大小、是否浸润及其与周围结构的关系。

(2)^{123}碘-间碘苄胍显像可用于评估恶性可能性大的肿瘤,并有助于发现肾上腺外、多发或复发的肿瘤。

(3)18-氟脱氧葡萄糖正电子发射计算机断层扫描有助于发现转移性肿瘤。

(4)生长抑素受体显像可作为转移灶的筛查。

3.特殊检查。

(1)疑似儿茶酚胺心肌病患者需完善超声心动图、血浆脑钠尿肽及肌钙蛋白测定。

(2)疑似多发性内分泌腺瘤病(multiple endocrine neoplasia,MEN)2 型的患者需完善甲状腺、甲状旁腺超声及相关甲状腺功能、甲状旁腺素、降钙素、血钙的测定,并关注可能存在的皮肤、角膜病变。

4.术前准备:肿瘤体积大、高儿茶酚胺水平、术前未控制的高血压或严重体位低血压均为嗜铬细胞瘤患者围术期血流动力学不稳定的危险因素。

(1)所有患者需术前每天行 2 次卧立位血压和心率监测。多数情况下认为坐位血压应<120/80mmHg,立位收缩压>90mmHg;坐位心率为 60~70 次/min,立位心率为 70~80 次/min,以上目标值可结合患者年龄和基础疾病做适当调整。

(2)α-肾上腺素能受体阻滞剂。推荐至少术前 14d 开始使用 α-肾上腺素能受体阻滞剂。对于近期发生心肌梗死、儿茶酚胺心肌病、难治性高血压及儿茶酚胺诱导性血管炎的患者,可适当延长术前用药时间。首选药物为酚苄明,为不可逆、长效、非特异性 α-肾上腺素能受体阻滞剂。初始剂量为 10mg/次,1~2 次/天,随后根据需要可每 2d~3d 增加 10~20mg/d,最终剂量通常在 20~100mg/d。同时应充分告知患者使用酚苄明可能导致直立性低血压、鼻塞、反射性行动过速、明显疲劳感等不良反应。乌拉地尔是一种短效的选择性 α-肾上腺素能受体阻滞剂,其推荐用法为术前 3d 持续性静脉输液。具体使用方法为第 1 天 5mg/小时,第 2 天 10mg/小时,第 3 天 15mg/小时。

(3)β-肾上腺素能受体阻滞剂。适用于血压得到控制后伴有心动过速、稳定的儿茶酚胺心肌病或心肌缺血病史的患者。需要注意的是在 α-肾上腺素能受体未能被完全抑制的情况下给予 β-肾上腺素能受体阻滞剂可导致血压进一步升高,进而诱发急性心衰及肺水肿。推荐在使用 α-肾上腺素能受体阻滞剂至少 4d 后再开始使用 β-肾上腺素能受体阻滞剂。

(4)钙离子通道阻滞剂。术前单独使用此类药物不能预防嗜铬细胞瘤患者所有可能的血流动力学变化,故多作为 α 联合 β-肾上腺素能受体阻滞的补充方案。

(5)其他准备:高钠饮食、运动疗法、营养干预、心理干预。

5.术前评估。

(1)根据患者实验室检查结果及临床表现预估肿瘤主要分泌的激素类型,有助于指导围术期血管活性药物的选择。

(2)通过影像学检查了解肿瘤的位置、大小以做出相应的准备配合手术。

(3)了解其他系统受累情况:心电图及心肌酶检查可反映近期心肌缺血和梗死情况,必要时可进一步完善超声心动图、BNP、肌钙蛋白、冠脉造影等检查;对可疑脑血管病,癫痫病史者需完善头颅 MRI。

(4)评估术前准备是否充分:血压及心率达标;术前一周心电图检查无 ST-T 段改变,室性期前收缩＜1 次/5 分钟;血容量恢复、血管扩张、红细胞压积降低＜45%、体重增加、肢端末梢皮肤温热、出汗减少、有鼻塞症状;高代谢症候群及糖代谢异常得到改善。

(二)术中麻醉管理

1.麻醉方法的选择。

(1)椎管内麻醉:嗜铬细胞瘤患者行单纯椎管内麻醉,在肿瘤切除后可能出现严重低血压,故并不推荐单独使用。

(2)全身麻醉:目前嗜铬细胞切除术大多选择全身麻醉。

(3)全身麻醉复合硬膜外麻醉:可提供更平稳的血流动力学;减少术中阿片类药物的使用量,有助于术后患者的早期康复;术后可使用硬膜外镇痛;但术中由于各种刺激所导致的儿茶酚胺释放并不会因为硬膜外麻醉而减轻。

2.麻醉药物的选择。

(1)吸入性麻醉药:七氟烷对心血管的抑制作用更轻,导致心律失常的发生率更低,因此如果选择吸入维持麻醉应优先考虑使用七氟烷;地氟烷可能导致高血压、心动过速、气道痉挛等反应,对于嗜铬细胞瘤患者应避免使用。

(2)静脉麻醉药:应用丙泊酚进行麻醉维持相对安全;对于术前准备不佳、存在低血容量风险或心功能不全的患者可考虑使用依托咪酯进行麻醉诱导。

(3)阿片类药物:可选择芬太尼、舒芬太尼、阿芬太尼及瑞芬太尼;吗啡由于可能导致组胺释放,因此在嗜铬细胞瘤手术中应尽量避免使用。

(4)肌松松弛剂:维库溴铵、罗库溴铵及顺式阿曲库铵均可安全的应用于嗜铬细胞瘤手术;阿曲库铵引起组胺释放、泮库溴铵抑制迷走神经、琥珀胆碱引起肌肉收缩及自主神经节刺激均导致儿茶酚胺释放增加导致高血压、心动过速及心律失常,应尽量避免使用。

3.术中监测。

(1)常规监测:血压、心电图、脉搏血氧饱和度、体温及呼末二氧化碳监测。

(2)血流动力学监测:建议所有嗜铬细胞瘤手术患者均应进行有创动脉血压及中心静脉压力监测;有条件的机构可以进行经食道心脏超声(TEE)、肺动脉导管、微截流系统进行心排量、前负荷及室壁运动的监测。

(3)血糖监测:嗜铬细胞瘤患者由于体内过量的儿茶酚胺激活 α2-肾上腺素受体进而抑制胰岛素的分泌,导致 60% 的患者伴有术前及术中的血糖升高。而肿瘤切除之后,10%～15% 的患者会出现低血糖。因此围术期需定期监测血糖浓度并及时治疗调整。

(4)尿量监测。

4.术中管理要点。

(1)麻醉诱导及维持需要保证足够的深度,以免气管插管及手术刺激引起不必要的血压增高。

(2)可引起儿茶酚胺释放的时刻包括摆放手术体位、手术切皮、建立气腹(腹腔镜手术)及探查肿瘤。大量的儿茶酚胺释放入血可引起血压急剧的升高、心率增快及心律失常的发生(不同类型的肿瘤由于释放激素的不同引起不同的临床表现),此时需要使用血管活性药物进行治疗。具体用药参考表 12－18 和表 12－19。

(3)肿瘤切除后:肿瘤切除或肿瘤血管结扎后血浆内的儿茶酚胺释放突然终止,血管扩张引起肿瘤切除后低血压。麻醉医生应密切关注手术进程,在肿瘤切除之前需尽可能地保证患者有足够的血容量并及时减少或停止降血压药物的使用。如患者出现持续低血压,应补充血容量并使用血管活性药物以维持血流动力学稳定,具体如下。

(4)术中液体治疗:术前应在血管扩张的前提下进行补液治疗,有条件的情况下建议进行目标导向液体治疗。

表 12－18　嗜铬细胞瘤切除术中使用血管活性药物推荐用法及用量

药物	常用剂量	药效学	药代动力学	注意事项
酚妥拉明	单次静脉注射:2.5～5mg/次 静脉持续输注:0.2mg/mL浓度直至血压控制良好	短效 α1 受体阻滞剂	2min血药浓度达峰,半衰期19min,作用持续时间15～30min	—
尼卡地平	输注起始剂量为5mg/h,每5min可提高2.5mg/h,最大剂量15mg/h	钙通道阻滞剂	半衰期约20min	二线用药
硝普钠	输注起始剂量为0.5.～10mg/($kg \cdot min$),若输注10min后无明显降压效果则应停止使用	产生NO,扩张动静脉	静脉用药后浓度立即达峰,停药后维持1～10min	代谢产物氰化物有毒性
乌拉地尔	静脉单次注射25～50mg或持续静脉输注	选择性 α1 受体阻滞剂	消除半衰期短2～4h	较酚妥拉明更安全有效
艾司洛尔	持续静脉输注,起始剂量为0.05mg/($kg \cdot min$),逐渐递增至最佳剂量,但不超过0.3mg/($kg \cdot min$)	短效 β1 受体阻滞剂	输注5min内达血药稳态浓度,消除半衰期9min	先应用 α 受体阻滞剂,出现心动过速后考虑加用 β 受体阻滞剂

表 12－19　嗜铬细胞瘤切除术中使用血管活性药物推荐用法及用量

药物	常用剂量	药效学	药代动力学	注意事项
去甲肾上腺素	单次静脉注射0.1～0.2μg/kg,持续静脉注入0.05～1μg/($kg \cdot min$)	强烈激动 α 受体	立即起效,维持1～2min	需经深静脉注射
肾上腺素	单次静脉注射0.1～0.2μg/kg,持续静脉注入0.05～1μg/($kg \cdot min$)	剂量依赖性作用于 α 及 β 受体	立即起效,迅速代谢失活	当嗜铬细胞瘤主要分泌肾上腺素时首选
多巴胺	单次静脉注射1～2mg/次,持续静脉输注2～10μg/($kg \cdot min$)	剂量依赖性作用于多巴胺、α 及 β 受体	静脉输注5min后起效,作用持续时间5～10min	当嗜铬细胞瘤主要分泌多巴胺时首选

(三)特殊类型的嗜铬细胞瘤

1.嗜铬细胞瘤合并多发性神经内分泌肿瘤:

2 型多发性神经内分泌肿瘤(multiple endocrine neoplasia type,MEN_2)常合并嗜铬细胞瘤(表 12－20)。MEN_2患者几乎都患有甲状腺髓样癌,其中 2A 型患者 40％患有嗜铬细胞瘤,2B 型患者 50％患有嗜铬细胞瘤,且双侧、多发嗜铬细胞瘤的比例显著高于非 MEN 患者。因此对于伴有甲状腺髓样癌、家族性嗜铬细胞瘤及双侧嗜铬细胞瘤的患者需警惕合并有 MEN_2。

表 12-20 2 型多发性神经内分泌肿瘤分类

MEN₂A	MEN₂B
甲状腺髓样癌	甲状腺髓样癌
嗜铬细胞瘤	嗜铬细胞瘤
原发性甲状旁腺亢进	黏膜神经瘤
伴有皮肤淀粉样改变的MEN₂A	肠神经瘤
伴有先天性巨结肠的MEN₂A	马凡综合征样改变

2.术前未诊断的嗜铬细胞瘤。

(1)首先应预防此类事件的发生。术前充分了解病史,对可疑临床表现和症状或既往有嗜铬细胞瘤手术史的患者应充分评估是否仍存在嗜铬细胞瘤。

(2)若麻醉期间怀疑嗜铬细胞瘤并出现高血压危象者应立即加深麻醉同时使用血管活性药物控制血压,首选酚妥拉明或硝普钠。如经以上处理仍不能控制血压者应暂停手术,待血压控制良好并充分补充血容量后再次安排手术。

(四)术后管理

1.经过充分术前准备的患者在术后多可正常苏醒并拔除气管导管并转移至 PACU 进一步观察。若患者术后仍需血管活性药物维持血压、术中发生大出血或严重血流动力学波动等事件则应转送至 ICU 行进一步治疗。

2.术后并发症的防治。

(1)血流动力学不稳定:患者术后血浆内儿茶酚胺水平迅速降低,术前 α 受体阻滞剂的作用导致术后严重低血压甚至休克。患者通常需要持续泵注去甲肾上腺素或血管加压素以维持血压,以保证重要器官血供。此类药物不可突然停用,以防血压再次下降;50%的患者可能发生术后持续性高血压,若持续超过一周可能是由于容量负荷过大、肿瘤切除不全或原发性高血压所致。

(2)反射性低血糖:发生率仅为 4%,且多数发生在术后早期。建议在术后 48h 内密切监测患者血糖水平。

(3)肾上腺功能减退:一般发生于术后 24h,多表现为不同程度的心悸、胸闷、呼吸急促、血压下降、四肢酸痛、甚至嗜睡等症状。糖皮质激素的使用可有效预防肾上腺危象的发生。

三、原发性醛固酮增多症患者的麻醉

(一)原发性醛固酮增多症(原醛症)的病理生理学基础

原醛症是由于肾上腺素皮质球状带发生病变从而分泌过多的醛固酮。过多的醛固酮作用于肾脏的远曲小管,增加钠及水的重吸收,同时由于存在 Na^+-K^+ 交换及 Na^+-H^+ 交换而使肾小管排 K^+ 及排 H^+ 增加,故引起水钠潴留、血钾降低、血容量增加、肾素-血管紧张素系统的活性受到抑制。大多数是由肾上腺醛固酮腺瘤引起,也可能是特发性醛固酮增多症。

(二)原醛症的临床表现

1.高血压:属于继发性高血压,舒张压的上升相对明显,且为持续性渐进性升高,晚期高血压可引起心肌肥厚甚至心力衰竭。若晚期患者继发肾小动脉硬化和慢性肾盂肾炎,即便原醛症得以治疗,高血压症状也不易完全解除。

2.低血钾:当血钾<3.0mmol/L时,临床上可出现心律失常、心肌缺血、神经肌肉功能障碍。典型患者可出现周期性肌肉无力麻痹,甚至可发展为呼吸及吞咽困难。

3.糖耐量异常及糖尿病:由于细胞内低钾,胰岛 B 细胞释放胰岛素受到抑制。

4.酸碱失衡:醛固酮在促进排钾保钠的同时还促进尿 NH4$^+$ 的排出,CL 和 HCO$_3$$_-$ 的重吸收增加,导致细胞外低钾性碱中毒和细胞内高氯性酸中毒。

5.低血镁:过量的醛固酮导致尿镁排出增多,导致血镁降低,易出现肢端麻木及手足抽搐。

(三)术前准备:主要纠正电解质紊乱

1.低盐饮食。

2.口服或静脉补钾治疗。

3.使用螺内酯进行治疗,保钾排钠。

(四)麻醉方式选择及术中管理

1.全身麻醉及硬膜外麻醉均可应用于该手术,但需要根据具体病情进行分析并做出正确的选择。

2.严密监测术中血流动力学的波动。

3.围术期监测血钾及血糖的波动。

第十节 甲状腺手术的麻醉

一、甲状腺的解剖和生理功能

甲状腺位于颈前下方的软组织内,大部分位于喉及气管上段两侧,其峡部覆盖于第 2 至第 4 气管软骨环的前方。甲状腺占位或单纯甲状腺肿大均可造成气管压迫引起呼吸困难。甲状腺向下方生长深入胸腔,称为胸骨后甲状腺。甲状腺滤泡细胞分泌甲状腺素,而甲状旁腺则分泌降钙素。

甲状腺素的生理功能包括:

1.促进细胞氧化,提高基础代谢率,增加组织产热;

2.维持生长发育,尤其对脑和骨骼的发育最为重要,婴幼儿期甲状腺素分泌不足可引起呆小症;

3.增强心肌对儿茶酚胺的敏感性;

4.兴奋神经系统;

5.增强消化系统的能力。

二、麻醉前评估

1.甲状腺占位的大小及累及范围。

2.甲状腺功能情况,是否存在甲状腺功能亢进或减低。

3.肿大的甲状腺对气管、食管、血管和神经的累及情况,尤其需要注意术前是否合并呼吸困难及声音嘶哑情况。呼吸困难的患者应复习影像学检查,评估气道狭窄位置及程度,以做好困难气道准备及插管型号的选择。

4.评估巨大肿瘤压迫气管术后是否会出现气管塌陷(米瓦试验)。

5.患者的全身情况、精神状况。

三、麻醉管理

(一)麻醉方式的选择

1.气管内插管全麻是目前最常选择,也是最安全的方式。

2.全身麻醉联合颈丛神经阻滞,可以降低手术应激反应,减少阿片类药物的使用,适用于老年及危重患者的麻醉。

3.对于术前已存在呼吸困难的患者应按困难气道处理,应采用充分表麻后清醒插管,备好困难气道抢救车。

(二)术中监测

1.常规监测:血压、心电图、脉搏血氧饱和度、体温、呼末二氧化碳。

2.神经监测仪:可协助外科医生在术中判断喉返神经位置并避免意外损伤。

3.对于合并基础疾病者应根据情况进行直接动脉、中心静脉及血流动力学监测。

(三)麻醉管理要点

1.麻醉中避免使用兴奋交感神经系统的药物。

2.应用神经监护仪的患者,需应用低剂量的短效肌松剂进行麻醉诱导,并通过可视喉镜固定好肌电图专用气管导管。术中不再追加肌松剂,通过静吸复合的方式维持适宜的镇静和镇痛。

3.术前存在气管压迫的患者,应选择使用加强金属丝导管,并确保气管插管前端超过气道狭窄处。

4.气管导管的拔除:待患者清醒后拔除气管导管。拔管的过程中,可将导管先退至声门下方,仔细观察患者气道是否通畅,呼吸是否平稳,一旦出现呼吸道梗阻,立即再次行气管插管。拔管时床旁还应备有气管切开包,以备不时之需。

四、术后并发症的处理

1.术后呼吸困难和窒息,是甲状腺手术术后最危急的并发症,多发生在术后 48h 内。

(1)原因:切口内出血压迫气管、喉头水肿、气管塌陷。

(2)处理:如颈部肿胀怀疑切口内出血者应立即打开手术切口,去除血肿;其他原因的呼吸困难可尝试气管插管,失败后考虑行气管切开。

2.喉返神经损伤,分为暂时性及永久性。

(1)原因:术中牵拉、缝扎及切断神经所致。

(2)临床表现:一侧损伤引起声音嘶哑,双侧损伤则会引起失音或严重的呼吸困难。

3.喉上神经损伤。

(1)原因:结扎或切断神经导致。

(2)临床表现:内支受损时出现咽喉黏膜感觉丧失,易发生误吸,尤其是饮水呛咳;外支受损则导致环甲肌瘫痪、声带松弛、患者发音改变、最大音量降低。

4.甲状旁腺功能减退。

(1)原因:术中甲状旁腺被误切、挫伤或血液供应受累。发生在术后 1～7d,多发生在术后 48h 内。只要有一枚功能良好的甲状旁腺保留下来就可以维持甲状旁腺的正常功能。

(2)临床表现:低钙血症、神经应激性增高、肢端或口周麻木,严重时可出现腕、足痉挛,甚至喉肌及膈肌痉挛,引起窒息。

(3)处理:严重低钙血症应静脉注射钙剂,10％葡萄糖酸钙 10mL 在 5min 左右注入,可重复使用。

五、甲状腺功能亢进患者的麻醉

甲状腺激素分泌过多,导致循环中甲状腺素水平异常增高,出现以全身代谢功能亢进、心脏和神经系统兴奋性增高为主要特征的疾病总称,20～40 岁育龄女性多发。

(一)临床表现

1.高代谢综合征:多食消瘦、怕热多汗、疲乏无力。

2.循环系统高动力性反应:心动过速、心律失常、脉压增宽、甲亢性心脏病。

3.神经精神系:焦躁易怒、多言好动、震颤。

4.肌肉系统:甲亢性周期性瘫痪,常伴有低血钾。

5.压迫症状:甲状腺弥漫性肿大压迫气管,造成气管移位或狭窄。

6.眼症:突眼。

7.其他:腹泻、凝血因子减少、血小板减少性紫癜。

(二)甲亢患者手术治疗的适应证

1.中度以上的原发性甲亢。

2.继发性甲状腺结节或高功能腺瘤者。

3.药物或 ^{131}I(^{131}碘)治疗无效、停药后复发者。

4.有压迫症状或胸骨后甲状腺的患者。

(三)术前评估及准备

甲亢患者无论是行甲状腺手术还是非甲状腺手术均会极大增加手术风险,必须给予积极的干预。除急诊手术后,术前须确定甲状腺功能正常。

1.术前评估:

(1)基础代谢率(BMR,％)＝(脉率＋脉压差)－111,测量要在完全安静及空腹时进行,正常值为－10％～＋10％。BMR 在 20％～30％之间为轻度甲亢,30％～60％为中度甲亢,＞60％为重度甲亢。

(2)心率:应小于 90 次/min。

(3)复查甲状腺功能:游离甲状腺素(FT4)和游离三碘甲腺原氨酸(FT3)可直接反映甲状腺功能,应控制在正常范围内。促甲状腺素(TSH)是反应下丘脑－垂体－甲状腺轴功能的敏感指标,但由于受抑制时间较长,在术前低于正常值并不是手术禁忌。

(4)气道评估:与甲状腺手术相同。

(5)心肺功能评估。

2.术前准备。

(1)抗甲状腺药物:丙硫氧嘧啶(PTU)、甲巯咪唑(MMI)均可抑制甲状腺素合成。

（2）碘剂治疗：减少甲状腺血流，抑制甲状腺素释放。

（3）β受体阻滞剂：抑制甲状腺素（T4）向三碘甲腺原氨酸（T3）转化。因 T3 活性是 T4 的 3～4 倍，且绝大多数是 T4 在外周转化而来。

（4）术前用药：镇静药物可减少紧张和情绪波动；应避免使用阿托品，可用长托宁、丁溴东莨菪碱等药物替代。

3.甲亢患者手术时机的选择。

（1）BMR 不超过＋20％。

（2）静息心率不超过 90 次/min。

（3）全身症状改善：情绪稳定、睡眠良好、体重增加。

（四）麻醉管理要点

1.在病情稳定及充分术前准备的前提下可以选择颈丛阻滞，但应避免使用含有肾上腺素的局麻药。

2.气管内插管全麻是更加舒适的选择。

（1）对可能的困难气道患者采取安全诱导方法，可考虑保留自足呼吸的纤支镜插管，也可考虑镇静镇痛下清醒插管。

（2）麻醉诱导及维持应保证足够的深度，避免交感过度兴奋。甲亢患者由于高代谢状态，吸入麻醉药物的 MAC 值升高，其他药物也存在代谢增快的情况，应注意术中用药量及观察患者反应，避免出现术中知晓。

3.术中应避免使用交感神经兴奋类药物，如氯胺酮、阿托品、麻黄碱、肾上腺素、潘库溴铵等。

4.术中出现低血压时首选去氧肾上腺素或甲氧明。麻黄碱、肾上腺素、去甲肾上腺素和多巴胺应避免或以极低剂量使用，以防血流动力学的剧烈波动。

5.对于有眼症的患者应格外注意眼睛的保护。

6.术中除常规监测外应注重 $PETCO_2$ 及体温的监测。

（五）甲状腺危象

1.甲状腺危象（thyroid crisis），又称甲亢危象，是甲状腺毒症急性加重的一个临床综合征。多发生于甲亢未经治疗或控制不良的患者，在感染、手术、创伤或甲亢治疗突然停药后。

2.临床表现。

（1）原有的甲亢症状加重：T＞39℃，HR＞140 次/min，可伴有房颤或房扑，患者烦躁不安、大汗淋漓、呕吐腹泻。

（2）全麻中的患者表现为难以解释的血压升高、心率增快及体温显著升高。

3.甲亢危象的处理。

（1）对症处理：补液、降温、镇静、吸氧。

（2）β受体阻滞剂，如艾司洛尔，持续静脉泵注直至 HR＜100 次/min。

（3）抑制甲状腺素合成：丙硫氧嘧啶或甲巯咪唑。

（4）拮抗甲状腺素反应：氢化可的松 50～100mg 静滴，每 6～8h 重复 1 次。

（5）常规治疗效果欠佳时，可进行腹膜透析、血液透析或血浆置换。

第十一节　心脏及大血管手术的麻醉

现在外科学奠基于 19 世纪 40 年代,其后便进入飞速发展期,但心脏及大血管手术一度被认为是外科手术的禁区。直至体外循环术的发明才使得心血管手术在近 100 年之间逐步得到发展,使罹患心脏病的患者得到外科手术治疗的机会。

一、体外循环术(cardiopulmonary bypass,CPB)

体外循环是指将血液从左心房或右心房引出,经泵氧合注入动脉,从而为外科或其他的治疗方法提供有利条件。另外体外循环中还可进行有效的温度控制,心肌保护液灌注,手术野的血液回收及血液超滤等。目前,体外循环已广泛地应用于心脏外科、创伤、胸腔内肿瘤的切除、介入支持疗法、中毒抢救等诸多方面。

(一)体外循环的基本原理

未经氧合的血液通过静脉插管从右心房(或上下腔静脉)以重力引流的方式至氧合器的静脉回流室。静脉回流室同时接收心外吸引和心内吸引的血液,同时可以调控静脉回流量及心脏充盈情况。回流室内的血液通过滚压泵或离心泵注入变温器和氧合器。气体混合器将一定浓度的氧送至氧合器使静脉血液在其内发生氧合,氧合后的血液通过动脉滤器去除栓子后经动脉(一般为主动脉)输送回患者体内(图 12 - 3)。

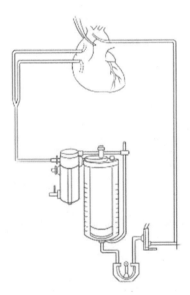

图 12 - 3　体外循环示意图

(二)肝素抗凝与拮抗

1.肝素抗凝:体外循环中主要抗凝药物为肝素。肝素在体内和体外都有抗凝作用,几乎对凝血过程的每一环节均有抑制作用,尤其是通过抗凝血酶Ⅲ(AT－Ⅲ)而使凝血酶灭活的作用更加强大。肝素用量通常为400IU/kg(3mg/kg)。在行体外循环的过程中通过激活凝血时间(ACT)来监测凝血功能,要求 ACT＞480s。

2.鱼精蛋白拮抗:鱼精蛋白是从鱼类精子中提取的蛋白质,分子量约为4500,呈强碱性。在体内存在大量肝素的情况下,强碱性的鱼精蛋白可与强酸性的肝素以离子键按1:1的比例结合,即每1mg鱼精蛋白可中和100IU的肝素。因肝素在转流的过程中已有部分消耗,故鱼精蛋白应偏小于肝素的总量,按0.8:1~1:1的比例进行中和。并测量ACT,以ACT恢复或接近转流前生理水平为标准。

鱼精蛋白具有抗原性,少数患者会发生过敏或类过敏反应,临床表现为皮肤红斑、荨麻疹、黏膜水肿、体循环阻力下降、肺动脉高压等。故鱼精蛋白给药时要缓慢静注,同时辅以钙剂。

二、麻醉前评估及准备

1.心功能分级。

2.常规及特殊检查。

(1)心电图:心率、心律、ST-T段。

(2)胸片:肺(充血或缺血改变)、心影大小及心胸比。

(3)心功能检查:心脏超声、心脏核素检查、冠脉造影。

3.了解心脏病病情特征。

(1)先天性心脏病:有无紫绀。

(2)心脏瓣膜病:各瓣膜狭窄及关闭不全程度。

(3)缺血性心脏病:病变范围、部位,有无心肌梗死及心肌梗死至手术的时间、心功能情况以及是否合并高血压、糖尿病。

三、麻醉前准备

要求改善心功能及全身状况,减轻或消除患者的焦虑、恐惧,以降低氧耗及心脏做功。(一)调整心血管治疗药物:注意心血管治疗用药与麻醉的关系

1.洋地黄类药物。

(1)危险性:治疗剂量与中毒剂量范围小,合并低钾血症更易导致洋地黄中毒。

(2)术中低钾血症:利尿剂、过度通气及胰岛素的使用。

(3)处理方法:术前短暂停用洋地黄类药物或改用替代药物。

2.β受体阻滞剂和钙通道拮抗剂。

(1)可有效减少心绞痛、冠脉痉挛及心肌氧耗。

(2)术前不应停药,并主张围术期使用。

3.抗高血压药物。

(1)术前需要合理控制血压,一般不主张停药(除了单胺氧化酶抑制剂类)。

(2)需要注意的是与麻醉药合用时所致的严重低血压。

4.利尿剂:可引起患者血容量不足及低钾血症(排钾性利尿剂)。

(二)麻醉前用药

1.减轻患者术前焦虑及紧张引起的心脏氧耗增加,可选用苯二氮草类药物。

2.镇痛作用:应在行有创操作前给患者一定的镇痛,减少不良刺激,可选择阿片类及阿片受体

激动剂等。

3.减少分泌物及不良反射:选择抗胆碱能药物,长托宁等。

4.抗血小板药物:术前 2 周停用,必要时可改用肝素。

四、麻醉方法及用药的选择

(一)麻醉方法选择

1.以气管内全身麻醉为主。

2.胸段硬膜外麻醉(TEA)在提供良好镇痛的基础上还可以增加冠脉灌注压、促进心肌血流向心内膜下层及缺血的侧支重新分配以及缩短心肌缺血后的顿抑时间及减少梗死范围。但是由于心脏手术需要使用肝素抗凝,增加硬膜外血肿的风险,所以不建议全麻复合 TEA 应用于心脏手术。

3.椎旁阻滞:可以提供良好的镇痛,同时对循环及呼吸的影响轻微,为快通道心脏手术麻醉提供了助力。

(二)麻醉用药选择

以往的心血管手术麻醉通常采取大剂量芬太尼麻醉,用量一般可达到 $30\sim50\mu g/kg$。随着快速、短效和强效麻醉药的出现如咪唑安定、丙泊酚、瑞芬太尼及七氟烷、地氟烷的临床应用,芬太尼已不再是心血管麻醉的"当家"药物。

心血管手术的麻醉没有固定的模式,麻醉深度要适宜,要根据术中关键步骤(如气管插管、切皮、锯胸骨、转流前、停机等)进行调整,以保证有效地降低应激反应。同时也要注意麻醉方法及用药对患者心脏及血管的抑制作用,辅助一定的血管活性药物以保证循环的稳定。

五、先天性心脏病心内直视手术的麻醉

(一)病理生理学基础

1.分流性病变:房间隔缺损(ASD)、室间隔缺损(VSD)、动脉导管未闭(PDA)、法洛四联症(TOF)等。

2.混合性病变:单心房、单心室、大动脉转位、三尖瓣闭锁、完全性静脉异位引流等疾病。

3.阻塞性病变:肺动脉瓣或肺动脉狭窄、主动脉瓣或主动脉狭窄、主动脉弓中断等。

4.反流性病变:Ebstein 畸形(三尖瓣下移)及其他原因所致的瓣膜关闭不全。

(二)麻醉处理原则

小儿先心病患者心脏结构存在异常,但心肌细胞功能大致正常,所以在围术期通常不需要应用过多的心血管药物及可维持一定的心功能。而成年及老年患者因为病变时间较长,继发心功能下降,围术期需加强药物支持。

1.先心病患者以小儿居多,应遵循小儿麻醉的特点。术中维持合适的心率,避免心动过缓。

2.紫绀型先心病防止漏斗部痉挛而加重缺氧。

3.避免体循环低血压,防治肺循环高压。

4.调整呼吸参数,维持血气正常,避免气道压力过高对体、肺循环的不利影响。

5.对于紫绀型患者在矫正前尽可能减少右向左分流,手术矫正之后尽可能扩张肺血管,并适当增加通气量,以使矫正前血量较少的肺脏能够容纳肺血而不发生肺充血甚至肺水肿。矫正后肺血

增多进而增加左室前符合,所以应适当强心治疗。

六、瓣膜置换术的麻醉管理

(一)二尖瓣狭窄(mitral stenosis,MS)

1.病理生理学特征。

(1)二尖瓣狭窄导致左心室充盈受限,每搏量下降。

(2)左房内容量增高导致左房压增高,进而出现肺淤血、肺动脉高压及右心衰竭。

(3)左房内压升高易形成血栓。

2.麻醉管理。

(1)避免心率增快,因心率增快可导致心脏舒张期时程缩短,使左室充盈量进一步下降,心输出量进一步减少。

(2)适当控制液体,防止左房压进一步升高形成肺水肿。

(3)如存在心房附壁血栓,应防止血栓脱落。

(4)注意保护心功能,防治心律失常。

(二)二尖瓣关闭不全(mitralregurgitation,MR)

1.病理生理特征。

(1)左室收缩时部分血流反流回心房,导致心输出量下降。

(2)心率下降时收缩期时程延长,反流量增加使心输出量进一步下降。

(3)外周阻力增加时,也可导致心输出量进一步下降。

(4)左房压升高,导致肺淤血及肺动脉高压。

2.麻醉管理。

(1)避免心动过缓。

(2)适当降低外周血管阻力。

(3)适当补充血容量。

(4)重症患者应积极考虑球囊反搏术。

(三)主动脉狭窄(Aortic stenosis,AS)

1.病理生理特征。

(1)心搏量下降,易出现低血压及器官灌注不足。如心率增快则收缩期时程缩短,进一步降低心输出量。

(2)因主动脉瓣狭窄,患者常合并左室肥厚,易出现心内膜下心肌供血不足及心肌收缩力下降。

2.麻醉管理。

(1)避免心动过速,维持正常心率。

(2)避免外周血管扩张,低血压时可选用纯 α 受体激动剂维持血压以保证心肌供血。

(四)主动脉瓣关闭不全(Aortic regurgitation,AR)

1.病理生理特征。

(1)主动脉瓣关闭不全导致舒张压降低、冠状动脉供血不足。

(2)心率下降致收缩期时程延长,反流量增加,心输出量下降。

(3)外周阻力增大也会导致反流量增加。

2.麻醉管理。

(1)避免舒张压过低维持冠状动脉血供。

(2)维持稍稍增快的心率以减少反流量。

(3)维持适当的外周阻力,防止外周阻力下降导致舒张压降低。

(4)维持有效循环血量。

(五)联合瓣膜病

临床上患者往往既有瓣膜狭窄又有关闭不全。此时应以哪种病变为主来决定处理原则,尤其是血管活性药的使用应根据患者对药物的血流动力学反应来随时调节用药的种类及剂量。寻找出心率、血压、容量及血管阻力之间的最佳匹配,以维持最佳的血流动力学状态。

七、冠心病冠脉搭桥术(coronary artery bypass grafting,CABG)的麻醉管理

(一)冠心病的病理生理特征

冠心病是指因冠状动脉狭窄性疾病引起的心肌供血不足所造成的缺血性心脏病。其病理生理学基础是心肌氧供减少及氧耗增多,造成心肌缺氧性改变。冠状动脉病变以局限性狭窄为多,但多可为弥漫性。慢性梗阻可能在缺血区周围形成侧支供血,但急性梗阻可能造成急性心肌梗死甚至心室壁穿孔。

(二)麻醉管理原则

冠心病患者麻醉的关键是维持心肌氧供需平衡,实际是保持血流动力学的稳定。正常心脏从冠状动脉已几乎最大限度地摄取氧量,所以如心肌需氧量增加,只有靠增加冠状血流,才能从动脉血中摄取额外的氧量,以求得供氧和需氧的平衡。影响心肌氧供需平衡的因素如表 12-21 所示。

表 12-21　心肌氧供及氧耗影响因素

氧供降低	氧耗增加
心动过速	心动过速
低舒张压	前负荷增加
前负荷增加	后符合增加
低CO_2血症	增加心肌收缩力
冠状动脉痉挛	
贫血	

1.尽量维持适当的动脉血压,避免低血压和高血压。

2.控制心率,防止心动过速。

3.维持合适的前负荷。

4.加强监测,ECG、IBP、CVP、PAWP、经胸/食道超声。

(三)不停跳冠脉搭桥手术(Off-pump Coronary Artery Bypass Grafting,OP-CABG)

1.不停跳冠脉搭桥术的优点。

(1)避免了体外循环。

(2)降低术后心肌酶和肌钙蛋白释放。

(3)缩短术后呼吸机辅助时间、ICU 停留及住院时间。

(4)高危患者及女性患者更有优势。

(5)减少围术期输血。

2.不停跳冠脉搭桥的难点。

(1)要求心脏外科医生具有轻柔、娴熟的手术技巧,在手术中减少压迫、翻动心脏造成心输出量大幅下降。

(2)要求麻醉医生具有严密、敏捷的观察处理能力,在术中合理应用血管活性药物调控心血管功能。

第十二节 小儿患者麻醉

小儿患者年龄范围自出生至 12 岁。年龄在 1 月以内者称为新生儿,1 个月～1 岁者称为婴儿,2～3 岁者称为幼儿,4～12 岁者称为儿童。

小儿患者的麻醉安全有赖于对小儿的生理、解剖和药理详细的了解和掌握。小儿相较于成年人有很多特殊的生理解剖特点,决定了其麻醉的特殊性。

一、小儿的生理和解剖特点

(一)呼吸系统

1.鼻腔:鼻孔的大小约与环状软骨处相等,气管导管如能通过鼻孔,一般均能进入气管。婴儿主要经鼻腔呼吸,但鼻腔比较狭窄,易被分泌物或黏膜水肿所阻塞,因此鼻腔阻塞可以引起婴儿的呼吸困难。儿童鼻咽部淋巴组织丰富,腺样体肥大,但不影响经鼻腔行气管插管。

2.舌体:婴儿舌体相对较大,增加面罩通气和喉镜置入的困难。

3.喉:婴儿喉头位置较高,位于第 3～4 颈椎水平(成人位于第 5～6 颈椎水平),且较向头侧及向前,其长轴向下向前,而会厌软骨较大,与声门成 45°角,因此会厌常妨碍声门的显露。6 岁以下小儿喉头最狭窄的部分不是声门,而是声门下环状软骨处。

4.气道:小儿气道直径小,如黏膜水肿、气道痉挛等情况下气道阻力大大增加。婴儿气管分叉处高,在第 2 胸椎水平(成人在第 5 胸椎水平),两侧支气管分叉角度在婴儿基本相同,故气管插管插入过深时进入两侧支气管的机会相等。婴儿支气管平滑肌较儿童少,故婴儿哮喘时,使用支气管扩张药治疗通常无效。

5.胸廓:婴儿肋骨呈水平位,胸壁顺应性高,而肋骨对肺的支持少,难以维持胸内负压,因此每次呼吸均有功能性呼吸道闭合。婴儿胸式呼吸不发达,胸廓的扩张主要靠膈肌,如果腹腔内容物增加,影响膈肌活动即影响呼吸。

6.肺:新生儿出生时支气管树已形成,但肺泡数目少,直至8岁才完成发育,新生儿肺泡面积约是成人的1/3。

7.呼吸功能:新生儿主要通过增加呼吸频率(而不是容量)来满足高代谢的需要(表12-22)。新生儿时期即存在功能性残气,足以对吸入气进行缓冲。婴儿的功能残气量、残气量与肺容量之比较成人高,提示呼气后肺部存在较大量的残气。

表12-22　小儿正常呼吸频率

年龄（岁）	呼吸频率（次/min）
新生儿	40～45
1	35～40
2～3	30～35
4～7	25～30

据统计,小儿麻醉相关性心跳骤停中占第一位的原因是由于通气问题导致缺氧所致,并且因此而造成的麻醉死亡超过成人。因此,掌握小儿麻醉期间的呼吸道管理是安全实施小儿麻醉的基本条件。

(二)心血管系统

1.心脏:新生儿和小于2岁婴幼儿的心脏位置较高,多呈横位,心尖搏动位于左侧第四肋间锁骨中线外侧,心尖部主要为右心室。3～7岁的小儿心尖搏动已位于第五肋间锁骨中线处,心尖部为左心室。7岁以后心尖位置逐渐移至锁骨中线内0.5～1cm处。

2.心率:年龄越小心率越快(表12-23),主要与新陈代谢旺盛和交感神经兴奋性有关。随着年龄增加,心率逐渐减慢。

表12-23　小儿正常心率

年龄	心率(次/分钟)
新生儿	120～140
1岁以内	110～130
2～3岁	100～120
4～7岁	80～100
8～14岁	70～90

3.血压:正常新生儿收缩压60～80mmHg。随着年龄的增加,血压逐渐升高。小儿正常收缩压一般约等于(年龄×2+80)mmHg,舒张压为收缩压的2/3。新生儿心排血量高,约180～240mL/kg/min,是成人的2～3倍,以满足高代谢的需要。小儿的心输出量主要受心率影响,故小儿麻醉时要警惕由各种原因引起的心率下降。

(三)神经系统

1.婴幼儿神经髓鞘发育不完善,有呼吸抑制作用的药物应慎用。

2.小儿迷走神经张力增高,术中易发生心率变化。

3.对出血的交感反应较低。

4.神经肌肉接头发育不成熟,对非去极化肌松药更敏感,故术中应减少肌松药用量。

(四)体温调节系统

1.散热:小儿与成人相比体表面积与体重的比例大,脂肪储备少,因而术中易发生体温的丢失。

2.产热:婴儿肌肉组织少,寒冷时不能通过寒颤或调节行为来代偿。

3.寒冷应激:婴儿对寒冷应激的反应是增加去甲肾上腺素的生成从而增加棕色脂肪的代谢。

(五)肝肾功能及消化系统

1.肝功能:新生儿肝功能发育不完全,药物的酶诱导作用不足。随着年龄的增长代谢药物的能力迅速增加。对药物降解能力较差,清除半衰期延长。

2.肾功能:小儿2岁时肾功能发育至成人水平。但对葡萄糖、氨基酸、钾、钠等物质的重吸收能力较低,对液体过量或脱水耐受力低。

3.小儿吞咽与呼吸的协调能力在4~5个月时发育完全,胃呈水平位,故新生儿发生胃食管反流的发生率高。

(六)体液平衡

细胞外液占体重的比例较成人高,新生儿占35%~40%,小儿占30%。小儿对禁食及液体限制耐受性差,故术前禁食时间应适当缩短,术中适当输注葡萄糖。

(七)小儿麻醉药理

儿童不是缩小版的成人。在生命最初几个月中机体生长成熟迅速,对药物的吸收、分布、再分布、代谢、分泌也发生着迅速的变化。通过观察婴儿对多种麻醉药物和神经肌肉阻滞剂的反应发现其血脑屏障对药物的通透性和神经肌肉接头对肌松药的敏感性均与成人不同。

1.按体重计算,小儿总体液量、细胞外液量以及血容量均较成人多,故达到同样药效时的公斤体重药量更大。

2.蛋白结合率低导致很多药物的表观分布容积增大。

3.肝脏的药物酶代谢系统在新生儿是很不完善或是缺乏的。

4.新生儿及婴幼儿的肾小球滤过率较成人慢。

5.新生儿及婴儿行吸入诱导较成人快。

6.各种吸入麻醉药的MAC均与年龄成反比。

二、麻醉前评估与准备

1.术前须对患儿进行访视,与患儿建立感情,得到家长的信任。

2.从家长处详细了解患儿病史、外科相关病史、既往疾病手术史、出生状况、有无变态反应史、出血倾向、家族麻醉史、哮喘肺炎及近期上呼吸道感染病史。

3.体格检查注意判断小儿发育情况、气道评估、通过了解运动量判断心肺功能、行心肺听诊检查是否有心脏杂音或异常呼吸音等情况。

4.患儿近期是否有上呼吸道感染及症状体征。小儿上呼吸道感染为小儿常见疾病,其发病期间,呼吸道由于炎症反应激惹,围术期屏气、血氧饱和度降低、喉痉挛、支气管痉挛等呼吸道并发症的发生率明显增加。一般认为,小儿单纯上呼吸道感染2~4周,呼吸道的应激性均较高。如果上呼吸道感染累及支气管且分泌物较多(咳嗽且咳痰多)或者小儿体温在38℃以上最好推迟手术。对于经常"感冒"的患儿,只能避开其发热和肺炎时期而选择相对安全的时机实施手术。一旦决定为上呼吸道感染的小儿实施麻醉,尽量选择对呼吸道干扰少的麻醉方法。

5.术前禁食水时间(表12-24)。

表12-24　小儿术前禁食水时间

摄入种类	禁食时间（h）
清饮料	2
母乳	3
处方奶	4
非母乳	4
易消化固体食物	6
不易消化固体食物	8

以下误吸风险高的小儿应严格控制禁食时间,对禁食水时间不够而又需要急诊手术的患儿必要时也需按饱胃麻醉处理:

(1)严重创伤的小儿,创伤应激导致胃内容物不易排空。

(2)急腹症伴恶心呕吐及电解质紊乱的患儿。

(3)食道手术、食道功能障碍的患儿。

(4)肥胖及困难气道的患儿。

(5)中枢神经系统疾病患儿,如颅脑外伤、脑积水及脑瘫患儿。对以上误吸风险高的患儿,麻醉前可给予 H2 受体阻滞剂(如西咪替丁 7.5mg/kg)。

6.术前用药:新生儿仅用阿托品 0.1mg 肌注,其他年龄组可使用阿托品 0.01～0.02mg/kg 加安定 0.2mg/kg 肌注或咪达唑仑 0.5mg/kg 口服。

三、小儿麻醉器械

1.麻醉机:小儿与成人麻醉机不存在特殊的差别,要求可以提供精确的新鲜气流、精确浓度的吸入麻醉药。新生儿麻醉应提供空气,避免高浓度氧气造成视网膜病变。新生儿及低体重的婴儿麻醉可能需要功能比较高级的麻醉机,比如具备压力通气模式。成人麻醉呼吸机的压缩容量相对较大,有条件可更换小儿专用风箱。

2.呼吸回路:理想的小儿呼吸回路要求器械死腔小,呼吸阻力低、尽可能减少 CO_2 的重复吸入。在临床中,建议 10kg 以下的小儿选用专用呼吸回路。

3.气管导管选择:

(1)气管导管(ID)＝年龄(岁)/4＋4.5。

(2)气管导管经口插入深度(cm)＝年龄(岁)/2＋12。

(3)气管导管经鼻插入深度(cm)＝年龄(岁)/2＋15。

(4)6 岁以下小儿可选用不带套囊的气管导管,6 岁以上需使用带套囊的导管。

(5)吸痰管(F)＝气管导管 ID 号×2。

4.喉罩选择(表12-25)。

表12-25　小儿患者喉罩大小选择

喉罩大小（号）	理想体重（kg）	套囊充气容量（mL）
1	<5	2～5
1.5	5～10	5～7
2	10～20	7～10
2.5	20～30	12～14
3	>30	15～20

四、麻醉方法

(一)全身麻醉

1.吸入诱导:最常用的是七氟烷,也是小儿吸入诱导的首选药物。七氟烷的优点包括患儿易接受、诱导及苏醒快速平稳、对循环及呼吸影响小。新生儿的 MAC 值为 3.3,年幼儿 MAC 值为 2.5;由于苏醒迅速,应注意早期应用镇痛药,以减少术后疼痛和苏醒期躁动的发生。由于地氟烷、异氟烷刺激性气味较大,易导致患儿咳嗽、屏气及喉痉挛,故应避免用于吸入诱导。

2.静脉诱导:目前常用的药物有丙泊酚(3～4mg/kg)、咪达唑仑、氯胺酮及肌松药(琥珀胆碱、顺式阿曲库铵,罗库溴铵)。使用琥珀胆碱前常规使用阿托品,避免发生心动过缓。

3.麻醉维持

(1)与成人基本相同,可选择全凭静脉、全凭吸入或静吸复合。

(2)机械通气:1 岁以下小儿应选择压力通气模式,呼吸峰压设置在 15～18cmH$_2$O;较大的儿童可选用容量通气模式,潮气量设置为 6～8mL/kg。

(二)区域阻滞

在基础麻醉或辅助药的情况下,小儿也可在局部浸润麻醉和神经阻滞麻醉下进行手术。需注意的是应备好麻醉机、相关药品及气管插管相关物品。

1.椎管内麻醉:多使用骶管阻滞。适用于年长儿会阴部手术及学龄前、婴幼儿行下腹部及下肢手术。穿刺简便且局麻药容易扩散,可获得良好的麻醉及镇痛效果。

局麻药剂量(mL)＝体重(kg)×(0.8～1.0)。

2.神经阻滞:可以在超声引导下行相应的神经阻滞麻醉。

五、液体管理

小儿水代谢较成人快,故不耐受脱水。同时小儿血容量有限,过多的输液可明显加重心脏负担。

(一)术中液体补充

1.液体补充应包括术前禁食水损失量、生理需要量及术中丢失量。生理需要量计算根据 4:2:1 原则计算,即第一个 10kg 需要 4mL/kg/h 液体量,第二个 10kg 需要 2mL/kg/h 液体量,剩余体重按 1mL/kg/h 计算。

2.术前损失量＝生理需要量×禁食水时间。

3.生理需要量和术前损失量在手术第一小时内补充 50％,第二小时和第三小时各补充 25％。

4.根据失血量的多少选择使用人工胶体或血液制品进行补充。

5.液体第三间隙的转移可根据手术大小进行估算:浅表小手术失液少,仅为 0～2mL/kg/h,而腹部大手术失液可高达 15mL/kg/h。对手术创伤小的手术可按 2mL/kg/h 补液,中等手术可按 4～6mL/kg/h 补液,创伤性大的手术可按 6～10mL/kg/h 补液。第三间隙的补充通常使用平衡盐溶液补充。

(二)术中输血治疗小儿血容量少,失血应考虑其占血容量的百分比(表 12－26)。

表 12－26　小儿患者血容量估算

	新生儿	6周	6月	5岁	10岁	成人
平均体重（kg）	3	4	7	20	32	60
10%血容量（mL）	26	30	53	140	224	420
14%血容量（mL）	36	42	74	196	314	588
20%血容量（mL）	52	60	105	280	448	840
100%血容量（mL）	260	300	525	1400	2240	4200

1.血容量估算:新生儿 85mL/kg、小儿 70mL/kg、肥胖小儿 65mL/kg。

2.术中失血<10%的血容量,可不输血而仅输注平衡液;失血>14%的血容量应输注红细胞悬液及平衡液;此外,还可根据公式计算出最大容许出血量(maximal available bloodloss, MABL)。

$$MABL = \frac{估计血容量（mL）\times（患儿Hct-30）}{患儿Hct}$$

第十三节　休克患者的麻醉

一、休克的定义及分类

(一)定义

休克(shock)是在各种有害因子侵袭时发生的一种以全身有效循环血量下降,组织器官灌注不足为特征,进而出现细胞代谢和功能紊乱及器官功能障碍的病理生理过程。临床表现为血压下降、脉搏细弱、面色苍白、四肢厥冷、尿量减少、神志淡漠、昏迷等。

(二)休克的分类(表 12－27)

表 12－27　休克的分类

病因分类	起始环节分类	血流动力学变异分类
失血性休克		低血容量性休克
烧伤性休克	低血容量休克	心源性休克
创伤性休克	血管源性休克	分配性休克
过敏性休克	心源性休克	梗阻性休克
神经性休克		

1.低血容量性休克:休克中最常见的一种类型,由于全血的丢失、血浆量的减少或者自由水的丢失,引起血管内有效循环血量急剧减少,最终导致血压下降和微循环障碍。常见于外伤、消化性溃疡、食管静脉曲张破裂、妇科急症所引起的出血。

2.心源性休克:由于各种严重心脏疾病引起的急性心功能衰竭所致,常见于大面积急性心肌梗死、弥漫性心肌炎、急性心包填塞、肺动脉栓塞、严重心律失常以及各种严重的心脏疾病晚期。

3.脓毒血症性休克:见于各种病原微生物感染引起的脓毒血症,由于各种微生物的毒素各异,作用不尽相同。

4.过敏性休克:外界某些抗原性物质进入已致敏的机体后,通过免疫机制在短时间内发生的一种强烈的多脏器累及症候群。过敏性休克的表现与程度依机体反应性、抗原进入量及途径等而有很大差别。发病通常突然且剧烈,若不及时处理,常可危及生命。少量肾上腺素($5\sim10\mu g$)静脉注射为一线用药,抗组胺类药物为二线用药。

二、休克的临床表现

1.休克前期,失血量低于20%循环血量。由于机体的代偿作用,患者中枢神经系统兴奋性提高,患者表现为精神紧张、烦躁不安、面色苍白、四肢湿冷、脉率增快、呼吸频率增快、动脉压可维持正常、脉压差缩小、尿量正常或减少。

2.休克期,失血量达到20%～40%循环血量。患者表情淡漠、反应迟钝、皮肤黏膜发绀或花斑、四肢冰冷、脉搏细速、呼吸浅促,动脉压进行性下降、尿量减少、浅静脉萎陷、代谢性酸中毒。

3.休克晚期,失血量超过40%循环血量。患者意识模糊或昏迷、皮肤黏膜明显发绀、甚至出现瘀点及瘀斑、四肢厥冷、脉搏微弱(无创血压无法测量)、呼吸微弱、无尿,继发多系统器官功能衰竭而死亡。

三、休克的诊断

1.病因分析:是否存在引起休克的原发疾病。

2.休克指数(Shock Index,SI),SI=脉率/收缩压(表12-28)。

表12-28　休克指数临床意义

SI值	休克程度
0.5～0.7	正常
≥1.0	轻度休克
≥1.5	中度休克
≥2.0	重度休克

四、休克时重要器官的病理生理改变

1.肾脏和肾上腺:最早发生神经内分泌改变,产生肾素、血管紧张素、醛固酮、皮质醇、红细胞生成素及儿茶酚胺。休克早期时,肾脏可通过选择性收缩血管,使肾皮质血流减少,肾髓质血流增加进行自身调节,维持肾小球滤过率。但持续性低灌注会导致细胞缺血缺氧,肾小管上皮细胞斑片状坏死,继而尿浓缩功能丧失,最终发展为肾小管上皮细胞坏死和肾功能衰竭。

2.心脏:休克期间心肌细胞缺血缺氧,释放一些有毒物质如乳酸、氧自由基以及其他体液因子都对心肌产生负性变力作用。当休克失代偿时,便可能导致心功能障碍。伴有心脏疾病或直接心脏创伤的患者发生失代偿的风险更大。由于心脏每搏输出量较为固定,所以休克发生后心动过速成为唯一提高心排出量的方法,但这也对心脏氧供需平衡造成了严重的影响。

3.肺脏:也是缺血缺氧时易受炎性产物侵害的器官。免疫复合物和细胞因子在肺毛细血管的积聚会导致中性粒细胞和血小板聚集,毛细血管通透性增加,肺组织结构破坏和急性呼吸窘迫综合征(ARDS)。ARDS常发生于休克期内或稳定后48～72h内。在创伤性休克患者中,肺脏是多器官功能衰竭(MOSF)的前哨器官。

4.肠道:是受低灌注影响最早的器官之一,并且可能是MOSF的主要触发因素。休克早期即可出现强烈的血管收缩,并且常导致"无复流"现象。肠细胞的死亡会破坏肠道黏膜屏障功能从而导致肠道内细菌向肝脏及肺脏移位,进而可能导致MOSF。

5.肝脏:肝细胞新陈代谢活跃,在缺血性炎症反应和血糖调节方面发挥重要作用。休克后出现的肝脏合成功能衰竭甚至可能致命。

6.骨骼肌:大量骨骼肌缺血缺氧会产生大量乳酸和自由基,持续缺血后会导致细胞内钠离子和游离水增加,从而加剧血管内及组织间隙液体的消耗。

五、休克的治疗原则

1.休克的纠正有赖于早期的诊断及病因治疗,病因治疗的同时积极给予恰当的抗休克治疗。

2.患者可取平卧位,避免不必要的搬动,下肢可抬高$15°～20°$,有利于增加回心血量。

3.保持呼吸道通畅,同时采用高流量吸氧(鼻导管或是面罩),在无法呼吸或是呼吸衰竭的患者应建立人工气道,必须保持氧供;机械通气时避免过高的通气压力,尽可能将吸入气体氧浓度(FiO_2)控制在0.6以下,以减轻肺脏氧中毒以及对循环产生的不利影响。

4.维持正常体温,积极采取保温或降温措施,高热患者一般宜采用物理降温。

5.及早建立中心静脉输液,补充有效循环血量,改善重要脏器及微循环灌注,增加组织氧供,偿还氧债。

6.根据病因选择恰当的血管活性药物,提高平均动脉压、心肌收缩力、增加心输出量以改善重要脏器及外周组织血供。

7.根据输血指征及时使用血液制品,或使用自体血回收加成分输血。

8.使用碳酸氢钠能暂时改善酸中毒,但不主张常规使用。代谢性酸中毒的处理应着眼于病因治疗及容量复苏,在组织灌注得到恢复的过程中酸中毒状态可逐渐纠正,而过度的血液碱化会使氧离曲线左移,不利于血红蛋白向组织间隙释放氧气。因此,在休克的治疗中建议使用碱性药物仅用于严重的酸中毒。另外碳酸氢钠与游离的氢根可产生大量的CO_2,所以使用碳酸氢钠的患者需人工呼吸以排除额外产生的CO_2。

六、麻醉方法及药物的选择

1.麻醉方法首选全身麻醉。在病情得到控制及生命体征平稳后可应用区域阻滞的方法提供术后镇痛,但需正确评估病情,并不推荐。

2.麻醉药物:

(1)苯二氮䓬类,该类药物可以提供术中镇静及遗忘作用,可联合镇痛药物应用于休克患者的麻醉,临床常用咪达唑仑。

(2)依托咪酯,对循环影响小,不降低心肌收缩力,不阻断交感反应。

（3）阿片类药物，其中芬太尼及舒芬太尼对循环影响较小，不抑制心脏功能。

（4）肌松药，罗库溴铵起效快，对心血管影响小，无组胺释放作用；顺式阿曲库铵不经过肝肾代谢，在休克患者亦不延长作用时间，亦无组胺释放作用。

（5）吸入麻醉药，休克患者的 MAC 值下降。

七、术中监测

1.心电图：除了监测心率变化外还可以分析有无心律失常、心肌缺血和电解质异常。

2.动脉压：动脉压是诊断及治疗休克的重要指标。休克患者由于外周血管代偿性收缩导致无创式血压准确性下降，有条件者应尽早进行有创（直接）动脉压的测量。目标平均动脉压（MAP）应维持在 65mmHg 以上，慢性高血压患者应适当提高目标 MAP 值。

3.中心静脉压：通过中心静脉导管行静脉压力监测，其变化趋势较绝对值更有临床意义。

4.血气分析：分析酸碱状态、观察乳酸、血糖、离子变化，并对症治疗。

5.尿量：是反映肾脏血液灌注及肾脏功能的可靠指标，也可间接反映全身循环血量情况，目标尿量应≥0.5mL/kg/h。使用集尿瓶，最好应用滴管，便于随时了解尿量变化及观察治疗反应。

6.体温：监测核心体温（鼻咽、食道、直肠），对低体温及高体温给予处理。鼻咽温稍低于食道及直肠温度。

7.红细胞计数及红细胞比积：在大量出血和大容量液体复苏造成血液过度稀释时会造成组织供氧不足，休克患者应维持 Hct 在 25%～30%。

8.血乳酸：组织氧供不足时进行无氧代谢，产生乳酸。乳酸是反映组织灌注和代谢情况的灵敏指标，其升高程度与休克严重程度正相关。在抗休克治疗过程中乳酸下降代表病情好转，组织供氧得到改善。

9.心排量监测及食道超声（TEE）监测：有条件者应采用有创或无创心排量监测指导液体治疗；TEE 可明确心脏容量及收缩状态，协助诊断心源性休克及指导输液。

八、休克复苏治疗

（一）失血性休克

失血导致氧供不足并激活一些旨在保持重要器官灌注的稳态机制。是在细胞、组织及整个器官水平发生的上述复杂事件以及出血引起的灌注不足和创伤导致的组织损伤的病理过程。

1.失血性休克分级（表 12-29）。

表 12-29　失血性休克程度分级

休克等级	血液丢失（mL，%）	心率（次/分钟）	血压	脉压	呼吸频率（次/分钟）	精神状态
Ⅰ	<750(<15)	<100	正常	正常	14～20	轻度焦虑
Ⅱ	750～1500(15～30)	100～120	正常	变窄	20～30	中度焦虑
Ⅲ	1500～2000(30～40)	120～140	降低	变窄	30～40	焦虑,意识障碍
Ⅳ	>2000(>40)	>140	降低	变窄	>35	意识障碍,嗜睡

2.失血性休克的特点。

随着出血和休克，血液中适应性和非适应性改变皆会发生。在出血部位，凝血级联反应和血小板激活，形成止血栓。远离出血部位则是纤溶活性增强，可能是为了预防微血管血栓形成。因出血引起血小板数量下降，活性降低均可导致凝血功能障碍并增加死亡率。医源性因素可进一步加剧活动性出血患者的凝血功能障碍。过度的晶体液复苏稀释血液的携氧能力和凝血因子浓度。输注大量冷盐水会加剧出血、能量储存衰竭及环境暴露引起的热量丢失，还导致凝血级联相关酶的功能下降。最后，过度的输注偏酸性晶体液加重由低灌注引起的酸中毒，并进一步损害凝血因子的作用，导致凝血障碍、低体温及酸中毒为一体的"死亡三联征"。

3.失血性休克的复苏。

早期识别失血性休克和迅速采取措施止血是拯救生命的关键，因为从发病到死亡的中位时间仅为2h。迅速控制出血、恢复患者的血管内容量和携氧能力使休克的深度和持续时间得到控制，同时偿还积累的氧债，以期氧债在休克变得不可逆转之前得到偿还。

（1）避免或纠正低体温。

（2）止血：肢体出血，在出血部位直接压迫或在其附近使用止血带，交接部位出血使用止血敷料。

（3）延迟液体复苏：应用在特定患者（穿透性躯体创伤及院前转运时间短者），直至确切止血。

（4）建议在抵达医院后的头6h内将晶体液输注量限制在3L以下，这个限制不包括血液制品。使用胶体、右旋糖酐或高渗盐溶液作为严重出血的院内早期液体复苏并没有明确益处。

（5）使用大量输血方案，确保能迅速获得足够的血液制品。建议使用血浆、血小板及红细胞的比例接近1∶1∶1（即1单位血浆、1单位机采血小板与1单位红细胞）时是安全的。上述血液制品中含有枸橼酸，在接受大量血液制品的失血性休克患者中，枸橼酸可能是有害的，可引起危及生命的低钙血症和进行性凝血障碍，因此在大量输血期间应经验性给予钙剂（例如在输入头4单位任何血液制品后静脉注射1g氯化钙），并应监测电解质水平。

（6）确定性手术、内镜或血管造影栓塞止血。

（7）优化止血：最大限度减少血浆、血小板和红细胞输注的不平衡。

（8）获得凝血方面的功能性实验室检查（例如凝血功能检查、血栓弹力图等），以指导从经验性输血转为目标性治疗。

（9）选择性使用辅助药物逆转抗凝药物，以应对持续的凝血功能障碍。

（10）对于失血性休克早期给予升压药目前仍是有争议的，并不常规推荐使用。但是对于出现血管收缩反应不良或血管麻痹时使用升压药可能会避免循环骤停的发生。如果存在威胁生命的低血压，对液体复苏无反应则推荐在继续液体复苏的同时使用血管活性药物维持目标血压。去甲肾上腺素是失血性休克的一线升压药，如果存在心功能不全，推荐使用强心药（可使用多巴酚丁胺或肾上腺素）。需要注意的是在容量复苏不充分的情况下使用血管加压药反而会增加患者的病死率。血管加压素具有细胞缺血和皮肤坏死的可能，尤其是与中－大剂量去甲肾上腺素合用时。

（11）通过合适部位的外周血管通路进行短期（<1～2h）输注或推注血管加压药不太可能会引起局部并发症，但肢体远端静脉通路（手、腕、前臂、隐静脉、足静脉）发生的局部并发症较近端（肘部、颈外静脉等）高很多。如果超过2～6h，则最好是经中心静脉给药。而正性肌力药经外周或中心静脉给药发生的局部并发症都比较少。

(二)感染性休克

感染性休克即脓毒性休克,指在严重感染基础上的低血压持续存在,经充分的液体复苏无法纠正。急性全身感染诱导的低血压定义为收缩压<90mmHg 或平均动脉压 MAP<70mmHg,或收缩压下降超过 40mmHg,或下降超过年龄校正后正常值的 2 个标准差以上,除外其他导致低血压的原因。

1.病因治疗:处理原发感染灶为治疗中心。

2.早期复苏及血流动力学管理:容量复苏和应用血管活性药物是治疗感染性休克中重要的循环支持手段,目的是改善血流动力学状态、逆转器官功能损害并且预防多器官功能衰竭的发生。

(1)争取在 6h 内达到复苏目标:中心静脉压达到 8～12mmHg、平均动脉压≥65mmHg、尿量≥0.5mL/kg/h、中心静脉或混合静脉血氧饱和度≥70%,以提供氧输送,改善内脏灌注。

(2)关于复苏液体种类的选择一直存在争议。现阶段的证据证明胶体液与晶体液在复苏方面无明显差异。比较推荐的是在严重感染的初始阶段复苏使用平衡晶体液,在初始液体复苏不理想时考虑使用白蛋白,避免使用羟乙基淀粉。

(3)使用血流动力学指标管理液体量。

(4)建议选择去甲肾上腺素作为首选缩血管药物,还可同用肾上腺素、血管加压素及多巴胺,但不推荐使用低剂量多巴胺作为肾脏保护药物。对存在心功能不全的患者使用多巴酚丁胺。

(5)经充分液体复苏和血管活性药物治疗仍不能维持血流动力学稳定者建议使用糖皮质激素。

(6)一旦纠正组织低灌注,且并没有出现心肌缺血、严重贫血、急性出血或缺血性心脏病时,推荐仅在 Hb<70g/L 时输注红细胞,且成人目标红细胞浓度为 70～90g/L。如患者无出血或有创操作时不推荐输注新鲜冰冻血浆用于纠正凝血功能障碍。

(7)高血糖对机体的伤害已是不争的事实,高血糖抑制免疫功能,导致机体对感染的易感性增加。严格控制血糖在生理范围内(4.4～6.1mmol/L)可显著改善患者预后,因此对于院前抢救的休克患者只有明确有低血糖时才可使用 50%的葡萄糖。推荐严重感染患者早期病情稳定后维持血糖<8.3mmol/L。

(三)抗酸治疗

1.酸中毒对机体造成的危害。

(1)降低血管平滑肌对血管活性物质的反应。

(2)微动脉及毛细血管前括约肌舒张,而毛细血管后的小静脉仍然收缩,使微循环淤血,微循环淤血进一步加重酸中毒。

(3)使心肌收缩力下降。

(4)细胞内钾离子与细胞外游离氢离子交换,出现高钾血症。

(5)血液凝固性增高,促进 DIC 的形成。

2.抗酸治疗:休克患者由于组织氧供不足,无氧代谢产物增加导致代谢性酸中毒。

(1)积极病因治疗及合理的液体复苏可以改善组织氧供,在组织灌注恢复的过程中酸中毒状态可逐步纠正。

(2)对于休克导致乳酸酸中毒的患者建议在 pH<7.15 时再开始使用碳酸氢钠。碳酸氢钠与游离氢离子生成大量 CO_2,需要保证患者有足够的通气量,避免出现呼吸性酸中毒。

（3）需要补充碳酸氢钠的量可参考以下公式：补碱量（mmol）＝BE 绝对值×0.25×体重（kg）。经计算先使用 1/2～2/3 药量，用药 1h 后再进行血气分析，遵循"宁酸勿碱"的原则（pH 升高使氧离曲线左移，氧合血红蛋白不易向组织释放氧气）。

九、休克复苏终点与预后评估

1.临床指标：传统复苏目标为维持患者心率＜120 次/min、平均动脉压＞60mmHg、尿量＞0.5mL/kg/h、末梢循环及神志改善。但越来越多的研究发现达到传统指标后的休克患者仍然存在组织的低灌注，而这种状态的持续最终可导致患者的死亡。所以传统指标对于休克治疗有一定的指导意义，但不能作为休克复苏的终点目标。

2.血乳酸：将血乳酸清除率正常化作为复苏终点优于平均动脉压及尿量。以血乳酸≤2.0mmol/L 为标准，如果在第一个 24h 内患者乳酸水平降至正常，则患者的存活率为 100%。血乳酸的水平与低血容量性休克患者的预后密切相关，持续性高水平的血乳酸（＞4mmol/L）预示患者的预后不佳。另外血乳酸清除率比血乳酸的绝对值能更准确地反映患者的预后。

3.胃黏膜内 pH（pHi）和胃黏膜内 CO_2 分压（$PgCO_2$）：Phi 可反映内脏或局部组织的灌注状态，对休克具有早期预警作用，与低血容量性休克患者的预后相关。$PgCO_2$ 比 Phi 更可靠，当胃黏膜缺血时，$PgCO_2$ 大于 $PaCO_2$，$P(g-a)CO_2$ 差值大小与缺血程度相关。$PgCO_2$ 正常值＜6.5kPa，$P(g-a)CO_2$＜1.5kPa。可以将 Phi＞7.30 作为复苏终点，能更早更准确地预测患者的死亡和 MODS 的发生。

第十四节　控制性降压在麻醉中的应用

控制性降压（controlled hypotension）是指在全身麻醉下手术期间，在保证重要脏器氧供情况下，采用降压药物或麻醉技术等方法，人为地将平均动脉压（MAP）降低至 50～65mmHg（6.67～8.67kPa）或将基础 MAP 降低 30%，从而使手术术野出血量随血压的降低而相应减少，但又不会有重要器官由于缺血缺氧而发生损伤，在中止降压后血压迅速恢复至正常水平，不产生永久性器官损害。

目前公认正常体温的患者，控制 MAP 的安全低限为 50～55mmHg，此范围内脑血流量（CBF）的自身调节能力仍然可以保持。多数文献要求控制性降压的时间不超过 30min，但随着 MAP 的适当提高，可以延长控制时间。

一、控制性降压的理论基础

（一）理论依据

$$组织血液灌流量=\frac{（\pi×灌注压×血管内径^4）}{8×血液黏度×血管长度}$$

根据上述公式，对一个器官来说如果血管的长度和血液黏滞度不变，则器官的灌注量取决于该器官血管的口径，这是实施控制性低血压的重要理论基础。在控制性降压时，尽管 MAP 明显降低,但由于阻力血管口径增大,血流阻力降低,仍可维持器官血液灌注量不变。

MAP＝心输出量(CO)×总外周血管阻力(TSVR)。

(二)降压措施

(1)扩张小动脉,降低 TSVR。小动脉具有丰富的平滑肌,阻力变化很大,对 MAP 的调控起着重要作用。

(2)扩张静脉,使回心血量下降,导致心排量下降。

(三)控制性降压的目的

1.改善手术条件:如颌面部、耳鼻喉手术、肩关节镜手术等,由于血供丰富造成术野不清,控制性降压技术可使术野清晰。

2.有利于手术操作:如颅内动脉瘤夹闭、大动脉阻断等,控制性降压时动脉壁张力下降,有利于手术操作。

3.减少或控制输血:控制性降压最高可减少 50％的术中失血。

二、控制性降压对重要脏器的影响

1.脑:当 MAP 在 50～150mmHg 波动时脑血流量(CBF)无明显变化,而当 MAP＜50mmHg 时脑血流的自身调节功能消失,CBF 随 MAP 的下降而减少。由于脑灌注压(CPP)＝MAP－颅内压(ICP),故对于 ICP 增高的患者,控制性降压是极不安全的。

控制性降压最大的危险在于脑组织灌注不足而造成的脑缺氧性损伤。

2.心脏:控制性降压可导致 CO 下降,进而减少冠脉灌注。

(1)冠状血管阻力可根据心肌代谢需要进行自身调节。

(2)外周动/静脉扩张,使心脏前后负荷减少,心肌耗氧量减少。

(3)扩张动脉的同时发生反射性心动过速,使心脏舒张期时程变短,冠脉供血时间缩短。所以在控制性降压期间,控制心率已成为控制性降压的重要措施。

(4)行控制性降压时心电图可出现 P 波低电压、ST 段升高或降低、T 波低平/双向/倒置直至病理 Q 波的出现,均代表不同程度的心肌缺血性改变。

3.肾脏:当收缩压在 80～180mmHg 时肾脏血流通过自身调节功能维持恒定。而当收缩压＜75mmHg 时,肾小球滤过率开始下降,出现尿量减少直至无尿。但无尿并不代表肾功能损伤,此时的血液灌注仅能满足肾脏代谢需要,如血压进一步下降或持续时间过长则必然会出现肾脏功能的损伤。

对于肾功能正常的患者,控制性降压可能会导致一过性蛋白尿、血尿等肾小球及肾小管上皮细胞损伤的表现,但程度轻且恢复快。对肾功能异常的患者则会造成严重损害。

为保证肾脏功能,降压期间应监测尿量,应维持尿量＞50mL/h。

4.肝脏:肝脏的血供 20％来自肝动脉,80％来自门静脉,其血流自身调节能力有限,行控制性降压时:

(1)肝血流变慢,但耗氧量不变。

(2)肝动脉血流减少。因此肝脏面临缺氧的危险,对肝功能可能有一定影响。如果降压得当,不致引起明显的肝缺血、缺氧和肝细胞损害。

5.肺脏:在控制性降压过程中,肺血管扩张、肺动脉压降低,如心排血量不足可引起肺内血流重新分布,出现通气/血流比(V/Q 比)失调。

在降压前输入一定的液体可使血容量充盈,肺灌注良好,降压后 V/Q 比不会发生明显改变;并且在降压期间应适当增加通气量及提高吸入氧浓度。

6.微循环:硝普钠主要扩张毛细血管前小动脉,降压后有 55％的血流经毛细血管动静脉直接通路分流易引起组织缺氧;而硝酸甘油主要扩张小静脉,减少回心血量,不易引起组织缺氧。

7.眼:眼压＝眼内血压＋房水压力,如 MAP 下降则眼内压下降,导致视力模糊,严重者可致失明。

三、控制性降压的适应证及禁忌证

(一)适应证

1.大血管手术要求降低血管张力时。

2.减少手术中出血/渗血,如颅内血管瘤、脑血管畸形、巨大脑膜瘤、髋关节离断成形、脊柱侧弯矫正及膀胱癌根治术等。

3.为精细、深部手术提供良好的术野,如内耳、垂体及下丘脑等脑深部手术。

4.加强血液保护、减少术中输血,适用于血源紧张、大量输血有困难或需限制输血的患者。

5.防止或控制麻醉期间的血压过度升高。

6.扩张血容量和/或防止高血压危象,如嗜铬细胞瘤患者,切除肿瘤前适当降压有利于扩充血容量并防止高血压危象的发生。

(二)禁忌证

1.实施控制性降压技术者对该技术的生理和药理知识缺乏全面了解。

2.患者合并严重的心血管疾病(除外用于降低心脏负荷为目的者),如严重高血压、缺血性心脏病等。

3.重要脏器有严重器质性病变者,如肝肾功能损伤障碍以及中枢神经系统退行性病变等。

4.全身状况差,如严重贫血、休克、低血容量或呼吸功能不全的患者。

5.相对禁忌:高龄、颅内压升高、缺血性周围血管性疾病、既往静脉炎和/或血栓形成病史、闭角型青光眼患者(禁用神经节阻断药)。

四、控制性降压常用药物和方法

(一)血管活性药物

1.硝普钠:以直接松弛小动脉血管平滑肌为主,从而降低血压。通常配制成 0.01％浓度的溶液连续静脉滴注;或使用输液泵进行缓慢泵注,从 $10\mu g/min$ 的速度开始,根据血压下降的程度进行调整,最大量不超过 $10\mu g/kg \cdot min$。停药后 2～5min 血压即可恢复至降压前水平。

需要注意的事项包括:

(1)配制好的药液要避光使用,以防变质;

(2)突然停药可能出现血压的"反跳现象";

(3)大剂量或长时间使用有氰化物中毒的危险。氰化物中毒的症状为恶心、呕吐、抽搐、肌肉痉挛、难以纠正的低氧血症、意识消失等。

2.硝酸甘油:以扩张静脉血管为主。从 $1\mu g/kg \cdot min$ 的剂量开始每分钟逐渐增加直至达到目标血压,起效及血压恢复时间较硝普钠缓慢。

(1)扩张冠状动脉,改善心肌血供,减少心肌氧耗,降低左室舒张末容积,具有一定的心脏保护作用。

(2)扩张脑血管而增加颅内压,颅内压增高患者慎用。

(3)可使眼内压增高,故青光眼患者不宜使用。

3.钙通道阻滞剂:通过特异性抑制细胞外钙离子内流而抑制血管平滑肌收缩,扩张末梢血管,从而达到降压的目的。同时抑制心肌收缩力、窦房结自律性及减慢房室传导。术中多选用尼卡地平,起效及血压恢复时间短。

4.α1受体阻滞剂:常用乌拉地尔,阻滞 α1 受体使 TSVR 下降,血压下降。具有自限性降压作用,即使大剂量也不产生过度低血压,适用于诱导中度低血压。首次用量为 10～15mg 静脉注射,可维持 20～25min,也可采取持续泵注的方式。

5.β受体阻滞剂:通过减慢心率、降低心排血量来降低血压,也用来抑制扩血管药物引起的代偿性心率增快。术中常选用艾司洛尔,为超短效 β1 受体阻滞剂,可控性强。

(二)麻醉技术

1.加深麻醉:中枢交感神经的活性受麻醉深度的直接影响,无论是静脉麻醉还是吸入麻醉在加深麻醉后血压都有不同程度的降低。新型吸入麻醉药(七氟烷、地氟烷)可控性强、作用迅速、效果确切,都可以用于控制性降压。如只需短暂时间的控制血压,可通过间断静脉注射丙泊酚来达到。

2.较广泛的椎管内阻滞:阻滞范围内血管扩张,回心血量下降导致血压下降。但可控性差,血压恢复慢,易造成广泛阻滞及严重低血压。

较长时间的降压并不推荐使用加深麻醉的方式,这是因为易出现明显的苏醒延迟。

3.体位调节:降压时通过改变患者体位可调节降压的程度和速度。手术部位高于身体其他部位,可使血液潴留于身体下垂部位,回心血量减少,血压降低。

五、中止降压

手术主要步骤结束后应逐渐中止降压,尽可能缩短控制性降压的时间。待血压回复至基础水平,并彻底止血后再缝合切口,避免术后继发出血或血肿形成。

中止降压后若血压回升不明显,应首先考虑低血容量,可迅速补充血容量并抬高下肢。目前临床上多采用短效降压药,一般在停药后经体位调整、减浅麻醉和补充血容量等治疗后,血压可迅速恢复至基础水平。

中止降压后部分患者出现难复性低血压状态,必要时可给予适当缩血管药物。

六、控制性降压期间监测及注意事项

(一)术中监测

1.常规监测:血压、心率、脉搏、氧饱和度、心电图、体温、尿量。

2.为保证控制性降压的准确性,应进行动脉穿刺行直接动脉压力监测;行 CVP 监测评估血容量;有条件的情况下可行脑电监测。

3.降压期间需观察患者皮肤及末梢循环情况。如皮肤四肢干燥红润,末梢循环无瘀滞现象则证明毛细血管充灌注较好。

4.对于使用硝普钠降压的患者应定期监测血气分析结果。

5.降压期间定期监测血红蛋白及红细胞压积。

(二)注意事项

1.正常体温的患者,MAP 的安全低限为 50mmHg,时间控制在 30min 以内。老年人、高血压、动脉硬化症患者血压下降不得超过基础血压的 30%。手术时间较长时,每次降压时间最长不宜超过 1.5h。尽量减少降压幅度和缩短降压时间。

2.避免降压过程过快,使机体有调节适应的过程。

3.在降压的过程中应保证足够的氧供及通气,推荐吸入氧浓度＞50%,并维持正常的 $PaCO_2$。

4.降压效果不明显时应及时更换降压措施,或联合使用药物及技术。

5.及时补充血容量,以保证器官组织灌注。

6.麻醉医生应具备熟练的麻醉技术和正确判断处理病情的能力,术者应充分配合,确保患者生命安全。

7.术后搬动患者时应注意观察血压变化,避免发生体位性低血压导致严重后果。

七、控制性降压并发症

(一)并发症

并发症的发生与适应证选择、降压技术的掌握及降压管理不当有密切关系。降压过程过快、药物用量过多、有效循环血量不足以及对患者术前潜在危险因素缺乏了解均导致并发症的发生率增加。

1.脑栓塞、脑缺氧性损伤。

2.冠状动脉供血不足,心肌梗死、心力衰竭、心脏停搏。

3.急性肾损伤。

4.血管栓塞。

5.降压后反跳性出血。

6.持续性低血压。

7.嗜睡、苏醒延迟或苏醒后精神障碍。

8.呼吸功能障碍。

9.失明。

(二)并发症的预防及处理

1.严格掌握适应证及禁忌证。

2.及时补充液体量。

3.适度降压,缓慢降压,不随意延长降压时间。

4.保持气道通畅,充分供氧,保持 $PaCO_2$ 正常。

5.术后患者清醒、反应活跃、皮温正常及肤色红润应视为恢复良好。

第十五节　无痛诊疗及日间手术的麻醉管理

一、无痛消化内镜诊疗技术

指在内镜检查时适当地给予镇静及镇痛性麻醉药物,使患者处于睡眠或镇静状态,消除或减轻患者在消化内镜诊疗过程中的痛苦,从而提高患者对消化内镜的接受度,同时能使内镜医生更顺利完成诊疗过程。

(一)实施无痛诊疗技术目的

1.减少患者的焦虑和不适。

2.增强患者对内镜操作的耐受性和满意度。

3.降低患者在操作中因肢动发生机械性损伤的风险。

4.为内镜医生创造最佳的诊疗环境。

(二)无痛诊疗操作室实施条件

1.需满足消化内镜室基本要求。

2.无痛诊疗室单个诊疗单元面积≥15m^2。

3.诊疗室内除应配置消化内镜基本诊疗设备外,还应配置心电监护仪、麻醉机、供氧和吸引系统、心脏除颤仪、气道管理设备(喉镜、气管导管等)、常用麻醉药物(丙泊酚、咪达唑仑、芬太尼等)及常用急救药品(阿托品、麻黄碱、异丙肾上腺素、纳洛酮、氟马西尼、氨茶碱等)。

4.具有独立麻醉恢复室或麻醉恢复区域,内镜操作室与麻醉恢复室床位比例应为1:1～1:1.5。恢复室内需配置心电监护仪、麻醉机、急救车、输液、吸氧、吸引及急救设备。

5.根据无痛受检患者人数合理配备麻醉医生人数,每个操作单元配置1名高年资麻醉住院医师和1名麻醉护士,每2～3个操作单元配置1名具有主治(含)以上资质的麻醉医生指导并负责所属单元患者的麻醉镇静及麻醉恢复。由较高年资的内镜医生实施内镜操作。

(三)无痛内镜诊疗适应证

1.所有因诊疗需要并愿意接受无痛内镜诊疗的患者。

2.对消化内镜检查有顾虑或恐惧感、高度敏感而不能自控的患者。

3.操作时间较长、操作复杂的内镜诊疗技术,如内镜下逆行胰胆管造影术(ERCP)、内镜超声(EUS)、内镜下黏膜切除术(EMR)、内镜下黏膜下层剥离术(ESD)、经口内镜下贲门肌离断术(POEM)、小肠镜等。

4.一般情况良好,ASAI级(正常健康人)或Ⅱ级(患有不影响活动的轻度系统疾病)的患者。

5.处于稳定状态的ASAⅢ级(患有影响其活动的中、重度系统疾病)或Ⅳ级(患有持续威胁生命的重度系统疾病)患者,可在密切监测下接受无痛内镜检查。

6.婴幼儿及不能配合操作的儿童,上消化道大出血患者可在气管插管麻醉下行无痛内镜检查。

(四)无痛内镜检查的相对禁忌证

1.有常规内镜操作禁忌者。

2.ASA V级的患者(病情危重,生命难以维持24h的濒死患者)。

3.严重的心脏疾病患者,如发绀型心脏病、伴肺动脉高压的先天性心脏病、恶性心律失常及心功能 3~4 级等情况。

4.困难气道及患有严重呼吸道病变,如阻塞性睡眠呼吸暂停综合征(OSAHS)、张口障碍、颈项或下颌活动受限、病态肥胖、急性呼吸道感染、慢性阻塞性肺疾病急性发作期、未受控制的哮喘等。

5.肝功能差(Child-PughC 级)、急性上消化道出血伴休克、重度贫血、胃十二指肠流出道梗阻伴有内容物潴留。

6.严重的神经系统疾病患者,如脑卒中急性期、惊厥、癫痫未有效控制者。

7.无监护人陪同者。

8.有药物滥用、镇静药物过敏史及其他麻醉风险者。

(五)无痛内镜诊疗操作流程

1.麻醉前访视与评估。

(1)患者知情告知:应告知患者镇静、麻醉的操作过程,并向患者解释镇静麻醉的目的、风险,取得患者同意,并签署知情同意书。

(2)麻醉前评估:应该详细了解患者重要病史(心肺疾患、神经系统疾病、打鼾、目前用药和饮酒情况、药物过敏史、手术史最后一次进食或饮水的时间及量、育龄期女性妊娠可能性),并进行体格检查(包括生命体征和体重、心肺听诊、意识状态评估)和气道评估(有无肥胖、短颈、颈椎疾患以及口腔和下颌关节的结构异常),还要常规行心电图及 X 线胸片检查,必要时行心脏超声及肺功能检查。

2.术前准备。无痛内镜诊疗与普通内镜诊疗术前准备基本相同。

(1)患者应在术前禁食 6h,术前禁饮 2h,如果有胃排空功能障碍或胃潴留,应适当延长禁食水时间,必要时可选择行气管插管以保护气道。

(2)患者如果有活动义齿,应在术前取下义齿。

(3)轻度镇静条件下,才可用咽喉部表麻以增强患者耐受性;中度以上镇静及全麻状态下,不必使用咽喉部表面麻醉。

(4)当日实施麻醉的主管医师应当对术前评估记录进行确认,并且再次核实患者身份和将要进行的操作。

(5)建立静脉通道,首选右上肢。

(六)麻醉实施

首先由护士为患者开放静脉通道。患者取左侧卧位,嘱患者咬好牙垫,持续吸氧,连接监护设备,监测生命体征,根据消化内镜诊疗目的和镇静深度的需求,可采用下列不同的麻醉或镇静药物:

1.常用药物。

(1)丙泊酚:短效、速效、无蓄积、抗恶心呕吐;抑制平滑肌细胞磷酸二酯酶活性并拮抗多巴胺 D2 受体,减弱胃肠道平滑肌蠕动,更有利于内镜检查;镇静作用明显,但镇痛作用甚微;单独使用时对心血管系统和呼吸系统有比较明显的抑制作用;常有注射痛,尽量选择较粗大静脉给药。单次静脉注射 1~2mg/kg,必要时可分次追加 0.3~0.5mg/kg。

(2)咪达唑仑:起效快、时效短、毒性低;抗焦虑及镇静作用明显,具有顺行性遗忘作用;对呼吸及循环功能影响小;静脉注射对血管无刺激,可与丙泊酚合用并减少其用药量;具有特异性拮抗剂氟马西尼;一般成人首次剂量为 1~2.5mg。

(3)芬太尼:镇痛效果明显;可降低心肌耗氧量;联合丙泊酚应用可减少丙泊酚用药量;分次及缓慢给药可减少呼吸抑制的发生。

(4)依托咪酯:快速型镇静催眠药;优点是心血管不良反应小,适用于心血管系统不稳定的患者;也存在注射痛;部分患者在用药后出现肌肉震颤,可联合应用咪达唑仑以减少该不良反应;恶心呕吐发生率高于丙泊酚。

(5)氯胺酮:唯一具有镇痛作用的静脉麻醉药;呼吸抑制作用轻微;具有兴奋交感和循环系统的作用。

2.常用药物配伍。

(1)单独使用丙泊酚,1～3mg/kg。

(2)咪达唑仑 0.02～0.06mg/kg＋丙泊酚 0.5～1.5mg/kg。

(3)咪达唑仑 0.02～0.06mg/kg＋芬太尼 0.5～1μg/kg。

(4)咪达唑仑 0.02～0.06mg/kg＋芬太尼 0.5～1μgkg＋丙泊酚 0.5～1mg/kg。

(5)1mg 咪达唑仑＋5μg 舒芬太尼＋丙泊酚或依托咪酯,依托咪酯剂量一般在 0.1～0.2mg/kg,丙泊酚剂量1～1.5mg/kg。以上仅是一些推荐及常用的药物配伍,还有更多的新型药物及更加新颖的配伍正逐渐应用于临床。由于无痛内镜诊疗所采用的药物,无论是镇静还是镇痛都或多或少对循环和呼吸有一定的抑制作用,且均有协同作用,因此要严格控制药物的剂量和注射速度。

(七)麻醉效果评估

常采用 Ramsay 分级法(表 12－30),根据镇静深度和对运动的反应进行分级。

表 12－30 镇静 Ramsay 评分

Ramsay分级	镇静深度及反应
1级	患者焦虑、躁动不安
2级	清醒、安静、合作
3级	安静入睡,仅对指令有反应
4级	入睡,对高声反应活跃,对轻叩眉间或声觉反应敏感
5级	入睡,对叩眉和声音反应迟钝
6级	深睡眠或意识消失,处于麻醉状态

要完全抑制咽喉反射,往往需要 5～6 级的镇静,目前的无痛内镜诊疗镇静多维持在 3 级以上水平。

(八)麻醉恢复

1.恢复早期:麻醉结束至患者从麻醉中苏醒,此阶段是麻醉后并发症的高发期,患者需进行严密监护。

2.恢复中期:清醒后至达到离院标准。

3.恢复晚期:离院至完全恢复。改良的 Aldrete 评分,包括清醒程度、活动能力、血流动力学稳定程度、氧合状态、术后疼痛评分、呼吸稳定情况及术后恶心呕吐,每项 0～2 分。如高于 12 分,且任何一项不低于 1 分即可离院。

(九)无痛内镜不良反应及对策

1.舌后坠:双手提下颌,可维持气道通畅。

2.氧饱和度下降:实施麻醉前进行预吸氧,提高机体氧储备;大部分患者可随呼吸的恢复而恢复至正常氧饱和度,极少患者需中止检查行面罩控制呼吸。

3.呛咳及躁动:寻找原因,对症处理。

4.心律失常:如循环稳定可暂不处理;如影响循环则应暂停操作,对症处理。

5.血压下降:适当补液,并应用血管活性药物。

6.恶心呕吐:积极预防,对症处理。

7.反流误吸:重视术前对胃食管反流症的评估,严格遵守禁食水时间。误吸后果严重,需进行积极的预防及处理。

二、日间手术麻醉

日间手术(ambulatory surgery)是指患者入院、手术和出院在1个工作日(24h)之内完成的一种手术模式。然而在日间手术时间界定上,应考虑我国国情及不同地区医疗水平的差异,由各地区、医院制订符合自身实际情况的日间手术模式。

(一)开展日间手术及麻醉的基本条件

开展日间手术的手术室环境、设备、设施等条件应与住院手术室一致。必须配备各类常规麻醉与围术期管理用药及抢救药品,以及具备成熟的抢救流程。手术医生、麻醉医生、手术室护士及相关人员应具备相应资质,获得医院及相关部门授权。

(二)日间手术的种类

总原则:选择对机体生理功能干扰小、手术风险相对较小、手术时间短(通常≤3h)、预计出血量少、术后并发症少、术后疼痛程度轻及恶心呕吐发生率低的手术。各医院应综合考虑其医疗场所、设备条件、医疗水平及患者情况等多方面因素,在确保医疗质量和医疗安全的前提下,选择可开展的日间手术种类。

(三)日间手术患者的选择

日间手术不同于传统手术模式,手术患者应严格筛查,以确保患者能安全进行日间手术。

1.适合日间手术及麻醉的患者一般应符合以下条件。

(1)一般建议选择1岁以上至65岁以下的患者,但年龄本身不应单纯作为日间手术的限定因素。65岁以上的高龄患者能否进行日间手术,应结合手术大小、部位、患者自身情况、麻醉方式、并发症严重程度和控制情况综合判断。

(2)ASAI级或Ⅱ级的患者;ASAⅢ级患者并存疾病稳定在3个月以上,经过严格评估及准备,亦可接受日间手术。

(3)预计患者术中及麻醉状态下生理机能变化小。

(4)预计手术时间在3h以内。

(5)预计患者术后呼吸道梗阻、剧烈疼痛及严重恶心呕吐等并发症发生率低。

2.下列情况不建议行日间手术。

(1)全身状况不稳定的ASAⅢ级或Ⅳ级的患者。

(2)高危婴儿或早产儿。

(3)估计术中失血多和手术较大的患者。

(4)可能因潜在或已并存的疾病将会导致术中出现严重并发症的患者。

(5)近期出现急性上呼吸道感染未愈者、哮喘发作及持续状态。

（6）困难气道。

（7）估计术后呼吸功能恢复时间长的病理性肥胖或阻塞性睡眠呼吸暂停综合征（OSAHS）患者。（根据 ASA 推荐使用 STOP-BANG 筛查量表）。

（8）吸毒、滥用药物患者。

（9）心理障碍、精神疾病及不能配合治疗的患者。

（10）患者离院后 24h 内无成人陪护者。

（四）日间手术的麻醉前评估与准备

充分的术前评估是保障患者安全不可缺少的措施。由于日间手术患者手术当天来医院，麻醉医生与患者接触时间短，故应建立专门的术前麻醉评估门诊（anesthesiapreoperative evaluation clinic，APEC），既有利于保证患者的安全，也可避免因评估及准备不足导致手术延期或取消，同时还能减轻患者对手术麻醉的焦虑。

1.评估方法：原则上日间手术患者术前需到麻醉门诊就诊，进行评估及准备，对于病情较复杂者尤为重要。手术当日麻醉医生应于手术开始前与患者进行面对面直接沟通和评估。

2.评估内容：包括病史、体格检查及辅助检查结果。对于日间手术麻醉前评估尤其要注意辨别出患者术中可能出现的特殊麻醉问题，包括困难气道、恶性高热易感者、过敏体质、肥胖症、血液系统疾病、心脏病、呼吸系统疾病以及胃肠反流性疾病等。

3.术前检查及准备：术前检查的内容应根据患者病情和手术方式、麻醉方法选择，与住院患者必需的检查项目一致。各项化验检查均应在手术前完成，若检查后患者病情发生变化，建议术前复查能反映病情变化的相关项目。对于有并存疾病的患者，在仔细评估病情的基础上安排合理的术前准备，必要时和相关学科医生共同制订术前准备方案并选择合适的手术时机，增加患者对麻醉手术的耐受性和安全性。

4.术前 8h 禁食固体食物，术前至少 2h 禁止摄取清亮液体。做好患者的术前宣教以及咨询工作，同时履行告知义务，签署手术、麻醉知情同意书。

5.原则上不需要麻醉前用药。对明显焦虑、迷走张力偏高等患者可酌情用药。

（五）日间手术的麻醉中监测

日间手术患者所需的监测项目应与住院手术患者基本一致。常规监测项目包括：心电图、血压、脉搏血氧饱和度、呼末二氧化碳，条件允许时还可进行神经肌肉功能及麻醉深度的监测，其余监测项目可根据患者及术中具体情况采用。

（六）日间手术的麻醉选择

麻醉方式的选择需考虑手术和患者两方面因素，应选择既能满足手术需求，又有利于患者术后快速恢复的麻醉方式。

1.监测下的麻醉管理（monitored anesthesia care，MAC）：一般指在局麻手术中，由麻醉医生实施镇静或（和）镇痛，并监测患者生命体征，诊断和处理 MAC 中的临床问题。其主要目的是保证患者术中的安全、舒适、满意。

2.局部浸润和区域阻滞：除满足手术需要，还可减少全麻术后常见的不良反应（如恶心、呕吐、眩晕、乏力等），用稀释的局麻药在手术部位局部浸润是减少术中阿片类镇痛药剂量和减轻术后疼痛最简便、安全的方法，有利于日间手术患者术后早期出院。

超声引导下神经阻滞技术的不断完善,为日间手术神经阻滞的开展提供了保障,建议尽可能采用。蛛网膜下腔阻滞及硬膜外阻滞可能会引起尿潴留,患者需下肢感觉运动功能完全恢复后方可离院。另外椎管内感染及血肿等并发症可能在术后数日内才发生,故日间手术一般不优先选择这两种麻醉方式。

3.全身麻醉:是日间手术应用最广泛的麻醉方式。

(1)麻醉深度监测、肌松监测、TCI技术及静吸复合麻醉在全身麻醉管理中的合理应用有利于日间手术患者术毕快速苏醒。气道管理一般可选择气管插管、喉罩、口咽通气道维持呼吸道的通畅。喉罩作为一种声门上通气装置,术中可保留自主呼吸,也可机械通气,特别适用于日间手术的麻醉。但需要注意的是喉罩不能完全隔离气道和食道,不能有效避免误吸,对于饱胃、呕吐及上消化道出血的患者不宜使用。

(2)麻醉药物选择原则:起效迅速、消除快、作用时间短,镇静镇痛效果良好,心肺功能影响轻微,无明显不良反应和不适感。多采用速效、短效、舒适的药物。临床上丙泊酚、依托咪酯、瑞芬太尼、七氟烷和地氟烷等全麻药物特别适用于日间手术。

(七)日间手术的麻醉后管理

1.麻醉恢复。

(1)早期恢复(第一阶段):从停止使用麻醉药物至保护性反射及运动功能恢复。此阶段在PACU内进行,需严密监测患者生命体征,直至改良 Aldrete 评分达到离开 PACU 的标准(总分10分,9分以上可离开 PACU)。

(2)中期恢复(第二阶段):由 PACU 转入日间手术病房或普通病房至达到离院标准。此阶段应继续观察患者各项生理机能恢复及外科手术情况。

(3)后期恢复(第三阶段):患者离院至在家中完全恢复。

2.术后镇痛。术后疼痛是导致患者延迟出院的主要因素,有效的疼痛管理是促进患者尽早康复的重要措施。术前评估时应告知患者术后疼痛的可能程度和持续时间。术后及时评估疼痛,如疼痛 NRS 评分>3 分,应及时治疗,详见第八章第十节内容。

3.术后恶心呕吐。术后恶心呕吐(PONV)是延长日间手术患者住院时间的第二大因素,仅次于疼痛。严重的 PONV 将影响患者进食、伤口愈合,并延迟术后出院。

(八)离院标准

由于日间手术及麻醉的特殊性,应严格掌握日间手术及麻醉后的离院标准,一般认为日间手术患者需达到下列标准方可出院:

1.按麻醉后离院评分标准(post-anesthesia discharge score,PADS)进行判断患者是否符合离院标准。该评分标准共 10 分,≥9 分方可离院。

2.患者离院后必须有成人陪护,该陪护者应对其行为负责任,并留有确切的联系电话。

3.麻醉医生和手术医生共同评估患者是否达到离院标准(表 12-31),并告知离院后注意事项,并向患者提供手术中心的联系电话以备急需。

4.行椎管内麻醉的患者离院前必须保证感觉、运动和交感神经的阻滞已完全消退。

5.若患者达不到离院标准,可考虑转入普通住院病房进行后续治疗。

表 12-31　麻醉后离院评分标准表（PADS）

离院标准	分数（分）
生命体征（血压、脉搏）	
波动在术前值的20%以内	2
波动在术前值的20%~40%之间	1
波动大于术前值的40%	0
活动状态	
步态平稳而不感头晕，或达术前水平	2
需要搀扶才可行走	1
完全不能行走	0
恶心呕吐	
轻度：不需要治疗	2
中度：药物治疗有效	1
重度：治疗无效	0
术后疼痛	
VAS评分：0~3分，离院前疼痛轻微或无疼痛	2
VAS评分：4~6分，中度疼痛	1
VAS评分：7~10分，重度疼痛	0
手术部位出血	
轻度：不需换药	2
中度：最多换2次药，无继续出血	1
重度：需换药3次以上，持续出血	0

（九）术后随访

患者出院后24h内应常规进行术后随访，以电话随访为主，如患者病情需要应延长术后随访时间。及时了解患者是否出现麻醉和手术相关的并发症（如伤口疼痛、出血、感染、意识改变、恶心呕吐、头晕、全麻后声音嘶哑、呛咳、椎管内麻醉后腰背痛、头痛、尿潴留等），并提供处理意见，情况严重者建议尽快返回医院就诊，以免延误病情。

第十六节　心肺脑复苏

心肺脑复苏（cardiopulmonary-cerebral resuscitation，CPCR）主要是使呼吸心跳停止而处于临床死亡期的患者重新获得生命的急救措施。传统认为脑缺血-缺氧性损害的耐受时限为"4~6min"。心跳停止的时间应指绝对停止循环的时间，即指心跳停止到开始心脏按压的时间。施救者应快速反应，在评估患者意识后同时评估呼吸和脉搏，缩短开始受压的时间。如果可能施救者应由多位成员组成，在完成多项评估后，同时完成多项抢救步骤如施救者实施应急反应系统（ERS）或求救、胸外按压、进行通气或取得球囊进行人工通气、取回并设置好除颤器、推来抢救车（车内备全各种抢救药物）等措施要同时安排。

一、心跳骤停的临床表现

主要表现为意识的突然消失，心音及大动脉的搏动消失。

1.心脏停搏 3～5s,患者有头晕及黑蒙。

2.心脏停搏 5～10s,患者由于脑部缺氧而引起眩晕或晕厥。

3.心脏停搏 10～15s,患者可表现为晕厥和抽搐。

4.心脏停搏 20～30s,患者呼吸断续或停止,同时伴有面色苍白或紫绀。

5.心脏停搏 60s,患者出现瞳孔散大。

6.心脏停搏 4～5min,患者往往因中枢神经系统缺氧过久而造成不可逆脑损伤或死亡,即使心脏复跳也会遗留下不同程度的后遗症。

因此,心脏骤停是临床上最危重的急症,必须在第一时间诊断并展开积极抢救。

二、心跳骤停的诊断

(一)根据临床表现特点进行诊断

1.突然意识丧失或抽搐。

2.大动脉搏动(股动脉、颈动脉)消失。

3.听不到心音,测不到血压。

4.急性苍白或发绀,继而呼吸停止,瞳孔散大、固定、肛门括约肌松弛。

其中以 1 和 2 项最为重要。

(二)根据心电图进行诊断

1.心室停顿:占极少数,因心室电活动停止,心电图呈一直线或尚有心房波。

2.心室纤颤:最常见类型,表现为 QRS 波消失,取而代之的是规则或不规则的心室扑动或颤动波(图 12-4)。

3.心脏电－机械分离:占少部分,表现为缓慢、宽大、低幅的 QRS 波,但不产生有效的心室机械性收缩即无心室射血(图 12-5)。

一般认为,心室停顿和电－机械分离复苏成功率较低。

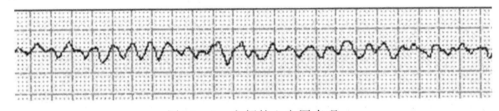

图 12-4　室颤的心电图表现

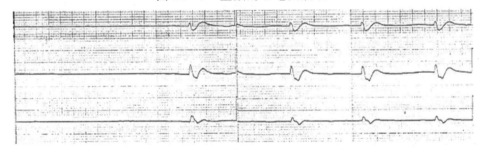

图 12-5　心电－机械分离的心电图表现

三、心跳骤停的原因

(一)术期心跳骤停的常见原因

1.神经反射因素:在缺氧或二氧化碳蓄积的基础上,神经反射(各种原因引起的迷走神经反射)往往是导致心跳骤停的直接因素。

2.血化学改变及麻醉过深:缺氧、高二氧化碳血症、肾上腺素分泌过多、全麻加深过快、椎管内麻醉阻滞范围过广及麻醉操作失误等均可导致心跳骤停。

3.物理及生理因素:先天畸形、心包堵塞、心脏或附近大血管受压或牵拉及扭曲、患者体位的急剧变动(尤其全麻下由仰卧位突然翻身成俯卧位等引起急骤的血流动力改变)、术前低血容量、高热患者均可能发生心跳骤停。

4.手术因素:手术部位的影响(胸、腹腔及颅内手术)、长时间复杂大手术及失血量较大的手术易诱发心脏骤停。

(二)手术室外心跳骤停的常见原因

1.缺血性心脏病和心肌炎患者所引起的室性心律失常。

2.各种严重意外事件(溺水、触电、窒息、药物中毒及交通事故等)。

四、CPCR 的具体实施

CPCR 是针对心脏骤停而采取的尽快建立有效循环,提高心输出量的一系列措施。心脏停搏时间越长,全身组织(特别是脑组织)经受缺氧的损害越严重,维持生命的可能性就越小。因此心脏骤停抢救成功的关键是开始进行抢救时间的早晚(表 12 - 32)。

表 12 - 32 抢救时间与抢救成功率

心脏骤停的时间	CPCR成功率
<1min	90%
<4min	60%
<6min	40%
<8min	20%
<10min	0

完整的 CPCR 包括基础生命支持、高级生命支持及延续生命支持,下面将分别进行详细阐述。

(一)对心脏骤停患者的识别

1.首先确定现场环境是否安全,是否适合进行抢救。

2.判断患者有无意识:通过大声呼唤、拍打双肩、掐压穴位。

3.呼救:寻求周围人群帮助或电话求助,切记先急救再求救。

对于医务人员建议触摸颈动脉搏动,用食指及中指指尖触及患者气管正中部,旁开两指,至胸锁乳突肌前缘凹陷处,判断时间为 5~10s(1001、1002、1003、1004、1005…)。触诊颈动脉搏动的同时观察患者胸廓起伏 5~10s(1001、1002、1003、1004、1005…)。而对于非专业人员,建议立即行胸外心脏按压!

强调胸外心脏按压的重要性,对未经培训的普通目击者,也鼓励在急救人员的电话指导下仅进行胸外按压。

(二)基础生命支持

基础生命支持(basic life support,BLS),多用于手术室外现场抢救。尽量争取在心脏骤停4min以内开始BLS,包括C>A>B三步骤,即胸外心脏按压(compression)、开放气道(airway)及人工呼吸(breathing)。不间断的胸外按压以维持脑和心肌灌注并及早电除颤即可提高患者6%的存活率。对于成人心脏骤停患者,一旦自动体外除颤仪(AED)或除颤器获取或准备就绪,施救者即可以进行直接除颤,而不必像以前那样先进行1.5~3min的CPR然后再除颤。但在AED和除颤器获取和准备过程中,还是需要进行不间断的心脏按压。

1.先置患者仰卧于平地或硬板上,头偏至一侧,解开患者衣领、拉链及裤带。

2.操作者采用跪姿,跪于患者的右侧。

3.按压部位:胸骨中下1/3交界处或双侧乳头连线与前正中线交界处。

4.操作者将左手掌根按在此点上,用另一手交叉重叠在该手手背上,五指翘起。

5.两肘关节伸直,然后借助操作者自身体重前倾,有节奏地向脊柱方向按压胸骨下段,使胸骨下陷≥5cm,<6cm,按压有效的标准是能扪及大动脉的搏动。

6.按压后即刻放松,使胸骨自行弹回至原位,心脏得以舒张(放松按压时,手掌根部仍应紧贴胸壁,以免在按压时出现"拍打"胸壁现象而分散按压用力)。

7.按压频率:100~120次/min,且每次按压结束胸壁要完全恢复。

8.胸外按压30次之后,打开气道(仰头抬颌法),同时清除口腔内异物及分泌物。

9.无论单人还是双人操作,胸外按压:人工呼吸按30:2的比例进行(新生儿患者比例为15:2)。

10.人工呼吸包括口对口人工呼吸及简易呼吸器。

(1)口对口人工呼吸:完全包住患者口唇,防止漏气,吹气时捏鼻,呼气时松鼻。连续吹气2口,每次送气1s,间隔2s,吹气和呼气时间相等。有效指征以胸廓抬起为准,潮气量500~600mL。如未见明显的胸廓隆起,应重新开放气道,再进行一次人工呼吸。

(2)简易呼吸器:一手以"CE"手法固定,一手挤压简易呼吸器,每次送气400~600mL,频率10~12次/min。

11.行5个周期(1个周期包括30次胸外按压及2次人工呼吸)后进行判断是否有效:检查颈动脉搏动是否恢复,自主呼吸是否恢复。如心跳及呼吸恢复则进入下一步生命支持。如未恢复则继续上述操作,直至有条件进行高级生命支持。

12.除颤:发现室颤或心跳骤停2min内可立即除颤;心跳骤停未及时发现者,在胸外按压5个周期后可行除颤。

13.CPCR成功的指征:

(1)昏迷变浅,生理性反射恢复,身体出现无意识的挣扎动作;

(2)自主呼吸恢复;

(3)触摸到规律的颈动脉搏动;

(4)面色及口唇颜色转为红润;

(5)双侧瞳孔缩小、对光反射恢复。

14.CPCR终止指标:

(1)患者已恢复心跳及自主呼吸;

（2）确定患者已经死亡；

（3）CPCR 进行 30min 以上，检查患者仍无反应、无呼吸、无脉搏、瞳孔无回缩。

15.胸外心脏按压的并发症：

（1）肋骨骨折，尤其好发在老年人。

（2）肋骨骨折端刺伤心脏、肺脏、气管或肝脏。

（三）高级生命支持

一般在心脏停搏 4min 内进行初期生命支持，4～8min 内进行高级生命支持（advancedcardiaclife support，ACLS），以取得更高的存活率。

1.通气管或气管插管的应用：如技术熟练，则实施气管插管对保持气道畅通及防止误吸最为理想。否则可应用口咽通气管、食管气道联合管或喉罩等设备建立确切的人工气道。切记所有的气道操作不应干扰心脏按压操作，一旦气道建立后，立即进行无间断的心脏按压。

2.开放静脉及安装监测仪器、补充血容量或纠正酸中毒，进行心电监测，有条件进行有创动静脉监测。

3.药物支持。

（1）首选肾上腺素。肾上腺素兴奋 α 受体，使外周血管收缩，动脉压升高，尤其提高主动脉舒张压，同时扩张冠状动脉，增加冠脉血供，改善心肌缺氧，提高血压使血流重新分布至重要脏器。兴奋 β 受体提高心肌兴奋性，增强心肌收缩力，增加心排血量，改善心肌缺氧，故有"药物按压"之称。兴奋心脏各级起搏点和传导系统，促进自主心律的恢复，还可使心室细颤转变为粗颤，提高电除颤的成功率。通常采用倍增法给药，即首剂给予标准剂量（1mg），若无效则从第二剂开始以上一剂 2 倍的剂量给药，给药间隔 3～5min。静脉给药是 CPCR 中应用最普遍的途径。中心静脉给药，药物可迅速到达心脏，是理想的给药途径。如果选择外周静脉，尽量选择上肢静脉或颈部静脉，避免使用下肢静脉。因为心脏按压过程中，心脏排出的血液优先流向头臂血管，而股动脉和股静脉之间的压力差几乎为零，下肢给药后很难回到中央循环。另外如不能在第一时间建立静脉通路，可通过人工气道或环甲膜穿刺给药，将肾上腺素稀释至 5～10mL 后再进行注射，越深越好。注射完毕后进行加压通气 2～3 次。因为经气管内给药进入循环速度较慢，建议药物用量是静脉用量的 2 倍。虽然大剂量肾上腺素可以提高 CPCR 的成功率，但大剂量肾上腺素并不能明确提高心肺复苏患者的存活率以及降低中枢神经系统损伤的发生率。

（2）胺碘酮或利多卡因：用于治疗对除颤无反应的室颤或无脉性室性心动过速。这两种药物对有人目击的患者特别有效，因为使用药物的时间可能更短。

（3）镁剂：不建议在成人患者的心脏骤停治疗中常规使用镁剂，但可考虑用于治疗尖端扭转型室速（即与长 Q-T 间期相关的多形性室速）。

（4）利多卡因：在自主循环恢复的最初 1h 内使用利多卡因以预防心律失常。

（5）碳酸氢钠：不推荐在 ACLS 初期常规使用碳酸氢钠纠正酸中毒，可根据情况并遵循"宁酸勿碱"的原则适量应用。

（6）甲氧明：拟肾上腺素能药物，主要兴奋 α 受体，血管收缩作用较强，血压上升，作用维持时间长，通过颈动脉窦与主动脉弓压力感受器反射兴奋迷走神经而转复心律。有学者认为甲氧明可提高 CPCR 的成功率，但目前应用不如肾上腺素广泛，疗效有待进一步的验证。

(7)去甲肾上腺素:主要激动 α 受体,治疗量使动脉压明显升高,总外周阻力增加,对已处于低灌注的器官功能有害。有时还可引起广泛的出血性心肌炎和严重的瓣膜水肿,心内注射时可造成心肌坏死,故不适宜在 CPCR 过程中应用。

(8)异丙肾上腺素:纯 β 受体兴奋作用,增加心肌耗氧量,可引起心脏较多的异位节律。心脏复跳后可出现短暂室性或室上性心动过速,甚至发生室颤。与肾上腺素合用时可造成心肌高强度收缩。因此,CPCR 早期禁用异丙肾上腺素。只有在完全房室传导阻滞、心室停顿、低血压休克或阿托品治疗无效后方可酌情使用。

4.电击除颤。

(1)双相波除颤器:采用制造商推荐能量(例如初始剂量为 120～200J),如果未知,可使用可用的最高能量。第二次和随后的能量应与初始能量相当,可考虑使用更高能量。

(2)单相波除颤器:使用 360J 能量。

(3)除颤步骤:选择能量(即开机将旋转开关旋转到如 200J)charge(充电)放电除颤(按压除颤开关除颤)。

(4)电极板放置位置:胸外电除颤时,应有心电图监测较为安全确切。电极板一个放置于心尖区,另一个放置于右第二肋间区,此为标准方法。也可采用前后法,即将电极板一个放置于心尖区,另一个放置于右肩胛区。

(5)电极板与皮肤之间必须垫以湿盐水纱布或导电糊,使两者贴紧,不留空隙。第一次除颤(成功率 60%～80%)失败后要立即重复电击除颤,常能获得成功,因为重复除颤时,胸壁电阻可降低50%。但第三次电击电阻不再下降,所以两次电击除颤失败时,不应连续电击,应继续按压心脏,2min 约 5 个循环,保证心肌供血、供氧,待心肌恢复张力,呈粗纤颤时,再重新给以电击除颤。

(6)胸内电击除颤电极板放置位置及剂量:最好切开心包,电极板放置于心室两侧,直接夹紧心室,并浇以生理盐水以免灼伤心肌。首次电击除颤尽量采用最小剂量:2.5～20J(甚至可高达 40J)。如果电除颤失败,不应该无限制增加电能,应寻找原因并纠正其他因素,如心肌张力差、心肌缺氧、血钾过低、心脏温度过低、高二氧化碳血症等。

(四)复苏后续治疗

心肺复苏后,由于各脏器血液灌注不足和缺氧,必然会引起组织细胞不同程度功能损害及再灌注损伤。常表现为心、肺、脑、肝、肾及消化道等重要器官功能不全甚至功能衰竭。因此加强复苏后续治疗,及时发现问题,解决问题,对于稳定各器官功能并降低患者死亡率至关重要。

自主循环恢复后,经常会发生心功能及血流动力学紊乱,常见情况包括:心律失常、心源性休克及全身炎性反应综合征(SIRS)相关的血管扩张性休克。多种致病因素均可导致复苏后综合征的发生,表现为无再灌注、再灌注损伤、缺血后代谢产物引起的脑中毒及凝血障碍。是否会发生复苏后综合征取决于组织器官的缺血程度和时间。

1.心肺复苏后续治疗的近期目标。

(1)提供心肺功能的支持,以满足组织灌注,特别是对大脑的灌注。

(2)及时将院前心跳骤停患者转运至医院急诊科,再转运至设备完善的重症监护病房(ICU)。

(3)及时明确诊断心脏停搏可能的原因。

(4)完善治疗措施,如给予抗心律失常药物,以免心律失常再发。心肺复苏后,患者的状况会发生很大变化。有的患者可能完全恢复,血流动力学和大脑功能均恢复正常。相反有的患者可能仍处于昏迷状态,心肺功能未恢复正常。对所有患者都需要仔细评估,包括心血管功能、呼吸功能和神经系统功能。还应及时发现复苏期间的各种并发症,如肋骨骨折、血气胸、心包填塞、腹内脏器损伤和气管导管异位等。

2.心肺复苏后最佳反应:心肺复苏后最佳的情况是患者清醒,有知觉和自主呼吸。

(1)需给患者维持多导联心电监护和提供足够的氧供。

(2)如建立静脉通路时不能保证无菌操作或保护不完善者需重新更换静脉输液导管。

(3)心脏骤停的原因是心室颤动或室性心动过速,未给抗心律失常药物治疗时,除非有明确禁忌(如室性异搏心律)应考虑应用利多卡因静注并持续静脉滴注治疗。如室颤为原发性,排除继发于急性冠脉综合征并纠正其他引起室颤的原因时,利多卡因可维持静脉滴注几个小时。同时仔细寻找引起心跳骤停的原因,特别需要注意的是急性心肌梗死、电解质紊乱或原发性心律失常。

3.体温的调节。

脑组织的代谢率决定脑局部对血流的需求量。体温每升高 $1℃$,脑代谢率增加大约 8%。复苏后体温升高可导致脑组织氧供需失衡,从而影响到脑功能的恢复。很多动物研究结果表明心跳骤停时或之后伴有体温或脑局部温度升高会加重脑组织损伤程度。临床数据也证实人脑缺血损伤如伴有体温升高可恶化神经系统功能。所以复苏后应密切观察患者体温变化,积极采取降温退热治疗。

但全身低温对心跳骤停复苏后的患者有明显不良反应,包括增加血液黏滞度、降低心排量及增加感染发生率。所以脑局部低温是比较合适的方式,在复苏期及复苏后均可使用冰帽降低脑局部温度,保护脑功能。

4.呼吸系统调节。

(1)进行详细临床检查,胸部 X 线检查很必要。

(2)根据动脉血气结果调整通气量。当患者自主呼吸更有效时减少机械辅助通气直至完全自主呼吸恢复。

(3)如患者需高浓度氧气方可稳定,应注意检查是否合并心肺功能不全的情况。

(4)呼气末正压(PEEP)对肺功能不全并左心衰患者可能很有帮助,但要在血流动力学平稳的状态下使用。

(5)持续性低 $PaCO_2$ 可能会加重脑缺血,因为低 $PaCO_2$ 产生的脑血管收缩将进一步减少脑血流量,加重脑缺血。对复苏后的患者建议维持正常的 $PaCO_2$,避免采用高通气治疗。对于特殊情况,如脑疝、肺动脉高压导致的心跳骤停,高通气治疗可能是有效的。

(6)随着心排量的恢复,由于心跳骤停导致的酸血症可以自行纠正,不建议常规使用缓冲碱治疗。

5.循环系统调节。

(1)全面评估心脏功能:心电图对照、胸部 X 线、电解质、心肌酶谱、药物治疗及循环血量情况。

(2)避免低血压的发生。建议使用直接动脉压力监测,如使用了较强的血管收缩药,远端动脉压力监测将不准确,此时可考虑行股动脉压力监测。

(3)对危重患者建议行有创血流动力学监测,指导液体治疗及血管活性药物使用。如心排量和肺动脉嵌压低,需加强液体补充。如心室充盈正常,但仍持续出现低心排,需给予正性肌力药物、血管收缩药或血管舒张药。

6.肾脏系统。

(1)留置导尿,每小时精确记录尿量。速尿可以维持尿量以避免发生肾脏衰竭。小剂量多巴胺(1～3μg/kg·h)并不能增加内脏血流或增加肾小球滤过率,对于急性肾功能衰竭少尿期已不再推荐使用。

(2)进行性加重的肾功能衰竭以逐渐增高的血清尿素氮及肌酐为标志,并常伴有高血钾,这些患者需要进行腹膜透析或血液透析治疗,且死亡率增高。

7.中枢神经系统。

(1)对昏迷患者应维持正常或轻微增高的平均动脉压,以保证最好的脑灌注。

(2)高温与躁动可以增加脑耗氧量,所以需维持正常体温并给予镇静控制躁动。

(3)头部应抬高30°,有利于静脉回流。无论如何,注意复苏后大脑氧合和灌注的细节问题可以极大减少继发性神经损伤的发生,最大限度增加整个神经系统康复的概率。

8.胃肠道消化系统。

(1)对于肠鸣音消失和机械通气伴有意识障碍的患者应留置胃管,尽早应用胃肠道营养,促进胃肠道功能的恢复。

(2)如不能耐受肠道内营养,应及时给予质子泵 2 型受体阻滞剂或胃黏膜保护剂以减少应激性溃疡和胃肠道出血的危险。

9.全身炎性反应综合征(SIRS)和脓毒性休克。

SIRS 是一个复杂的疾病发展过程,可由创伤、烧伤或感染等不同的原发损伤所诱发。炎症反应本身可以导致组织损伤,并且可以启动自身持久的免疫反应,而造成局部组织损伤和多脏器功能衰竭。全身炎症反应的表现(发热及白细胞增多)在长时间的心肺复苏后也会发生。

(五)脑复苏的结局

根据 glasgow pittsburg 评分从睁眼、语言反应、运动反应、瞳孔对光反应、脑干反射、抽搐及自主呼吸七个方面进行评分并分为 5 个等级。

1 级:脑及总体情况优良。患者清醒、思维清晰、能从事正常工作和正常生活,可能有轻度神经及精神障碍。

2 级:轻度脑及总体残疾。患者清醒、可生活自理、能在有保护的环境下进行工作、伴有其他系统中度功能残疾,不能参加竞争性工作。

3 级:中度脑及总体残疾。患者清醒,但脑功能障碍,生活不能自理,可自行走动,严重者表现为痴呆或瘫痪。

4 级:植物状态(或大脑死亡)。患者昏迷、无神志,对外界无反应,可自行睁眼或发声,无大脑状态,呈现角弓反张状。植物状态是不可逆的,如经长期昏迷而清醒的则不能称之为植物状态。

5 级:脑死亡状态。患者无自主呼吸、无任何反射、脑电图呈直线。植物状态及脑死亡意味着脑复苏的失败。

第十三章　慢性疼痛的诊断

第一节　疼痛的病史采集与体格检查

一、病史采集

病史采集力求病史资料的完整和客观。疼痛患者病史采集的主要内容包括如下。

（一）基本信息

基本信息包括性别、年龄、职业、民族、婚育状况；大小便，睡眠，饮食及体重变化等。

（二）发病

诱因疼痛可能存在某些诱发因素，应询问发病前有无外伤、上呼吸道感染等，这有助于对病因和病情的判断。

（三）病程

病程是指从起病到就诊的时间。

（四）疼痛的特征

疼痛特征是慢性疼痛疾病诊断最为重要的内容，应详细询问并记录，包括疼痛部位、性质、发作特点/频率，持续时间、伴随症状、与体位、姿势、活动、劳累等的关系以及加重或缓解因素。

（五）既往史

既往史主要包括手术外伤史、重要脏器疾患史、药物过敏史、长期用药史以及与本次发病有关的诊治史等，尤其是疼痛相关的诊治、镇痛药物应用及反应。

（六）个人史和家族史

应询问有无烟酒嗜好，既往工作性质、有毒有害物品接触史，家族遗传史。

二、体格检查

体格检查是通过医生的望诊、触诊、叩诊、听诊等直接获取客观资料的重要方法，是每个临床医生必须熟练掌握的基本功。体检的程序按照一定的顺序检查，以免遗漏。体检的体位顺序以尽量减少患者体位变动为宜，如按照行走、立位或坐位、仰卧、侧卧、俯卧等。

（一）头、面部检查

头、面部检查包括头颅、面容、五官、肌肉、关节和脑神经等多方面的检查，应特别注意寻找压痛点、扳机点，以及看眼底等。

1.常见压痛点：

鼻窦和枕大、小神经及耳大神经出筋膜处的压痛点，三叉神经终末支出口处，颞肌、咬肌等肌肉，颞下颌关节等。

2.扳机点：

三叉神经痛、舌咽神经痛的患者常常在面部、口腔部存在有触发疼痛发作的点。

3.眼部检查:

包括眼压、屈光度和眼底的检查。异常可以导致头痛。

(二)颈部检查

1.触诊。

内容:颈椎棘突、项韧带、棘突旁、颈后、颈侧及颈前肌群,枕大神经、枕小神经及耳大神经走行区,甲状腺、颈淋巴结有无肿大,气管是否居中。

2.颈椎活动度。

正常情况下,头后伸、前屈及左右侧屈均为 45°左右,左右旋转各 60°~80°。

在正常颈椎运动中,点头动作主要由寰枕关节完成,摇头及旋转动作主要由寰枢关节完成,侧屈动作由中段颈椎完成,伸动作主要由下段(C_6~C_7)颈椎完成。

3.特殊试验。

(1)臂丛神经牵拉试验:让患者颈部前屈,检查者一手放于头部,另一手握住同侧腕部,呈反方向牵拉。若患者出现疼痛、麻木则为阳性;若在牵拉的同时迫使患肢做内旋动作,称为臂丛神经牵拉试验加强试验。阳性多见于神经根型颈椎病,臂丛神经损伤、前斜角肌综合征也可以为阳性。

(2)椎间孔挤压试验:患者坐位,头微向患侧弯,检查者立于患者的后方,用手按住患者头顶部向下压。若患侧上肢窜痛、发麻即为阳性,见于神经根型颈椎病。

(3)压顶试验(Jackson试验):患者端坐,检查者立于其后方,在患者头中立、后仰位时分别按压其头顶。若患侧上肢有放射痛、发麻即为阳性,见于颈椎病。

(4)斜角肌试验(Adson试验):也叫深呼吸试验。患者端坐,两手置于大腿上,比较两侧桡动脉搏动力量后,让患者深呼吸并将头转向患侧,同时下压其肩部,再比较两侧桡动脉搏动。若患侧减弱,则为阳性,表明锁骨下动脉受压,见于前斜角肌综合征;若在转头前就有脉搏的改变,则可能有颈肋。

(5)引颈试验:患者端坐,用双手分别托住其下颏及枕部,用力向上做颈部牵引,使椎间孔增大。若患者自感颈部及上肢疼痛、麻木减轻,或耳鸣、眩晕等症状减轻则为阳性,多见于神经根颈椎病。引颈试验阳性可作为颈部牵引治疗的指征之一。

(6)前屈旋颈试验(Fans试验):先令患者颈部前屈,再左右旋转活动,若颈椎出现疼痛即为阳性,提示颈椎小关节病变、椎管外软组织损害。

(三)肩部检查

1.肩部视诊。

肩部视诊主要检查肩部外观,可以两侧对比同时检查,观察患者有没有肩部外观改变、姿势改变等,如肩关节脱位会出现方肩畸形等。活动范围检查包括进行肩部的屈曲、伸展、外旋、内旋、内收和外展的动作,记录活动范围两侧对比检查。

2.肩部触诊。

肩部触诊主要沿着盂肱关节线、肩胛骨和肩袖的肌腱附着部位,逐一检查肩关节的压痛点以及是否感觉有特殊响声等。主要压痛点包括:

(1)喙突:(胸小肌、喙肱肌、肱二头肌短头腱及喙肱、喙肩、喙锁韧带的起点);

(2)肱骨小结节:(肩胛下肌、喙肱韧带的止点)其下方小结节嵴是背阔肌(偏上外)及大圆肌(偏下内)的止点;

（3）肱骨大结节：由上到下依次为冈上肌、冈下肌及小圆肌、胸大肌止点；

（4）肱骨结节间沟：内有肱二头肌长头腱及其滑膜鞘通过；

（5）肩峰下：肩胛冈的外端为肩峰。肩峰下滑囊发炎时有明显的压痛；

（6）冈下窝：为冈下肌起始部，其深面有丰富的神经血管网；

（7）肩胛骨外缘中下份：是小圆肌的起始部；

（8）肩胛骨下角：为大圆肌的起点；

（9）冈上窝：有冈上肌起点及其肌腹；

（10）肩胛骨内上角：是肩胛提肌止点；

（11）肩胛骨内缘内侧：是大、小菱形肌的起始部；

（12）三角肌区：包括三角肌本身及其覆盖的肩袖及三角肌下滑囊。

3.肩关节活动范围及其肌肉运动功能检查。

肩部活动是靠盂肱、肩胸、肩锁和胸锁四个关节联合完成的，可完成七个动作。正常肩锁关节、胸锁关节为微动关节，盂肱关节活动度：盂肱关节前屈、外展最大可达 90°，后伸、内收可达 40°；中立位内旋、外旋 40°～50°；肩胛带复合功能，上举 160°～180°，并可做 360°的环转。

临床检查盂肱关节病变时，须固定肩胛骨。若须检查肩锁关节或胸锁关节，则让患者做耸肩动作，两关节同时活动，应根据活动障碍及疼痛部位确定为何病变。对各肌肉运动功能的检查，包括肌肉的起止、走向、功能和抗阻试验等。而在关节活动检查中应注意分析活动范围缩小是来自于功能性（疼痛）还是结构性（粘连）原因。此外，与疼痛关系中，不同原因可以存在不同的痛弧，借此可以帮助诊断。

4.特殊试验。

（1）肩三角试验：正常喙突、大结节及肩峰三点构成一个三角形。肩关节脱位、喙突或肩峰骨折时，三点关系破坏，左右对比不一致。

（2）雅格逊（Yargason）征：也叫肱二头肌长头紧张试验或抗阻试验。患者屈肘位，后旋前臂并克服医生给予的阻力，若肱骨结节间沟出现疼痛为阳性。见于肱二头肌长头腱炎或腱鞘炎。

（3）Speed 试验：让患者在肘伸直和肩外旋位屈肘抗阻，若肱骨结节间沟处痛，为阳性，意义同雅格逊征。

（4）搭肩试验：也叫杜加斯（Dugas）征。让患者将手搭于对侧肩上，如果肘部不能接触胸前壁，则为阳性，见于肩关节脱位。

（5）道巴恩（Dawbarn）征：患肢上臂贴在胸壁侧面，肩峰前缘下方可以有触痛，若上臂外展，滑囊移位于肩峰下，触痛消失为阳性，提示急性肩峰下滑囊炎。

（6）垂臂试验（Droparm test）：患者坐位或站位，外展上肢 90°，内收 45°，令患者缓慢放下手臂，如能引起疼痛为阳性，提示肩袖损伤或肌腱病变。

（7）阻抗式外旋或内旋检查（Resistedexternal or internal test）：患者坐位，肘关节靠近身侧，屈曲 90°，做肩部的外旋或内旋动作，检查者与患者做对抗动作。如患者出现肌无力或疼痛为阳性。外旋检查阳性提示肩袖损伤或三角肌功能障碍，内旋检查阳性提示肩胛下肌功能障碍。

（8）Patte 试验（Patte test）：患者坐位，肘关节屈曲 90°，肩关节外展 90°、外旋，检查者一手支撑患者肘关节，一手握患者手腕对抗，嘱患者做外旋动作，患者出现疼痛或无力维持手臂外旋动作为阳性，提示冈下肌或小圆肌的肌腱炎。

（9）空罐试验（Empty-can test）：患者肩关节外展 90°，向上弯曲 30°，肘关节伸直，前臂弯曲旋前，拇指朝下，检查者向患者前臂远端施加向下的压力，嘱患者对抗，如引发疼痛为阳性，提示冈上肌肌腱病变。

（10）背后举起试验（Lift-off test）：患者上臂内旋，肘关节屈曲，将手背置于后腰部，嘱患者向后推离背部，如无法对抗重力或阻力推离背部为阳性，提示肩胛下肌、背阔肌或菱形肌无力。

（11）Hawkins 试验（Hawkin,s test）：患者肘关节和肩关节屈曲 90°，肩关节外展并内旋，拳头朝下。检查者握住患者肘关节上端，对前臂远端施加外力，使肩关节内旋，如引发患者疼痛为阳性，提示肩峰有撞击。

（12）Neer 试验（Neer test）：肘关节伸直，前臂旋前，拇指朝下，检查者将患者上臂举起屈曲，将肩关节被动伸展到最大范围，患者出现肩部疼痛为阳性，提示有肩关节撞击综合征。

（13）恐惧试验（Apprehensiontest）：患者仰卧位，肩关节外展 90°，肘关节屈曲 90°，肩关节最大外旋，检查者一手在前臂远端施加向后力量，一手在上臂近端施加向前力量，加大外旋，出现疼痛或患者感到恐惧或肩关节即将脱位为阳性，提示肩关节前侧松弛或不稳定。

（四）肘部检查

1.望诊。

（1）畸形：正常肘部有 10°～15° 的提携角（生理性外翻），大于或小于该角度分别叫做肘外翻或肘内翻。骨折或脱位时骨突部出现畸形，如后脱位时肘后凹陷。

（2）肿胀：

1）关节肿胀，肘关节积液，早期表现为鹰嘴两旁的正常凹陷消失或丰满。大量积液时肘呈半屈曲位（该关节腔容量最大）；

2）软组织肿胀，呈弥漫性肿胀；

3）局部肿胀，某部位呈局限性肿胀，说明该处有骨折或韧带、关节囊损伤。

2.触诊。

（1）肱桡关节：一手握住患者的前臂做旋前旋后动作，另一手触摸桡骨头的位置及与肱骨头的关系。

（2）肘后三点关系：见后叙"特殊试验"之"肘后三角测验"的内容。

（3）肿块：有无肿物、结节、条索状物，若有则注意质地、活动度、压痛等。

（4）压痛点：急性扭伤、慢性劳损等病变，均可出现压痛点。肘部常见压痛点有以下几处：

1）肱骨外上髁：为桡侧腕长、短伸肌和指伸肌等伸肌腱起点，这些肌腱慢性劳损或肱骨外上髁炎时，压痛明显；

2）肱骨内上髁：为尺侧腕屈肌、指浅屈肌、指深屈肌等屈肌腱的起点，屈指总肌腱劳损时，压痛明显；

3）桡侧副韧带：位于肘关节囊外的桡侧，该韧带损伤、桡骨头骨折或脱位时，此处有压痛；

4）尺侧副韧带：位于肘关节囊外的尺侧，该韧带损伤、创伤性滑膜炎时，此处压痛；

5）尺神经沟：是肱骨内髁与鹰嘴之间的沟，迟发性尺神经炎、复发性尺神经脱位、肱骨内髁骨折时，该处压痛明显；

6）肘后关节间隙：创伤性滑膜炎及肘的骨关节病时，肘后关节间隙压痛；

7)鹰嘴:为肱三头肌肌腱止点,该肌腱止点损伤、肌腱断裂、鹰嘴骨折、肘后滑囊炎等,鹰嘴有压痛。

3.关节运动功能。

肘关节完全伸直,前臂旋后,拇指朝外,肘关节中立位,中立位为 0°,此时肘关节可屈曲 135°~150°,过伸 10°;上臂紧贴胸侧壁,前臂伸向前方,拇指朝上,其余手指伸直为前臂旋转运动的中立位为 90°,此时肘关节可旋前(内旋)80°~90°,旋后(外旋)80°~90°。

4.特殊试验。

(1)伸肘试验:患者将患侧手放在头顶上,再伸直肘关节,若不能伸直,即为阳性。见于鹰嘴骨折。

(2)桡骨头试验:以检查患者左手为例。让患者屈左肘 90°,检查者左手握住患者的左手,右手示、中指并列,中指尖置于患者肱骨外上深处,食指所按处就是桡骨头。将患者前臂做旋前和旋后运动,食指尖即可感到桡骨头的旋转运动。如果桡骨头向前或向外突出,旋转受限,即为阳性。见于桡骨头脱位。

(3)抗重力伸肘试验:患者立位,弯腰,上臂侧平举,主动伸肘,如不能完全伸直,或同时肘后出现疼痛,即为阳性,见于肱三头肌腱止点断裂或撕脱、骨折。

(4)肘后三角测验:肘后三角由肱骨内上髁、外上髁与鹰嘴之最高点组成。正常时,肘关节伸直位,三点在一条直线上;屈曲位,后面观呈一倒置的等腰三角形;侧位,肱骨上髁之凸点与尺骨鹰嘴背侧之凸点在一条直线上。肘关节后脱位、鹰嘴骨折、外上髁或内上髁骨折、肘关节侧方脱位、肱骨髁部骨折时,三角的关系遭到破坏;但肱骨髁上骨折,肘后三角不变形。

(5)旋臂屈腕试验:又叫密勒(Mill)征或网球肘试验、腕伸肌紧张试验。让患者屈腕屈肘,前臂旋前,检查者一手握住其肘关节上方,另一手握住其腕部,被动缓慢将其肘关节伸直,若肱骨外上髁处出现剧痛,即为阳性。见于肱骨外上髁炎、桡侧腕长伸肌腱扭伤。

(6)伸肌紧张试验:又叫柯宗(Cozen)试验或腕背伸直抗阻力试验。让患者握拳屈腕,在检查者将手压于其手指背侧做对抗的情况下嘱其用力伸指、伸腕,如出现肱骨上髁处疼痛,即为阳性。见于伸腕肌劳损、肱骨外上髁炎。

(7)屈肌紧张试验:让患者握住检查者的手指(食指至小指)强力伸腕握拳,检查者手指与患者握力做对抗,若出现内上髁部疼痛,即为阳性,多见于肱骨内上髁炎。

(8)肘被动外翻试验:患者肘部伸直或屈曲 150°,检查者用一手抵住其肘外侧作为支点,再将其前臂外展,若肘外侧出现挤压性疼痛,即为阳性,见于肱骨小头干脆性骨软骨炎。

(五)腕部及手部检查

1.望诊。

注意检查双手的外形,有无畸形和包块,有无功能位的异常。特殊畸形:梭状指、杵状指、爪形手、猿手、垂腕、餐叉样畸形等。

2.触诊。

自尺、桡骨远端向指端依次检查腕、掌、指处有无异常肿物及压痛点。应注意肿物大小、质地、活动度及与肌腱的关系等。临床常可触及腱鞘囊肿、腱鞘炎的硬结等。

3.其他检查。

(1)叩击第三掌骨头,腕部靠中线处有疼痛者,可考虑月骨缺血坏死或舟骨骨折。

（2）屈指伸直时有弹响，可考虑腱鞘炎；前臂旋转时，若下桡尺关节有弹响，则可能为三角软骨盘损伤。

（3）正常腕关节活动范围：背伸 70°，掌屈 80°，桡侧偏 25°，尺侧偏 35°。手指屈曲范围：掌指关节 90°，近侧指间关节 120°，远侧指间关节 60°～80°。还应检查拇指内收、对掌是否正常等。

4.特殊试验。

（1）握拳尺偏试验：又称芬克尔斯坦（Finkelstein）试验。患者握拳（拇指握于拳内），使腕部尺偏，若桡骨茎突出现疼痛为阳性，提示桡骨茎突狭窄性腱鞘炎；

（2）腕关节尺侧挤压试验：患者腕关节置于中立位，检查者将其尺偏并挤压，若下尺桡关节疼痛为阳性，提示三角软骨盘损伤、尺骨茎突骨折。

（六）腰、骶、髂、臀部检查

为使检查顺序清楚，避免重复和遗漏，该部位检查按下述体位进行。

1.立位：让患者背向医生而立，双目平视前方，双足并拢，双膝挺直，腰背部及骶尾部全部暴露，仔细检查。

（1）观察脊椎外形：有无侧凸，以第几腰椎为中心突向哪一侧，生理前凸是正常、变浅、加深还是后凸，有无包块、窦道、脓肿。

（2）观察骶棘肌及臀部肌群：有无隆起、肿块、萎缩，两侧是否对称。

（3）观察骨盆：是否倾斜。

（4）检查棘突及两侧竖脊肌：用三指触诊法，中指触摸棘突有无偏斜、肥厚、压痛，食指、环指分别触摸两侧骶棘肌有无紧张、压痛、硬结、条索等。

（5）检查并记录腰椎活动范围：检查后伸时，医生一手托扶患者腰部，检查前屈时，医生一手托扶患者腹部避免患者向后或向前摔倒。如在其做某项活动时出现疼痛，要注意疼痛出现的部位，有无放射痛及放射痛的部位。正常腰椎活动范围：前屈 90°，后伸 30°，左右旋转 30°，左右侧屈 30°。

2.坐位：如果患者在立位检查时，屈伸活动受限、疼痛，应再做坐位屈伸检查。坐位时，骶髂关节已固定，主要检查腰骶关节。

3.俯卧位：患者俯卧，腹下垫枕，两上肢靠紧身体，全身肌肉放松，做以下检查。

（1）脊柱弹性及疼痛位置：医生两手掌重叠下压脊柱，自腰椎到骶椎，以检查脊柱弹性及疼痛部位。

（2）硬结、条索和压痛点：两手拇指左右两侧一起自上而下逐个检查疼痛好发部位，如脊肋角、L3 横突、髂腰角、髂嵴、臀上皮神经体表投影、梨状肌下孔投影、骶髂关节、坐骨结节、坐骨神经干等。

（3）肾区及脊柱叩诊：医生左手平置于 L1 棘突旁、第 12 肋骨下，右手叩击左手背，力量逐渐增加，以检查肾脏有无叩痛，用叩诊锤逐个叩击每个棘突及其旁开 1.5～2cm 处、骶髂关节等，检查这些部位有无叩痛和病变。

（4）梨状肌紧张试验：一手按住骶部，另手握住踝部（屈膝 90°），向外推小腿，若出现臀及下肢疼痛，为阳性，多见于梨状肌综合征。

（5）股神经紧张试验：检查者一手固定患者盆骨，另手握踝上，使大腿后伸（膝关节伸或屈），如出现大腿前方放射痛，即为阳性，表示股神经根（L_2、L_3、L_4 脊神经根）有受压可能。

(6)伸腰试验:患者两下肢伸直,检查者固定其两小腿,让患者双手抱住枕部感觉腰痛,即为阳性,多见于腰椎间关节病变或腰肌病变。由于骨盆已固定,故骶髂关节病变不会引起本试验阳性。

(7)腰大肌挛缩试验:又称过伸试验。患者患肢屈膝90°,检查者一手握住踝部将下肢提起,使髋关节过伸,若骨盆随之抬起为阳性,见于腰大肌脓肿及早期髋关节结核等。

(8)跟腱反射:屈膝90°,医生左手压住足底前端,稍下压,叩击跟腱处,若足出现跖屈,则跟腱反射存在。根据跖屈动度大小,分别记为减弱(＋)、正常(＋＋)、活跃(＋＋＋)、亢进(＋＋＋＋)和消失(－)。

4.仰卧位:

(1)屈颈试验(Lindner试验):患者主动或被动低头屈颈,抵达胸壁,可使脊髓上升1～2cm,同时向上牵拉神经根及硬膜囊。在腰骶神经根有病变时,如腰椎间盘突出症等,将因牵拉神经根而产生大腿后放射痛,甚至屈患侧下肢,即为阳性。但椎间盘突出症的突出物若在神经根内侧,该试验也可阴性。

(2)直腿抬高试验:患者两下肢伸直,检查者一手扶患者膝部使腿伸直,另一手徐徐上举,若上举达不到正常的高度(70°～90°),并出现腰痛和同侧下肢放射痛,为阳性,多见于腰椎间盘突出症。

(3)健侧直腿抬高试验:又称法杰兹坦试验或交叉直腿抬高试验。健肢达一定高度时,感到腰及患肢痛,为阳性,多见于腰椎间盘突出患者。

(4)直腿抬高加强试验:也叫足背伸试验或布瑞嘎(Bragard)征。在直腿抬高到引起疼痛时,稍降低腿的度数,突然将足背伸,引起剧烈放射痛,为阳性。此试验可用来区别由于髂胫束、腘绳肌或膝关节囊部紧张所造成的直腿抬高受限,因为背伸肌只加剧坐骨神经及小腿腓肠肌的紧张,对小腿以上的肌筋膜无影响。

(5)胫神经试验(弓弦试验):在直腿抬高引起疼痛时固定大腿而屈膝20°,使腘窝股神经稍松,再以拇指压迫位于腘窝中的胫神经,诱发疼痛并沿小腿放射为阳性。

(6)仰卧挺腹试验:患者两上肢置于胸前或腹部,以枕及两足跟为支点,挺腹,使腰背离床,如出现腰痛,并向患侧下肢放射为阳性。如无疼痛,可深吸气后,屏气30s,直至脸色潮红,若患肢出现放射痛亦为阳性。该试验系借助增加腹内压力而增加椎管内压力,以刺激有病变的神经根,引起腰腿痛,见于椎间盘突出症。

(7)梨状肌紧张试验(内旋髋试验):患肢伸直,主动内收、内旋,若出现臀部疼痛并沿坐骨神经放射,即为阳性,说明坐骨神经在梨状肌处受损。

(8)骨盆分离及挤压试验:检查者两手压在患者双侧髂前上棘处,向内挤压或向外分离骨盆或在耻骨联合处轻轻向后按压。若骨盆某处出现疼痛,说明该处有骨折。如骶髂关节疾患,可在腰骶部出现疼痛,但腰椎间关节疾患不出现疼痛。

(9)床边试验:也称骶髂关节分离试验、分腿试验、盖斯兰(Gaenslen)试验。患者患侧骶髂关节与床边相齐,两手紧抱健膝,使髋膝关节尽量屈曲,患侧下肢置于床下,检查者两手分扶两膝,使其向相反的方向分离,若骶髂关节痛为阳性,说明骶髂关节有病变。腰骶关节病变者,此试验阳性。此试验也可让患者采用侧卧位,患侧在上,患者用力屈曲健侧髋、膝关节,检查者一手前推骶部,另一手后扳患侧下肢。

(10)髋膝屈曲试验:又叫骨盆回旋试验。患者屈曲髋、膝关节,检查者把住患者膝部,使髋膝关节尽量弯曲,并向头端挤压,使臀部离开床面,腰部被动前屈,若腰骶部出现疼痛,则为阳性。见于腰部软组织损伤、劳损或腰椎间关节、腰骶关节、骶髂关节病变;腰椎间盘突出症时,此试验常为阴性。

(11)"4"字试验:也叫盘腿试验、法伯尔(Fabere)征、帕特里克(Patrick)征。患者健侧下肢伸直,患侧屈膝 90°,髋外展,患侧足放在健侧大腿上。检查者一手按压对侧髂骨,另一手下压膝部,若下压受限,髋关节痛为髋关节病变(因此时股骨头完全挤入髋臼,髋关节腔容积最小)。若骶髂部疼痛,则可能为骶髂关节病变,若耻骨联合部痛,可能为耻骨炎。

(12)骶髂关节定位试验:检查者抱住患者两膝后部,使屈髋 90°,小腿自然地放在检查者右臂上,检查者左手压住其膝部,使骨盆紧贴于检查台,肌肉放松。然后以双大腿为杠杆,将骨盆分别向左和右侧挤压,一侧受挤压时,对侧被拉开。骶髂关节疾患时,向患侧挤压疼痛减轻,而向健侧挤压患侧被拉开,疼痛加重。

(13)膝腱反射:双膝屈曲弓起,被检测腘部置于另侧膝上,用叩诊锤叩击被检测髌韧带,小腿上跷,根据跷起幅度标出膝反射情况,其中(+)为减弱、(++)为正常、(+++)为活跃、(++++)为亢进,(-)为消失。如椎间盘突出压迫坐骨神经,则膝反射减弱或消失,如颈胸部脊髓受压或中枢神经损害时则为活跃或亢进,正常人也可以有膝反射减弱或活跃。

(14)足背伸肌力和伸拇肌力:检查者一手尺侧缘放于患者双足背,让患者做足背伸动作,并克服检查者给予的阻力,测出足背伸肌肌力。检查者右手拇、食指分别抵住双足趾,让患者伸趾克服阻力,测出背伸肌肌力。

(15)足趾、足背及小腿的感觉:测试足趾、足背及小腿处的感觉,两侧相比,并与上肢相比。

(16)下肢病理反射:病理反射是中枢神经损害时出现的异常反射,正常成人不能引出。

5.侧卧位:

(1)斜扳试验:也叫腰部扭转试验,即筒柄试验。患者侧卧位,下腿伸直,上腿屈曲,检查者一手将患者骨盆向前推,同时另一手将其肩部向后拉,使躯干急剧扭转,若发生腰骶部疼痛,为阳性,可能为骶髂关节或下腰部病变,如小关节病变。患者尽量屈髋屈膝、低头,使脊柱完全屈曲固定,然后做斜扳试验。若为阳性,说明骶髂关节有病变。

(2)卧床翻身试验:骶髂关节炎症患者向患侧卧多引起疼痛,故常卧向健侧,下肢蜷曲,翻身时即感疼痛,故翻身时需一手扶臀部,或由他人帮助翻身。几乎所有骶髂关节疾患的患者,都具有这一阳性体征。

(七)髋股部检查

1.一般检查。

(1)望诊:先让患者立正站好,从不同角度观察骨盆有无倾斜(两侧髂前上棘是否等高),腰椎有无代偿性侧凸,髋部有无隆起、凹陷;再让患者做各种动作,如下蹲、起立、落座、上床、穿鞋、脱裤、脱袜、行走、跑跳等,观察有无异常;再让患者平卧,将两腿伸直摆到中立位,观察双下肢长度,有无畸形。

(2)触诊:患者仰卧,双腿伸直,检查者双手各以拇指放在腹股沟韧带中点下方的股骨头处,其余四指按于大转子后上方的坐骨与股骨沟中,两侧对比触诊。

1)股骨头的位置:正常的股骨头位于腹股沟韧带中段之下,股动脉之后方,如髋关节向后上方脱位,则股骨头转移到股动脉的外侧,距髂前上棘较近,大转子亦上升;髋关节前脱位时,股骨头很容易在耻骨和闭孔处触及。

2)肿块:如有肿块应探及大小、硬度、边界、数目、与周围组织的关系、活动度、波动、震颤等。

3)软组织的厚度:髋关节炎时,其局部厚度明显增加。

4)髋部压痛点:①大转子顶端:其压痛点在髋关节前方,相当于腹股沟韧带中点向下、向外各2.5cm处。见于髋关节化脓性感染或结核、大转子滑液囊炎等。②小转子处:髋关节屈曲外旋时,在小转子处有压痛。见于髂腰肌止点病变。③髂骨翼内侧:有压痛肿块,见于髂肌下血肿,多同时合并有股神经压迫症状。④大转子处:大转子滑囊炎时,在大转子处有明显压痛。⑤腹股沟韧带与髋骨之间:该处压痛多见于腰大肌下滑囊炎。

(3)叩诊:在上述压痛点处,也可有明显叩痛。

(4)听诊:在髋关节主动或被动活动时可听到响声,称为弹响髋。常见于大转子滑囊炎、腰大肌下滑囊炎,分别在大转子与髂胫束之间、腹股沟韧带与髋骨之间出现滑动性弹响。

2.特殊检查:

(1)大腿滚动试验:又叫 Gauvain 征。患者仰卧,双下肢伸直,检查者以手掌轻搓其大腿,使大腿向外旋转滚动,如髋关节疾患并引起髋周围肌肉痉挛,则运动受限、疼痛,并见该肌肉收缩,即为阳性。主要用于检查髋关节炎症、结核、胫骨骨折及粗隆间骨折等。

(2)托马斯(Thomas)征:又叫髋关节屈曲挛缩试验。患者仰卧,尽力屈曲健侧下肢,大腿贴近腹壁,使腰部紧贴于床面,克服腰前凸增加代偿作用。再伸直患肢,如患肢不能伸直平放于床面,即为阳性。说明该髋关节有屈曲挛缩畸形,患肢大腿与床面所形成的角度即髋关节屈曲畸形的角度。

(3)望远镜试验:又叫套叠征、都普顿征、巴洛夫试验。患者仰卧,助手按住其骨盆,检查者两手握住其小腿,使伸直髋、膝关节,然后上下推拉患肢,若患肢能上下移动 2~3cm,即为阳性。另一种方法是:患者仰卧,检查者一手固定其骨盆,另一手抱住患肢大腿或环抱患肢膝下,使髋、膝关节稍屈曲,将大腿上推下拉,反复数次,如有股骨上下过度移动感,即为阳性。说明髋关节不稳定或有脱位等。

(4)欧伯(Ober)试验:又叫髂胫束挛缩试验。患者侧卧,健肢在下并屈髋屈膝,检查者站在患者背后,一手固定骨盆,另一手握患肢踝部,屈膝 90°,然后将髋关节外展后伸,让患肢自然下落,正常时应落在健肢后,若落在健肢前方或保持上举外展姿势,即为阳性,见于髂胫束挛缩或阔筋膜张肌挛缩。

(5)叩击试验:叩击足跟部或大粗隆外侧,若髋关节处引起疼痛或使疼痛加重,要考虑髋关节脱位、骨折、股骨颈骨折等病变。

(6)股骨大转子位置测定试验。

1)内拉通线:患者侧卧,患侧向上,屈髋 20°,将坐骨结节显露最突出点与髂前上棘画一条线为内拉通线,正常时髋关节屈曲 135°(股骨与躯干长轴相交角)位置,此线通过大转子顶点。若大转子顶点高于此线 1cm,表示大转子向上移位,见于髋关节后脱位或股骨颈骨折。

2)布来恩(Bryant)三角:患者仰卧,两下肢伸直。若患肢畸形,使健肢与患肢成对称位。由髂前上棘至股骨大转子顶点画一条线(AB),再由大转子顶点与髂前上棘分别做引线垂直交于 C 点,即构成三角形(△ABC)。两侧对比,如 BC 线缩短,表示大转子向上移位,意义同内拉通线。

3)休马克(Schoemaker)线与卡普兰(Kaplan)线交点:患者平卧,自两大转子顶点在同侧髂前上棘,各画一连线,两线在腹壁相交。正常时,两线相交点在脐上中线。如一侧大转子上移,交点在对侧腹壁的脐下方。

4)耻骨联合横线:通过耻骨联合最高点做一水平线,正常时,此线是经过大转子顶点。若一侧大转子上移,则其顶点高于此线。

(八)膝部检查

1.一般检查。

(1)望诊。

1)畸形:检查畸形时常让患者取站立位,正常成人膝关节可有5°过伸,男性可有5°~10°的生理性外翻角,女性可有10°以上过伸。常见膝关节畸形如下。①膝外翻畸形:又称"X"形腿。两侧膝关节并拢时,踝关节不能并拢。②膝内翻畸形:又称"O"形腿。两侧踝关节并拢时,膝关节不能并拢。③膝反张畸形:又称膝反屈。指膝关节过伸超过10°以上者。④膝屈曲畸形:指膝关节不能伸直者。

2)肿胀、梭形膨大:膝关节严重膨胀时,膝关节前上方的髌上囊膨大,"象眼"部饱满或隆出,"象面"部轮廓不清(正常膝关节在屈曲80°时,从前面看膝部形似"象面",髌韧带两侧凹陷,代表"象眼",股四头肌代表"象耳")。髌前囊发炎时,髌骨前面肿胀明显。单纯膝关节积液时,髌骨周围肿胀明显,呈马蹄铁状膨隆,膝关节结核时呈梭形肿大。

3)肌肉萎缩:膝关节有器质性病变或损伤(如半月板损伤),股四头肌很快出现失用萎缩,尤其是股内侧肌肉萎缩,更说明膝关节内有病变或损伤。若肌肉萎缩不明显,可在髌骨上缘以上10cm处测量大腿周径。双侧对比,肌肉萎缩者周径减少。

4)瘢痕、窦道、肿块及静脉怒张:若膝关节内有肿物突出,多为半月板囊肿或关节内游离体(又称关节鼠)。若胫骨结节肿大隆凸和压痛,要考虑胫骨结节骨骺炎。

(2)触诊。

1)压痛点:常出现压痛点的部位为关节内外间隙、关节囊附着部、膝内、外侧副韧带的附着部或实质部、髌韧带两侧脂肪垫、髌骨边缘、髌背关节面后缘、胫骨结节或腘窝等,分别代表不同的病变。

2)关节积液:正常膝关节内约有5mL滑液,如关节积液量大,容易触及,如少量或中等量积液,需要做浮髌试验。

3)滑膜肥厚:正常滑膜不能触及,若按摩膝关节时感到软组织增厚,就应考虑滑膜增厚的可能。任何性质的慢性炎症,均能引起滑膜增厚,但程度各异。

4)关节摩擦感:膝关节面不平滑,髌骨软化,关节内有游离体等均可引起摩擦感或摩擦音。检查时一手握患肢小腿下端做膝关节屈伸活动,一手置于膝前侧触诊。若有髌骨软化,上下左右移动髌骨可有摩擦感和触痛,髌骨研磨试验阳性。

5)肿物:检查髌上滑囊、髌骨、髌韧带两侧、关节间隙和腘窝等处有无肿块。

6)股四头肌肌力和肌张力:检查者两手分别放在两侧股四头肌上,令患者主动进行股四头肌的收缩运动,两侧对比,以了解该肌肌力和肌张力。特别注意股内侧肌的情况。

7)髌骨触诊:用指甲背面沿髌骨表面自上而下滑动或用铅笔从上而下在髌骨表面滚动,如有明显疼痛,应考虑髌骨骨折的可能。

(3)听诊。

1)弹响:当膝关节主动或被动运动时,常伴有响声出现,对诊断膝关节疾病很有帮助。如髌骨软骨炎(髌骨软化症)可在髌骨上、下、左、右移动时与股骨髁间凹(髌骨关节)相摩擦而产生摩擦音。滑膜炎引起滑膜粗糙不平,在股骨髁侧方可听到粗糙的摩擦音。膝关节外侧半月板可在关节伸展活动时出现浊音弹响并伴有关节的震动,关节内游离体有时也可发生响声。如关节在活动时有响声,但无疼痛及其他症状,则多无病理意义。

2)杂音:腘窝处搏动性杂音应排除动脉瘤等。

2.膝关节运动功能的检查:膝关节运动主要为屈伸运动,检查膝关节运动功能时,以膝关节伸直位为中立位(0°),测其伸、屈、收、展角度。正常运动范围:①屈曲 120°～150°,屈肌为股二头肌、半腱肌、半膜肌、缝匠肌、股薄肌、腘绳肌及腓肠肌。②伸直 0°,过伸 5°～10°,主要伸膝肌为股四头肌。③小腿内旋(屈膝 90°时被动运动)20°～30°,小腿内旋肌为半腱肌、半膜肌、缝匠肌、股薄肌、腘绳肌。④小腿外旋(屈膝 90°时被动运动)6°～8°,小腿外旋肌为股二头肌。

检查时注意以下几点:①两侧对比,并记录主动活动和被动活动的最大活动度。②运动受限,膝关节任何疾病都可在一定程度上使关节运动受限,而以急性外伤和关节炎症时受限最明显。膝关节畸形强直,任何运动均丧失。关节外疾患则运动受限程度较小或不受限。③运动度增加,此点对诊断极有意义。增加的原因:一是骨性的原因,如结核性骨破坏、骨折;二是韧带撕裂,如前后运动增加,可能为膝交叉韧带断裂,外展、内收运动增加,可能有侧副韧带撕裂;三是关节松弛,多见于膝关节肌肉失用萎缩、盘状软骨切除术后、婴儿瘫后遗症、先天性关节松弛症及少数经过特殊锻炼的人如杂技演员等。

3.特殊检查。

(1)浮髌试验:用于关节腔少量积液或中等积液的判定。一般关节腔积液正常为 5mL,超过 50mL 则表现为阳性。试验方法如下:患者取仰卧位,膝关节伸直,股四头肌松弛,检查者一手虎口在髌骨上方压挤髌上囊,并用手指挤压髌骨两侧,使液体流入关节腔,然后用另一只手的食指轻轻按压髌骨中央,若感到髌骨撞击股骨前面,为阳性,说明积液较少。若髌骨随手指的按动而出现浮沉现象,表示积液量较多。患者直立时,髌上囊的积液自然流到髌骨后方,如果股四头肌松弛,髌骨自然离开股骨滑车,这时用两个拇指分别推动两侧髌骨,对比两侧感觉,如果髌骨被关节积液浮起,推动时有髌骨和股骨撞击感,即为阳性。

(2)髌骨摩擦试验(Soto-Hall 征):患者主动伸屈膝关节,髌骨与股骨髁间凹部摩擦而发出摩擦音并有疼痛感,即为阳性,见于髌骨软化症。

(3)单腿半蹲试验:患者单腿站立,逐渐屈膝下蹲时,出现膝软、疼痛,即为阳性。若髌下出现摩擦音亦为阳性。该试验主要用于检查髌骨软化症。

(4)膝关节分离试验:又称侧方挤压试验、侧副韧带紧张试验、波勒征。患者仰卧,膝关节伸直,检查者一手握住患肢小腿下端,将小腿外展,另一手按住膝关节外侧,将膝向内侧推压,使内侧副韧带紧张,如出现疼痛和异常的外展运动即为阳性,表示内侧副韧带松弛或断裂。必要时先阻滞压痛点,然后极度外展使内侧关节间隙加大张开的情况下,X 线透视或拍片做进一步诊断。此检查同时挤压外侧关节面,如有外侧半月板损伤,则关节间隙感到疼痛。用同样方法将小腿内收,可以检查外侧副韧带的损伤和内侧半月板的损伤。

(5)"抽屉"试验:又叫推拉试验、德韦尔试验。患者仰卧,患膝屈曲约 80°,检查者双手握住膝部下方,用肘关节压住足背固定患肢,向前后推拉,如小腿有过度向前移位表示前交叉韧带断裂或松弛,反之表示后交叉韧带松弛或损伤。异常活动与病变的关系可用"前前、后后"四个字来记忆。

或理解为开抽屉阳性为前交叉韧带病变,关抽屉阳性为后交叉韧带病变。

(6)麦克马瑞试验:又叫半月板弹响试验、回旋研磨试验。利用膝关节面的旋转和研磨动作来检查半月板有无损伤。本法有两个动作,每个动作包括三种力量。试验方法如下:患者仰卧,先使膝关节最大屈曲,左手固定膝关节,右手握足,尽量使胫骨长轴外旋,左手在腓侧推挤使膝关节外翻,在此外旋外翻的力量继续作用的同时,慢慢伸直膝关节。如果内侧有响声和疼痛,则证明内侧半月板有破裂。按上述原理做反向动作,在膝关节内旋内翻的同时伸直膝关节,如外侧有响声和疼痛,则证明外侧半月板有破裂。以上是麦克马瑞试验的基本检查方法。但实际操作时疼痛与响声位置与其相反,小腿内旋内翻再加伸直往往是内侧半月板疼痛,反之外侧半月板疼痛。但有时不管向内或向外,只要膝关节有研磨和旋转,其疼痛始终固定于一侧膝关节间隙。

(7)伸直受限征:当膝关节半月板损伤绞索时,关节不能全伸,表现为伸直后胫骨粗隆不外旋而维持在髌骨中线上。

(8)伸膝试验:外侧关节间隙包块,在伸膝时消失,屈膝时出现,可能为外侧半月板囊肿。

(9)指压试验:检查者以指尖置于内侧副韧带前方的关节间隙,屈膝、旋转小腿数次或同时伸膝,若内侧半月板损伤,则可感到手指下有物体移动,并可伴疼痛及摩擦音。可以用同样的方法检查外侧半月板损伤。

(10)研磨试验:俯卧位,屈膝 90°,双手握患者足部,左腿压住患腿旋转提起患膝,若出现疼痛,则为侧副韧带损伤;将膝下压,再旋转,若出现疼痛,则为半月板损伤,轻微屈曲压痛,则为半月板前角损伤。

(11)侧位运动试验:患者伸膝,检查者一手握踝,一手扶膝,做侧位运动,向内侧抱时外侧疼痛,提示外侧副韧带损伤;反之提示内侧副韧带损伤。

(九)踝足部检查

1.一般检查。

(1)望诊:让患者脱去长裤、鞋袜,以站、立、行、走、坐、卧等各种体位观察。

1)站立姿势和负重点:双足是否呈内"八"字或外"八"字形,是否存在扁平足或弓形足。

2)步态:有无跛形,两足前进的距离是否相等。

3)畸形:确定畸形的种类,如马蹄足、垂足、跟行足、仰趾足、内翻足、外翻足、扁平足、高弓足、路外翻、母内翻、"草鞋"足(路趾与第 2 趾间隙过大)、X 形足、锤状趾、叠趾等。肿胀:踝足部痛的患者常有肿胀。踝关节肿胀多表现在其前方或后方,距下关节肿胀多表现在内外两侧。踝关节的急性扭伤、化脓性炎症、结核、类风湿及创伤性炎症等,均可引起整个踝关节肿胀。若为局限性肿胀,在足背或内外踝下方者,多为腱鞘炎或腱鞘囊肿,在跟腱附着于跟骨结节处者,多为类风湿性骨炎或跟腱周围炎,在第 2、第 3 跖趾关节背侧者,多为跖骨头软骨炎;在第 5 跖骨头者,可能是滑囊炎。骨性隆起:常见的骨性隆起根据位置观察可做出初步判断,例如内外踝处明显隆起多见于下胫腓关节分离、内外踝骨折,踝关节前方皱褶隆起多见于跗舟骨内侧移位。另外,还有肿瘤性隆起,如骨软骨瘤等。

4)局部情况:足底有无鸡眼、胼胝、水疱、溃疡等。

(2)触诊。

1)压痛点:骨折、骨病及韧带扭伤都有明确的压痛点,距痛病及距骨头软骨炎在第 2、第 3 支骨头跖侧有压痛,第 2、第 3 或第 4 跖骨干处有压痛可能是行军骨折,第 5 跖骨基底压痛可能是遭受直接打击或肿骨短肌强烈收缩造成的第 5 跖骨基底部撕脱骨折所引起。扁平足压痛多在内外踝下方。母囊肿压痛多在第 1 跖骨头内侧。跟骨上的压痛点对诊断很重要,如果压痛点在跟腱上,病损在跟腱或腱膜,常伴有肿胀和摩擦;若在跟腱的止点处,可能是跟腱后滑囊炎;在跟部后下方,可能是跟骨结节骨骺缺血性坏死;在跟骨的跖面正中偏后,可能是跟骨刺或脂肪垫的病症;靠前部的压痛可能是跖腱膜的病损;跟骨本身的病变,压痛在跟骨的内外侧。内外踝的正下方两侧有压痛,可能是距下关节病损,可由内外翻动作加重疼痛来证实。

2)跟腱断裂:可在跟腱止点的近端皮下触及肌腱断裂的横沟。

3)动脉搏动:两侧足背动脉搏动的有、无和强、弱对比。

4)腓骨肌肌腱滑脱:可在踝关节伸屈活动时在外踝后方触及肌腱的弹跳感。

2.踝、足部关节运动功能检查。

(1)踝关节中立位:足外侧缘与小腿成 90°,足跟无内外翻,前足无内收外展。

(2)踝关节和足关节的主要运动:踝关节(胫距关节)—背伸和跖屈;距下关节(距跟关节)—内翻和外翻;中跗关节(距舟、跟骰)—内收和外展;距骨循胫骨纵轴向内或向外旋转为内旋或外旋。足部各关节的联合运动有两种:旋前—外翻与外展同时存在;旋后—内翻与内收同时存在。跖趾关节—背伸及跖屈。趾间关节—屈和伸。

(3)踝、足部各关节运动范围及有关肌肉。

1)踝背伸:运动范围 20°～30°,由胫骨前肌、趾长伸肌和母长伸肌完成。

2)踝跖屈:运动范围 40°～50°,由小腿三头肌(腓肠肌及比目鱼肌)、胫骨后肌、趾长屈肌、母长屈肌和腓骨长肌完成。

3)足内翻:运动范围 30°,由胫骨前肌、胫骨后肌、母长屈肌和趾长屈肌完成。

4)足外翻:运动范围 30°～35°,由腓骨长肌、腓骨短肌和趾长伸肌完成。

5)跖趾关节背伸:运动范围 45°,由母长伸肌、母短伸肌、趾长伸肌和趾短伸肌完成。

6)跖趾关节跖屈:运动范围 30°～40°,由趾长屈肌、趾短屈肌、骨间跖侧肌、足蚓状肌、母长屈肌、母短屈肌和小趾屈肌完成。

3.肌肉运动功能检查。

对足跟部肌肉进行抗阻力检查,了解每块或每组肌肉的病损情况及与疼痛的关系。

(1)腓肠肌、比目鱼肌:嘱患者俯卧,将足抗阻力跖屈,可触到也可看到腓肠肌、比目鱼肌肌肉和肌腱的收缩情况。

(2)胫骨后肌:嘱患者仰卧,将足跖屈并抗阻力内翻,可在内踝后上方触到并看见该肌腱的收缩。

(3)母长屈肌、趾长屈肌:嘱患者抗阻力屈曲母趾及其余四趾末节趾骨,可触到肌腹收缩。

(4)胫骨前肌:嘱患者取仰卧位抗阻力地踝背伸足内翻,可触到该肌收缩。

(5)母长伸肌、趾长伸肌:嘱患者将母趾及其余四趾抗阻力背伸,可触及该肌腱收缩。

(6)腓骨长肌、腓骨短肌:因为不易区分,两肌的肌力同时测定。嘱患者将足对抗阻力外翻时在外踝后上方触到紧张的肌腱。

4.特殊试验。

(1)足内、外翻试验:将足内翻及外翻时,如发生疼痛,说明内侧或外侧韧带损伤。

（2）跟骨叩击试验：检查者握拳叩击跟骨，如有疼痛表明踝关节损伤。

（3）提踵试验：患足不能提踵 30°（踝跖屈 60°）站立，仅能提踵 60°（踝跖屈 30°）站立，为试验阳性，说明跟腱断裂，因为 30°提踵是跟腱的作用。

（4）斯特伦斯克征：患者仰卧，检查者握患肢足趾，使之速屈曲，如前足弓有炎症可发生疼痛。

（5）跖骨头挤压试验：检查者一手握患足跟部，另一手横行挤压 5 个跖骨头，若出现前足放射样疼痛者为阳性，可能为跖痛病、跖骨痛、扁平足、莫顿（Morton）病等。

第二节　疼痛的影像学检查

影像学检查在疼痛临床诊断与鉴别诊断中占有非常重要的地位。目前常用的方法有 X 线检查、CT 检查、MRI 检查、ECT 检查及超声检查等。

一、X 线检查

X 线摄片的空间分辨率很高，但密度分辨率不足，因此适用于骨和含气组织的显像。某些疾病依据 X 线表现可直接做出诊断如骨骼畸形、脱位，另有些疾病的 X 线表现却无特征，所以必须结合临床综合分析。

（一）脊柱平片检查

脊柱正侧位平片是最常用和首选的检查方法，具有较高的诊断价值，还可作为其他影像学检查方法的基础。

1.正位片。

主要观察：

（1）脊柱有无侧凸；

（2）椎间隙有无狭窄及两侧是否等宽；

（3）椎体形态有否改变，有无棘突偏歪及畸形；

（4）双侧椎弓根的形态和间距是否正常；

（5）关节突关节位置是否正常间隙是否清晰；

（6）有无颈肋、横突肥大、移行椎及骶椎隐裂等；

（7）齿状突有否偏歪（张口正位）；

（8）椎体两侧软组织情况。

2.侧位片。

主要观察：

（1）脊柱生理曲度改变；

（2）椎间隙是否变窄或颈腰段出现前窄后宽现象；

（3）椎体骨质结构变化，有无椎体脱位、椎体融合、棘突畸形；

（4）椎间孔有否变形；

（5）前后纵韧带及棘上（项）韧带有无钙化；

（6）脊柱前后有无异常软组织阴影。

3.左右斜位片。

主要观察：

（1）椎间孔的改变；

（2）上下关节突关节和椎弓峡部，如出现"项圈征"，则提示椎弓峡部裂。

4.过伸过屈位片。

主要观察：脊柱的稳定性，确定滑脱的诊断。

（二）常见疼痛性疾病的 X 线平片特点

1.颈椎病。

X 线表现特点：

（1）生理曲度变浅、消失或反向成角；

（2）椎间隙变窄，椎体相对缘硬化，前后缘增生；

（3）椎间孔变小或呈"8"字形；

（4）项韧带、前后纵韧带钙化；

（5）钩椎关节不对称。

2.腰椎间盘突出症。

X 线表现特点：

（1）腰椎生理前凸变浅或消失，可出现腰椎侧凸。

（2）病变椎间隙变窄，前后等宽或前窄后宽，左右间隙不等。

（3）病变椎间隙的椎体相对缘可有硬化和唇样增生。

3.寰枢关节半脱位或功能紊乱（张口正位片）。

X 线表现特点：

（1）侧齿间隙左右不等，若相差＞3mm 为半脱位；

（2）寰枢外侧关节不对称、不等宽、不等长；

（3）寰椎侧块外缘与枢椎外缘的连线不光滑，有顿挫；

（4）寰椎侧块内缘与枢椎上关节面内侧骨崎不相齐。

二、CT 检查

CT 具有很高的空间分辨率，成像速度快，可以清晰显示骨组织和软组织钙化，但其对比度较差，对软组织显示不佳。注射造影剂进行强化，可进一步提高组织密度和分辨率。CT 检查在疼痛学临床中特别适用于颈、腰椎椎管病变的诊断检查。

1.正常腰椎的 CT 表现：

（1）椎管构成：前壁为椎体和椎间盘，侧壁为椎间孔、椎弓根和小关节，后壁为椎板和黄韧带；

（2）椎管内容：位于中心圆形中等信号的是硬膜囊，其前后方的低信号区分别是硬膜囊前间隙和硬膜囊后间隙，其侧方为侧隐窝，此为神经根穿出硬膜囊进入椎间孔的通道。

2.颈、腰椎间盘突出症的 CT 表现：

（1）椎间盘向后和（或）侧方突出，个别可突到椎间孔或椎间孔外；

（2）侧隐窝饱满,神经根淹没,神经根受压、水肿、变粗;

（3）硬膜囊前间隙消失,硬膜囊受压变形;

（4）突出的椎间盘内可出现点状和（或）块状高密度影,为椎间盘钙化征象;

（5）测定突出物 CT 值提示病变时间和硬度。

三、MRI 检查

MRI 的成像参数和脉冲系列,可使各种组织形成对比,尤其是对软组织的空间分辨率较高,且无骨质对图像所造成的伪影,对骨与软组织系统疾病的诊断提供了一种可靠而安全的方法。由于其对颅脑、脊柱、脊髓及关节病变的诊断价值较高,故在疼痛临床中应用较广。

磁共振检查的禁忌证包括装有心脏起搏器、体内金属异物手术后者。监护仪器、抢救器材不能带入磁共振检查室,因此在检查过程中有生命危险的急诊、危重患者不能做磁共振检查。幽闭恐惧症患者常不能完成此项检查。

（一）正常脊椎的 MRI 表现

脊椎的 MRI 检查可按解剖部位分为颈椎、胸椎、腰椎等部位进行。也可以病变为中心选取扫描部位。不管采取何种方式,均应首先熟悉正常脊椎的磁共振图像及阅读方法,才能判别异常信号和图像,结合临床,做出正确诊断。

1.正中矢状面:脊椎的矢状面扫描图像可显示各段的生理曲度,并显示整个椎管的前后径,故可将脊柱和椎管的各种组织结构整体地表现出来,这是不同于其他影像学检查的优越性之一。

（1）骨性脊柱:正常椎体内信号较均匀,在 T_1 加权像上呈中高信号,T_2 加权像上呈中低信号。矢状位颈椎稍向前凸弯曲,从 $C_3 \sim C_5$ 椎体逐渐增宽变大,颈椎椎管呈顶尖向上的三角形,正常椎管矢状径 $>12mm$,椎体的附件包括椎弓、椎板、棘突、横突和上、下关节突等,在 T_1 加权像上呈略高信号,在 T_2 加权像上呈中低信号。这些附件的骨皮质在 T_1 加权和 T_2 加权像上均呈低信号。前纵韧带和后纵韧带在 T_1 加权和 T_2 加权像上均呈条状低信号,难以与骨皮质和椎间盘外纤维环区分。黄韧带则与其他韧带不同,因其含有大量的弹力纤维,常在 T_1 加权和 T_2 加权像上呈中等信号,可与其他结构的信号相区别。

（2）椎间盘:椎间盘由髓核和纤维环构成。椎间盘在 T_1 加权像上中心部分比周围部分信号强度略低,外周部分纤维环与前后纵韧带汇合处的信号强度更低。在 T_2 加权像上,髓核及内纤维环呈高信号,外纤维环在 T_1 加权和 T_2 加权像上均呈低信号,与椎间盘后缘的后纵韧带不易区分。当椎间盘发生脱水变性时,椎间盘信号降低,在 T_2 加权像上更明显。

（3）脊髓-脑脊液:椎管是由前方的椎体和椎间盘、外侧的椎弓根、后方的棘突和椎板组成。脊髓位于蛛网膜下腔中央,脊髓在 T_1 加权和 T_2 加权像中和周围的脑脊液呈不同的信号强度,故两者可清楚地加以区分。在 T_1 加权像,脊髓呈稍高信号,脑脊液呈低信号;在 T_2 加权像,脊髓呈等信号,脑脊液呈高亮信号。脊髓灰、白质可分辨,灰质的蝴蝶形结构可清楚显示。

（4）硬脊膜、蛛网膜及其间隙:硬脊膜为致密纤维组织,其末端可至第 2 骶椎水平,蛛网膜衬在硬脊膜的内面。由于在 MRI 图像上难以把硬脊膜和蛛网膜分开,故统称为鞘膜。鞘膜本身用一般的扫描方法不易显示,临床多以脑脊液前、后压迹（T_2 加权像上明显）来判断硬膜囊受压及其程度。在颈、胸、腰段,脊髓前、后的蛛网膜下腔的宽度大致相同。硬膜外面与椎管壁之间的腔隙为硬膜外腔,其内富含脂肪、血管、脊神经。硬膜外脂肪在 T_1 加权像上呈高信号,易于同其他组织相区别,在 T_2 加权像上呈中等信号。硬膜外静脉丛的信号很低,神经根的信号也较低,但在其周围脂肪组织的衬托下,常可清楚显示。

2.旁矢状面:

旁矢状面可以很好地显示椎间孔及其周围结构。椎间孔由前方的椎体及椎间盘和后方的上、下关节突以及椎弓根的椎上、下切迹所构成。椎体附件的磁共振图像同椎体相似。关节突关节面由透明软骨覆盖,厚 $2\sim4$ mm,在 T_1 加权像和 T_2 加权像上呈中等信号。椎间孔内神经根在周围高信号的丰富脂肪组织和低信号的根静脉衬托下呈中等信号,较易区分,尤以腰椎明显。

3.横断面:

在横断面上看到的结构与 CT 相似,但有些结构在 MRI 的不同加权像上呈现不同的信号。横断面上椎体及附件在 T_1 加权像上呈高信号,在 T_2 加权像上呈中等信号。黄韧带在 T_1 加权像和 T_2 加权像上均呈中低信号。脊髓及脑脊液的 MRI 与矢状面相同,T_1 加权像上脊髓呈中等信号,周围脑脊液呈低信号;而在 T_2 加权像上,脊髓呈中低信号,脑脊液呈高信号。在横断面 T_1 加权像上,椎间盘呈中等信号,神经根也呈中等信号。但因有椎间孔内高信号脂肪的衬托,故不难区分。另外,在呈低信号的脑脊液后方可见高信号的硬膜外脂肪。

(二)椎间盘突出的 MRI 特点

椎间盘突出可发生于脊柱的各段,以腰骶段最多见,颈段次之,胸段较少见。MRI 可较好地显示椎间盘的退行性改变、椎间盘突出的部位和大小以及硬膜囊、脊髓受压变性情况。

1.椎间盘退变:

椎间盘信号由高变低,失去正常夹层样结构,在 T_2 加权像上椎间盘中央信号减低明显。变性椎间盘以低信号为主,其中混杂有不规则点状高信号,高信号髓核与低信号纤维环分界消失。受累椎间隙变窄,椎间盘变薄。上述改变以 T_2 加权像更为明显。

2.椎间盘膨出:

变性椎间盘的纤维环完整,超出椎体终板的边缘或向后膨突部分≤4mm。矢状面见变性的椎间盘向后膨出,呈现出凸面向后的弧形改变的低信号。横断面见椎间盘对称地超出椎体终板边缘,无局限性突出。椎间盘膨出的特点是高信号的髓核未突出于低信号的纤维环之外。

3.椎间盘突出:

高信号的髓核突出于低信号的纤维环之后,其突出部分仍与髓核母体相连。突出的髓核呈中等强度信号,边缘清楚,位于椎管中央或偏一侧,压迫硬膜囊。突出椎间盘的信号在 T_1 加权像高于脑脊液,低于硬膜外脂肪;在 T_2 加权像低于脑脊液,高于脊髓,与硬膜外脂肪相似。当突出髓核穿过后纵韧带时,在矢状面上可显示其与未突出的部分"狭颈"相连征象;当突出的椎间盘体积较大时,硬膜囊受压变形。脊髓长期受压,可出现水肿、软化,表现在 T_1 加权像上呈低信号;在 T_2 加权像上呈高信号。硬膜囊受压的深度在 T_1 加权像显示较好,但其微小改变在 T_2 加权像显示明显。

4.髓核游离:

高信号的髓核突出于低信号的纤维环之外,其突出部分与髓核母体不相连。突出物可位于原椎间隙水平,也可向上或向下迁移,其范围可达 10mm。

5.神经根受压:

椎间盘向侧后方突出时,可造成神经根的受压,在横断面上显示较好,可观察到侧隐窝饱满,突出髓核突入椎间孔,推移椎间孔内脂肪,压迫神经根。

四、超声检查

与 CT 和 MRI 相比,超声具有无创、简便、迅速、廉价及短期内可重复检查等优点,并能实时地观察肌腱的运动情况,所以在四肢骨、关节及软组织疾病的诊断中发挥着重要作用。超声在骨膜与骨的表面上,大部分被反射和衰减,因而成人正常骨常得不到完整的图像。儿童及青少年由于骨组织未完全发育成熟,有时可使长骨清晰显像。正常骨密度表现为平直光滑而又致密的强回声光带,骨髓腔为带状弱回声。正常骨膜不显像。骨周围的各组肌呈梭形或羽状排列,为弱回声,肌束膜及肌外膜呈较强的回声光条。

一般而言,肌腱和韧带均表现为边界相对清楚的中等回声结构,然而这些表现随着扫查声束的方向而改变。当声束垂直于肌腱时,可见到纵行走向的纤维状回声;当声束斜切肌腱时可出现低回声假象。腕部扫描时可见腕管内的屈肌腱为具有典型的细纤维超声结构的高回声组织,正中神经也呈细纤维状结构,但回声稍弱于屈肌腱,在掌部及手指的浅、深屈肌腱显示为紧靠低回声蚓状肌的回声结构。

关节软骨在声像图上常表现为边缘锐利的低回声带,软骨骨界面回声比软骨滑膜腔界面回声强。关节囊为较强的回声光带。

五、ECT 检查

ECT 不仅可显示脏器或病变组织的形态结构,而且还提供脏器或病变的功能和代谢信息。在疼痛性疾病的诊断中,怀疑股骨头缺血坏死和转移性骨肿瘤时,常应用 ECT 协助诊断或排除诊断。

(一)股骨头缺血坏死的 ECT 表现

股骨头缺血坏死是疼痛临床的常见病,但早期 X 线检查无明显改变,核素骨 ECT 显像在早期诊断上明显优于 X 线检查。其 ECT 显像表现为:早期呈低代谢反应,放射性核素稀疏,塌陷前期及塌陷期呈高代谢反应,放射性核素浓聚。

(二)对转移性骨肿瘤的诊断价值

1.骨骼 ECT 对转移性骨肿瘤有很高的灵敏度,能较早发现骨转移灶。

2.骨骼 ECT 很少遗漏骨转移灶,因为一次全身成像可发现不同部位的多个病灶。

3.骨骼 ECT 对疾病的诊断、恶性肿瘤的临床分期有一定的参考价值。

4.骨骼 ECT 对恶性肿瘤患者的预后判断和术后随访是不可缺少的。骨骼 ECT 对于转移性骨肿瘤是一种灵敏、简便、安全的有效诊断方法,有其独到之处,但特异性不强,有时会出现假阳性和假阴性,因此必须结合临床和其他检查,才能做出正确诊断。

六、医用红外热像图

红外热像图是利用红外热像仪摄取的机体功能温差显像图,它能够灵敏反映并精确记录人体生理病理过程中体表温度的变化和分布,是一项通过体温变化观察研究疾病的无创性功能检测技术。

(一)应用范围

1.人群健康普查。

2.临床辅助诊断。

(1)炎症部位的确诊:由于局部血管扩张充血,因此局部温度升高。

(2)疼痛部位的显示及原因分析:如急性软组织损伤时,局部温度升高;慢性劳损则局部温度降低。

(3)肿瘤的提示:肿瘤细胞代谢旺盛,血供也比较丰富,多数局部温度是升高的。但肿瘤坏死、钙化或合并囊肿时,温度反而降低。

(4)心脑血管病变的提示:动脉狭窄或闭塞时,相应部位温度下降;动脉扩张时,局部温度升高。静脉炎局部温度升高。

3.疗效观察和随访。

如星状神经节阻滞时患侧头、颈、前胸及上肢的温度升高,是为阻滞成功的标志之一。

4.临床科研。

红外热像图可以直观的将人体体表各部位温度的二维分布通过伪彩画面生动的展现在科研工作者的面前,为科研探索提供了新的手段与方向。

(二)正常热图与常见病变

人类虽然是恒温动物,但不同生理状态下的不同部位其体温是绝对不同且不断变化的。红外热像图中可分为五个不同程度的温度区。

1.温区。

为机体正常温度区,也是观察温差的基准区,如正常上臂中段的温度。

2.热区。

温度高于温区的部位。可为正常的生理热区,也可为高于该部位生理温度的异常区域。

3.高温区。

温度明显高于该部位生理温度的异常区域。

4.凉区。

温度低于温区的部位。可为正常的生理凉区,也可为低于该部位生理温度的异常区域。

5.冷区。

温度明显低于该部位生理温度的异常区域。

一般说来,正常人的皮肤温度从头面到四肢,左右两侧是对称的。头面部、躯干部温度最高,四肢近侧端要高于远侧端。但手指、足趾有时反比肢体温度更高,上肢温度比下肢温度高 2～3℃,胸部左侧比右侧皮肤温度略高,脊柱近中线部位比躯干两侧温度要高。皮下脂肪多的部位皮温较低,软组织少的骨突起部位皮温亦较低。女性体温变异较大,乳房温度受月经周期、妊娠、产褥期影响明显,有时因血管分布的差异左右不对称。毛发多的部位温度较低。因此,应用红外热像图诊断疾病首先要了解正常热像图变异规律。

一般炎症或急性软组织损伤时,往往局部温度升高。慢性劳损、神经损伤、囊性病变或脓肿慢性期,局部温度降低。肿瘤细胞因代谢旺盛多数温度升高,而血管病变视病变部位的供血情况而异。

红外热像仪的操作简单,但红外热像图的分析并不容易。首先要熟悉正常人体热图,根据病史、症状和体征,分析热图并结合其他辅助检查,方能做出客观的描述和正确的结论。

第三节　常用实验室及其他辅助检查

一、常用实验室检查

（一）血常规检查

1.参考值。

（1）红细胞计数与血红蛋白的测定正常值见表 14-1。

（2）白细胞计数：成人：$(4\sim10)\times10^9/L$，儿童：$(5\sim12)\times10^9/L$，新生儿：$(15\sim20)\times10^9/L$。

（3）白细胞分类计数参考值见表 13-2。

表 13-1　红细胞计数与血红蛋白的测定正常值

参考值	红细胞	血红蛋白
成年男性	$(4.0\sim5.5)\times10^{12}/L$	$(120\sim160)$ g/L
成年女性	$(3.5\sim5.0)\times10^{12}/L$	$(110\sim150)$ g/L
新生儿	$(6.0\sim7.0)\times10^{12}/L$	$(170\sim200)$ g/L

表 13-2　白细胞分类计数参考值

参考值	红细胞	血红蛋白
成年男性	$(4.0\sim5.5)\times10^{12}/L$	$(120\sim160)$ g/L
成年女性	$(3.5\sim5.0)\times10^{12}/L$	$(110\sim150)$ g/L
新生儿	$(6.0\sim7.0)\times10^{12}/L$	$(170\sim200)$ g/L

2.临床意义。

红细胞总数及血红蛋白减少除妊娠中、后期的孕妇血液稀释、老年人造血功能低下等生理性原因外，在疼痛临床最多见于类风湿关节炎，强直性脊柱炎的患者；白细胞总数和中性粒细胞增多，常提示感染，但老年人及机体反应不良者即使体内有感染灶，白细胞和中性粒细胞也可不升高或仅轻度升高。白细胞总数减少常见于病毒感染、抗肿瘤治疗后以及某些药物长期应用者。

（二）红细胞沉降率检查

1.参考值。

魏氏（Westergren)法：男性 $0\sim15mm/h$；女性 $0\sim20mm/h$。

2.临床意义。

（1）生理性加快：成年正常男性变化不大。新生儿血沉较慢，12 岁以下小儿血沉可略快。月经期血沉略快、妊娠期 3 个月血沉逐渐加快，直到分娩后 3 周逐渐恢复正常。老人血沉加快。高原地区居民血沉低于平原地区居民。

（2）病理性加快。

1）风湿热和急性传染病：活动性结核病、麻疹、猩红热、脑膜炎或败血症等。

2）炎症：肺炎、乳突炎、化脓性胆囊炎和输卵管炎、动脉炎等。

3）血液和心血管疾病：各类贫血、白血病、多发性骨髓瘤、组织变性或坏死性疾病如心肌梗阻、胶原病等。

4)其他。如严重酒精中毒,恶性肿瘤、黑热病、疟疾、注射异种蛋白和手术等。另外血沉加快的程度与病情的轻重有关,如风湿热和结核病时,可作为疾病的预后及治疗观察的指标。

(3)血沉减慢。真性红细胞增多症、酸中毒、荨麻疹、支气管哮喘等。

(三)C-反应蛋白

1.正常值。

定性试验阴性;定量试验胶乳法,$<10\mu g/mL$。

2.临床意义。

血中C-反应蛋白(CRP)升高常被用于了解急性风湿热和类风湿关节炎(RA)的活动情况。急性风湿热患者在急性活动期CRP升高,经治疗后可恢复正常,RA患者所经治疗后,70%CRP可下降,但不恢复到正常;但若治疗结束后,CRP有升高,并持续超过2周,应重新治疗。此外,几乎所有急性细菌性感染和肺结核,某些肿瘤以及各种类型的组织崩解,如急性心肌梗死等都可见CRP升高。但病毒感染和胃肠道疾病时CRP不升高,因此对上呼吸道感染时可测CRP来检测是细菌性还是病毒性感染。CRP可出现在多种疾病早期,在几天内很快达到高峰,8~10天后恢复到正常水平。本试验特异性不高,像血沉降率一样,是一种急性反应的一般指标,它的升高和恢复比血沉快。

(四)类风湿因子和类风湿相关实验室检查

1.正常值:阴性。

2.临床意义。

大约80%以上的RA患者类风湿因子(RF)呈阳性反应,如RF效价显著增高,则表明病变活动有进展,并可能提示预后不良。除RA外RF阳性的常见疾病有:

(1)病毒感染性疾病如肝炎、单核细胞增多症。

(2)慢性感染性疾病如结核、麻风、亚急性心内膜炎。

(3)其他自身免疫性疾病如干燥综合征、系统性红斑狼疮。

(4)放射性治疗或细胞毒药物治疗后的新生肿瘤。

(5)寄生虫感染。

(6)其他高球蛋白血症性疾病等。

少数健康人亦可见RF阳性(4%左右),因而RF对RA并不是特异的。

RF对RA的诊断特异性随下列因素增多而增强:较高的滴度;2次或多次连续检测阳性;与人及动物IgG分子均反应,但不和非相关抗原反应;除IgM-RF外,还有IgG-RF及IgA-RF。但RF阴性不能排除RA的诊断。

3.类风湿相关实验室检查。

当临床怀疑RA时,除RF检查外,还应检查血沉、CRP、血浆蛋白电泳、HLA-B27以及包括其他自身抗体在内的免疫化学检查等,主要用于除外其他自身免疫性疾病。

(五)人类白细胞抗原B27和强直性脊柱炎相关实验室检查

1.正常值。

一般为阴性,据调查一般人群中HLA-B27阳性率为4%~8%。

2.临床意义。

人类白细胞抗原 B27(HLA-B27)阳性者最多见于强直性脊柱炎,阳性率 86%～96%。我国 HLA-B27 在强直性脊柱炎患者中占 90%,HLA-B27 阳性对强直性脊柱炎的早期诊断有帮助。

3.强直性脊柱炎相关实验室检查。

当临床怀疑强直性脊柱炎时,除 HLA-B27 检查外,还应检查血常规、血沉、CRP、某些生化检查如血清碱性磷酸酶和磷酸肌酸激酶、免疫化学检查如免疫球蛋白、血清补体、循环免疫复合物以及尿常规等,主要用于病情活动性判断和疗效估计。

(六)尿酸(UA)检查

1.正常值(磷钨酸盐法)。

男性 268～488μmol/L;女性 178～387μmol/L。

2.临床意义。

(1)痛风患者血尿酸增高。

(2)核酸代谢增强的疾病如白血病、多发性骨髓瘤、真性红细胞增多症等患者血尿酸常增高。

(3)肾功能减退时,血尿酸可增高。

(4)氯仿中毒,四氯化碳中毒及铅中毒、子痫、妊娠反应及食用富含核酸的食物等,均可引起血尿酸增高。

二、肌电图检查

肌电图(EMG)检查是以针电极刺入肌肉,记录肌组织的电活动的一种检查方法。肌电图可以通过神经肌肉单位活动的生物电流来判断神经肌肉的功能状态,区别病变是肌源性还是神经源性,并可确定神经损伤程度和部位。

(一)正常肌电图

1.电静息。

正常肌肉在完全放松时没有电活动,不出现肌电位,在示波器上为一条电水平线。

2.插入电位。

正常肌肉一般只在针极插入或移动瞬间出现,持续时间很短。针极移动停止后插入电位立即消失。

3.轻收缩肌电图。

正常肌肉随意收缩时出现的动作电位称为运动单位电位,它表示一个脊髓前角细胞所支配的肌纤维电活动的综合结果。

(1)时限:为 5～15ms。

(2)电压:500～2000mV,最高不超过 5000mV。

(3)波形:单相电位约 15%,双相及 3 相电位约 80%,5 相以上为多相电位,<12%。

4.重收缩肌电图。

当肌肉做最大收缩时,出现高频率运动单位重叠复杂的连续波群称为"干扰相"。电压在 1000～2000mV,最高不超过 5000mV。

5.被动牵伸肌电图。

当急剧牵伸成过度牵伸时,可出现瞬间放电,但数量很少。有时受检查者精神紧张或感到针刺样疼痛时可出现反射性放电。

(二)病理肌电图

1.插入电位延长。

针极插入,挪动停止后电位并不立即消失,而是数量、频率逐渐减少,最后才消失。常见于神经源性疾病。

2.肌强直电位。

针极插入或挪动瞬间所猝发的高频放电,其波幅和频率逐渐增至最大值后而又逐渐递减。主要见于肌强直性疾病。

3.纤颤电位。

肌肉放松时出现,挪动针极时可诱发:

(1)时限:1～5ms。

(2)电压 10～100μV,大多数在 100μV 以下。

(3)波形:可呈单相、双相(最多见)和三相。

(4)频率:不规则。见于周围神经损伤、脊髓前角细胞病变及其他神经肌肉病变。

4.正锐波(阳光波、失神经电位)。

(1)时限:不等,约为 10～20ms。

(2)电位:100～1000μV。

(3)波形:双向起始部呈宽大正相(波先向下),其后续接一负相迤逦(波向上),负相部分常不回到基线。

(4)频率:不规则。临床意义同纤颤电位。

5.束颤电位。

单纯束颤电位:

(1)时限:2～10ms。

(2)电位:2～10mV。

(3)波形:多为 2 相～3 相。

(4)频率:不规则。

复合束颤电位:

(1)时限:5～20ms。

(2)电压:2～10mV。

(3)波形:4 相以上。

(4)频率:不规则。

多见于运动神经元病、神经根疾患。少数见于手足抽搐症、毒性甲状腺疾病、尿毒症及神经官能症等。

6.多相电位。

正常人不应超过全部肌电图记录的 12%,可分为"短棘波多相电位"和"群多相电位"。前者特点为时限较短,<3ms,波呈刺状,电压 300～500μV,多见于肌源性疾病、神经再生早期,神经变性等。后者时限较宽,4～10ms,电压 1.5mV 以上,多见于脊髓前角细胞疾病及陈旧性神经损伤。

7.同步电位。

一块肌肉两个点同时记录运动单位电位时,两个电位长时间同时放电,称为同步化。其特征:

(1)时限 5～20ms。

(2)电压 5mV 以上。

(3)波形可呈单相、双相、三相等。见于脊髓前角细胞病变、肌萎缩侧索硬化等。

8.完全无运动单位电位。

见于严重的神经肌肉疾病及癔症性瘫痪等。

9.运动单位电位数量减少。

根据病损程度不等,表现为混合相、单纯混合相、单纯相、混合干扰相等。多见于肌源性疾病。

10.病理干扰相。

肌电图表现浓密、琐碎、低电压(<500μV)。见于肌源性疾病。

11.被动牵伸时的异常肌电图。

(1)锥体性疾病所致的肌痉挛时,在牵伸时出现肌电位,牵伸停止后电位减少或消失。

(2)锥体外系的肌强硬时,牵伸维持一定位置时出现肌电位。

第十四章　神经病理性疼痛

第一节　带状疱疹后神经痛

带状疱疹后神经痛(PHN)定义为带状疱疹皮疹愈合后持续3个月及以上的疼痛,是带状疱疹最常见的并发症,也是最常见的感染后神经痛类型。除疼痛外还可伴自主神经及运动神经功能异常,发病部位瘙痒、麻木及感觉过敏等感觉异常。带状疱疹性疼痛分为急性期、亚急性期和慢性期疼痛。带状疱疹发疹最初30d内产生的疼痛为急性疼痛,疱疹后持续疼痛未超过3个月者为亚急性疼痛,急性期后持续疼痛超过3个月者则为PHN。

一、发病机制

(一)周围神经发病机制

1.外周病理生理改变。

PHN患者存在感觉神经系统的损伤,表现为周围神经纤维数量明显减少,特别是快传导粗神经纤维大量丧失,而伤害性传入细神经纤维残存甚至数量增加,使粗、细神经纤维不成比例,轴索丢失和脱髓鞘改变,病变神经节的细胞减少、胶原沉着、瘢痕形成。外周神经或背根神经节的"瘢痕"愈合,导致一系列神经功能改变。PHN有髓鞘的轴突减少,细且无髓鞘轴突增多,脱髓鞘或无髓鞘导致裸露的神经轴突膜缺少了神经鞘的绝缘保护作用,动作电位从一个轴突传递到相邻的轴突,一个神经元或纤维的兴奋可扩散混传至另一神经元或纤维,形成反复发放冲动的环路,放电神经元的数目和放电频率被不断放大,从而导致痛觉异常。由于疱疹急性期病毒损伤了初级传入感受器,受损神经完整性遭到破坏,导致其跨膜离子通道的组成、分布和功能特性发生变化,初级伤害性神经元上电压门控Na^+通道表达增加,两种电压门控Na^+通道基因Nav1.8和Nav1.9选择性地表达在初级伤害性传入神经元,损伤的外周神经上Nav1.3的表达上调,Na^+通道的堆积在异位冲动形成的地方可能降低了动作电位的阈值,从而产生异常的电冲动,向脊髓形成自发性疼痛。

2.炎性反应及外周敏化。

VZV的表达通过继发的炎性反应导致周围神经兴奋性及敏感性增加。感觉神经损伤诱导初级感觉神经元发生神经化学、生理学和解剖学的变化,引起外周伤害性感受器敏化,放大其传入的神经信号,并可影响未损伤的邻近神经元。初级感觉神经元特别是外周神经末梢的超敏化,受损组织炎症介质如P物质,缓激肽,组胺,细胞因子和离子(K^+,H^+)通过降低伤害性感受器阈值激活外周伤害性感受器引发外周敏化,与带状疱疹后神经痛的疼痛状态相关。

(二)中枢神经发病机制

1.中枢病理生理改变。

潜伏在背根神经节的VZV可以进入感觉经元的外周及中枢支,继而造成周围神经和中枢的损伤;周围神经的严重损伤可以引起感觉传入阻滞,外周的传入减少导致对应的中枢神经元电活动增加,进而使脊髓神经元细胞产生自发性放电;而中枢的损伤可直接或间接影响脊髓神经元,若损伤严重可引起脊髓神经元(尤其抑制性中间神经元)的坏死或胶质细胞增生、瘢痕形成或其他结构的改变,同样造成剩余神经元的自发性放电,从而引起疼痛。

2.中枢敏化。

指脊髓及脊髓以上痛觉相关神经元的兴奋性异常升高或突触传递增强,从而放大疼痛信号的传递,包括神经元的自发性放电活动增多、感受域扩大、对外界刺激阈值降低、对阈上刺激的反应增强等病理生理过程。相应的临床表现有自发性疼痛、痛觉过敏及痛觉超敏等。与外周敏化相比,中枢敏化在急性疼痛慢性化以及慢性疼痛综合征的形成中起着更加重要的作用。PHN持续疼痛的主要机制在于中枢敏化。

3.去传入。

初级传入纤维广泛变性坏死,中枢神经元发生去传入现象,引起继发性中枢神经元兴奋性升高。

二、临床表现

(一)PHN 疼痛分型

1.激惹触痛型。

以疼痛超敏为临床特征,轻轻地触摸即可产生剧烈疼痛。

2.搏痛型。

临床表现以对浅感觉减退和痛觉敏感为特征,触痛明显。

3.中枢整合痛型。

临床以兼有以上两型的部分或主要表现,以中枢继发性敏感化异常改变为主要特征。

(二)PHN 特征

1.自发性疼痛。

在没有任何刺激情况下,在皮疹分布区及附近区域出现的疼痛。

2.痛觉过敏。

对伤害性刺激的反应增强或延长。

3.痛觉超敏。

非伤害性刺激引起的疼痛,如接触衣服或床单等轻微触碰或温度的微小变化而诱发疼痛。

4.感觉异常。

疼痛部位常伴有一些感觉异常,如紧束样感觉、麻木、蚁行感或瘙痒感;也可出现客观感觉异常,如温度觉和振动觉异常,感觉迟钝或减退。

(三)PHN 性质、病程及生活质量

1.疼痛性质。

多种多样,可为针刺样、电击样、刀割样、撕裂样、烧灼样、压榨样及勒紧或紧束样,表现为瘙痒样及蚁行感等不适。可以一种疼痛为主,也可以多样疼痛并存。每个病例的疼痛性质不固定,随时间变化而改变。有研究将其疼痛性质分为四种不同的类型即稳定的跳痛、稳定的烧灼痛、间歇性锐痛或电击样痛及痛觉异常。

2.病程。

30％～50％患者的疼痛持续超过 1 年,部分病程可达 10 年或更长。

3.生活质量。

PHN 可导致患者承受相当大的痛苦,对个人和社会都是很大的保健负担。该症主要累及老年人,是导致老年人从生活自理退化到需要护理的重要因素之一。PHN 患者生活质量下降,躯体功能和精神健康情况也发生退化。PHN 患者常伴有焦虑、抑郁、慢性疲乏、厌食、体重下降、体力、精力及性欲下降等。有研究报道,60％的患者曾经或经常有自杀想法。因疼痛缓解不佳,许多 PHN 患者无法工作及社交,病程超过半年的患者劳动力的丧失及心理障碍的程度更为明显,医疗费用明显增加。

(四)PHN 危险因素

1.年龄:年龄越大,发生 PHN 的可能性越大。

2.性别:女性更易发生 PHN。

3.前驱性疼痛及体温:疱疹出现前有前驱性疼痛者易发生 PHN,体温超过 38℃ 者易发生 PHN。

4.急性带状疱疹疼痛的强度:疼痛越剧烈,发生 PHN 的可能性越大。

5.皮损严重程度:水疱越多,皮损范围越广,发生 PHN 的可能性越大。

6.未进行早期、足量及有效的抗病毒治疗的患者发生 PHN 的可能性越大。

7.体液及细胞免疫水平低下患者易发生 PHN。

8.特殊部位的疱疹:三叉神经分布区(尤其是眼部)、会阴部及臂丛区者易发生 PHN。

三、诊断及鉴别诊断

(一)诊断

在大多数 PHN 病例中,仅需要进行病史采集(包括伴发疾病和用药情况)和体格检查即可,并不需要额外的检查手段。

1.临床依据

(1)有明确的疱疹病史,皮疹愈合后患区仍存在持续 3 个月及以上的疼痛。

(2)疼痛局限于受累神经支配的区域,常表现为某神经分布相关区域内沿神经分布相关区域内针刺样、刀割样、电击样、撕裂样、烧灼样、压榨样、勒紧或紧束样疼痛。

(3)局部有遗留的瘢痕或色素沉着,常见触觉和温度觉功能减退,同时可见病理性感觉超敏(如触觉超敏和痛觉超敏),可有汗多等自主神经功能紊乱表现。

带状疱疹后神经痛评估量表主要有 ID-pain 量表、LANSS 量表、DN4 量表等,其中 ID-pain 量表、LANSS 量表已经过中国人群效度校正适用于中国人群(表 14-1,表 14-2)。

表 14-1 ID-pain 量表

自测题	评分	
	是	否
1.您是否出现针刺样疼痛？	1	0
2.您是否出现烧灼样疼痛？	1	0
3.您是否出现麻木感？	1	0
4.您是否出现触电样疼痛？	1	0
5.您的疼痛是否会因衣服或床单的触碰而加剧？	1	0
6.您的疼痛是否只出现在关节部位？	-1	0

总分	-1	0	1	2	3	4	5
分析	基本排除神经痛		不完全排除神经痛	考虑神经痛		高度考虑神经痛	

表 14-2 LANSS 量表

自测题		评分
		是否
1.该部位常有针刺样痛？		50
2.疼痛严重时,该部位皮肤颜色改变(发红或瘀斑)？		50
3.该部位对碰触异常敏感,碰触会引起疼痛或不愉快的感受？		30
4.静息状态下,该部位有时突然疼痛发作(如电击样痛或跳痛)？		20
5.该部位常有烧灼样痛？		10
6.请您用手指轻轻触摸该部位皮肤,再轻触正常皮肤,与正常皮肤相比,位有疼痛感？	该部	50
7.请您用手指轻轻按压该部位皮肤,再轻压正常皮肤与正常皮肤相比,位有疼痛感？	该部	30

若总分≥12,可能存在神经痛

2.实验室依据。

PHN 的诊断不依赖于特殊的实验室检查。

(二)鉴别诊断

需与三叉神经痛、舌咽神经痛、颈神经痛、肋间神经痛、脊柱源性胸痛、椎体压缩后神经痛、脊神经根性疼痛和椎体肿瘤转移性疼痛等鉴别。

四、治疗

PHN 治疗目的：尽早有效地控制疼痛，缓解伴随的睡眠和情感障碍，提高生活质量。PHN 的治疗应规范化，其原则是：尽早、足量、足疗程及联合治疗。

药物治疗是基础，应使用有效剂量的推荐药物，药物有效缓解疼痛后应避免立即停药。药物联合微创介入治疗可有效缓解疼痛，并减少药物用量及不良反应。治疗过程中，要监测疼痛强度的改善情况。治疗 1 周后，应对治疗的效果和不良反应进行评价以便维持或调整现有的治疗方案。使用 VAS 或 NRS 对疼痛进行评价，治疗后疼痛评分降低 30％以上即认为临床有效，降低 50％以上即为明显改善。

（一）药物治疗

药物选择应个体化，单一药物治疗不能获得满意的疼痛缓解时，考虑联合用药，选择药物时应注意选择不同机制、疗效相加或协同而不良反应不叠加的药物。

1.口服药物。

治疗 PHN 的一线药物为钙拮抗药（普瑞巴林和加巴喷丁）及三环类抗抑郁药。二线药物包括阿片类药物和曲马多。度洛西汀及文拉法辛是一种选择性 5-羟色胺和去甲肾上腺素再摄取抑制药（SNRI），镇痛机制与三环类抗抑郁药相似，治疗各种不同性质的疼痛均有效，可用于 PHN 治疗。对乙酰氨基酚、非甾体消炎药和抗病毒药物对缓解带状疱疹后神经痛症状无效。

2.外用药物。

轻症疼痛患者单独使用外用药物治疗是合理的一线治疗方案。对中度或重度疼痛患者应联合使用外用和全身性药物治疗。

（1）5％利多卡因贴剂：为治疗 PHN 的一线药物，但 2015 年已被国际疼痛研究学会（IASP）神经病理性疼痛专业组指南从一线降为二线推荐治疗周围神经病理性疼痛药物。利多卡因抑制钠离子通道，阻断痛觉感受器，降低 PHN 患者异位疼痛的产生。起效较快，1/4～1/3 的患者疼痛减轻超过 50％。患者一般耐受良好，仅有轻至中度的皮肤瘙痒、皮炎和红斑。

（2）辣椒碱：为香草Ⅰ型受体激动药，通过抑制感受伤害性神经递质——P 物质的释放及消耗，对传入感觉神经脱敏而起到止痛作用。0.075％辣椒碱乳剂每天 4 次可能有效，使用时会造成局部皮肤红斑，并有短时烧灼感或刺痛感。

3.新型药物的研究进展。

（1）血管紧张素受体拮抗药：EMA401 是一种高选择性血管紧张素Ⅱ受体 2 拮抗药，能够明显减轻带状疱疹后神经痛。

（2）加巴喷丁新型缓释剂：属于胃内滞留漂浮型缓释剂，可停留在胃内 8～10h，通过缓慢释放药物达到治疗剂量，既能确保药物持续、缓慢吸收，又能减少药物的不良反应和耐药性，可用于 75 岁以上的高龄患者。

（二）微创介入治疗

微创介入治疗是指在影像引导下以最小的创伤将器具或药物置入到病变组织，对其进行物理、机械或化学治疗的技术。在影像学技术引导下的精确微创介入治疗对 PHN 具有确切疗效。

1.神经阻滞。

（1）选择性神经根阻滞术：适用于脊神经支配区域的带状疱疹后神经痛，可根据皮损和疼痛区域,参照脊神经在皮肤支配区的体表标志,判断病变神经后,确定选择实施神经阻滞的部位,建议在影像学技术引导下穿刺,推荐应用长效激素,可间隔 2 周至 1 个月重复应用。

(2)星状神经节阻滞:主要用于头、颈面部及上肢的带状疱疹后神经痛。

(3)局部神经阻滞:主要作用于表皮与真皮间的躯体神经和交感神经感受器,阻断皮肤疼痛感受器,从而减轻疼痛。

2.椎管内阻滞术。

(1)硬膜外自控镇痛:选择与病变区域神经支配相对应的间隙进行硬膜外穿刺,在影像学技术的引导下将硬膜外导管准确地置于相应的神经节段,通过注射局部麻醉药测定感觉平面以进行功能定位,然后打通皮下隧道固定硬膜外导管,给予负荷剂量,连接自控镇痛泵持续泵入低剂量局部麻醉药,既要充分镇痛又不能影响运动功能,根据患者疼痛情况调整泵注的速度及戴泵的时间。该技术具有减低应激反应程度、降低神经源性炎症的范围和程度以及促进神经损伤修复的作用。硬膜外自控镇痛对病程短的 PHN 患者疗效明显,对病程超过 3 个月者疗效欠佳。

(2)鞘内药物输注系统植入术:通过埋藏在患者体内的药物输注泵,将泵内的药物输注到患者的蛛网膜下隙,直接作用于脊髓或中枢,达到控制疼痛的目的。药物包括阿片类药物、局部麻醉药、可乐定、巴氯芬或齐考诺肽等。

3.神经调控技术。

(1)脉冲射频(PRF):脉冲射频利用间断发出的脉冲式电流在组织周围形成电磁场,电极尖端温度不超过 42℃,没有蛋白凝固作用,不破坏痛觉冲动传递,对运动神经结构和功能也不产生破坏作用。在影像学技术引导下的脉冲射频治疗 PHN 疗效确切,机制包括:①抑制神经纤维冲动传导或电生理活动过程;②改变突触传递,脊髓背角浅层 c-fos 基因表达以及减弱小胶质细胞的活化;③激活脑干下行抑制系统产生;④调控中枢神经系统的疼痛介质水平。脉冲射频治疗具有定位准确、不破坏神经、可重复治疗的优点。

(2)脊髓刺激(SCS):是将电极植入相应脊髓节段的硬膜外间隙给予适宜的电脉冲刺激,当疼痛区域被一种麻刺感覆盖即表示已达到解剖和功能定位,然后固定电极,连续测试 7~10 天,若测试成功,则植入永久性电极和刺激器,打通皮下隧道,连接电极和刺激器导线。其作用机制存在多种学说,包括脊髓门控机制、阻断神经传导通路、降低交感神经兴奋性和激活神经递质受体等。脊髓门控机制学说最早提出,应用广泛。其主要机制为电刺激产生经 Aβ 粗触觉纤维传导的麻木振动感,逆行抑制脊髓对痛觉纤维传入信号的接收,从而达到镇痛效果,同时具有扩张血管、改善微循环的作用。

(3)外周神经刺激(PNS):是直接将刺激电极植入支配疼痛区域的相应周围神经附近,通过脉冲刺激达到控制疼痛的目的。PNS 被用来治疗一些特殊部位的带状疱疹后神经痛患者,包括枕部及眶上等部位,具有简单、微创、低风险及没有药物不良反应等优点。尤其适用于有严重并发症且使用其他治疗受限的老年患者。

(4)经皮电刺激(TENS):是经过皮肤施行电脉冲刺激,反馈性对传导疼痛信息有关的不同神经进行调整,减少疼痛信息的传导和增加镇痛物质的释放,从而缓解疼痛。

(5)运动皮质电刺激术:是将电极植入中央前回运动皮质表面,应用 fMRI 定位上、下肢和面部的运动皮质,术中应用神经电生理学监测,如术中体感诱发电位及皮质电刺激诱发对侧运动反应等方法,结合功能神经导航将电极植入相应区域的运动皮质硬脑膜外,通过脉冲发生器给予适当的脉宽、频率和电压发放电刺激脉冲,以达到治疗疼痛之目的。

4.选择性神经毁损。

以手术切断或部分切断,或用化学方法(乙醇和阿霉素)或物理方法(射频热凝和冷冻等)阻断脑、脊神经、交感神经及各类神经节等的神经传导功能,神经毁损为不可逆的治疗,可能产生其所支配区域的感觉麻木甚至肌力下降等并发症,应严格掌握适应证。支配肢体的颈段及腰段脊神经是物理和化学药物损毁治疗的禁忌证。

5.A 型肉毒毒素(BTX-A)。

PHN 患者触痛区皮下注射 BTX-A 治疗 PHN,注射后 1 周即有明显镇痛效果,长期疗效平均可达 3 个月或以上。其镇痛作用主要是通过:①作用于神经肌肉接头突触前膜,抑制神经递质乙酰胆碱的释放,产生化学性去神经支配和松弛肌肉的作用;②通过抑制神经递质的释放如 P 物质、降钙素基因相关肽及神经激肽 A 等,抑制神经源性炎症,减少传入神经的冲动;③逆向传入中枢神经系统,直接抑制神经－血管系统的活性,抑制中枢敏化。

6.物理治疗。

在临床中应用广泛,包括直线偏振光近红外线(超激光)、激光、半导体激光、超短波及微波等,具有降低神经兴奋性,扩张血管,改善局部微循环,促进组织活性物质的生成和疼痛物质代谢的作用,且具有无侵袭性、安全性及可控性强等特点,但起效较慢,建议与其他方法联合使用。

7.液氮冷冻镇痛。

将液氮通过特制的圆口径喷头均匀循环地喷射于病变皮肤上,持续 30 秒,既起到镇痛作用,又不损伤皮肤组织。每周治疗一次,总次数不超过 20 次。该方法安全有效,简单易行,不良反应少,尤其适用于那些不能耐受药物及神经阻滞治疗的、高龄及身体状况较差的 PHN 患者。

8.其他治疗。

针刺治疗及臭氧治疗等技术在临床上显示有一定的效果。很大部分 PHN 患者伴有抑郁症或焦虑症,因此治疗方案中需要重视及联合心理治疗及行为调节。

五、预防

接种带状疱疹疫苗是唯一有明确证据的、预防 PHN 的方法。Zostavax 是 FDA 批准的 VZV 灭活疫苗,能够强化 VZV 特异性免疫。活的减毒 VZV 疫苗自 2006 年以来先后被批准用于 60 岁或以上的人群及 50 岁或以上的人群。在老年人的随机试验年龄组,Zostavax 的使用将 Hz 的发病率降低了 51.3%,PHN 的发病率也降低了 66.5%。与 60～69 岁人群相比较,该疫苗对可明显降低 70 岁以上人群 PHN 的发病率(67%),但降低 Hz 发病率的程度偏弱(38%)。因此,应鼓励高危人群接种带状疱疹疫苗。

第二节　三叉神经痛

三叉神经痛(TN)是指局限在三叉神经支配区域内的一种短暂性反复发作的阵发性电击样剧痛。患者因痛苦甚至伴有面部肌肉痉挛扭曲,因此又被称为神经痛性抽搐。三叉神经痛是典型的神经病理性疼痛类型。尽管年轻人也有发病,但大部分患者仍主要集中于中老年人群,40 岁以上的患者占 70%～80%,平均发病年龄为 47～79 岁。女性多于男性,男女比例约为 1∶1.6。原发性三叉神经痛患病率为 182/10 万人,每年发生率 4.3～8/10 万人,且发病率随年龄而上升,75 岁以上的人群发病率约为 11/10 万人。随着我国社会人口老龄化,老年人数量增多,三叉神经痛的发病率也呈逐年增高的趋势。

一、病因与发病机制

三叉神经痛的病因尚不明确,目前主要有以下几种学说。

(一)压迫学说

颅脑微血管、小脑脑桥角异常发育以及颅中、后窝占位性病变对三叉神经直接或间接的压迫可能是导致三叉神经痛的病因。

1.微血管压迫(MVC)。

最常见的责任血管为小脑上动脉,因动脉搏动性强,故动脉压迫易造成中枢神经与周围神经的移行区损伤及三叉神经近端区域的脱髓鞘改变,从而导致疼痛的发生。尸检和 MRI 表明,85% 患者的叉神经在脑桥附近被血管压迫。第二、三支疼痛时,通常可发现小脑上动脉压迫三叉神经的头侧上部;第一支疼痛时,通常是小脑前的前下动脉压迫三叉神经尾侧下部。微血管减压术是神经外科治疗原发性二叉神经痛的最重要的方法之一,绝大多数患者术后得到缓解。

2.小脑脑桥角与颅底骨性结构发育异常。

三叉神经上颌支和下颌支通过卵圆孔,而人体的卵圆孔是不对称的,右侧小于左侧,可能是造成 TN 的原因之一。三叉神经与脑桥之间的角度、桥池的面积、三叉神经桥池段的长度及桥池的大小与 TN 的发生和预后,以及血管减压术后效果之间存在明显相关性。颅底骨性发育异常或畸形,如扁平颅底、颅底凹陷症、软骨发育不良等,由于增加了神经血管冲突的可能性,可能导致 TN 的发生。

3.颅中窝和颅后窝的占位性病变。

继发性三叉神经痛多由于颅中窝和颅后窝的占位性病变引起,如神经鞘瘤、脑膜瘤、神经纤维瘤、脑血管动脉瘤、表皮样囊肿、结核球、脂肪瘤等均可引起三叉神经痛。

(二)神经变性学说

三叉神经脱髓鞘产生异位冲动或伪突触传递所致,病变的三叉神经活检可发现有脱髓鞘及髓鞘增厚,轴突变细或消失等改变;另外,多发性硬化可以导致三叉神经痛,糖尿病患者中三叉神经痛的发生率显著升高。

(三)癫痫学说

三叉神经痛属于一种感觉性癫痫样发作,其发作具有触发点、突然发作、持续时间短的特点,且使用抗癫痫药物有效也支持这一观点。将致癫痫的药物如铝凝胶注射到三叉神经核,可导致异常的电活动和疼痛,因此认为,原发性三叉神经痛是由癫痫引起,但这一学说尚不能解释绝大多数病例为单侧发作,如疼痛长期呈局限性无发展、脑干病变不会产生三叉神经痛等现象。

二、临床表现

临床上将三叉神经痛按病因分为原发性与继发性三叉神经痛,按疼痛的症状特点可分为典型性和非典型三叉神经痛。

（一）原发性三叉神经痛

又称特发性三叉神经痛，是临床上最常见的类型，多见于 40 岁以上的患者。疼痛部位严格地限于三叉神经的一支或几支分布区的额或面部。多为单侧性，右侧多见，占 60％左右。一般一侧发作间隔数年后出现对侧发作，但每一次发作不会双侧同时发作。疼痛多以第二、三支同时发病，占 32％～42％，其次为第二或第三支单独患病，第一支单独患病者不超过 5％。发作时表现为极为剧烈的、短暂性疼痛，呈电击样、刀割样、撕裂样、烧灼样剧痛，突发突止，夜晚疼痛发作减少。疼痛发作可因说话、洗脸、进食、刷牙、震动、冷刺激、情绪变化、面部随意运动或触摸面部某一区域（如上下唇、鼻翼旁、牙龈）等因素诱发，这些敏感区域被称为"扳机点"或"触发点"。发作时可伴有面部潮红、皮温增高、流泪、流涎、结膜充血等伴随症状。随病情发展，疼痛发作逐渐频繁，疼痛程度逐渐加剧。

（二）继发性三叉神经痛

又称症状性三叉神经痛，多见于 40 岁以下的患者。是指由于三叉神经因各种器质性病变的继发性损害所导致的三叉神经痛。通常发作时间较原发性三叉神经痛较长，多无"扳机点"。同时可伴有三叉神经支配区内的感觉减退、消失或过敏，部分患者会出现角膜反射迟钝、咀嚼肌无力、萎缩。经影像学检查可明确诊断。

典型三叉神经痛一般是指有明确间歇期且间歇期完全正常的，由明确动作或"扳机点"诱发的阵发性反复发作的疼痛，其三叉神经功能正常，多见于原发性三叉神经痛。而非典型三叉神经痛无"扳机点"触发，疼痛时间延长甚至为持续性疼痛，同时可出现三叉神经功能减退的表现，一般多见于继发性三叉神经痛。

三、诊断与鉴别诊断

（一）诊断

1.原发性三叉神经痛。

根据典型的临床表现具有三叉神经痛的典型临床表现者，国际头面痛学会分类委员会认为至少满足以下 4 条才能诊断为原发性三叉神经痛（表 14－3）。

表 14－3　三叉神经痛的临床诊断标准

特征	描述
疼痛性质	放射性、电击样的、锐利的、浅表的疼痛
程度	中重度
持续时间	每次疼痛发作持续数秒，疼痛间歇期可完全不痛
周期	可间隔数周或数月
部位	三叉神经分布区域，多为单侧
放射部位	三叉神经分布区
诱发因素	轻触，如吃饭、说话、洗脸
缓解因素	睡眠、抗惊厥药物
其他	扳机点、体重减轻、生活质量下降、抑郁等

2.继发性三叉神经痛。

当存在三叉神经感觉减退或双侧同时起病者可能为继发性三叉神经痛,当怀疑为继发性三叉神经痛时,应有针对性地进行病因检查。MRI、CT等检查有助于确诊继发性三叉神经痛。对于出现三叉神经痛的年轻患者(20~40岁),还要考虑多发性硬化的可能性。

(二)鉴别诊断

1.舌咽神经痛。

疼痛特征易与三叉神经第三支痛混淆,但疼痛部位更多见于软腭、舌根、扁桃体和外耳道等,多由吞咽动作诱发,每次持续数秒至1min。丁卡因试验呈阳性。

2.牙痛。

第二、三支的三叉神经痛早期很容易被误诊为牙痛,常常多次拔牙,疼痛不得缓解,牙科检查无病变。另外,牙痛无明显的阵发性发作及触发点,牙病引起的疼痛为持续性疼痛,多局限于齿龈部,与冷热食物刺激关系较大。X线检查有助于鉴别。

3.颞下颌关节病。

疼痛位于耳前颞下颌关节处并可由此放射,常有颞下颌关节弹响、颞下颌关节功能障碍、关节囊压痛等表现。X线或放射性核素闪烁显像术有阳性发现。于颞下颌关节咬合运动时发生疼痛,但疼痛可能为持续性,程度较轻,局限在耳前。

4.非典型性面痛。

疼痛与神经分布无关,呈持续性无间歇期,无扳机点,位置深在且不易定位,多为双侧。情绪是唯一使疼痛加重的因素。见于抑郁症、癔症及人格障碍的患者。多见于年轻女性。

5.鼻窦炎。

急、慢性炎症时可引起颜面部局限性、持续放射性疼痛。伴有鼻塞、发热、面部肿胀等。疼痛特点:

(1)头低位时,疼痛加剧;

(2)相应的腔、窦局部叩击痛;

(3)疼痛的性质不定;

(4)从早到晚疼痛逐渐加重。

其他还应与肿瘤、青光眼、偏头痛、丛集性头痛、SUNCT综合征、duster-tic综合征、Jahs-jolts综合征等疾病相鉴别。

四、治疗

对于继发性三叉神经痛,首先应当积极治疗原发病,而原发性三叉神经痛的治疗有多种方法,应按三阶梯治疗原则实施:药物治疗、阻滞治疗、手术治疗(包括微创介入治疗和开放手术治疗),手术先外周支开始,最后半月节毁损。

(一)药物治疗

药物治疗是三叉神经痛的主要治疗手段。对于首发病例及病史短、症状轻的病例或其他方法治疗后还遗留轻度疼痛者,首先考虑药物治疗。药物治疗应建立在保证睡眠、稳定情绪的基础上,并认真评估疼痛性质、治疗前后的症状体征和治疗反应。药物治疗的目的不仅要缓解疼痛,同时也要治疗抑郁、焦虑、睡眠障碍等共患病。因此,三叉神经痛的药物治疗主要包括抗癫痫药和非抗癫痫药两大类。

1.抗癫痫药物。

(1)卡马西平:是治疗原发性三叉神经痛的一线首选药物,能显著减轻疼痛程度和疼痛发作的频率,但是随着用药时间的延长,其效果会逐渐下降。初始使用本药治疗原发性三叉神经痛,可使90%以上患者的疼痛有所缓解。开始剂量为每天100mg,每天两次,每隔1天增加100mg,直到每天600mg,每天三次,如果在低剂量时疼痛缓解明显,则无须继续加量,然后以此剂量维持一周,若患者既无明显不良反应,疼痛也未缓解,则可根据症状继续加量,最大剂量每天1.2g。疼痛停止后,剂量维持2~3周,再逐渐调小剂量直至停药,至少应每8h用药一次,以维持稳定的用药浓度。

卡马西平的不良反应包括胃肠道刺激、共济失调、眩晕、嗜睡、皮疹、复视、骨髓抑制和肝功能异常,在老年患者中还可能引起房室传导阻滞或心动过缓。在治疗初期应每半月检查血常规和肝功能,长期服药者应每月复查,多数患者白细胞可能降低,当内细胞低于$3.5 \times 10^9 / L$,或出现不能耐受的不良反应时考虑联合用药或改用其他方法治疗。

(2)奥卡西:第二代抗癫痫药奥卡西平结构上与卡马西平相似,起始剂量可为每天600mg[8~10mg/(kg/d)],分两次给药。为了获得理想的效果,可以每隔一周增加每天的剂量,每次增加剂量不要超过600mg。每天维持剂量范围在600~1800mg。建议对有肾功能损害的老年人,调整药物剂量,始剂量为每天300mg,并且增加剂量时间间隔不得少于一周,直到获得满意的临床疗效,同时进行严密监测。

(3)拉莫三嗪:作为治疗三叉神经痛的二线用药,其机制是通过阻断电压依赖性钠通道与抑制周围神经异位冲动的产生,从而减少谷氨酸和天冬氨酸等兴奋性递质的释放。常用剂量为每天200~600mg,当单用卡马西平症状控制不佳时,可联合应用拉莫三嗪作为二线治疗方案。

(4)加巴喷丁:是一种新型抗癫痫药物,其起始剂量为每天300mg,后逐渐加量至疼痛控制,一般用量为每天1200mg,最大剂量为每天2400mg。当老年人肌酐清除率小于60mL/min时应减少剂量。

2.非抗癫痫药物。

(1)γ-氨基丁酸受体激动剂:巴氯酚即氯苯氨丁酸,是常用的抗肌痉挛药,目前作为治疗三叉神经痛的二线药物。从小剂量开始,每天剂量5~10mg,分1~2次,可逐增剂量,每天最大剂量为80mg,分3~4次口服。疼痛缓解后应逐渐减量,不能突然停药,特别是老年人。不良反应较小,如呕吐和嗜睡等。普瑞巴林是一种新型7-氨基丁酸受体激动剂,能阻断电压依赖性钙通道,减少神经递质的释放推荐剂量为每次75mg或150mg,每天两次。

(2)抗抑郁药:三环类抗抑郁药在很多病理性神经痛的治疗中常作为首选药物,但在三叉神经痛的治疗中却退居其次,常与卡马西平联合使用。氯米帕明是抗抑郁药物中作用最强的,但是在老年患者中会导致镇静及体位性低血压,故不推荐使用。新一代抗抑郁药如5-羟色胺再摄取抑制剂(SSRI)等同样具有止痛作用,而且不良反应小。

(3)维生素:B族维生素可促进神经修复,如B_1、B_6、B_{12}。大剂量的维生素B_{12}还具有一定的镇痛作用,可用于三叉神经痛的辅助治疗、

(4)其他药物:麻醉药、抗心律失常药(利多卡因),NAMD受体拮抗剂(右美沙芬、氯胺酮),肌松药(替扎尼定)以及局部使用辣椒碱等。

(二)神经阻滞治疗

神经阻滞疗法是目前治疗三叉神经痛最有效的方法之一。此外还可用于原发性三叉神经痛患支和扳机点的临床诊断。通常我们根据疼痛发生的部位及范围选择不同的神经阻滞。第一支:眶上神经阻滞、滑车上神经阻滞;第二支:眶下神经阻滞、上颌神经阻滞;第三支:颏神经阻滞、耳颞神经阻滞、下牙槽神经阻滞、下颌神经阻滞。如果两支以上同时发病,首先阻滞症状严重的一支或首先发作的一支,或交替进行。两、三支并发或三支同时发病者可行半月神经节阻滞。

神经阻滞对缓解三叉神经痛效果确切,阻滞后无感觉和运动功能损害,可反复阻滞,具有经济、简单、创伤相对较小等优点。但有些操作技术难度大,疼痛复发率也比较高,存在一定的并发症,故治疗应由专科医生在 CT 引导和定位下进行,使这一技术变得更为安全有效。

(三)手术治疗

当药物治疗无效或疗效减退或者出现患者无法耐受的药物不良反应,以及神经阻滞无效时,应尽早考虑手术治疗。手术治疗主要分为微创介入治疗和开放手术治疗。

1.微创介入治疗。

经皮穿刺射频热凝术利用传导痛觉的 Aδ 及 C 纤维与传导轻触觉和角膜反射的 Aβ 纤维对热的敏感性不同。传导痛觉的无髓鞘细纤维在 70～75℃时即已发生变性,而有髓鞘传导触觉的粗纤维却能耐受更高的温度。射频热凝术在一定温度下,可以只破坏痛觉纤维而保留触觉纤维基于这一原理,采用了一种能精确控制温度的射频发生器进行经皮选择性末梢神经或半月神经节热凝术并通过整合麻醉剂、电生理检测和温控检测等技术进行精确控制,形成了目前完善的射频损毁治疗方案。该法具有以下优点:

(1)止痛效果好,操作简便,费用低廉;

(2)并发症少、危险性小,年老体弱者也能耐受;

(3)可保留患侧面部触觉,避免角膜溃疡等并发症;

(4)对各种非手术疗法或手术失败者同样有效,并可重复治疗直到效果满意。故多认为此法是目前治疗三叉神经痛最有价值的治疗方法。

2.开放手术治疗。

微血管减压术(MYD)是目前应用最广泛、被普遍认为疗效理想的外科技术。该手术能解除病因又不破坏神经本身,是目前唯一的非神经破坏性外科治疗方法。微血管减压术的常见不良反应有单侧听力障碍、脑脊液漏、无菌性脑膜炎、复视等。开放手术治疗方法还包括:三叉神经微血管减压术、末梢神经切断术、半月神经节切除术、半月神经节后根切除术、三叉神经传导束切断术、三叉神经节加压或解压术等。由于开放手术创伤大,并发症严重,且复发率高,老年三叉神经痛患者应慎重选择。

(四)立体定向放射治疗

立体定向放射治疗是利用伽马刀、射波刀等放射线对三叉神经根进行照射治疗,一次性摧毁靶点内的组织。近年来随着 MRI 技术的应用,定位的精确性也大大提高。虽然立体定向放射治疗是一种非侵袭性治疗方法,相对安全,但起效时间较慢,多为 1～2 个月,同时存在 10％左右无效率,且费用较为昂贵,因此目前限于药物治疗无效,不能耐受手术等治疗的患者。

五、预防

患者应保持生活规律,避免过度劳累及熬夜,保证充足的睡眠和休息。平时动作要轻柔,如吃饭、刷牙、洗脸等,避免刺激扳机点。患者应注意头及面部保暖,以免局部受冻受潮,不用过冷、过热的水洗面。及时添加衣物,出门佩戴口罩、围巾等,避免冷风直接刺激面部。保持室内环境安静,整洁,空气新鲜。

第三节　卒中后中枢性疼痛

一、病因与发病机制

(一)病因

中枢性疼痛是指由于中枢神经系统病变或功能失调所引起的疼痛,虽然脑和脊髓的各种病变发生在神经轴索的任何水平都能引起中枢性疼痛,但一般还是指脊髓和脑内的原发病变引发的疼痛。常见原因有出血、梗死、外伤、脊髓空洞症和多发性硬化等,其中卒中后中枢性疼痛是最典型和最常见的类型。中枢性疼痛除了突发而持久的剧烈疼痛外,多伴有一侧深浅感觉障碍、偏瘫、共济失调等神经系统阳性体征。中枢性疼痛的治疗比较困难,镇痛药物、抗癫痫药、抗抑郁药以及神经阻滞等常规治疗基本无效。

卒中后中枢性疼痛(CPSP)是发生在脑卒中后与脑血管病变相关的神经病理性疼痛。有关CPSP的流行病学研究较少,其结果显示 CPSP 的患病率在 $1\%\sim12\%$,产生 CPSP 的颅内病灶可发生在感觉传导通路的任何水平,包括延髓,丘脑及大脑皮质,其中丘脑居多。

(二)发病机制

1.中枢易感性。

中枢神经系统病变能够增加神经元的兴奋性,病变所致的脱抑制导致兴奋性增加,从而使中枢易感,因此产生慢性疼痛。这种机制的理论支持是目前多数治疗神经病理性疼痛的药物都是用来降低神经元兴奋性的。

2.脊髓丘脑束功能异常。

疼痛和温度觉异常是 CPSP 常见的症状,提示病灶与脊髓丘脑束相关,而这种异常可以通过电生理检查(laser 诱发电位)证实。

3.丘脑病变。

一直以来,丘脑被认为在中枢性疼痛的发病过程中扮演重要角色,流行病学研究证实丘脑卒中患者 CPSP 的发生率较其他部位脑卒中患者大大增加,尤其是当病变位于丘脑腹后外侧核和腹后内侧核时。有 PET 研究证实一些非丘脑卒中所致的 CPSP 患者的丘脑局部脑血流量减低,证实了其活性减低。总的来说,丘脑可能在 CPSP 或其他中枢性疼痛中起重要作用,可能是疼痛的起源部位,也可能是疼痛传导通路异常所致。

二、临床表现与诊断

CPSP 的临床表现:疼痛可为自发性或某种因素诱发。疼痛部位与卒中部位密切相关,可局限在手部或者偏侧肢体,也可累及面部或躯干。疼痛性质多为烧灼样、针刺感、挤压感或者冰冷感等。疼痛症状可有波动,一般寒冷或应激条件下可诱发或加重,休息或放松后可缓解。临床查体多有感觉减退或感觉过敏,而振动觉和精细触觉一般正常。CPSP 出现的时间有一定差异,可为卒中后即刻出现,也可以是数年后出现。

CPSP 的诊断包括卒中后对侧出现疼痛的病史,客观检查包括临床查体以及各种疼痛量表的评估,脑卒中病史需要影像学检查证实,包括病变类型、部位,更重要的是需要排除其他原因导致的中枢痛。

三、治疗

治疗 CPSP 时可供选择的药物有三环类抗抑郁药、抗惊厥药、阿片类药物等,即使是联合用药在临床上也是收效甚微。目前关于神经刺激治疗的研究越来越多,主要有经颅磁刺激(TMS)、深部脑刺激(DBS)、运动皮质刺激(MCS)。TMS 对 CPSP 作用有限且持续时间短暂,但其不良反应轻微,多数认为 TMS 治疗有效可以作为一个预示 MCS 治疗有效的指标。DBS 的靶点主要是丘脑和脑室旁灰质。相比 DBS,MCS 创伤小,并发症少,正在逐步被更多人认识和研究。

MCS 最早由 Tsuhokawa 于 1991 年报道治疗中枢性疼痛,其较高的有效率引起了人们的广泛关注和研究,后其适应证被扩展到各种神经病理性疼痛,例如脑卒中后中枢性疼痛、脊髓损伤后疼痛、臂丛神经损伤后疼痛、幻肢痛、带状疱疹后神经痛、复杂性区域性疼痛综合征等,这些都是临床上较为棘手的药物难治性神经病理性疼痛,MCS 均表现出了一定的有效率。

普遍认为 MCS 的止痛机制应该是对整个大脑功能网络的神经调控而不是简单地刺激某一个单独的区域。

MCS 的手术过程为全身麻醉下仰卧头侧,疼痛对侧中央区钻孔或马蹄形切口,定位中央前回的方法有很多,常用的有立体定向技术,神经影像导航技术以及术中皮质刺激等。定位准确之后植入刺激电极,一期或体外测试之后植入脉冲式发生器。MCS 并发症主要有刺激过程中产生的癫痫发作、一过性神经功能障碍、感染、血肿(硬膜外/下)、刺激装置相关问题等,总体发生率不高,并且不会对患者造成严重影响。鉴于 MCS 易于操作,创伤小,并发症少及较高的有效率,对于药物难治性卒中后中枢性疼痛,MCS 应作为一种优于 DBS 的治疗措施。

第四节　枕神经痛

枕神经痛是指原因不明的发作性一侧或双侧后枕部牵扯样、针刺样疼痛,疼痛可以向耳后及头顶部放射,症状常反复发作。枕神经痛是枕大神经痛、枕小神经痛和耳大神经痛的总称,是较常见的神经痛,约占门诊头痛就诊人数的 5%。

一、病因

枕神经痛依病因分为原发性枕神经痛和继发性枕神经痛。绝大多数为继发性神经损害,原发性感染或中毒性神经炎少见。

(一)原发性枕神经痛

原发性枕神经痛指枕神经本身的炎症性病变引起的疼痛,常由某些感染如上呼吸道感染、鼻咽部感染灶或受凉受潮、劳累等引起。

(二)继发性枕神经痛

继发性枕神经痛由于局部或全身疾病继发枕神经水肿、变性、脱髓鞘病变而致的神经痛。

1.颈椎疾病。

是较常见的原因,尤其是颈1～4的疾病,如颈椎骨关节炎、颈椎肥大、颈椎或颈部软组织损伤、颈椎结核、颈椎肿瘤等,可能与上述因素直接压迫上颈段神经根有关。

2.椎管疾病。

颈髓肿瘤、脊髓空洞症、粘连性脊髓蛛网膜炎等可引起颈枕部疼痛。颅后窝病变、颅后窝肿瘤、颅后窝蛛网膜炎等亦可引起颈枕部疼痛。

3.颅底部畸形。

颅底凹陷症、寰枕融合、颈椎分隔不全、枕大孔狭窄等,导致对上颈段脊神经压迫牵扯所致。

4.全身性疾病。

如糖尿病、尿毒症、风湿病、有机磷中毒、动脉硬化、长期大量饮酒等引起枕神经退行性变。

二、临床表现

(一)原发性枕神经痛

原发性枕神经痛可发生于任何年龄,以30～50岁多见,无明显性别差异。发病多在秋末冬初,考虑与寒冷有关。

最突出的症状为疼痛,患者一侧(少数为两侧)后枕及颈部发作性剧痛。疼痛主要位于一侧枕下及乳突后,向枕上、头顶、耳前后放射,性质多为针刺样或刀割样。疼痛呈发作性,部分患者间歇期仍有钝痛。疼痛可自发或因头旋转尤其向对侧旋转而诱发,咳嗽、喷嚏或其他头颈部运动可诱发或加重疼痛,故患者常不敢过分活动头部,或使头略后仰并向患侧倾斜以缓解疼痛。查体常见颈肌紧张乃至强迫头位,头部活动受限。患侧枕大神经(乳突与第二颈椎连线中点,即风池穴,相当于枕大神经由深层组织传至皮下处)、枕小神经(胸锁乳突肌后上缘)有压痛点,枕区皮肤常有感觉过敏或减退。

(二)继发性枕神经痛

1.颈椎疾病引起的枕神经痛。

一般发病年龄较大,多在40岁以上。为发作性或持续性后枕部及颈部疼痛,有时向同侧眼部、额颞部放射。多为一侧性,也有双侧疼痛者,活动头颈时疼痛加重并伴有声响。因臂丛神经根多受到增殖肥大椎体的影响,可有一侧或双侧上肢的放射痛、感觉障碍及肌肉萎缩。若椎动脉受压造成椎-基底动脉供血不足,可出现头昏、眩晕、恶心、耳鸣、听力减退、视力下降,甚至发作性意识障碍,症状在头部转动时诱发或加重。

2.颅底部畸形所致枕神经痛。

由颅底凹陷症、寰枢椎畸形等引起的枕神经痛,症状主要是枕骨大孔及寰枢椎对上颈段脊神经、高位颈髓、延髓、小脑、椎动脉压迫牵扯的结果,可引起枕神经痛及眩晕、肢体无力、感觉异常、平衡障碍甚至颅内压增高等一系列症状。查体可见患者颈项短粗,后发际低、面颊及耳廓不对称。神经系统检查有时可见后组脑神经、脊髓、小脑受损及颅内压增高体征。颅及颈椎 X 线片、颅脑 CT 或 MKI 可确诊。

3.无枕部疼痛的枕大神经痛。

有报道无枕区疼痛的枕神经痛,经枕神经阻滞好转。表现为单侧额、顶、眼眶及前颞部疼痛,枕神经分布区无疼痛,患者主观感觉为三叉神经分布区疼痛。原因如下:枕大神经与三叉神经周围支虽无侧支联系,但接受眼神经冲动的那部分三叉神经脊束核与接受枕大神经冲动的第 2 颈髓后柱邻接,两神经的二级神经元相互重叠,形成一个各自细胞相对集中又互相掺杂的核群。当枕大神经受累时,可通过颈髓的二级神经元影响到三叉神经,从而引起三叉神经牵涉痛。查体可见强迫头位,头颈部活动受限,转动头颈时疼痛加重。枕神经压痛点明显,枕部皮肤常有感觉过敏或减退

三、诊断与鉴别诊断

(一)诊断标准

1.发病年龄多在 30～50 岁。

2.枕神经分布区疼痛,以单侧为主,可向头顶、眶部放射。

3.枕神经压痛点有压痛。

4.枕神经分布区皮肤感觉过敏或减退。

(二)鉴别诊断

由于引起枕神经痛的病因较多,因此诊断后应进一步寻找有无引起枕神经痛的局部或全身疾病,如检查颈椎有无畸形、棘突有无压痛、神经系统有无阳性体征等,必要时查血常规、血糖、拍颈椎 X 线片或头颈部 CT、MRI。

四、治疗

首先应针对病因治疗,对继发性枕神经痛,病因治疗很重要。其次为对症治疗,可采取以下综合疗法。

(一)一般治疗

急性期应休息,局部热敷,避免头部剧烈运动,减少枕区刺激。

(二)药物治疗

1.镇痛药。

包括抗癫痫药、三环类抗抑郁药和解热镇痛药等。

(1)抗癫痫药:卡马西平主要通过抑制神经兴奋性冲动缓解疼痛,宜从小量开始,100mg 每天 3 次。普瑞巴林、加巴喷丁为钙拮抗药,通过抑制介导外周伤害性信息的 P 物质和谷氨酸释放,从而抑制痛觉过敏和中枢敏化,加巴喷丁每天 300～2400mg、普瑞巴林每天 150～300mg,均从小量开始,逐渐加量。

（2）三环类抗抑郁药：主要有阿米替林，首剂 12.5mg，睡前服用，根据患者反应逐渐增加剂量，每天最大剂量 100mg，有缺血性心脏病或心源性猝死风险的患者应避免使用。

（3）疼痛程度较重者，还可使用解热镇痛药和曲马多等弱阿片类药物。

2.神经营养剂。

大剂量 B 族维生素特别是维生素 B_{12} 有镇痛作用，可促进神经修复 3 可使用维生素 B_1 100mg 与维生素 B_{12} 500～1000ng 共同肌内注射，每天 1 次。

（三）理疗

可予超短波、短波透热、离子透入等治疗。

（四）神经阻滞

1.枕大、小神经阻滞术。

有无菌性炎症的可在局麻药中加入糖皮质激素和 B 族维生素。近年用臭氧行神经阻滞，疗效明显且不良反应明显少于糖皮质激素。反复阻滞无效者，可考虑用神经破坏药如无水乙醇阻滞。

2.颈 2～4 椎间孔阻滞术。

药物同上，每个部位不超过 4mL，多部位阻滞时药量酌减，避免同时双侧阻滞。

（五）脉冲射频

脉冲射频是一种经皮微创神经调节治疗，适应证为经保守治疗无效的难治性枕神经痛患者。具有对神经损伤小、疗效好、复发率低的优点。

第五节　肋间神经痛

肋间神经痛，又名肋间神经炎，是老年人常见的胸痛原因之一。系多种原因引起的胸脊神经前支或肋间神经受损，而产生的一根或多根肋间神经支配区的疼痛症状，表现为阵发性或持续性疼痛，多在腰腹部呈带状分布。

按病因可分为原发性和继发性两种，临床多为继发性肋间神经痛，分为根性、干性肋间神经痛两类，根性是指病变累及脊神经根处，而干性是指病变累及肋间神经所致。原发性肋间神经痛在临床上较为少见，且病因尚不明确。继发性肋间神经痛病因很多，其中胸部术后综合征是比较常见的原因之一，发生率为 5%～8%。带状疱疹后神经痛也是肋间神经痛的主要原因，发病率为 1.4‰～4.8‰。

一、病因与发病机制

（一）病因

肋间神经为胸神经前支，共 12 对，由脊柱至肋角间的一段走在两肋的中间，位于肋间动脉的上方，胸廓内筋膜与肋间内膜之间，至肋角以前，神经即转位于动脉的下方，平肋下缘，肋间内肌与最内肌之间。神经沿途分出肌支供应肋间肌，在腋中线前后分出外侧皮支，少数（10%）在肋角处分出侧支沿下位肋骨上缘进行。在肋间神经从脊髓发出、向前走行的过程中，附近组织或器官的损伤病变都可以引起继发性肋间神经病理性疼痛。常见原因如下。

1.胸椎病变。

老年性脊柱骨性关节炎、老年脊柱退行性病变、骨质疏松症、强直性脊柱炎、胸椎结核、胸椎段脊柱的畸形等,常导致脊柱周围组织改变而刺激肋间神经。

2.肿瘤。

椎管内原发肿瘤以胸椎段最常见,其首发症状多为沿肋间神经分布的根性神经痛。在肿瘤患者中,出现脊髓压迫的总体发生率为3%~5%,其中胸段脊髓受压约占70%,胸椎段脊髓肿瘤,特别是髓外瘤,常压迫神经根而有肋间神经痛的症状。其他还有肺部、乳腺及纵隔等部位原发性或转移性肿瘤也常表现出肋间神经病理性疼痛症状。

3.胸腔器官病变。

胸膜炎、肋间部软组织损伤、主动脉瘤、慢性肺部炎症以及胸腔内脓肿等。

4.手术创伤。

胸部手术,如肋骨骨折复位、乳腺肿瘤切除术、肺部肿瘤切除术等,均可损伤肋间神经而引起疼痛。

5.感染或非感染炎症。

感染性脊膜炎、胸神经根炎、带状疱疹病毒感染、病毒性上呼吸道感染后容易发生。

6.物理或化学性损害。

放射性损伤、触电、使用对神经有害的药物,如氯丙嗪、青霉素等直接注射至神经上等。

7.代谢性疾病。

代谢性神经炎,如维生素缺乏、贫血、肾炎、酒精中毒、铅中毒、糖尿病等全身性疾病。

(二)发病机制

1.神经纤维病理变化。

神经损伤后,损伤远端神经纤维会发生沃勒(Waler)变性,轴突和髓鞘崩解产生的碎屑被增生的施万细胞吞噬溶解,在1个月内形成神经内膜空管,引导轴突生长。如果再生的神经轴芽生长受阻,则会卷曲成团形成神经瘤。

2.神经细胞病理变化。

神经纤维遭到损伤后,位于脊神经节内的感觉细胞和位于脊髓前角的运动细胞都将发生一系列病理变化。一般在伤后数小时内开始发生。细胞体变大、变圆,尼氏体破裂,染色质溶解,核糖核酸合成蛋白增多为轴突再生创造条件,而神经递质功能所需的物质合成减少。神经胞膜的电生理特性发生改变,神经元兴奋性增高,异位自发性节律放电增加。这些异常电信号在神经系统内传导、放大,逐渐形成慢性疼痛。

二、临床表现

(一)症状

肋间神经痛多发于一侧的一支神经,也有多支肋间神经同时受损者。可间歇性或持续性发作,发作时疼痛可沿脊髓分布,自后背部胸椎开始沿被侵及的肋间神经行至前胸腹部,呈半环形局限性放射性疼痛。疼痛性质多呈刺痛或灼痛,咳嗽、深呼吸或打喷嚏时加重,可伴有感觉异常、感觉过敏。长期严重疼痛可引起食欲减退、活动受限和失眠抑郁等症状。

（二）体征

肋间神经痛患者可出现胸椎棘突旁和肋间隙压痛；有时出现肌肉挛缩、运动障碍；交感神经受侵时发生血管收缩或扩张，可见瓦雷压痛点，位于神经丛深部出于表层的点，好发在腋中线、胸骨旁。受累神经支配区域的皮肤常有束带状感觉过敏或减退。叩击棘突可引发胸腹部放射的电击样疼痛。

三、诊断与鉴别诊断

（一）诊断

依据患者典型的肋间神经痛症状，包括：

1.自胸背部沿肋间神经走形向胸腹部放射的刺痛、灼痛或跳痛；

2.神经分布区域皮肤感觉过敏或减退；

3.胸椎叩击痛，棘突、棘突旁、肋间有压痛。

即可考虑为肋间神经痛诊断对于继发性肋间神经痛的诊断，还应确定其原发病灶，才可明确治疗方案。X线检查是必要的检查，具有较大的诊断价值，胸部及胸椎正侧位X线检查可显示肺部、胸腔内、胸椎及肋骨的改变，对于占位性病变、退行性病变、骨折等有确切的诊断价值。心电图检查也是必要的检查之一，可以排除心脏方面的疾病。CT、MRI等检查适用于椎管内病变，根性疼痛症状明显的患者，可以确诊胸椎间盘突出、胸椎脊髓瘤等病变。排除胸腹部及脊柱其他器质性病变，且未发现任何阳性神经症状时，则可明确诊断为原发性肋间神经痛。

（二）鉴别诊断

肋间神经的致病原因较多，在临床上应与以下疾病相鉴别。

1.心绞痛。

老年人以胸前区疼痛为主诉的患者，应首先警惕心脏方面的问题，临床上心绞痛较为常见，通常心前区疼痛明显，疼痛呈突发性，伴心悸憋闷。心电图可见S-T段改变。

2.胸膜炎。

发热咳嗽，胸痛咳嗽加重。胸部X线检查有阴影，肋膈角变钝或消失。

3.肺炎。

主要症状为咳嗽、咳痰、胸痛，常伴有大量脓痰。行胸部X线检查示肺部片状阴影。

4.胆囊炎。

疼痛位于右肋下，可向后部放射至背部、肩胛，右胁下有叩痛，墨菲征（＋）；B超检查可见胆囊增大，胆壁增厚。

5.胸背肌筋膜疼痛综合征。

主要为酸胀痛，伴疲劳感，静息痛、夜间痛，受凉后加重，活动或局部按摩后缓解，肌电图结果表现为肌源性损害。

6.胸椎结核。

早期胸椎结核患者有些以肋间神经痛为首发症状，结核中毒症状未出现，易误诊为肋间神经痛，但查体时可发现，大多数脊柱结核患者有明显的叩痛和颠簸痛，结合实验室检查及脊柱影像学检查可鉴别。

7.脊髓肿瘤。

老年患者还应注意与脊髓肿瘤相鉴别,脊髓肿瘤患者夜间痛明显,严重时可从睡梦中痛醒,如果神经阻滞疗法无效且病情逐渐恶化者,应首先考虑脊髓肿瘤。早期行 MRI 检查可发现病变。

此外还应与心肌炎、胸主动脉瘤、肝、胰腺疾病及带状疱疹发疹前期等疾病相鉴别。

四、治疗

原发性肋间神经痛主要是对症镇痛治疗,而继发性肋间神经痛首先应查明病因,进行病因治疗。

(一)一般治疗

在疼痛急性期,应嘱患者卧床休息,保持安静,同时服用镇痛、镇静药物。

(二)药物治疗

1.维生素。

B 族维生素可促进神经修复如 B_1、B_6、B_{12}。大剂量的维生素 B_{12} 还具有一定的镇痛作用。

2.抗癫痫药。

卡马西平、加巴喷丁和普瑞巴林等对肋间神经痛都有止痛效果。卡马西平首次剂量 100mg,每天 2～3 次,可隔日增加 100mg,直至疼痛情况控制良好。一般维持量在每天 600～1200mg,每天最大剂量为 1600mg。长期使用卡马西平的老年患者应注意加强检测肝功能、血常规。加巴喷丁和普瑞巴林对由带状疱修后神经痛及糖尿病性周围神经痛引起的病理性神经痛止痛效果较好

3.抗抑郁药。

三环类抗抑郁药阿米替林较为常用,但由于其抗胆碱能作用强,易导致老年患者镇静及体位性低血压,故不推荐使用。文拉法辛是一种新型的具有类似 5 环类抗抑郁药止痛作用的抗抑郁药,因其没有抗胆碱能和抗组胺作用,故不良反应较少,可作为老年患者中肋间神经痛药物治疗的选择。老年人长期服用该类药物时应注意对肝、肾和血液系统的损伤。

4.其他药物。

非甾体消炎药也常用于肋间神经痛患者,但在年龄大于 75 岁的患者中,更易导致消化道出血或消化道溃疡,应避免长期使用,除非替代药物无效并且患者可以服用胃黏膜保护剂(质子泵抑制剂或米索前列醇)。利多卡因和美西律是作用于钠离子通道的药物,对病理性神经痛也有类似抗癫痫药样的止痛作用,但不宜用于二度和三度房室传导阻滞的老年患者。对于治疗效果不理想的患者还可以使用阿片类和非阿片类镇痛药。

(三)微创及介入治疗

1.痛点阻滞疗法。

许多肋间神经痛患者查体时有明确的压痛点,如陈旧性肋骨骨折、胸部术后患者等,由于局部神经受到损伤、牵拉、刺激或卡压,引起局部疼痛,可行痛点阻滞治疗,用 5cm 长、7 号针头,在局部痛点注射 1％利多卡因或 0.25％丁哌卡因 3～5mL,可快速减轻患者疼痛。

2.神经阻滞疗法。

(1)肋间神经阻滞:根据治疗部位不同,嘱患者健侧卧位或俯卧位,常见的阻滞部位是肋角和腋后线。肋角处做阻滞,除胸神经背支外全部肋间神经分布区均被阻滞。效果显著,同时可作为诊断

性阻滞,以鉴别脊髓或内脏疾病引起的疼痛。肋间神经阻滞常用于带状疱疹或者胸部手术切口引起的肋间神经痛。

方法:确认骨性标志,用3.5cm长、5号针头,自肋骨下缘稍上方垂直进针,直达肋骨外侧面,然后将针头缓慢移至肋骨下缘,再进入约0.3cm,回抽无气无血,注入1%利多卡因或0.25%丁哌卡因3～5mL。若疼痛较重且顽固,需要长期阻滞止痛者,可用神经毁损药物,如无水乙醇、多柔比星等,达到长期止痛的目的。最常见的并发症是气胸、出血,操作缓慢轻柔、控制进针深度、注意回抽等,可避免针尖进入胸腔或血管内。

(2)胸椎旁神经阻滞:胸椎旁阻滞术也是十分有效的治疗措施,但由于胸椎的特殊部位,常发生气胸。一般在棘突旁3～4cm处进针,垂直进针触及骨质,找到横突近端,确定进针深度,浮标向上移动1cm,然后退针至皮下,将针尖向上向内25°缓慢进针至浮标处,回抽无气无血后注入抗炎镇痛液。影像学指导可进一步提高成功率,减少并发症。

(3)硬膜外腔阻滞:是一种安全有效的阻滞治疗方法,对于慢性顽固性肋间神经痛患者,可保留硬膜外导管进行连续或定期注药。

3.射频治疗。

操作方法与神经阻滞相类似,进针点后用标记笔标记,常规皮肤消毒,铺无菌单,戴无菌手套。用3.5cm7号针头在标记部位做浸润麻醉。待麻醉药生效后,用射频针刺入,针尖首先触及骨质,再根据神经部位调整进针方向,根据阻抗值,再通过感觉和运动刺激,确定针尖位置,回抽无气无血,注入1%利多卡因2mL,观察患者疼痛是否消失,有效后进行射频调节或毁损治疗。治疗完毕后拔出射频针,用无菌敷料粘贴。

对于病情较轻、病程较短的患者,行脉冲射频调节治疗,可保留患者皮肤的感觉和运动功能,亦易与接受。疼痛顽固经前治疗无效者,可在相应神经根处行射频温控热凝毁损术治疗。

(四)物理治疗

物理治疗包括经皮电刺激疗法与局部理疗,均有一定的止痛效果,但对于慢性顽固性肋间神经痛患者疗效不稳定。顽固性疼痛也可选用冷冻治疗,毁损疼痛神经。

五、预防

对于有可能发生肋间神经痛的患者进行早期预防,如胸部术后患者、带状疱疹患者等,注意局部保暖,促进局部血液循环,如出现神经病理性疼痛,则应尽早就医,在专业医生指导下,进行镇痛治疗,防止疼痛演变为慢性或顽固性神经病理性疼痛,对预后和患者的生活质量都有较大影响。

第六节 坐骨神经痛

坐骨神经痛通常指以坐骨神经径路及分布区域疼痛为主的综合征。坐骨神经痛的绝大多数病例是继发于坐骨神经局部及周围结构的病变对坐骨神经的刺激压迫与损害,称为继发性坐骨神经痛;少数系原发性,即坐骨神经炎。

发生于青壮年的坐骨神经痛,多数是由于腰椎间盘突出所致,而老年人坐骨神经痛的发生原因除了腰椎间盘突出之外,还可由老年人腰椎骨质疏松、增生,腰椎活动范围减少,免疫力低下,以及腰部外伤、闪挫、劳损等所致。

一、病因与发病机制

坐骨神经由腰神经和骶神经组成：来自腰 4～腰 5 神经和骶 1～骶 3 神经根是坐骨神经的主要构成神经，它也是所有神经中最粗者。坐骨神经经梨状肌下孔出骨盆到臀部，在臀大肌深面向下行，依次横过闭孔内肌，上下孖肌及股方肌的后方，支配这些肌肉，并沿大收肌后面，半腱肌、半膜肌、股二头肌之间下降，途中发出肌支至大腿的屈肌，坐骨神经在到腘窝以前，分为胫神经和腓总神经，支配小腿及足的全部肌肉以及除隐神经支配区以外的小腿与足的皮肤感觉。引起老年人坐骨神经痛的原因主要包括腰椎退变增生、黄韧带肥厚对坐骨神经根产生的压迫，无菌性炎症及肿瘤组织对局部神经的压迫，腰椎间盘突出对坐骨神经根的压迫。

坐骨神经痛根据病因可分为原发性坐骨神经痛和继发性坐骨神经痛。原发性坐骨神经痛也称为坐骨神经炎，原因不明，可因牙齿、鼻窦和扁桃体感染，经血流侵犯周围神经引起间质性神经炎。继发性坐骨神经痛是指坐骨神经走行通路上病变或器官压迫所致的神经。

坐骨神经痛根据病变部位也可分为根性坐骨神经痛和干性坐骨神经痛。根性坐骨神经痛以腰椎间盘突出最多见。其他如腰椎骨折、腰骶硬脊膜神经根炎、脊柱结核、椎管狭窄、血管畸形、腰骶段椎管内肿瘤或蛛网膜炎等。干性坐骨神经痛多为腰骶丛和神经干邻近病变，如骶髂关节炎、结核或半脱位，以及腰大肌脓肿、盆腔肿瘤、子宫附件炎、妊娠子宫压迫、臀肌内注射不当、臀部外伤和感染等。

二、临床表现

（一）一般症状

1.疼痛主要限于坐骨神经分布区，大腿后部、小腿后外侧和足部，疼痛剧烈的患者可呈特有的姿势；腰部屈曲、屈膝、脚尖着地。如病变位于神经根时，椎管内压力增加（咳嗽、用力）时疼痛加重。

2.肌力减退的程度可因病因、病变部位、损害的程度不同差异很大，可由坐骨神经支配肌肉全部或部分力弱或瘫痪。

3.可有或无坐骨切迹处坐骨神经干的压痛。

4.有坐骨神经牵拉征，Lasegue 征及其等体征阳性，此征的存在常与疼痛的严重程度相平行。局麻坐骨神经根或神经干此征可消失。

5.跟腱反射减退或消失，膝反射可因刺激而增高。

6.可有坐骨神经支配区域的各种感觉的减退或消失，包括外踝的振动觉减退，亦可有极轻的感觉障碍。

（二）坐骨神经炎

坐骨神经炎常伴随各种类型的感染及全身性疾病发生，如上呼吸道感染。因坐骨神经较为浅表，受潮、受寒时易发生坐骨神经炎，全身性疾病发生坐骨神经炎时应注意有无胶原病及糖尿病等并发。

坐骨神经痛大多数为单侧，不伴有腰、背痛；疼痛一般为持续性，亦可为发作性，椎管压力增加时症状加重，亦可沿坐骨神经径路放射坐骨神经干压痛明显，腓肠肌压痛存在；疼痛与肌无力多不平行,一般疼痛较重,而肌无力多不明显,急性期由于疼痛判断运动功能较为困难,可检出足下垂,腓肠肌、胫前肌萎缩;跟腱反射减低或消失,但跟腱反射亦可正常,膝反射正常,浅感觉障碍明显。

(三)继发坐骨神经痛

1.腰椎间盘突出症。

是坐骨神经痛最常见的原因,多发于腰4~5及腰5~骶1,约1/3病例有急性腰部外伤史,多数患者发生于20~40岁之间,老年人由于腰椎间盘常处于萎缩状态,单纯椎间盘突出症反而少见。临床特点是有数周、数月腰背痛,而后出现患侧下肢的坐骨神经痛。体检除具有坐骨神经痛的一般体征外,尚有腰背肌紧张,腰部活动受限,脊柱侧弯,病变部位的棘突压痛等其他体征。

2.腰椎骨性关节病。

多见于40岁以上者,亚急性慢性起病,多有长期腰痛史,坐久站起困难,站久坐下困难,临床上可表现为一侧或两侧的坐骨神经痛及腰部的症状。

3.腰骶椎先天畸形。

脊柱裂除可表现有坐骨神经痛外,常有遗尿史,体检常有足畸形,腰骶部皮肤异常,如肛门后方的小凹、骶部中线上的小血管瘤,指示椎板未愈合的部位。

4.骶髂关节炎。

常见为类风湿、结核性病变,在关节囊有渗出破坏时刺激腰4~5神经干,部分患者可有坐骨神经痛症状。

三、诊断与鉴别诊断

(一)坐骨神经痛的诊断标准

根据疼痛部位、性质、压痛部位、直腿抬高试验、感觉和跟腱反射等症状的减弱、加剧和减轻因素等特点可初步诊断。在诊断坐骨神经痛后一定要明确其病因,详细了解病前有无腰扭伤或紧张体力劳动,有无受寒、局部或全身感染。辅助检查包括腰椎平片、脊髓造影、腰椎CT、MRI等。诊断要点:

1.起病比较缓慢,可有腰背部受伤病史。

2.腱反射:腰4根神经痛,常伴有膝腱反射减弱或消失,骶1神经痛则常伴有踝反射减低或消失。

3.坐骨神经疼痛由臀部或髓部开始,向下则开始分化,腰4根引发的疼痛沿大腿前外侧至膝关节前方,再至小腿前内侧及足的内缘;腰5根引发的疼痛沿大腿后侧、腘窝,小腿外侧向足背放射扩散;骶1根引发的疼痛与腰5根的区别在于小腿部向后侧放射,最后至足外侧缘。

4.神经干压痛:部分患者在坐骨神经走行区域,如梨状肌下孔位置可能存在压痛点;在股后、腘窝、腓骨小头、腓肠肌等神经走行部位也可能存在压痛。

5.疼痛为钝痛,伴有针刺样加剧,常因咳嗽、喷嚏、弯腰,使疼痛加重。

6.下肢无力:相应受损神经的支配肌可表现无力,症状轻重不一,可见肌肉萎缩,以继发性坐骨神经痛较为明显;腰4根主要影响股四头肌,腰5根主要影响胫前肌,骶1根则主要影响小腿三头肌。

7.感觉障碍:按受累神经根分布,与疼痛位置基本吻合。腰4根主要表现为大腿前外侧、小腿内侧,腰5根主要表现为小腿前外侧与足背、拇指,骶1根主要表现为小腿后侧及足底外侧缘等等。

8.X线片及其他影像学检查可发现脊柱、椎间盘、骶髂关节及髋关节的病变。

(二)鉴别诊断

1.腰椎间盘突出症。

患者常有较长期的反复腰痛史,或重体力劳动史,常在一次腰部损伤或弯腰劳动后急性发病。除典型的根性坐骨神经痛的症状和体征外,并有腰肌痉挛,腰椎活动受限,椎间盘突出部位的椎间隙可有明显压痛和放射痛。X线摄片可有受累椎间隙变窄,CT 和 MRI 检查可确诊。

2.腰椎肿瘤。

起病缓慢,逐渐加重。病初常为单侧根性坐骨神经痛,逐渐发展为双侧。夜间疼痛明显加剧,病程进行性加重。并出现括约肌功能障碍及鞍区感觉减退,MRI 可确诊。

3.腰椎管狭窄症。

多见于中老年人,早期常有间歇性跛行,行走后下肢痛加重,但弯腰行走或休息后症状减轻或消失。当神经根或马尾受压严重时,也可出现一侧或两侧坐骨神经痛症状及体征、病程呈进行性加重,卧床休息或牵引等治疗无效。腰骶椎 X 线摄片或 CT 可确诊。

4.腰骶神经根炎。

因感染、中毒、受寒、营养代谢障碍或劳损等因素发病。一般起病较急,且受损范围常常超出坐骨神经支配区域,表现为整个下肢无力、疼痛、轻度肌肉萎缩、除跟腱反射外,膝腱反射也常减弱或消失。

5.腰肌纤维组织炎。

可以是急性发病也可以是慢性发病,病情与天气变化关系密切,即受凉后加重,遇热后减轻。疼痛局限在腰臀部,压痛范围广泛。屈颈试验和直腿抬高试验阴性。无感觉、运动、反射等神经功能障碍。

6.髋关节炎。

疼痛在骶髂关节处最明显,关节活动受限,无神经损害体征。

7.腰肌劳损。

患者多有长期紧张体力劳动或腰部扭伤史,表现为腰酸或腰部钝痛,但不向下肢放射,清晨起床时较重,稍事活动后减轻,劳累和受凉后加重。检查时腰背部肌肉有压痛,但坐骨神经无压痛,无坐骨神经损害的体征。

另外,还需考虑腰椎结核、椎体转移癌等。原发性坐骨神经痛时,应注意有无受寒或感染史,以及骶髂关节、髋关节,盆腔和臀部的病变,必要时除行腰骶椎 X 线摄片外,还可行骶髂关节 X 线摄片、直肠指检、妇科检查以及盆腔脏器 B 超等检查以明确病因。

四、治疗

(一)一般治疗

坐骨神经痛患者应该多休息,特别是椎间盘突出早期卧硬床休息 3~4 周,有的患者症状自行缓解。症状比较轻的患者,建议进行"飞燕式"锻炼或倒走训练,每天坚持 30min 锻炼。

（二）药物治疗

非甾体消炎药、维生素 B 族、短程皮质类固醇激素口服可在一定程度上缓解坐骨神经痛的症状，但是无法达到根治的目的。对于一些重症坐骨神经痛患者可采用此方法缓解。

（三）物理治疗

常用的物理治疗有电脑中频、中药硬膏、微波疗法、红外线、推拿和针灸治疗等，可以在一定程度上缓解坐骨神经痛。

（四）选择性坐骨神经阻滞

坐骨神经痛急性期可采用此方法，是直接把镇痛复合液（局部麻醉药＋激素类药物）注射到椎管内或神经根周围，通过局部麻醉以达到止痛效果，通过局部应用激素类药物达到消除炎症的目的。

五、预防

（一）防止细菌及病毒感染

原发性的坐骨神经痛是神经间质的一种炎症，大多是因为牙齿或是扁桃体等感染以后，毒素经过血液入侵坐骨神经引起的，所以防止细菌以及病毒的感染是能够预防坐骨神经痛的病发的。

（二）防止感受风寒

坐骨神经痛的患者遭受风寒的侵袭是导致坐骨神经痛病发的一个重要原因，也是加重坐骨神经痛患者病情的一个主要原因。

（三）注意起居调养

对于老年人而言，合理锻炼身体，增强体质非常重要。在运动的同时，要注意保护腰部的健康。饮食一定要有节制，不能吸烟喝酒。

（四）正确的姿势

坐骨神经痛与不正确的姿势，腰椎不正常压力长期累积有直接关系，对于老年人来讲，则需要注意减少弯腰劳动和腰部过多的负重。

第七节　痛性糖尿病神经病变

糖尿病周围神经病变（DPN）是糖尿病最常见的慢性并发症之一，包括周围神经系统的感觉、运动和（或）自主神经受损。本病随年龄增长有上升趋势，高峰年龄为 50－60 岁，但无性别差异。其发生与糖尿病的病程、血糖控制不佳等因素相关。有报道病程 5 年、10 年和 20 年的糖尿病患者周围神经病变发病率分别为 30％、60％和 90％。本病患病率报道差异较大。

痛性糖尿病神经病变（PDN）是糖尿病周围神经病变常见的临床表现。通常表现为下肢皮肤烧灼样疼痛、自发性疼痛及痛觉过敏，严重者可影响患者日常生活，降低生活质量。其患病率在糖尿病患者人群中是 10％～20％，老年糖尿病患者患病率高达 65％。

一、病因与发病机制

(一)异位的电脉冲

长期高血糖会损伤神经细胞,可以引发神经细胞再生。这种再生的神经向各个方向伸展,可累及未受损的神经,并扩张到敏感区域。其兴奋性增高产生异位冲动,影响周围完整的传入神经和背根神经节细胞胞体,进而导致自发的、恶化的、异常的过度活跃反应,伴随对外界刺激的敏感性升高,这种现象称为周围神经敏感化。产生于灰质后角小神经纤维轴突的电冲动,导致 P 物质和谷氨酸释放,引起冲动向上传导,产生疼痛感觉。

(二)中枢敏感化

外周神经损伤引起浅表的髓神经纤维触发疼痛。持续的传入神经冲动导致脊髓背角突触后膜的 N-甲基-D-天冬氨酸受体激活,进而导致兴奋性神经递质谷氨酸的释放和结合,引起钠离子和钙离子大量进入和钾离子的外流。随后产生一个较大的突触后动作电位,对正常刺激的感知增强,引起异常性疼痛。由于 Aβ 纤维芽生的结构改变,在中枢神经系统引起灰质后角"重新布线",P 物质释放,引发疼痛。

(三)交感神经调节

从一个轴突到另一个轴突肾上腺介导的异常传递引起神经超敏反应。这被称为神经元间接触的传输。外周受损的神经会引起背根神经节交感神经芽生,导致去甲肾上腺素的释放。交感神经芽生和神经元间接触释放肾上腺素,导致交感神经与感觉神经耦联。这导致了异位自发性刺激,引起持续疼痛。

(四)丙酮醛水平增高

丙酮醛是细胞内几种代谢通路反应的产物。丙酮醛最重要来源是糖酵解和高血糖。研究发现与健康对照者及不伴有疼痛的糖尿病患者相比,PDN 患者血浆丙酮醛水平明显增高。丙酮醛通过激活背根神经节内的辣椒素受体 1,使感觉神经元去极化,诱导电压依赖性钠离子通道 Nav1.8 翻译后修饰。这些变化与电兴奋性增高相关,也与痛觉神经元激活有关。

(五)血糖波动

胰岛素或口服降糖药起始治疗第一个月血糖快速下降可能引起急性神经病变,称为胰岛素神经炎。应用胰岛素后引起营养神经血流量减少,动静脉分流增加。当动静脉分流被输入的 5-羟色胺阻断后,神经内膜的氧含量恢复正常。血糖的急剧变化可能会导致神经纤维相对缺氧,影响神经冲动的传导,导致周围神经结构和功能的变化引发疼痛。外膜血管结构异常与新生血管共同引起缺氧和神经病理性疼痛。

二、临床表现

痛性糖尿病神经病变分为痛性单神经局部神经病变和痛性弥漫性多神经病变。

(一)痛性单神经局部神经病变

痛性单神经局部神经病变多起病突然伴疼痛,在所受累神经支配局部有疼痛、感觉减退、麻木。好发部位有正中神经、尺神经、桡神经、股神经、大腿外侧皮神经、腓神经、足趾正中与外侧神经。

(二)痛性弥漫性多神经病变

痛性弥漫性多神经病变又分为近端运动神经病变和远端对称性多神经病变。

1.近端运动神经病变。

可以缓慢或突然起病,以大腿、髋部或骨盆疼痛为主诉,单侧起病逐渐发展为双侧,伴有下肢近端肌无力,不能从坐姿站立,常与远端对称性多神经病变并存。

2.远端对称性多神经病变。

是临床最常见的糖尿病神经病变,多隐匿起病,患者疼痛剧烈。感觉神经和运动神经均可受累,既可累及神经的小纤维也可累及大纤维,除电生理检查异常外,多无阳性体征发现。

(1)小纤维神经病变:急性痛性神经病变表现为剧烈的表浅型疼痛如刀割样、烧灼样剧痛伴痛觉过敏,任何轻微的触摸如穿衣、盖被等均可诱发剧痛,尤以足部疼痛为主。病程多短于半年,夜晚加重,严重影响患者食欲、睡眠及日常生活。患者可有消瘦、抑郁,男性多合并阳痿,对温觉、针刺感觉反应减退,但腱反射及肌肉运动正常。慢性痛性神经病变常发生在糖尿病病程数年后,疼痛可持续半年以上,对包括麻醉药或镇痛药的所有治疗均不敏感,甚至耐药成瘾。患者异常痛苦,治疗较为棘手。

(2)大纤维神经病变:可累及感觉神经,运动神经,产生本体感觉、振动觉受损,出现感觉性共济失调,走路步态不稳如鸭步行走,有如踏棉花样感觉a四肢远端感觉如手套袜套样感,然后逐渐向上进展,远端手足指(趾)间肌肉萎缩无力,腱反射减弱或消失。大纤维神经病变多数合并小纤维神经病变,也可出现疼痛,但大纤维病变的疼痛表现为深部钝痛,足部骨痛、痉挛样痛。

三、诊断与鉴别诊断

(一)诊断

本病主要依靠排除性诊断。所有其他原因引起的痛性感觉神经病变都需要被排除。一般在糖尿病诊断的基础上,出现麻木、疼痛或感觉异常等症状;温度觉、震动觉异常,踝反射消失等体征;神经传导异常或量化感觉测试至少两项异常才能确诊。

(二)鉴别诊断

1.糖尿病血管病变。

糖尿病患者出现典型间歇性跛行、疼痛表现,需排查糖尿病血管病变。其疼痛主要为夜间静息痛,抬高肢体加重,下垂肢体减轻,伴有肢端皮肤颜色改变。桡动脉或足背动脉搏动微弱,甚或无脉。血管彩色多普勒检查、下肢血流图等检查提示动脉粥样硬化斑块形成,血管狭窄,血流减少可以确诊。

2.深静脉血栓形成。

多见于长期卧床、肢体制动、大手术或创伤后患者,患肢突然疼痛伴有肿胀,软组织张力增高,活动后加重,抬高患肢可减轻,有压痛。发病1～2周后,可出现浅静脉显露或扩张。患肢伸直,足突然背屈时,引起小腿深部肌肉疼痛,为 Homans 征阳性。压迫小腿后方,引起局部疼痛,为 Neuhof 征阳性。严重时患者可出现股白肿,甚至股青肿。多普勒超声检查、螺旋 CT、MRI 静脉成像甚至造影等影像学检查可以协助诊断。

3.营养缺乏性周围神经病变。

多有慢性腹泻、长期透析、小肠切除等病史,以四肢远端肌无力或运动障碍为主,少数患者可出现足或下肢持续性钝痛,短暂撕裂样痛或刺痛,多伴有倦怠乏力、记忆力减退、体重下降或水肿。实验室检查可见低蛋白血症,贫血,维生素族缺乏。肌电图可见感觉传导速度减慢。通过补充相应的营养元素,病情明显改善,支持该病诊断。

4.酒精中毒性周围神经病变。

多有长期大量饮酒史。起病隐匿,进展缓慢,以足趾或足底疼痛,感觉减退或无力起病。疼痛多为钝痛、锐痛或刺痛,伴有肢体麻木、烧灼感和感觉异常,表现为肢体远端袜套样感觉减退。可出现肝损伤、肝硬化、黄疸、腹腔积液等。肌电图有神经源性损坏。周围神经活检示轴索损坏。

5.肿瘤压迫或浸润引起的神经病变有原发肿瘤病史,脊椎原发或转移癌压迫邻近神经可产生支配区域的锐疼或持续性灼痛,可伴有感觉过敏,迟钝或感觉减退。肿瘤压迫腹腔神经丛、肠系膜或腰椎神经丛时,疼痛的定位不准确,表现为反复发作的钝痛。

四、治疗

(一)对因治疗

1.控制血糖。

循证医学证据表明长期控制血糖可减少糖尿病神经病变的发生并延缓其进展,良好的血糖控制还能够改善疼痛症状。饮食、运动辅以口服降糖药物或胰岛素治疗使血糖达标。胰岛素能够通过其快速消除高糖毒性的作用,从而缓解疼痛发作。

2.修复神经。

通过增强神经细胞内核酸、蛋白质及磷脂的合成,刺激轴突再生,促进神经修复。常用药有甲钴胺、生长因子等。

3.抗氧化应激。

能抑制脂质过氧化,改善神经营养血管的血供,增加神经 Na^+-K^+-ATP 酶活性,保护血管内皮功能。常用药如硫辛酸等。

4.改善微循环。

扩张血管,改善血液高凝状态和微循环,提高神经细胞的血氧供应,有效改善 DPN 的临床症状常用药如前列地尔、贝前列素钠、西洛他唑、己酮可可碱、胰激肽原酶、钙拮抗药和活血化瘀类中药等。

5.改善代谢紊乱。

通过抑制醛糖还原酶、糖基化产物、蛋白激酶 C、氨基己糖通路、血管紧张素转化酶而发挥作用。常用药如醛糖还原酶抑制剂依帕司他等。

6.营养神经。

具有营养神经,促进神经血流量的作用,包括神经营养因子、肌醇、神经节苷脂和亚麻酸等。

(二)对症治疗

1.抗抑郁药。

(1)三环类抗抑郁药:抑制神经突触前膜对肾上腺素和 5-羟色胺的再摄取,提高疼痛的阈值,缓解疼痛,具有镇静和睡眠诱导作用。最常用的药物有阿米替林、丙米嗪和多塞平,尤其适用于晚间疼痛、睡眠差的患者不良反应主要是嗜睡、口干、视物模糊、直立性低血压、心律失常等。

(2)选择性 5-羟色胺再摄取抑制剂:一种新型抗抑郁药,可选择性抑制突触前膜对 5-羟色胺的再摄取,使神经细胞突触间隙中可供生物利用的 5-羟色胺增多而缓解疼痛。主要有帕罗西汀、西酞普兰等。适用于不能耐受飞环类抗抑郁药时可考虑此类药物,尤其是伴有焦虑症的慢性疼痛。需要注意上消化道出血,体重增加和血糖的波动等。

(3)5-羟色胺/去甲肾上腺素再摄取抑制剂:通过提高突触间隙的 5-羟色胺和去甲肾上腺素的有效浓度而缓解神经痛代表药物文拉法辛和度洛西汀,疗效更佳,无抗胆碱及抗组胺不良反应。镇静效果起效相对较慢可作为糖尿病痛性神经病变的一线或二线药物治疗,尤其适用于并发严重抑郁症的患者。

2.抗癫痫药。

苯妥英钠和卡马西平因其不良反应大,临床很少使用。目前广泛应用的药物是加巴喷丁,其通过抑制电压依赖性钙离子和钠离子通道有效缓解疼痛,改善患者睡眠质量,不良反应主要是剂量依赖性的头晕、嗜睡、头痛、腹泻、恶心等。新药普瑞巴林,通过抑制中枢神经系统电压依赖性钙通道的 α2-δ 亚基,减少钙离子内流,随之减少谷氨酸盐、去甲肾上腺素、P 物质等兴奋性神经递质的释放,从而有效缓解神经性疼痛,常见不良反应是头晕、嗜睡、共济失调、外周水肿和体重增加。另一新药拉莫三嗪是一种谷氨酸受体阻断剂,作用于电压敏感性钠通道,可抑制谷氨酸及天冬氨酸释放,稳定神经细胞膜而缓解疼痛。不良反应与普瑞巴林相似。

3.麻醉性镇痛药物。

此类药物主要作用于中枢痛觉传导通路的阿片受体,提高疼痛阈值,从而对伤害刺激不再感到疼痛。在非阿片类药物治疗失败后,才考虑应用阿片类药物。可以临时用于间断性剧烈疼痛的PDN 患者。常见的有可待因、羟考酮、美沙酮。不良反应主要包括镇静、便秘、恶心、呕吐及药物成瘾性。因其有成瘾性,故不能长期使用。作为中枢性镇痛的曲马多,为非选择性的 μ、δ 和 κ 阿片受体完全激动剂,与 β 受体亲和力提高,同时可以阻断 5-羟色胺和去甲背上腺素的再摄取,可有效缓解中枢病理性疼痛,可用于 PDN 患者疼痛控制不佳时的临时治疗。不良反应为头晕、头痛、恶心、呕吐、嗜睡、心动过速、直立性低血压和肝酶升高等。

4.局部止痛治疗。

主要用于疼痛部位相对比较局限的情况,尤其适用于那些对其他治疗无效或者不能耐受的患者。局部用药有全身不良反应少,与其他药物相互作用少的优点。常用药物有硝酸异山梨酯喷雾剂,利多卡因贴剂,吲哚美辛喷剂及辣椒碱等。

5.神经调控技术。

主要包括电(磁)刺激技术与鞘内药物输注技术,自 20 世纪 90 年代,神经调控技术开始用于治疗痛性糖尿病神经病变。

(1)神经电刺激技术:通过皮肤将特定的低频脉冲电流输入人体来治疗疼痛。其热效应还能降低感觉神经的兴奋性,达到协同镇痛的效果。选择不同电流强度,经皮电刺激产生多种变频的刺激,可使中枢神经系统充分释放镇痛物质,达到治疗效果。

(2)鞘内药物输注治疗:通过埋藏在患者体内的药物输注泵,将泵内的药物输注到患者的蛛网膜下隙,作用于脊髓或中枢相应的位点,阻断疼痛信号向中枢传递,使疼痛信号无法到达大脑皮质,从而达到控制疼痛的目的。国内常见的鞘内泵配制的药物包括阿片类药物、局部麻醉药、钙拮抗药、α₂受体激动剂及甲基-D-天冬氨酸(NMDA)受体拮抗药等。

6.微创治疗。

能够去除感觉神经损伤的病因,增加神经血流,促进神经恢复。主要包括神经阻滞、射频治疗及神经毁损等技术。微创治疗会对患者产生新的创伤,因此需权衡利弊。

(1)神经阻滞:目前得到广泛认可的神经阻滞治疗用药主要包括局部麻醉药、糖皮质激素、阿片类药物、神经毁损药等。

(2)射频治疗:射频可通过刺激和阻抗监测,明确所需毁损的部位,还可以通过调节射频参数(温度与时间),调节毁损范围及程度,避免炭化及黏附等不良反应。

(3)神经毁损性治疗:包括化学性毁损、物理性(射频、冷冻、放射)毁损和手术性毁损等。该治疗不可逆的治疗能产生其所支配区域的感觉麻木甚至肌力下降等并发症,应严格掌握适应证。

7.高压氧治疗。

可有效提高血氧张力,增加血液溶解氧含量,改善机体各脏器、组织的供氧,纠正代谢异常,改善微循环,促进神经病变恢复小样本资料表明高压氧对PDN疗效肯定,但仍需进一步研究证实。

8.心理疗法。

痛性神经病变的患者常因疼痛难以入睡。睡眠障碍程度与疼痛程度有着一定的关系。长期的睡眠障碍会致疲劳乏力,继而有精神恍惚、烦躁等精神障碍。不少患者对治疗效果不满意,产生抑郁情绪,甚至自杀。因此心理治疗对减轻患者疼痛症状,改变心态,使其乐观、积极地面对病痛是非常必要的。

五、预防

(一)一般治疗

改变患者吸烟、嗜酒等不良生活方式。将患者体重控制在理想范围内,纠正血脂异常,控制高血压和高血糖。

(二)早期进行筛查及病情评价

糖尿病患者应每年至少筛查一次PDN。对于糖尿病病程较长,合并眼底病变,肾病微血管并发症的患者,每隔3~6个月复查一次。

(三)足部护理

周围神经病变的患者应接受足部护理教育,降低其足部溃疡的发生。

第八节 会阴痛

会阴痛是多种原因引起阴道口、阴蒂根部、阴唇、阴茎、阴囊、尿道口、肛门及其周围组织疼痛,女性多发。由于发病部位特殊,就诊率较低,因此尚无准确发病率数据。会阴痛按病程长短分为急性和慢性。急性会阴痛是指疼痛症状持续存在或间断出现未超过1个月者;慢性会阴痛则是疼痛症状持续存在或间断出现超过1个月者。本节主要介绍慢性会阴痛。

一、病因和发病机制

（一）病因

1.会阴部、盆腔的疾病。

（1）良性疾病：盆腔炎、阴道炎、宫颈炎、子宫或阴道脱垂、前列腺炎、尿路感染、膀胱炎、直肠炎、肛周脓肿、肛瘘、直肠脱垂、尿失禁、慢性便秘、会阴部带状疱疹、骶管囊肿、神经鞘膜瘤、会阴下降综合征、盆底失弛缓综合征、肛提肌综合征、反射性交感神经营养不良等。

（2）恶性疾病：宫颈癌、卵巢癌、子宫内膜癌、前列腺癌、睾丸癌、膀胱癌、骶椎转移肿瘤或其他盆腔脏器的恶性肿瘤等。

2.会阴部、盆腔手术史。

下腹、会阴部手术患者术后可能出现会阴部疼痛。如妇产科手术：产科外伤、子宫或阴道脱垂重建术、子宫全切除术、妇科恶性肿瘤根治性手术等；泌尿科手术：前列腺增生气化电切术、膀胱镜检查术；肛肠外科手术：肛瘘切除术、痔疮结扎手术等。

3.心理疾病。

部分会阴痛伴发于心理疾病，特别是经历过精神和肉体虐待的人，更易患上会阴痛。

4.其他。

一些全身性疾病也可引起慢性会阴痛，如糖尿病周围神经病变；恶性肿瘤放疗引起放疗性神经炎；不明原因引起会阴部疼痛，即原发性会阴神经痛。

（二）发病机制

1.炎症引起盆腔会阴部组织改变，对骶丛神经产生牵拉或压迫；炎症介质和致痛因子释放，刺激和损害神经末梢。主要涉及的神经有：骶丛神经发出的会阴神经（浅支、深支）、直肠下神经、阴茎或阴蒂背神经、臀下皮神经。

2.手术、创伤引发盆腔会阴部解剖结构改变，恢复过程中组织重构瘢痕等结构压迫/牵拉盆腔神经丛，或手术、创伤直接损伤神经分支。

3.椎管内病变压迫或损害相应节段脊髓或神经根，引起对应神经支配区疼痛。

4.恶性肿瘤压迫侵犯骶丛神经或释放致痛因子、炎症细胞因子引起疼痛。

5.心理疾病导致或加重会阴痛者，主要为精神心理异常反应，表现为躯体症状。

（三）分类

1.根据发病特点分为原发性会阴痛和继发性会阴痛。

2.根据病因学分为会阴神经痛、炎症性会阴痛、创伤性会阴痛、心因性会阴痛、功能性会阴痛、癌性会阴痛等。

二、临床表现

（一）疼痛

会阴部刺痛、灼烧感、瘙痒感、坠胀感、抽动感、异物感、麻木感或触痛等。疼痛和感觉异常可波及腹股沟区、大腿内侧、臀部和下腹部，单侧、双侧性均可见到，单侧较为多见，可有明确诱因。久坐、行走后会使疼痛加重。部分患者夜间疼痛加重。

（二）伴随症状

部分患者伴有会阴部的功能失常（便秘、排便痛、排尿迟缓、尿频、尿急、尿痛和性功能障碍），以及不同程度的心理疾病，抑郁或焦虑等。

（三）原发疾病症状

尿路感染（尿频、尿急、尿痛、血尿、发热），糖尿病（多饮、多食、多尿、消瘦）；妇科恶性肿瘤（消瘦、贫血、局部肿胀、包块、阴道流血），带状疱疹（与疼痛区域一致分布的簇状红色丘疹、水疱和感冒症状）等均会导致患者产生会阴痛。

三、诊断

（一）原发性会阴痛

原发性会阴痛即经过反复询问病史、体格检查和相关辅助检查未能发现原发疾病的会阴部疼痛，临床上此类患者的疼痛多具有神经病理性疼痛的性质，常诊断为原发性会阴神经痛。原发性会阴神经痛的诊断是排除性诊断，诊断要点如下。

1.病史。

无盆腔内或脊椎肿瘤、骶管囊肿、糖尿病、带状疱疹等病史。

2.症状。

疼痛多为阵发性，间隙期可完全不痛，发作时有刺痛、灼痛、牵扯样痛、感觉减退或痛觉敏感等症状，可伴大小便次数明显增加，但大小便的性状无异常；也可伴排尿困难或排便不爽、肛门坠胀的感觉等。坐在空圈枕或马桶上可不同程度缓解疼痛。

3.体征。

可发现会阴部皮肤感觉减退、痛觉敏感或轻度压痛区，肛门反射减弱或消失。妇科检查及直肠指检阴性。

4.实验室检查。

血、尿、便常规和血糖等检查多无异常发现。

5.盆腔 CT、腰低椎 MRI 及骶尾椎 X 线检查。

明确盆腔脏器和组织结构、腰骶椎情况。排除妇科肿瘤、腰骶椎肿瘤、骶管囊肿等疾病。

6.电生理检查。

包括感觉阈值、体感诱发电位、运动神经诱发电位，骶反射弧实验等，部分患者有会阴部神经功能异常表现。

原发性会阴神经痛目前采用临床诊断南斯标准：

（1）会阴神经分布区域的疼痛。

（2）坐位时疼痛显著的加重。

（3）夜间患者不会因为疼痛影响睡眠。

（4）疼痛不伴客观的感觉障碍。

（5）在进行诊断性会阴部神经阻滞后疼痛减轻。

（二）继发性会阴痛

1.创伤后会阴痛。

在老年患者的会阴痛中，创伤后会阴痛较为多见。主要诊断依据如下。

（1）病史：手术或外伤史与疼痛的发生有密切时间关系。

（2）症状：疼痛性质和特点多样，可呈持续性或阵发性，严重者有局部麻木感或无力感。以晚上、晨起为重，或与久坐、变动姿势、受冷等有关。

（3）体征：疼痛区局部有或无压痛，可伴有局部皮肤感觉减退或痛觉敏感，伴随自主神经功能障碍者，还可伴有会阴部皮肤温度、色泽、角质、毛发的改变。

（4）特殊检查：①红外热像仪：见压痛区或创伤区温度异常，升高或降低均可见。②盆腔 CT、腰骶椎 MRI 等影像学检查：见手术创伤局部结构紊乱，神经周围有增生的结电生理检查；行 X 线、CT、MRI 检查排除其他疾病。

2.带状疱疹后遗会阴神经痛。

（1）病史：局部带状疱疹病史，有极少数患者没有明确疱疹史。

（2）症状：疼痛为典型神经病理性疼痛特点，自发性或诱发性刺痛、牵扯样痛、电击样痛、灼痛，伴有局部异感（痒感、痛觉过敏、感觉减退等）。

（3）体征：疼痛区域皮肤可见色素沉着、脱失或瘢痕。局部感觉减退或痛觉敏感。

（4）特殊检查：血常规正常，T 细胞亚群分类计数常可见：CD4$^+$ 细胞下降。通过 B 超、CT、MRI 等影像学检查排除其他致病因素，如腰骶椎病变、生殖系统肿瘤等。

四、治疗

有明确病因的会阴痛应先治疗原发疾病，同时治疗疼痛症状。单纯的会阴神经痛患者以治疗疼痛症状为主。

（一）疼痛治疗

口服药物是治疗疼痛的首选方法。会阴痛的疼痛治疗常采用联合用药，常用药物：非甾体消炎药（塞来昔布胶囊、依托考昔、洛索洛芬钠）、阿片类镇痛药（盐酸曲马多缓释片、盐酸羟考酮缓释片）和抗癫痫类药（加巴喷丁、奥卡西平等）。会阴神经痛常联合抗癫痫类药和弱阿片类药物治疗，控制疼痛。

（二）抗菌药物治疗

会阴痛的部分原发疾病要用抗菌药物进行治疗，如细菌性盆腔炎、尿道炎等。慢性盆腔炎常为厌氧菌和需氧菌多种微生物的混合感染，或淋球菌、沙眼衣原体感染所致，多选用喹诺酮类、第二，第二代头孢类配合替硝唑、甲硝唑。抗菌药物可根据药敏实验结果选用。

（三）神经阻滞疗法

神经阻滞是最常见的疼痛治疗措施之一，是会阴神经痛的主要治疗方法。作用机制：阻滞感觉神经纤维，阻断痛觉传导；阻滞交感神经纤维，使局部血管扩张，促进血液循环、改善缺血性疼痛；阻滞运动神经纤维，缓解肌肉痉挛，改善肌紧张性疼痛，并可防止进一步运动损伤。针对无菌性炎性疼痛，还可在注射药液中加入糖皮质激素，起到抗炎、软化组织的作用。包括阴部神经阻滞、骶管阻滞、奇神经节阻滞、痛点阻滞等，根据会阴疼痛的部位与其支配神经选用。神经阻滞所用药物配方：利多卡因或丁哌卡因、维生素 B$_{12}$0.5～1mg 为基本用药，部分病例加用糖皮质激素（曲安奈德）、牛痘疫苗接种家兔炎症皮肤提取物注射液。根据采用的阻滞方法采用不同浓度的局麻药。

（四）脉冲射频治疗

脉冲射频是一种非神经毁损的射频技术，作用机制及生物学效应尚不完全清楚，脉冲射频具有以下优点。

(1)微创安全、操作便捷。

(2)不毁损神经,没有皮肤麻木等,适应证更广。

(3)在电刺激和电阻监测下进行精确神经定位。

(4)可重复治疗。

引发会阴痛的多种疾病均可采用脉冲射频治疗。如:会阴部神经创伤后粘连卡压痛即可采用超声引导下会阴部神经周围卡压脉冲射频松解治疗。带状疱疹后会阴神经痛可采用超声引导下会阴部神经脉冲射频治疗术缓解疼痛。

(五)神经毁损

神经毁损适用于经保守治疗无效的顽固性剧烈神经痛、癌性疼痛的患者。现多在影像设备(CT)引导下精确定位,采用射频热凝、化学药物(无水乙醇、酚甘油等)毁损法。控制疼痛时间较长。神经毁损术在影像设备的引导下操作明显提高了治疗成功率和安全性。但神经毁损仍有影响神经功能、误损伤邻近组织器官和神经等不良反应和风险,需慎重选择。适合会阴痛的神经毁损术主要有周围神经(阴部神经)毁损和交感神经节(奇神经节)毁损。由于阴部神经是混合神经,毁损术主要适合于癌性疼痛患者。

(六)其他治疗方法

1.物理治疗。

物理治疗疼痛安全、简便、费用较低,但疗效有限,可用于轻度疼痛患者和辅助治疗。可选用:超短波、短波、微波、超声波疗法、经皮神经电刺激疗法、蜡疗、手法治疗等。

2.精神心理治疗。

心理干预治疗不但可针对病因进行治疗,还可增强镇痛治疗效果,降低患者疼痛敏感性,预防复发。采用药物(阿米替林、阿普唑仑、度洛西汀等)或结合心理咨询治疗。

五、预防

(1)积极预防治疗盆腔会阴部的疾病。

(2)患者在日常生活中应避免可能诱发疼痛的体位、姿势,如骑自行车、久坐、长时间蹲位解便等。并应减少辛辣刺激性食物、含高糖的食物摄入等。应穿着透气舒适、松紧合宜的衣物,以减少对会阴部的刺激等。老年人特别要预防便秘。老年女性盆底松弛,可进行膝胸位提肛运动增强盆底肌肉的力量和弹性。尾痛症患者应选择保护尾骨的保健坐垫(气圈形)。

第十五章　常见的癌痛治疗

第一节　内脏痛

内脏包括消化、呼吸、泌尿、生殖 4 个系统,此外,胸膜、腹膜和会阴等结构,由于与内脏密切相关,也归于内脏范畴。发生于这些内脏器官的肿瘤会导致内脏痛,通常临床所见的内脏痛多数源自消化系统。内脏痛在临床是一种常见又非常复杂的疼痛现象,在至痛刺激、临床特征和伴随症状等方面与躯体痛有很大程度上的不同。本章节主要讨论内脏痛的病因、临床特征、痛觉传导及其微创治疗技术。

一、内脏痛的病因

内脏痛是一组非常复杂而又涉及广泛的疼痛现象,虽然同样是痛觉信号在中枢的感知,但导致内脏痛的刺激因素与躯体痛不同,一般能使皮肤产生痛觉的切割、烧灼等伤害性刺激作用于内脏,却不一定会产生疼痛。产生内脏痛的原因如下。

(1)机械刺激,如空腔脏器胃肠道、胆道、泌尿系统受到肿瘤侵犯扩张引起疼痛;肠梗阻时肠管痉挛、扩张引起疼痛;实质脏器肝、脾、肾、肺等内部局限性肿瘤通常不会感到疼痛,当肿瘤生长刺激其包膜,乃至胸膜或腹膜时会引起疼痛。

(2)缺血刺激,肠系膜或大网膜受肿瘤浸润出现扭转、牵拉会诱发内脏痛和内脏缺血,并可能继发炎性反应或坏死。

(3)化学刺激,肿瘤生长过程中释放某些致痛物质,如 5-羟色胺,前列腺素 E-2 等刺激周围组织导致疼痛,因此内脏痛的强度与肿瘤大小不一定相关,腹腔广泛的肿瘤可能会不痛,而局限的微小病灶也可能导致剧烈疼痛。

(4)神经刺激,肿瘤压迫、侵犯支配内脏器官的神经会导致疼痛,如胰腺癌沿腹腔神经丛浸润性生长,患者出现持续性上腹部和腰背部疼痛。

二、内脏痛的临床特征

内脏痛通常表现为人体中轴部位的疼痛。相较于躯体痛,内脏痛具有明显的特征性。

(1)内脏痛大多表现为深部钝痛,比较缓慢和持续,定位模糊、弥散和难以精确描述,例如肠痉挛引起的疼痛常常表现为整个腹部的绞痛和强直感、压迫感。

(2)内脏痛可能会伴随着其他部位如皮肤及肌肉的牵涉痛,如肝脏和胆囊疼痛可引起右肩部疼痛,肾脏疼痛可引起腰部和腹股沟区疼痛,心绞痛常伴有心前区、左肩和左上臂的放射性疼痛。

(3)内脏痛常伴有强烈的自主神经反射,如面色苍白、大量出汗、恶心、呕吐、心率血压改变等,或伴有强烈的情绪反应,如焦虑、恐惧甚至是濒死感。

(4)持续性内脏痛可以引起痛觉过敏,发生痛觉过敏的部位除内脏本身外,还包括体表牵涉部位,以及内脏－内脏间痛觉过敏,即具有共同投射通路的内脏器官之间发生交互作用,导致疼痛增强,如同时患有两种内脏疾病的患者,其疼痛发作次数比单一疾病的人要频繁得多。

（5）严重的内脏痛可使患者体位受限，不能平卧，喜欢屈曲侧卧、蹲踞或跪卧位，行走时弯腰，不能挺直身体。

总之，典型内脏痛常常表现出难以描述的不适感并且伴随情绪反应和自主神经反射，而这些症状的强烈程度经常会超过疼痛本身。

三、内脏痛觉传导

（一）内脏痛的外周传导

长期以来，由于受方法学的限制和传统观念的束缚，神经学界对内脏感觉纤维的认识一直存在一种误解，片面地认为自主神经系统只含有运动部分。直至 1980 年前后，HRP 跨越神经节追踪技术问世，将支配内脏的感觉神经元的全程追踪和标记出来，才使得感觉纤维在形态学上得以证实。但是，迄今为止，我们对内脏痛觉传导的认识远不及感觉传导。

内脏器官的神经支配和躯体一样，既包括感觉纤维也包括运动纤维，是整个神经系统的一个组成部分。因为内脏神经所调控的是动植物所共有的新陈代谢活动，而内脏器官的活动是作随意的，所以内脏神经又称为自主神经或自主神经。

内脏感觉的特点与内脏感觉神经的形态结构有关，与躯体感觉相比有如下特点。

1.内脏感觉纤维的数目较少，以细纤维为主，痛阈较高，对于一般强度的刺激不产生主观感觉，如在外科手术时手抓、挤压、切割或电灼内脏时，患者并不感觉疼痛，当内脏器官过度膨胀而受到牵张，或内脏平滑肌痉挛，或因缺血而代谢产物积聚等，刺激内脏痛觉感受器而产生内脏痛。

2.内脏感觉的传入途径比较分散，即一个脏器的感觉纤维可经过多个节段的脊神经进入中枢，而一条脊神经又可包含来自几个脏器的感觉纤维。因此，内脏感觉往往是弥散的，定位不够准确。

由于内脏传入神经全部由细纤维组成，内脏器官没有特定的感受器，主要通过感觉纤维末端形成的游离神经末梢感受刺激。研究认为，以神经末梢为结构的内脏感受器因感受刺激不同分为 3 类：低阈值机械刺激感受纤维、高阈值机械刺激感受纤维和沉默纤维。许多实验表明向脏器施与一些化学物质如芥子油、松脂油、醋酸等诱发试验性炎症时，通常可以使内脏感受器的感受性发生显著变化，表现为低阈值纤维在不给予扩张刺激时自发性放电增强；高阈值纤维的阈值降低，在非伤害性扩张刺激的状态下也强烈放电；本来对机械性刺激不敏感的沉默纤维变得对该刺激敏感，即使是脏器的正常生理性刺激也能使其兴奋，这些被认为是构成内脏痛觉过敏的基础。

一般认为，内脏感觉传入纤维伴随交感或副交感神经走行，它们常常互相交织形成内脏神经丛。其中，腹腔神经丛司上腹部内脏器官感觉的传导，来自胰腺、肝、脾、胃、小肠、升结肠和横结肠、肾上腺、肾脏、腹主动脉和肠系膜的疼痛信息，经内脏大、小神经向胸腹段脊髓灰质传递；而腹下丛司盆腔脏器的痛觉信息传入，来自于大肠和盆腔器官发出的感觉信息通过腹下丛，传递至脊髓中枢。因此，临床上常采用阻断内脏神经丛的传导来治疗顽固性内脏痛。

（二）内脏痛的中枢传导

传统理论认为内脏痛觉的传导通路与躯体痛觉一样，疼痛刺激由脊神经后根进入脊髓后交叉至对侧，主要由位于脊髓侧索的脊髓丘脑束上行至丘脑腹后外侧核，然后投射到大脑皮质中央后会形成痛觉，而脊髓后索主要传递躯体精细触觉等非伤害性信息，不参与疼痛的感知传导。然而近年来，不断有动物实验和尸体解剖的证据表明，脊髓后索参与内脏痛觉信息的上行传递，特别是在内脏出现炎症或肿瘤等病理变化时,其作用尤为明显。内脏痛觉信息经同侧脊髓后索向上传导至延髓薄束核,然后再经对侧丘脑腹后外侧核投射到大脑皮质中央后回,许多临床情况下切断脊髓侧索并不能缓解内脏痛,而切断脊髓后索却能获得明显的止痛效果,因此,脊髓后索是传递内脏痛的重要通路。一项大鼠行为学研究也进一步证实了切断后索后,对内脏炎性刺激引起的痛反应有明显抑制。此项研究成果近年来已经应用于临床,开展脊髓后正中点状切开术来治疗一些内脏疼痛的患者,取得了肯定的效果。

四、内脏痛的微创治疗

临床常见的内脏痛主要包括上腹痛和盆腔痛,腹腔神经丛或上腹下神经丛毁损术可以用于辅助治疗上腹部或盆腔肿瘤所致癌性内脏痛。药物治疗效果不佳,或者不能耐受药物不良反应,以及严重内脏痛导致患者被动体位时,交感神经阻滞术可以缓解疼痛,减少阿片类药物剂量,降低药物不良反应,以及改善生活质量。

(一)腹腔神经丛阻滞术

腹腔神经丛位于 T12 与 L1 椎体水平、腹主动脉前方,围绕腹腔动脉干与肠系膜上动脉根部周围,是人体最大的交感神经丛。腹腔神经丛阻滞术(NCPB)是指将药物注入到腹腔神经丛所在部位,阻断支配内脏的交感神经,以缓解疼痛的一种方法,是目前一致公认的缓解胰腺癌或其他恶性肿瘤所致上腹及背部疼痛的有效方法。

自 1919 年 Kappis 首次报道,NCPB 至今已有近百年的历史。操作方法经历了从盲穿到影像学引导下穿刺技术的变迁,目前常用的是在 X 线或 CT 的引导下,近几年也有学者报道通过超声、磁共振或内镜超声引导,重要的是患者适合以及操作者熟练掌握。X 线引导的优势是直观、整体感强并可动态观察,但是不能分辨腹腔神经丛的形态和位置,对其周围的血管、脏器、肿瘤的大小乃至向周围的浸润范围等均观察不到,操作仍具有一定的盲目性。CT 扫描能清晰分辨腹腔神经丛及周围重要血管、脏器的位置关系,并能观察到肿瘤大小及向腹膜后淋巴结浸润范围,精准度和安全性较高,加之 CT 设备的普及,因此近年来以 CT 为引导的 NCPB 应用最为广泛。传统的穿刺路径为后入路至腹腔干根部腹主动脉两侧,为避免因腹腔神经丛周围被肿瘤包绕,影响药物扩散,膈脚后内脏大小神经阻滞是不错选择,对于后入路有困难者还可以采用腹壁前入路,因为前入路经过肠道,术前需肠道准备,并预防性应用抗生素。所使用的药物通常为 50%～100%乙醇,浓度与疗效成正比,注射剂量一般为 15～30mL,也有报道达 50～80mL,但不良反应可能会增加。常见的不良反应包括局部刺激性疼痛、低血压和腹泻,多为一过性,持续 24～48h。严重不良反应的发生率仅有 2%,有文献报道 NCPB 后发生截瘫,考虑为损伤供应脊髓的 Adamkiewicz 动脉或将酒精注入动脉造成脊髓缺血所致。70%～90%的患者 NCPB 术后可获得 3 个月的疼痛缓解,减少阿片类药物用量,并降低药物不良反应,大部分患者在此期间内死亡,生存期长的患者还可以再次 NCPB。欧洲姑息治疗研究协作组对截止到 2014 年关于腹腔神经丛阻滞治疗胰腺癌痛的对照研究进行统计,结果所有的研究均证实与传统镇痛药物或安慰剂相比,不管采取何种操作技术,腹腔神经丛阻滞均能减轻疼痛,减少阿片药物剂量,和降低阿片药物所致不良反应,因此强烈建议腹腔神经丛阻滞技术用于胰腺癌痛。

(二)上腹下神经丛阻滞术

上腹下神经丛位于腰 5、骶 1 椎体前上部,腹主动脉末端及其分叉处,是腹主动脉丛向下的延续部分。上腹下神经丛阻滞术(SHPB)是治疗盆腔恶性肿瘤晚期癌痛的常用方法,如直肠癌、乙状结肠癌、膀胱癌、卵巢癌、子宫内膜癌、宫颈癌等所致的盆腔内脏痛。

传统的 SHPB 是经椎旁后入路双针法行双侧阻滞,在 X 线或 CT 引导下,经 $L_4/5$ 椎间隙水平,中线两侧各旁开 5～7cm,穿刺针向尾侧斜 20°,与中线成 45°角,使针尖抵达 L_5 椎体前外侧,这种穿刺路径较长,不易调整方向,可能因髂骨翼过高影响操作成功率。也有作者采用后入路经蛛网膜下腔、L_5/S_1 椎间盘穿刺,使针尖达 b/S_1 椎间盘的前面,认为操作更加容易,但如遇老年人骨质增生、椎间隙狭窄时也会导致操作不易成功。还有学者提出前入路行 SHPB,在 CT 引导下于 L_5 椎体前缘中下 1/3 水平经腹腔垂直穿刺,到达 L_5 椎体前缘,优点是无骨组织阻挡,容易达到理想位置,适用于不能俯卧的患者。由于穿刺路径经过小肠,术前需进行肠道准备、抗生素预防感染,避免盆腔炎及腹膜炎的发生。SHPB 常用药物为无水酒精或苯酚,容量一般不超过 10mL。

SHPB 不良反应轻微,常见的不良反应包括穿刺相关的和药物弥散相关的,如误刺破血管继发出血或血肿、神经根损伤、脏器损伤、感染、椎间盘炎,以及药物误入血管、腹腔、硬膜外间隙、蛛网膜下腔等。

上腹下神经丛阻滞可有效缓解盆腔癌症患者的疼痛,减少止痛剂的用量,但由于盆腔脏器神经分布复杂,自主神经、躯体神经相互交错,即使同一器官的不同部位也由不同性质的神经支配。因此,单纯行上腹下神经阻滞往往难以奏效,临床中应综合评估患者的个体情况,上腹下神经丛阻滞在盆腔癌性疼痛治疗中不应作为一种孤立的方法,可作为综合治疗中的一部分。

(三)脊髓后正中点状切开术

研究证实内脏痛觉的传导主要经过脊髓后索(DC)中间部,基于这一原理,20 世纪 90 年代末,一种新式的脊髓镇痛手术,脊髓后正中点状切开术(PMM)逐渐开始应用,主要适用于治疗各种顽固性内脏痛,特别是各种盆腔和腹腔肿瘤引起的顽固性癌性内脏痛。手术在显微镜下操作,选择性地切断脊髓 DC 中的内脏痛觉传导纤维,阻断痛觉传导通路。手术部位根据内脏痛觉的脊髓对应节段来确定,盆腔痛一般在胸 7～胸 8 节段施行,下腹部痛选择胸 4～胸 5 节段,上腹部痛则选择胸 2～胸 3 节段。术后大多会出现暂时性下肢麻木、深感觉减退,持续一段时间后会逐渐恢复,镇痛效果满意,患者术后基本不再使用麻醉性镇痛剂,长期随访,止痛效果稳定持久,多数可维持超过 6 个月的镇痛疗效。但是,由于该技术所需的技术难度较高,所以目前临床较少应用。

第二节　暴发痛

疼痛对许多癌症患者来说是一种痛苦生活,广义上讲,癌痛分为两类。第一类是持续性的基础痛(或称为:背景痛),长时间持续稳定的疼痛,通过定时的给予固定剂量的阿片类药物治疗,可以缓解疼痛在可耐受的水平。第二类疼痛,就是暴发性癌痛,以散在发生,瞬间疼痛加剧为特征,可以超出患者已控制的背景痛的水平。暴发痛是一种难治性癌痛,主要体现在疼痛大多不可预测,病理机制复杂,任何救援药物均是滞后的。虽然病因治疗常常是最为重要的,但是由于患者病情常属终末期,耐受抗肿瘤治疗的能力下降,同时大多经历多种和反复抗肿瘤治疗,肿瘤不能有效控制,病因治疗多不能实现。从控制暴发痛角度考虑,还有局部靶点治疗的方法,例如骨转移导致的事件性(暴发痛)疼痛,表现为骨转移破坏了骨结构,骨骼的支撑功能缺失,骨折等骨不良事件的结果使患者在日常活动过程中发生疼痛加重的过程,严重影响了患者的生活质量。由于事件性疼痛多为自限性,救援药物常常滞后于疼痛发生,患者需要经历严重疼痛后得到缓解,甚至有些患者在救援药物还没有起效时,疼痛已经自然缓解,有些救援药物(如即释吗啡)没有起到缓解暴发痛的作用,但增加了阿片镇痛药物的不良反应。

暴发痛不仅有救援药物治疗,还应该考虑局部靶点治疗。例如骨转移导致的事件性疼痛,可以采用骨成形术、局部神经松解术。以及药物的联合应用,例如联合抗惊厥药物可以减少暴发痛的次数。合理选择治疗方法涉及我们对暴发痛的全面评估,确定导致暴发痛的病理机制,接诊医生的技术能力,以及对治疗结局的预估能力等。可以预测的是疼痛治疗技术可以改变目前以药物治疗的现状,改善患者的功能,提高患者的生活质量。

一、概述

暴发痛的发病率由于研究的方法不同差距较大,从 32%~94%。2007 年,美国洛杉矶的学者们曾对 501 例癌症住院患者进行调查,其中 440 例发生过暴发痛的约有 88%。据统计,晚期癌痛患者暴发痛的发生率为 70%~80%,而积极治疗的癌痛患者中仍有 50%~70%会发生暴发痛,待诊肿瘤患者中有 30%~40%的发生率。在全球肿瘤患者中,暴发痛的总体发生率估计约为 65%。北欧一项多中心 320 例肿瘤患者研究发现,有 83%的癌痛患者存在暴发痛,其中 44%的患者为事件性(或偶发性)暴发痛,39%为自发性(或特发性)暴发痛,17%患者两种类型的暴发痛同时存在。因此,在有关肿瘤的临床工作中,对暴发痛的认识、评估、治疗和管理就显得尤为重要。

(一)定义

虽然暴发痛被广泛的应用在癌痛治疗专科医生中,其他术语也在医学文献中使用来描述相同的症状,包括:偶发疼痛;疼痛恶化;疼痛暴发;瞬态疼痛;及短暂疼痛。然而,这些术语的应用是为了能够精确地描述临床症状,既促进临床科学研究,也为达到最佳的临床治疗。

在文献上初次出现暴发痛的名词是在 1980 年由于 WHO 对癌痛的关注和推广而得到了关注。其含义是短暂的疼痛程度加重而有别于背景疼痛或基线疼痛。通过镇痛药物获得有效缓解的背景疼痛前提下,疼痛暂时突发加重。1990 年 Portenoy and Hagen 做出建设性工作,提出将这类疼痛命名为暴发痛。2006 年 WHO 组织专家组对暴发痛给予了统一的定义。

1990 年定义为:患者接受持续阿片药物有效控制持续稳定的背景疼痛的情况下,发生短暂的疼痛加重。

2007 年定义为:在经过多日镇痛药物治疗的持续性基线疼痛的患者,暴发痛是短暂疼痛,持续时间从几秒到几小时,严重超过背景疼痛,并且生理功能和生活质量下降。

目前国际上普遍推荐的定义是 2009 年英国和爱尔兰保守治疗协作委员会(简称 APM)的定义,是指基础疼痛相对稳定,镇痛药物充分应用的前提下,自发的或有相关的可知或不可预知的触发因素引发的短暂疼痛加重。认为只要同时达到以下三个条件就可确诊为暴发痛:①存在慢性癌痛的基础;②近周癌痛得到充分的控制(NRS 评分≤3 分);③疼痛短暂的急性加重。

暴发性癌痛不是单一的现象,而是由一系列不同性质的疼痛组成。因此,暴发性癌痛可以由不同诱发因素而发作(与肿瘤相关、与治疗相关、伴随的其他疾病),病理生理机制也可能不同(伤害性疼痛、神经源性疼痛、复合性疼痛然而,暴发性癌痛与基础疼痛的关系最为密切,如相同的诱发因素、相同的病理生理机制)。

(二)分类

暴发痛可以有多种病因引发,包含了多种病理生理机制,表现出不同的多种临床特征和并发症。在许多患者中,暴发痛是导致疼痛剧烈和影响生活质量的主要因素之一。从临床实践需要的观点,暴发痛应及时被识别,必须迅速区别类型。

1.病理生理类型分类。

(1)伤害性疼痛:这种类型的疼痛常常是由躯体或内脏伤害性感受器激活而诱发(通常是机械性、过热、炎性等伤害性刺激的结果)。并且能够分成 2 个亚型:①躯体痛—疼痛源自皮肤和骨骼肌组织;②内脏痛—疼痛源自体内脏器。

(2)神经病理性疼痛:此型疼痛来自外周或中枢神经系统结构的损伤或病理学改变。

(3)混合性疼痛:涉及伤害性和神经病理性疼痛。

2.发病特点分类。

临床使用的分类方法,以往分为触发性(事件性)、自发性(特发性)、剂量终末性暴发痛。近年来,大多数学者认为,依据 APM 的定义和诊断依据,故剂量终末性疼痛不宜认为是暴发痛的一个亚型。

(1)自发性暴发痛:指无明诱因的情况下发生的疼痛,往往尤法预测。缺乏触发因素的诱导,随机发生,不可预测。自发痛的疼痛程度多逐渐加重,持续时间多较触发痛长,自发痛的不可预测性使其治疗更为困难。

(2)触发性(事件性):一种是事件性疼痛,是常见类型,多由骨骼或肌肉活动直接引起,例如走路、咳嗽、穿衣等,也可与内脏平滑肌的收缩或痉挛(如肠痉挛)有关,后者有时无法预测。

(3)服药末期痛:这种类型的疼痛是与镇痛药物剂置不足导致邻近下次用药时,镇痛药物的血药浓度不足而感受的疼痛,(例如镇痛药物血药浓度低于镇痛最低浓度)。暴发痛的概念是建立在基线疼痛得到恰当控制的前提下,有些专家认为药效末期剂量不足性实际存在(而非完美)药物作用持续时间的人为问题,而不是暴发痛的某个亚型,可以通过调整定时给药的剂量或间隔时间(如从间隔 12 小时改为 8 小时给药)获得缓解。服药末期痛的发生经常可被预测。多数学者认为,既然暴发痛定义为基础疼痛良好控制之上的突发疼痛,故不宜认为是暴发痛的一个亚型。

(三)暴发痛的特点

暴发痛的特点对于不同的患者各有不同,同一患者可能在不同的时段其暴发痛的特点也会不同然而暴发痛通常被认为是频繁发生的,急性发作、持续时间短、中度到重度的程度是其特点例如,Portenoy 和 Hagen 报道,暴发痛平均发作时间为 30 分钟(1~240 分钟),同样有专家发现 64% 的暴发痛持续时间低于 30 分钟,87% 事件性疼痛少于 60 分钟。虽然其有平均 30 分钟的自限性,但疼痛在强度上可以从中度疼痛快速的到达剧烈疼痛。

暴发痛的发生还通常与患者本来所带有的基础性疼痛相关,发生部位也通常与基础疼痛的部位相关联。并且,患者可以在出现疼痛的一天中频繁发生不同类型的疼痛。一天中发生的疼痛频率在很大程度上也具有差异性,患者大体上的经历会是每天 3～4 次以上。暴发痛是否具有可预测性并不确定,有时可以预测,有时则无法被预测。暴发痛的发生通常可以从部位、严重度、瞬时特点、可预测性、病理生理学特点、病因学和缓解因素等方面区别于其他类型的疼痛。

暴发痛是一种疼痛不稳定的状态,在不同的个体间存在较大的差别,在同一患者也可能在不同时间段和不同情况而存在差别。同一患者可能在一天内发生类型、强度、发生频率不同的暴发痛。总体暴发痛特点总结如下。

(1)发作次数每天在 3 次以上,疼痛剧烈,大约 90% 是重度以上疼痛。

(2)发作快,多在 3min 内达到最大限度。持续时间平均 30min,大多数属于短暂性疼痛,持续性疼痛约为 15%～30%。

(3)许多暴发痛是不可预测的,即使可以预测(例如活动性疼痛)提前服用救援药物,也是不能确定一定会获益。

(4)暴发痛常常与基础疼痛相关,但无必然的相关性,需要经过全面评估来确定。

(5)是癌痛中的难治性疼痛之一,大多数患者对治疗不满意。有研究发现,存在暴发痛与否对癌痛治疗效果有明显的影响,没有合并暴发痛的患者,癌痛缓解率可以达到 78%。而合并暴发痛的癌痛控制率为 25%。

目前的药物治疗方法是滞后的手段,往往在患者出现疼痛后,再给予救援药物。以目前起效最快的制剂,也是不能避免疼痛突发加重的问题。因此,暴发痛需要多学科治疗,消除暴发痛的病因是最为主要的治疗原则,微创介入技术是未来重点发展的方向,推广快速起效的芬太尼制剂是目前需要改换传统以吗啡为主救援药物的观念暴发痛是考量疼痛专科医生能力的难治性癌痛,应给予足够的重视,提升医护人员处理暴发痛的能力,改善癌痛治疗效果。

功能损害与基础性疼痛相比,暴发痛给患者造成更为严重的功能损害,而随之相伴的失控、无力感,往往导致患者处于濒临崩溃的边缘。Bedard 针对加拿大 94 例癌症患者的研究发现,96% 患者报告暴发痛影响了其日常的工作和生活,大约 50% 患者经历过长达 60min、且数字疼痛分级法评分高达 7.8 分的暴发痛;美国疼痛基金会 2011 年发布的一项调查研究显示,73% 患者有因暴发痛从睡梦中惊醒的经历,51% 患者经常需要康复治疗师的帮助。

(四)暴发痛的机制

最常见原因是恶性肿瘤压迫和浸润疼痛敏感器官结构如骨骼、肌肉软组织、周围神经、内脏等与此同时,手术、化疗和放疗等针对肿瘤的各种治疗手段也可导致疼痛。从病理生理学角度上,大致可以将癌痛分为三大类:神经病理性疼痛、伤害性疼痛(躯体性疼痛和内脏性疼痛)、骨痛。

暴发痛的机制主要与肿瘤相关,中枢和外周神经敏化是基础。患者的生理功能损伤,组织结构破坏,神经系统的完整性受损是暴发痛病因。10%～20% 的患者暴发痛与抗肿瘤相关,而 70%～80% 与肿瘤损害有关。触发痛与自发痛的机制有相同的部分是中枢或外周神经敏化,痛阈下降。不同的是触发痛有诱发因素,对病灶增加刺激,有可能是在正常情况下的生理刺激(不会有痛感),此时会导致疼痛突然增强,诱发因素是触发痛(事件性)疼痛的重要机制。自发痛往往在临床没有看到明显的触发因素(或诱发因素),但患者突然感到疼痛加重,一般与肿瘤刺激相关,包括痛性递质的释放。大多数的暴发痛都与肿瘤进展和活性增强相关,因此,对于暴发痛应该给予足够的重视。

(五)暴发痛的评估

暴发痛的评估一般包括:强度,时序因素,定位,性质,治疗相关因素(包括促发事件和可预测性),暴发痛的类型,功能障碍及与基础疼痛的关系。从文献看,有多达10余种评估表,临床实际看,能够完整体现暴发痛的特点和明确诊断,以及通过治疗前后的评估可以反映出治疗的效果即可,过于复杂的评估表不便于临床使用。

成功的暴发痛治疗有赖于充分的评估,恰当的治疗,及恰当的再评估(例如,确定在没有不能耐受不良反应的情况下,治疗目的是否充分达到)。不恰当的评估可能导致无效的治疗,或甚至是错误的治疗。同样,不恰当的再评估也会导致无效或有害的持续治疗。

评估的目的是确定引起疼痛的病因,(例如,肿瘤相关、与肿瘤无关),疼痛的病理生理机制(如,伤害性疼痛、神经病理性疼痛及混合性的),这些因素为实施的治疗方法提供支持或禁忌。暴发痛的评估与背景性疼痛的评估相类似,但是二者一定存在不同特点。

首先疼痛评估依赖基本的临床技术(如,询问病史和体检)。重要的是询问一般病史与疼痛病史同样重要,实际上患者还应该筛查心理、精神状态及社会因素,这些有助于体现出疼痛特点。全身体检和疼痛区域的身体检查同样重要,包括身体的功能检查—换言之,任何身体检查都会使收集到的症状详细的说明了病史,并提示出镇痛方案的合理性。确切的影像学研究(如,CT、MRI、骨扫描)能够对疼痛主诉评估非常有用或发现临床检查诱发的疼痛原因。必须注意的是不要过度解读获得的检查结果,无论是肯定或是否定,影像学研究在一定的范围内,尤其是在脊柱,可能对是否存在的疼痛提供较少相互关系。

详细的病史应该询问所有的患者,为了获得完整的疼痛轮廓需要确定如下内容。

疼痛开始情况;

疼痛发作的时间方式;

疼痛部位;

疼痛是否有放射性;

疼痛性质(特点);

疼痛严重程度(强度);

疼痛加重(恶化)因素(什么可以使疼痛启动或变得更严重);

疼痛缓解因素(什么可以防止疼痛或使疼痛程度缓解);

镇痛药物的反应(包括对阿片药物的看法或担忧);

介入治疗的反应(包括使用补充或改变药物治疗和治疗方法);

相关的体征(存在的其他症状可能帮助确定疼痛的病因。例如,存在的神经系统症状推测出潜在的神经病理性疼痛成分—感觉功能障碍);

相关的心理学症状。

日常生理活动障碍(是确定疼痛对全身影响的重要因素,日常活动能力的评估可以作为治疗效果的指标)。

虽然身体检查必须用于所有的患者,查体应该包括相关区域的神经系统,因为存在神经功能体征提示潜在的疼痛相关的神经并发症。采用触发性的检查来复制出以往的疼痛表现是非常有价值的方法(例如触压、被动性活动、患者运动功能的评估等)。但是合理使用诱发症状的检查,进一步了解疼痛病因。事件性暴发痛的评估即可以解释产生疼痛的原因,也可以评价先前治疗方案的效果。这样做是非常重要的,可以为患者的临床治疗提供合理的方案。有些患者可能存在不同种类的暴发痛,这就需要分别进行评估,以制订不同的治疗方案。

再评估的目的是确定任何干预治疗的效果和耐受情况,再评估的深层价值是鉴别出接受治疗后的暴发痛有意义的改变。例如,骨结构即将发生病理性骨折前会有疼痛加重的过程,此时,必须加强介入治疗的,例如外科手术来增加骨骼的稳定。

用于介入治疗效果的评估,包括:A 疼痛强度;B 疼痛的风险;C 疼痛缓解;D 治疗的满意度;E 功能的改善;F 生活质量的改善。

二、暴发痛的治疗

暴发性癌痛的治疗包括评估、疼痛病因治疗、疼痛本身的治疗(症状治疗)及再评估。暴发痛并非是单一因素,而有不同的一系列机制。因此,可能需要制订个体化的治疗策略,没有一个适合于所有的患者治疗的"金标准"。对于暴发痛恰当的治疗方法依赖于与疼痛相关的因素,包括病因(与肿瘤相关、与治疗相关、与其他疾病相关等),病理生理(伤害性疼痛、神经病理性疼痛、混合性疼痛),以及疼痛的临床特点。此外,恰当的治疗还依赖于患者自身因素,包括疾病的分期(早期或晚期),患者的状态(较好或较差),以及患者的偏好。

当患者反复在阿片药物效应周期结束前出现暴发痛时,应该高度怀疑患者存在血药浓度在药物作用末期不足(剂量终末性疼痛)。这种类型的疼痛是定时给药的剂量不足或间隔时间超过有效镇痛的持续时间,治疗的原则包括:

(1)增加目前使用的长效镇痛药物。

(2)如果存在大剂量用药引起的不良反应,减少给药剂量而增加给药次数(减少定时给药的间隔时间)。

(3)如果阿片药物药效末期暴发痛发生在接近下次给药(如上午给药出现的暴发痛),可能上午给予药物的剂量大于晚上给予的药物剂量。

(一)镇痛药物治疗

理想的救援药物包括如下特点:有效;起效迅速;作用持续时间短;耐受性好、不良反应小;使用方面;患者愿意使用;容易获得;费用低廉目前临床上一般以强阿片类药物作为暴发痛的治疗药物,在国内仍然以即时吗啡为主导的暴发痛救援药物。近年来的临床研究发现快速起效的非甾体抗炎药物、抗惊厥药物及抗抑郁药物均对暴发痛有良好的协同镇痛作用。阿片类治疗暴发痛药物已经开始使用快速起效的剂型,如芬太尼鼻喷剂、芬太尼口腔黏膜泡腾片等,起效均在 5～10 分钟。口腔黏膜芬太尼棒(OTFC)。

1.口服吗啡不是控制暴发痛的理想药物治疗规范性癌痛的基本方法是使用救援药物,救援药物是需要时使用,而并非像定时用药那样,按间隔一定的时间使用。在活动性疼痛或非自发性疼痛的病例,药物应该在预计发生疼痛前使用。许多患者最常使用的救援药物是即时阿片类镇痛剂,而不是非阿片类镇痛药物或辅助镇痛药物。

传统的最常使用的救援药物的方法口服定剂量的即释或速释吗啡,(或其阿片类镇痛药物),但是从药效学和药代动力学角度考虑,口服吗啡并非是治疗暴发痛的恰当药物,其并不符合事件性暴发性癌痛的特点。因其缓慢的起效时间(20~30min),峰值作用需要 60~90min 的时间,其结果导致作用延迟或不能及时缓解暴痛,药物作用持续时间长(3~6h),其结果增加了不良反应。换句话说,口服吗啡对于许多暴发痛患者而言不是好的救援药物。而且,这些因素同样适用于其他口服的阿片类镇痛药物(氢吗啡、羟考酮)。似是限于国内没有相应的快速起效阿片类镇痛药物,目前临床上大多还是采用速释吗啡作为暴发痛的救援药物。

胃肠道外吗啡药物常常在医院或临终关怀病房用于暴发痛的治疗,有时也会在家中或护理中心使用胃肠道外途径给药的吗啡属于快速起效的镇痛剂(5~10min),反复给药可以延长作用时间。由于临床使用复杂和患者不愿意采用胃肠道外给药的方法,因此限制了在临床上的应用。

2.新型的快速起效阿片镇痛药物

(1)芬太尼口腔泡腾片(FBT):FBT 于 2006 年美国 FDA 批准用于肿瘤疼痛患者的暴发痛治疗。FBT 是一种含有芬太尼的甜糖锭,通过口腔黏膜迅速吸收,并在临床试验中比吗啡、羟考酮和氢吗啡酮更迅速的起效(P<0.001)。这种创新的糖自由形式利用 OraVescent 技术,在接触唾液时产生一种泡腾反应,产生碳酸,接着产生二氧化碳。pH 值在含化片溶解时增高;临床试验数据显示芬太尼口腔泡腾片在 10min 内降低疼痛强度,是暴发痛治疗的重大进展。

当口腔是在正常的溶解的环境下时,芬太尼有 80% 是非游离状态的,在短时间内 pH 变化伴随若泡腾反应因进而即增加了离子型药物的分解的速率(在低 PH),又增加了非离子型药物膜的渗透性。在一项评价泡腾片吸收技术的研究中,200mcg 芬太尼口腔片达到血浆最大浓度比同为 200mcg 的非泡腾片和 OTFC 都要高些(P<0.001)。芬太尼口腔泡腾片共有 5 中规格:100、200、400、600、800mcg。患者被指示将芬太尼泡腾片放置在磨牙上的齿龈与面颊之间,完全崩解的时间大致为 10min。在这期间不应吸吮、咀嚼或者吞咽药片,否则会导致药效下降,如果 10min 后仍有部分药物残留,则建议轻柔地按摩相应的面颊部,直到药片完全溶解。FBT 疗效不受癌痛患者年龄、性别、种族和疼痛病理生理的影响。但 FBT 需要唾液或水分来溶解,口腔干燥可能影响药物的吸收。

(2)芬太尼鼻喷雾剂(INFS):INFS 是迄今为止全球范围内获准上市的第一种枸橼酸芬太尼鼻内喷雾用制剂,该制剂 2009 年 7 月获得欧盟委员会批准,用于治疗已在整日服用阿片类药物止痛的肿瘤患者的暴发性癌痛发作。由于芬太尼强亲脂性,并且在鼻腔黏膜内有很大的吸收面积和吸收完全的特点,达到了快速起效的目的。最近的研究发现,芬太尼鼻腔喷剂,滴定到有效剂量(50~200μg),对于已经对吗啡耐受的癌痛患者与安慰剂对比发,显示出可以在 10min 内有效缓解暴发痛,而且对使用者也是安全的,患者可以很好的耐受。

鼻腔内给药的药代动力学研究发现,阿片类药物达到最大血药浓度的时间在 7~20min,药物的生物利用度为 50%~90%。患有鼻炎患者的生物利用度和药代动力学似乎也与正常人相似。局部使用血管收缩剂可能会延迟最高血药浓度出现的时间,并且减少血药浓度的水平。

鼻腔芬太尼喷雾剂(INFS)制剂,大约有 90% 的生物利用率,给药 2min 后,即可测到血浆药物浓度。血浆浓度呈现剂量—依赖方式增长,达到血浆最高药物浓度的中位时间为 12~15min。镇痛作用起效的时间在 7min,持续作的时间为 56min。达到动脉最高血药浓度的时间更短,表现为吸收迅速和快速起效。在一项包含 139 名肿瘤癌痛患者的交叉试验中,这些患者已经完成滴定程序,在 2 周内接受芬太尼鼻喷雾剂 50、100 或 200mc(最多 2 剂)、或 OTFC-200~1600mcg 治疗 6 次暴发性癌痛发作,主要终点是患者评定的达到疼痛显著缓解的时间。研究结果显示,INFS 和

OTFC 这 2 组达到主要终点的中值时间分别为 11 和 16min；约 2/3 的患者认定 INFS 能较 OTFC 更快地达到显著缓解效力，且 INFS 能够显著改善 PID 10 得分（用药前和用药 10min 间的疼痛强度差）。因而，INFS 提供了可以选择的目前治疗暴发痛的治疗，芬太尼鼻喷剂的作用迅速而且方便，适合用于暴发痛的肿瘤 286 患者，尤其伴有恶心、呕吐、嘴干综合征及口腔黏膜炎的患者。

（3）辅助镇痛药物：辅助镇痛药物是指非阿片类镇痛药物，包括非甾体抗炎镇痛药物、抗惊厥药物、抗抑郁药物、糖皮质激素、脱水药物。

（4）介入治疗：介入治疗方法是临床介入治疗暴发痛的主要方法之一，由于目前文献相关内容较少，相关的临床研究报道较少，没有相关的临床指南或专家共识提供参考，所以根据患者暴发痛的病理生理机制、功能障碍、介入技术的安全性和成熟性来考虑治疗方案。骨转移癌痛是临床最为常见的暴发痛，骨成形术、神经损毁术、粒子植入的技术都可以考虑。癌性神经病理性疼痛，可以考虑采用神经阻滞、神经化学毁损或物理毁损技术、粒子植入可以在缓解疼痛的同时改善神经相关的功能。

第三节　老年癌痛治疗

WHO 定义发展中国家 60 岁以上为老年人，发达国家以 65 岁及以上为老年人。1999 年，中国进入老龄化社会，根据民政部发布的《2014 年社会服务发展统计公报》，我国 60 周岁及以上人口为 2.12 亿人，占总人口的 15.5%，65 周岁及以上人口 1.38 亿人，占总人口的 10.1%。而其中这 2.12 亿的老龄人口也让中国成为世界上第一个老年人口突破 2 亿的国家。根据联合国发布的最新预测，到 2050 年时，中国 60 岁及以上老人将达 36.5%，高于美国等大部分发达国家。预测到 2030 年，美国老年癌症患者将超出总人口的 22%，而在我国，平均年龄每增加 1 岁，恶性肿瘤发病率上升 11.44/10 万，因而人口老龄化是导致恶性肿瘤总体发病率上升的主要因素。

老年癌症患者通常具有如下特点：一是确诊晚，肿瘤分期常被低估，病情较重；二是大多患者基础疾病多，体能差，器官功能退化；三是对外界环境适应性差，体内环境稳定性差，极易受各种内外因素影响；四是对手术、放化疗等积极的抗肿瘤治疗手段顺应性差；五是癌痛普遍存在；六是更加依赖于姑息治疗。老年癌痛则是近年姑息治疗的热点之一。

（一）老年癌痛的发病机制

疼痛按发病机制主要有两大类：伤害感受性和神经病理性疼痛，伤害性疼痛又包括躯体痛和内脏痛；躯体痛是指活化或刺激皮肤及深部组织的周围伤害感受器，主要表现为骨痛和软组织痛，恶性肿瘤浸润破坏骨、关节、肌肉或连接组织是导致持续躯体痛的主要原因；内脏痛常因胸腹脏器压缩，渗出或膨胀间接引起，如胰腺癌引起后背疼痛；神经病理性疼痛是由于中枢或外周神经系统的神经元损伤所致，如脊髓腔狭窄，放化疗后引起的神经炎等，主要表现为灼痛，放电样疼痛，麻木样疼痛等。2000 例疼痛门诊的老年癌痛患者前瞻性研究结果显示：35% 患有骨痛、45% 软组织痛、33% 内脏痛、34% 神经病理性疼痛；70% 老年癌症患者疼痛不止一种类型，40% 患者至少合并有三种类型。

(二)老年癌痛治疗面临的障碍

1.对老年人生理状况衰退变化认知不足,忽视个体化评估在老年患者癌痛治疗中的重要性,不熟悉老年人药代动力学特点,因而不能恰当的运用及调整止疼药物品种及剂量;

2.老年癌症患者的疼痛较普遍,超过50%的老年人有持续疼痛,且病因复杂,除肿瘤增长、浸润、转移外,还可能由其他多种"基础"疾病引起,如:关节炎、骨质疏松、胆囊炎、糖尿病周围神经炎、肩背或腰腿疼痛、胆石症等;另一方面,由于基础疾病多,因而用药复杂,运用止痛药物时应考虑药物间的相互作用。

3.疼痛评估不足是目前癌痛治疗不当的主要障碍因素,有研究表明在4003例报告疼痛的65岁及以上癌症患者中,接受WHO推荐第一阶梯药物治疗的占16%,第二阶梯治疗的占32%,接受了吗啡治疗的患者仅有26%,而有26%的患者没有接受任何止痛药物治疗;75岁以上接受阿片类药物治疗的仅有13%。导致疼痛评估不足主要有以下原因:①因疼痛是患者的主观感受,目前尚无仪器能较准确评估患者疼痛的程度,需要患者积极配合,让老年患者用数字量化评估疼痛程度对多数中国老人比较困难,而对于认知功能障碍、交流困难的老年患者基本不能主动评估疼痛;②部分医护人员认为老年患者感官退化,因而对疼痛不敏感,然而没有任何证据显示疼痛可以随年龄增长而减轻,实际上,老年人疼痛的发生要远远多于年轻人,据统计60%~80%的老年人有不同程度的疼痛并影响日常生活;③老年患者不愿让家人心理负担过重,"忍痛"意识强烈,有时在疼痛尚未缓解时告知医护人员已减轻,导致疼痛评估不足。④过分担心药物治疗不良反应:患者及家属对阿片类药物的"成瘾性"十分恐惧,医生则因过分担心老年患者出现呼吸抑制、顽固性便秘、谵妄等不良反应不用阿片类药物或用药剂量不足,导致疼痛控制不佳;⑤老年患者对止痛药物使用的依从性差。

(三)老年癌痛的评估

评估原则:一是疼痛为主观感受,因而患者说痛就是痛,说有多痛就有多痛;二是当老年患者说不痛时,也应反复询问和观察其可能存在的疼痛;三是医生须熟知各种疼痛评估量表的可靠性和有效性,老年人首选FPS-R量表;此外,可综合FPS-R、VDS和NRS3种量表的结论进行评估;四是对于严重痴呆和失语的老年患者可能通过皱眉、呻吟、呼喊、尖叫、哭泣、疼痛保护体位等来间接表露疼痛,应注意观察并重视患者的具有疼痛暗示意义的行为;五是医生应该向患者的家人或陪护(尤其是认知障碍的老年患者)提供癌痛评估的培训。

(四)老年癌痛的综合治疗

1.老年人药代动力学特点见表15-1。

表15-1 老年人药代动力学特点

生理方面	老年生理变化情况	临床改变
胃肠道吸收和作用	胃排空延迟及蠕动减少;胃肠道血流减少	吸收的药物总量无明显区别;增加胃肠道不良反应及阿片类相关的胃肠运动障碍
分布	体内水分减少;脂肪比重增加	水溶性药物分布减少,脂溶性药物有效半衰期延迟

（续表）

生理方面	老年生理变化情况	临床改变
肝脏代谢	低浓度的血浆蛋白，同时增加能与蛋白高度结合的药物自由片段；降低肝脏血流；减少肝脏体积和功能性的肝细胞数量	增加药物间的反应；减少首关效应，氧化反应（第 1 阶段）也可能减少，导致半衰期延长
肾脏排泄	减少肾脏血流；降低肾小球滤过率；减少肾小管分泌	通过肾脏排泄的药物和代谢产物清除减少导致药物蓄积和延迟效应
药效的改变	降低受体密度、增加受体亲和力	对药物治疗和引起不良反应更敏感

2.老年癌痛的治疗原则

(1)遵循 WHO 三阶梯止痛治疗原则。

(2)老年患者生理改变使其对某些止痛药物更敏感，因而有时需要减量治疗。

(3)最低创伤途径给药，首选口服给药。

(4)给药时间很重要，重度或不定时疼痛需要起效快、持续时间短的止痛药，但对于持续疼痛，需要常规给予止痛药物。

(5)低剂量起始，缓慢加量。

(6)谨慎使用非甾体类止痛药物。

(7)药物治疗后给予足够长的时间间隔来评估疗效。

(8)考虑联合使用非药物的策略，如物理疗法、认知行为方法及针灸疗法。

(9)治疗需要定期监测和调整以提高疗效、限制药物不良反应。

3.药物治疗。

(1)非阿片类药物

1)对乙酰氨基酚：对于肌肉骨骼痛疗效较好，被 NICK 临床指南推荐为腰背部和骨关节炎疼痛的首选药物。其不良反应较少见。近期一系列病例报告常规使用对乙酰氨基酚的营养不良患者(<50kg)出现急性肝衰竭，因而推荐此类患者减量治疗(最大剂量 2g/24h)；老年患者推荐每日最大剂量不超过 4g/24h。

2)非甾体抗炎药(NSAID)：NSAID 是针对疼痛和炎症使用最广泛的药物，主要适用于轻度疼痛的治疗，尤其是肌肉骨骼疼痛。对于持续炎性疼痛，NSAID 的疗效明显优于对乙酰氨基酚 3 但是，NSAIDs 可能会引起严重的，甚至威胁生命的不良反应，因而在老年人中必须谨慎使用。研究表明 23.5％的老年患者因 NSAIDs 药物不良反应而住院治疗。其主要不良反应为：A.胃肠道反应：随年龄增加，胃肠道毒性(出血和溃疡)的发生率及严重程度也随之增加；多数老年患者长期口服低剂量的阿司匹林抗血小板治疗，当与 NSAID 同期服用极可能导致严重的胃肠道不良反应通过联合使用米索前列醇或 PPI(奥美拉唑或兰索拉唑等)可以降低这些胃肠道不良反应的发生。B.肾脏反应：肾血管收缩和肾小管对钠的重吸收增加可能会导致体液潴留、水肿及充血性心力衰竭加重。对于已有肾功能损伤或服用利尿剂或血管紧张素转换酶抑制剂(ACEI)的老年患者，多数NSAIDs 会导致肾衰竭进一步的加重。C.心血管反应：NSAIDs 的使用可能会引起平均动脉压增加 5mmHg。选择性 COX-2 抑制剂禁用于缺血性心脏病和脑血管疾病患者,对于有心血管疾病危险因素(高血压、高脂血症、抽烟和糖尿病)的患者也应谨慎使用,但选择性 COX-2 抑制剂仍是抗炎镇痛药物的优选。因而,老年患者在应用 NSAIDs 时应在严密监测下予以最低剂量和尽可能短的疗程,同时联合使用 PPI 或米索前列醇。

(2)阿片类药物:阿片类药物对老年肿瘤患者中、重度的癌痛疗效较好,但仍缺乏此类药物长期有效性和安全性的数据。尽管老年患者较青年人倾向于需要的药物剂量偏低,但阿片作用似乎并不会随年龄变化,因而根据个体反应进行的药物滴定也是必需的。阿片类药物的不良反应,如镇静、恶心、呕吐等,在药物使用初期或剂量增加时更明显,2~3d 后可耐受。另一方面,便秘不容易改善,可予以通便或外周阿片受体拮抗剂(如口服纳洛酮)治疗。中枢神经系统反应包括嗜睡和头晕,导致跌倒和骨折风险增加。服用稳定剂量的阿片类药物不会引起认知功能的改变,但在持续加量治疗后 7 天可能出现损害。呼吸抑制是最严重的不良反应,发生在老年的比例较高,应从小剂量开始逐渐增加阿片药物剂量,若出现呼吸抑制,可予以纳洛酮解除。长期阿片药物治疗的主要阻碍是患者对药物成瘾的恐惧,然而,流行病学数据表明这些忧虑毫无根据。在回顾 3 项研究,包括 25000 例没有药物依赖史的患者长期使用阿片类药物后,仅有确诊为 7 例医源性成瘾。对于老年癌痛患者而言,阿片类药物较 NSAIDs 药物的毒不良反应更小,尤其针对于存在 NSAID 相关事件风险的老年患者。对能口服的老年患者尽量选择口服给药方式。

1)弱阿片类药物:如可待因和双氢可待因,被世界卫生组织(WHO)推荐为第二阶梯止痛药物,主要用于缓解中度疼痛。弱阿片类药物的使用受到其不良反应的限制(尤其是便秘)。作为替代方案,使用低剂量的强阿片类药物如吗啡的耐受性可能更好。

曲马多:是一种中枢性止痛药,主要通过激动弱阿片类激动剂和抑制单胺的摄取来止痛。对呼吸系统和胃肠道功能的影响比其他阿片类药物小,但是,精神混乱可能是老年患者用药的一个问题。曲马多可能会降低癫痫发作阈值,对于服用 5-羟色胺类药物的老年患者应谨慎给予曲马多止痛治疗。一项前瞻性的年龄对照研究表明经曲马多药代动力学不受年龄影响,但老年人对曲马多的需求剂量仅为年轻人的 80%。

2)强阿片类药物:A.吗啡:对老年癌痛控制非常有效。因吗啡在肝脏的代谢产物(吗啡-6-葡萄糖醛酸)需从肾脏排出,因而使用吗啡时要充分考虑老年患者的肝肾功能,若肾功能不全,则清除这些代谢产物的时间会明显延长至 40h,因此,肾功能不全的老年癌痛患者推荐使用羟考酮。B.羟考酮:无毒性代谢产物,疗效佳,耐受性好,是老年癌痛患者更好的选择。C.芬太尼贴剂:对于水肿和皮下组织少的患者,初始使用贴剂无效;每日需要口服吗啡剂量在 60mg 以上或口服药物困难的患者可考虑使用;吸收半衰期长,当贴剂从皮肤上去除后 24h,仍有较多药物残留于皮肤中;不适用于未使用过阿片类药物的患者,不适用于血浆蛋白低或周期性感染的患者,对急性疼痛不适用;对老年患者控制癌痛的效果优于年轻人。

3)老年癌痛患者使用阿片类药物的注意事项:A.老年患者应尽量避免使用以下阿片类药物:激动-拮抗剂:如右丙氧芬,因其有活性代谢产物,对中枢神经系统会产生刺激作用;美沙酮:半衰期长,血药浓度难掌控,此外还有多重药物间相互作用,并可由此导致过度镇静、意识不清和精神错乱;哌替啶:因其代谢产物去甲哌替啶易蓄积,引起神经毒性,严重的可致癫痫发作;B.最先使用不产生活性代谢产物的短效止痛药物,缓慢滴定,摸索最佳治疗剂量;C.低剂量起始,起始剂量为年轻人的 50%~75%;D.按 25% 的幅度缓慢增加剂量,直至达到"3-3"标准(3d 内控制疼痛、VAS 评分在 3 分以下、每日暴发痛次数不超过 3 次);E.使用长效制剂对控制中重度癌痛效果更佳,若出现暴发痛,需要的解救剂量较年轻人小,全天总解救剂量应为每日总剂量的 5%,2 次给药间隔不少于 4h。

(3)辅助镇痛药物

老年患者使用原则:①正确评估并明确疼痛的性质是取得良好治疗效果的前提;②治疗老年癌症相关神经病理性疼痛的一线辅助镇痛药物为抗抑郁药和抗惊厥药;③这类药物对使用阿片类药物仅能部分缓解疼痛的老年患者有帮助;④部分抗惊厥药物需要缓慢滴定剂量;⑤低剂量起始,缓慢加量,直至达到镇痛效果,或不良反应无法控制,或已达常规最大剂量;⑥老年肿瘤患者的辅助镇痛治疗常依据个人经验或依据非癌痛人群的数据制定的指南进行;⑦一些非疼痛症状和伴随疾病会影响辅助镇痛药物的选择,如镇静剂对有失眠或神经衰弱的老年患者有益。

A.抗抑郁药:三环类抗抑郁药,如阿米替林和丙米嗪,用于治疗神经痛和睡眠障碍,但这类药物有较多不良反应,因药物不良反应停止用药的患者占 1/5,包括尿潴留、体位性低血压,镇静,青光眼和心律失常,因而在老年患者中更应谨慎使用;初始剂量从 10mg 睡前口服开始,逐渐增加到治疗剂量 50～150mg。去甲替林引起的抗胆碱能不良反应较少,因而耐受更佳。近期更多的研究表明,包括羟色胺去甲肾上腺素再摄取抑制剂(SNRIs),如度洛西汀,已证实其对某些神经性疼痛有效且比三环类抗抑郁药的耐受性更好。

B.抗惊厥药物:加巴喷丁和普瑞巴林,同样用于神经病理性疼痛。老年患者用药前需缓慢滴定剂量,肾功能不全者需调整用量。虽然其毒性较低,老年患者耐受性较好,但仍应注意失眠、头昏、共济失调和外周水肿等不良反应。

C.糖皮质激素:炎症、神经压迫、颅内高压、骨转移引起的弥漫性骨痛、肠梗阻、肝包膜扩张等所致疼痛,及肿瘤侵犯所致神经病理性疼痛均有辅助止痛作用。

总而言之,疼痛是老年癌症患者的常见症状,尤其在晚期患者中,应强调以镇痛为主的姑息治疗。应该充分考虑和重视老年患者生理学和药代动力学变化,结合其"基础"疾病,社会及心理因素对疼痛评估及治疗的影响,尽可能准确评估老年癌痛程度,合理选择止痛药物,重视个体化治疗在癌痛控制中的重要性,警惕不良反应的发生。尽最大可能提高老年癌痛患者的生活质量。

第四节　癌性神经病理性疼痛

神经病理性疼痛(NP)属于慢性疼痛,主要表现为:

自发性疼痛:即在未受任何刺激的情况下,患者也会感觉疼痛;

痛觉超敏:即痛阈显著下降,在正常人不引起疼痛的刺激都可使患者产生疼痛;

痛觉过敏:在正常人引起轻微疼痛的刺激可使患者产生距离疼痛。

在神经病理性疼痛中,癌性神经病理性疼痛在癌症患者中的发生率为 19%～40%。一直是临床治疗的难点,病因及形成机制比较复杂,往往合并多种因素,如肿瘤本身或转移瘤转移侵犯、压迫神经、肿瘤浸润、放疗损伤、神经毒性药物、手术、血管疾病、自身免疫性疾病、化疗药物毒性、感染、创伤等。目前研究发现肿瘤治疗带来的 NP 高于肿瘤本身的 NP。美国纪念斯隆－凯特琳癌症中心研究结果显示,78% 的住院患者和 62% 的门诊患者的癌痛发生与肿瘤因素直接相关,19% 的住院患者和 25％的门诊患者的癌痛发生与肿瘤治疗相关(包括化疗、放疗和手术)。

癌性神经病理性疼痛患者的疼痛常常描述为阵发性、烧灼样、刀割样、搏动性、电击样、伴有感觉迟钝等,且单纯应用阿片药物的治疗反应差。癌性神经病理性疼痛诊断主要依靠病史和体格检查,目前尚还没有简单的、相对成熟的诊断工具。美国国家综合癌症网(NCCN)公布的 2014 版《成人癌痛临床指南》提供了较为确切的评估条件,包括:①需对疼痛的程度和性质进行量化;②需掌握患者的疼痛强度评分和视觉疼痛评分;③需获取患者对疼痛性质的描述(烧灼样、瘙痒状、酸痛)。该指南还强调癌痛的综合评估应该把癌性神经病理性疼痛的病因病理学以及癌痛综合征纳入考虑。常用量表有:LANSS 评估量表、ID Pain、DN4 疼痛问卷、NPSI 评估量表以及神经病理性疼痛评定量表。卢帆等通过对以上不同量表进行比较,发现它们都包括了一系列相同的评估内容,即患者是否有针刺感、灼热感,是否损伤温度觉,是否有触诱发痛,疼痛是否出现在关节部位等。在确认患者存在癌性神经病理性疼痛后,应连续动态评估患者疼痛。临床医师需结合病史、查体以及肿瘤治疗的具体情况对患者的疼痛状况进行全面的评估。

一、癌性神经病理性疼痛的治疗

按照世界卫生组织(WHO)疼痛三阶梯治疗原则,阿片类药物是控制中、重度癌痛的主要药物,且推荐以口服为主。吗啡、羟考酮、芬太尼可作为癌性中重度疼痛的基础用药,而对于癌性神经病理性疼痛,单用阿片类药物疗效欠佳,往往需要联合治疗 NP 的药物改善患者疼痛,如抗抑郁药、抗惊厥药、NMDA 受体拮抗剂以及其他药物。

(一)药物治疗

1.阿片类药物。

阿片类药物对神经病理性疼痛有效,常用的阿片类药物如:吗啡、羟考酮、芬太尼均显示出良好的镇痛效果,其中以羟考酮最为明显,主要原因可能为羟考酮不仅作用于 μ 受体,同时也作用于 κ 受体。另外曲马多近年也被广泛应用于神经病理性疼痛治疗。曲马多对痛觉的上行传导和下行抑制系统能发挥双重作用,既可通过阿片受体的激动作用抑制痛觉上行传导,产生止痛作用;还可通过对下行抑制系统中阿片受体的激活作用产生止痛效果。鉴于曲马多存在双重止痛机制,近年该药逐渐用于神经病理性疼痛的治疗,并取得了一定效果。

2.抗惊厥药。

抗惊厥药也可明显改善神经病理性疼痛,可能机制为抗惊厥药抑制神经元过度兴奋,卡马西平是临床上治疗主诉为针刺样疼痛、灼烧样疼痛、电击样痛以及撕裂样痛的首选药物,如三叉神经痛。而新一代抗惊厥药加巴喷丁较卡马西平毒不良反应更小,因此临床上治疗神经病理性疼痛得以广泛应用,加巴喷丁是一种结构类似 GABA 的抗惊厥药,可与中枢神经系统电压依赖性钙通道的 I 型 $\alpha2$-δ 亚基结合,减少钙离子内流,从而达到减少兴奋性神经递质的释放的作用,进而起到控制疼痛的作用。目前加巴喷丁用于神经病理性疼痛的治疗效果比较确切,能改善带状疱疹后遗神经痛、糖尿病周围神经痛等,允其能够降低烧灼痛、刺痛和整体疼痛评分,并且不良反成轻微但研究同时发现加巴喷丁发挥辅助镇痛时往往需要较大剂量,此时患者往往会有头晕等不适。

普瑞巴林是一种亲脂性 GABA 类似物,与加巴喷丁具有同样的结合位点,通过抑制中枢神系统电压依赖性钙通道的亚基 α2-δ 蛋白,减少 Ca^{2+} 内流,从而调节影响痛觉传导通路的神经递质释放,减轻疼痛,可治疗神经损伤后的发性痛、痛觉过敏和痛觉超敏 30 前普瑞巴林是被推荐为治疗神经病理性疼痛的一线药物之一。

3.三环类抗抑郁药。

通过阻断中枢神经对 5-羟色胺和去甲肾上腺素的摄取而降低传入神经的痛觉传导,用药剂量为抗抑郁药常规剂量的 1/3～1/2。最常用药物为阿米替林,其主要不良反应为镇静、抗胆碱能不良反应和体位性低血压,已逐步被甲阿米替林或去中丙米嗪取代。临床上通常用来治疗主诉为麻木样疼痛的神经病理性疼痛。此外,这类药物还具有改善睡眠,抗焦虑等辅助作用。

4.非三环类抗抑郁药。

(1)选择性 5-羟色胺和去甲肾上腺素再摄取抑制剂:主要药物有度洛西汀、文拉法辛、米氮平,镇痛机制与三环类抗抑郁药相似,其镇痛机制主要是通过抑制脊髓后角去甲肾上腺素和(或)5-羟色胺的再摄取,以及阻断钠离子通道和 N-甲基天冬氨酸(NMDA)受体。其抗胆碱能作用较小,因此不良反应较少,相比传统的三环类抗抑郁药具有显著优势。度洛西汀是一种平衡的 5-羟色胺和去甲肾上腺素再摄取抑制剂,是被 FDA 批准用于治疗糖尿病性周围神经痛的首个抗抑郁药。度洛西汀和文拉法辛则对神经痛的镇痛效果优于加巴喷丁,而且作用效果也更持久。近年研究发现度洛西汀治疗肿瘤化疗引起的周围神经痛中的效果良好。米氮平能阻断中枢的组胺 H1 受体、5-HT2 和 5-HT3 受体,从而减轻神经痛患者疼痛并能改善睡眠状况。米氮平同时也是一种中枢突触前膜 α2 受体拮抗剂,它与去甲肾上腺素能神经元突触前 α2 自身受体结合后,可拮抗去甲肾上腺素能对突触前神经元的负反馈,可以增强肾上腺素能的神经传导。

(2)选择性 5-羟色胺再摄取抑制药:主要包括舍曲林、帕罗西汀、氟西汀和西酞普兰等、选择性 5-羟色胺再摄取抑制药可以选择性地抑制 5-羟色胺再摄取而不影响去甲肾上腺素再摄取,但其镇痛效果不如三环类抗抑郁药明显。

5.NMDA 受体拮抗剂。

主要有氯胺酮、美沙酮、美西律、右美沙芬等,对神经病理性疼痛有一定疗效。美西律可通过阻断钠离子通道抑制神经元的高兴奋性而治疗神经病理性疼痛。美沙酮,具有阿片受体激动剂特点,对癌性神经病理性疼痛治疗中具有一定价值。

(二)微创介入治疗

对于药物治疗效果欠佳或患者不能耐受药物不良反应的神经病理性疼痛,可酌情考虑以下微创介入治疗方法。

1.射频热凝术。

具有并发症少、定位准确、组织创伤少、疼痛的复发率低等诸多优点,成为目前治疗神经病理性的主要手段之一。射频热凝分为连续射频和脉冲射频。在连续射频中,当射频电流通过神经组织时,神经组织因电阻抗效应而发热,温度可达 65～80℃、从而使神经变性阻断痛觉的传导,达到疼痛缓解的目的。而脉冲射频的机制目前还不十分清楚,它的温度通常在 38～45℃,这样低的温度认为是不能使神经变性的,对神经性疼痛的治疗效果不如连续射频那样确切。射频热凝是利用可调控温度作用于神经节、神经干、神经根等部位,使其蛋白质凝固,阻断神经冲动的传导,使伤害性冲动(Aδ 和 C 纤维)向中枢传导减少,而对运动或感觉纤维(Aβ 纤维)不造成破坏。在进行射频热凝术治疗前先用局麻药行诊断性阻滞,出现疼痛减轻者,射频热凝术后效果比较显著。

2.神经调控治疗。

主要是通过电极适当地刺激能产生疼痛的目标神经,从而产生麻木样的感觉来覆盖疼痛区域,从而达到缓解疼痛的目的。主要包括脊髓刺激术(SGS)和大脑运动皮层刺激术(MCS)。脊髓刺激术的长期效果尚不确切,其可能会导致多种并发症出现:神经纤维变性及疼痛复发;电极的位置改变导致其他区域发生感觉异常;电极在体内放置过久后,其周围组织发生水肿,纤维组织包裹电极和电极附近的瘢痕组织增生而使刺激的强度发生改变,从而使感觉异常的区域发生改变,导致疼痛缓解失败,大脑运动皮层刺激术除对中枢神经性疼痛有良好的作用外,对外周神经性疼痛也有一定的效果。对于中枢性疼痛,MCS 比 SCS 有优越性和较少的并发症,通常在药物治疗无效后 MCS 就成了治疗中枢性疼痛的方法。MCS 的不良反应及并发症有:癫痫小发作或全身发作,硬膜外血肿,疼痛加重,刺激装置的机械故障等。

3.神经介入治疗。

椎管内治疗适用于脊神经分布区域内较大范围的疼痛。常用治疗方法为持续硬膜外输注局部麻醉药、可乐定或阿片类镇痛药。脊神经根(干、丛)介入治疗适用于区域性疼痛,可对相应的脊神经进行介入镇痛治疗,如颈、胸、腰、骶神经根,臂丛神经、腰丛神经等,一般不宜应用神经损毁术。交感神经介入治疗适用于持续性交感神经痛,常用方法包括星状神经节阻滞术、静脉内局部交感神经阻滞术等。对于胸、腰交感神经节及内脏神经丛可进行物理或化学性损毁或外科手术切断,以获得长期的治疗效果。肿瘤浸润或压迫内脏器官能导致难以描述的不适和局限性疼痛,患者常常描述内脏疼痛是模糊的、胀痛或钝痛,临床常使用的技术包括:颈、胸交感神经阻滞术、腹腔神经丛阻滞术、上腹下神经丛阻滞术及奇神经节阻滞术。

(三)心理与其他治疗

大多数疼痛患者都存在一定的心理问题,伴有生活质量下降、睡眠和情绪的改变。心理治疗可为患者提供心理支持和帮助,改变患者不正确的认知活动、情绪障碍和异常行为,帮助患者树立战胜疾病的信心,常用的治疗方法包括:支持疗法、行为疗法、暗示疗法和催眠疗法等。其他治疗:如针对瘤体毁损技术、神经松解、椎体成形术、放疗、化疗等。

二、神经病理性疼痛发生机制

目前针对神经病理性疼痛发生机制方面的相关研究较多,其发病机制的阐明对寻找有效的治疗方法具有重要意义。

(一)外周机制

1.外周敏化:组织损伤时,细胞的渗出(如巨噬细胞,肥大细胞等)、血管扩张、交感神经兴奋等因素可导致的炎症因子群的释放。这些因子包括组胺、缓激肽、神经生长因子、白介素、肿瘤坏死因子等研究显示,一氧化氮对中枢神经系统的痛觉过敏发挥着重要作用;此外,发生退变的神经释放的降钙素基因相关肽(CGRP)和 P 物质(SP)等神经肽可引发血管扩张和渗出;另外,肥大细胞和巨噬细胞释放的炎症因子可促进神经病理性疼痛的发生。损伤发生后,炎症和修复过程所导致机体外周过度兴奋状态称为外周敏化。大多数患者在损伤修复和炎症消退后,外周敏化就会消除。但当损伤或疾病的反复刺激导致伤害性感受持续存在时,初级传入神经元的改变也将继续存在。炎症介质如降钙素基因相关肽、P物质等可导致外周敏化。这些物质可以敏化和兴奋伤害性感受器，导致放电阈值的降低和异位放电的产生。这种表现与特定外界刺激通过相应离子通道引起感觉神经电压改变相关。非选择性阳离子通道（TRPV1）在炎性疼痛的产生中有着重要作用，另外其他离子通道诸如 TRPA1、TRPM8、P2X3 等也可能与触诱发痛和痛觉过敏相关，具体机制尚不完全清楚。

2.神经损伤后异位电活动：自发性疼痛可能由周围神经损伤后的伤害性感受路径上的自发性电活动引起。感觉神经上离子通道的表达、分布、磷酸化因为神经损伤而发生剧烈改变，这种变化可导致细胞膜固有物质改变和膜电位振荡，从而在未接受刺激的情况下节律性发放神经冲动，即异位电发放。神经损伤时，损伤神经周围的未损伤神经也可能由原来的未诱发状态转为传入放电状态并由此导致痛感。高表达于背根神经元的双孔钾离子通道 TRESK 在神经损伤后下调，可导致感觉神经膜电位稳定去极化。有研究认为钠离子通道 INaP 在神经损伤后自发性疼痛的产生中也起着重要作用，这种主导膜电位阈下波动的钠离子通道常见于损伤的感觉神经元，可能与异常动作电位发放有关。电压门控钠离子通道可能也参与了异位放电。在损伤的感觉神经上表达的电压门控钠离子通道 Nav1.3 参与于膜电位的去极化后电位的形成过程，在损伤的感觉神经纤维神经轴索膜上也发现另一种电压门控钠离子通道 Nav1.8 的表达增多。而这两者都可在损伤神经相邻的未损伤纤维上被观察到。此外神经损伤使低电压门控钾通道下调，该通道可稳定膜电位及调控去极化过程中动作电位数量，提示电压门控钾通道也与神经损伤后动作。

3.神经损伤和神经纤维的再生长：感觉神经损伤后，萎缩性改变会减少胞体大小和轴突直径，最终导致神经元死亡，降低表皮内疼痛感受器的密度，这会导致感觉丧失。但矛盾的是，有时感觉神经损伤后会出现痛觉过敏和疼痛加重（传入神经阻滞疼痛），这是由于切断了一个神经及其靶器官之间的联系会降低神经生长因子和其他神经营养因子的表达，而这些物质正是神经生长和维持所必需的，并作为信号分子发挥作用，最典型的传入神经阻滞疼痛的一个例子是截肢后幻肢痛。

4.感觉性去神经支配和侧支神经纤维的生芽感觉神经受损后，萎缩改变如沃勒变性可导致神经细胞体积和轴突直径的缩小，最终导致神经元的死亡。这也使表皮内感受器密度降低。根据神经损伤的类型不同，这些变化可以导致感觉缺失、痛觉过敏和疼痛增加。切断神经与其末梢之间的连接可以导致神经营养因子的丢失，而这些因子对神经的生长和维持以及信号转导都十分重要。在慢性痛患者的皮肤活检中发现 C 类纤维的密度降低，伴随这一反映的即是侧支神经纤维的生芽。

（二）中枢机制

1.中枢敏化。

可表现为疼痛增强和痛阈降低，即与继发性的触诱发痛及痛觉过敏相关。脊髓背角释放兴奋性物质的外周传入纤维持续性地放电，导致二级伤害感受性神经元或电压门控通道改变，这种改变使能激活二级伤害感受性神经元的低阈值机械敏感性传入纤维，从而产生高兴奋性。突触后细胞膜兴奋性与中枢敏化有关，突触后钙离子水平的变化对突触强度的改变起主要作用。研究发现 T 型钙离子通道 Cav1.2 能被 microRNA 双向调节，并在产生中枢敏化中起重要作用。通过阻断 N 型钙离子通道和干扰钙离子通道转运都能减少递质的释放从而减少中枢敏化，并对治疗神经病理性疼痛有效。脊髓背角下行去抑制在产生中枢敏化过程中也担当着重要角色减少髓核内抑制性物

质甘氨酸和 γ-氨基丁酸(CABA)水平能导致中枢敏化从而引起触诱发痛。研究发现肿瘤坏死因子-α 能通过 p38 减少 GABA 中间神经元活动,并通过增加线粒体内钙离子水平介导脊髓中间神经元内活性氧的产生从而减少 GABA 的释放。此外神经损伤后其他抑制性物质(如腺苷)也可能减少。

2.脊髓谷氨酸能调节。

周围神经损伤后通过激活谷氨酸受体增加脊髓神经元兴奋性,神经损伤也诱导脊髓谷氨酸转运体下调以维持突触内谷氨酸的稳态平衡,相应的可用谷氨酸增加促进了神经元的敏化和兴奋性毒性。神经胶质细胞活化和炎症细胞因子:神经损伤后,神经胶质细胞及炎症因子会发生很大的变化。白介素-1、白介素-6、肿瘤坏死因子等增多,同时伴有神经胶质细胞特别是小神经胶质细胞的增生,对导致神经系统的敏化起到很重要的作用。

(三)去抑制机制

1.脊髓水平。

当伤害性刺激传递到较高的皮质中枢时,会促使一系列减轻疼痛的抑制神经元活化。在脊髓水平,初级传入末端的 γ-氨基丁酸和氨基醋酸的释放增加,增加背角中间神经元的抑制性 γ-氨基丁酸和氨基醋酸能的活化。当神经损伤后,会出现抑制性电流的大量减少,导致 γ-氨基丁酸的生成与释放机制功能失调。而神经损伤后还会出现脊髓背根神经节表达 μ-阿片的受体减少和脊髓次级神经元对阿片类药物的敏感依从性下降。这种在脊髓水平的去抑制现象介导了神经病理痛的中枢敏化。

2.脊髓上水平。

传导伤害性信号的下行传导通路起源于水管周灰质、蓝斑、扣带前回、杏仁核、下丘脑,在下传至脊髓之前,需经过脑干中央导水管周围灰质核团的转换。

(四)神经损伤

神经病理性疼痛与神经系统损伤有关,虽然神经损伤后可在相关皮肤区域表现出多种症状,如内发性疼痛、麻木、放电感或痛觉过敏等,但阴性症状如感觉缺失,痛温阈降低等常常是躯体感觉系统损伤的首要指征,并能被感觉质量测试及床旁测试检出。高阈值伤害感受器可被强烈的机械、温度、化学刺激激活并将信息传递到位于脊髓背角的伤害感受性神经元,再通过丘脑投射到大脑皮质,产生以上感觉和疼痛的情感体验。这些脊髓背角通路受来自于脑干的下行抑制及易化作用影响,而低阈值传入是由另外的周围及中枢通路激活并且只产生无害性感觉。周围神经病变引起的阴性症状与初级感觉神经元直接相关,这些病变可导致细胞死亡及感觉信息的妥协性传导,进而影响感觉的具体形式,如在化学治疗(化疗)所致神经痛中感觉神经轴索发现存在线粒体损伤,这种感觉而非运动轴索损伤,可导致感觉迟钝,而早期糖尿病周围神经病变即可由于皮内 C 纤维下调引起热阈上调。许多神经损伤的患者只表现出阴性症状,而一些患者因为特殊的病理过程也可表现出阳性症状,如痛觉过敏及自发性疼痛。

第十六章　疼痛的药物治疗

目前对慢性疼痛的治疗推荐综合治疗,多模式多靶点治疗,药物是疼痛综合治疗的基石,因此疼痛医生需要掌握疼痛药物的系统知识。

第一节　常用麻醉性镇痛药

麻醉性镇痛药是指作用于 CNS,能够缓解或解除疼痛,并可改变对疼痛情绪反应的一类药物。麻醉性镇痛药主要指阿片类药,麻醉性镇痛药共同特点一是镇痛效力较强,二是具有耐受、依赖、成瘾和呼吸抑制等不良反应。因此,在临床使用中必须在专科医生的严格指导下进行。

一、吗啡

吗啡为纯阿片受体激动剂,主要作用于 μ 受体。吗啡在慢性疼痛中的应用极其广泛,主要用于癌痛的控制,可经皮、口腔、鼻、胃肠道、直肠、静脉、肌肉、关节腔内、外周神经鞘内(如臂丛鞘、腰神经丛)和椎管内给药(包括蛛网膜下腔和硬膜外腔)。

吗啡对不同类型不同部位疼痛的镇痛效果不同,如硬膜外腔注射吗啡对持续性的源于躯体和四肢的疼痛效果最好,其次是持续内脏性疼痛。间断躯体性疼痛、间断内脏疼痛、神经病理性疼痛以及由骨折或运动引起的疼痛对吗啡反应较差或无反应。

吗啡的耐受量差异很大,剂量应因人而异。吗啡有较多的不良反应,如恶心、呕吐、呼吸抑制、嗜睡、眩晕、便秘、排尿困难、胆绞痛,以及成瘾性和耐受性等。口服最常使用,分为即释与缓释两种,常规用量:即释 5～15 毫克/次,间隔 4～6h1 次,单日总量 15～60mg,癌痛可超过此剂量;缓释 5～15mg/次,间隔 12h1 次,癌痛可超过此剂量。

皮下注射 1 次 5～15mg,单日 15～40mg;静脉注射 1 次 5～10mg;术后镇痛时,硬膜外腔注射单次极量 4～5mg,一般≤2～3mg,按一定间隔可重复给药多次;蛛网膜下腔注射 1 次 0.1～0.3mg,原则上不再重复给药。应指出的是在椎管内给药时必须是应用不含防腐剂的吗啡制剂。

附:

吗啡缓释制剂(美施康定,美菲康)可使药物恒定释放,口服 1h 起效,在达到稳态时血药浓度波动较小,峰谷比较低,作用可持续 12h 左右。必须整片完整地吞服,切勿嚼碎、掰开服用,应有规律地服用。

二、羟考酮

羟考酮对 κ 受体结合力强于对 μ 受体结合力,镇痛作用无封顶效应,对持续内脏性疼痛较吗啡效果好。

1.氨酚羟考酮胶囊。

商品名泰乐宁,是羟考酮与对乙酰氨基酚的复方制剂,每粒胶囊含盐酸羟考酮 5mg,对乙酰氨基酚 325mg,具有麻醉性镇痛药和 NSAIDs 药物的双重作用。用于术后疼痛可每次口服 1 粒,间隔 4～6h 重复用药 1 次。

2.盐酸羟考酮控释片。

盐酸羟考酮控释片又称奥施康定,生物利用度 60%～87%,是吗啡的 2～3 倍,等效止痛作用强度是吗啡的 2 倍,口服后起效迅速,无封顶效应。血药浓度与药效作用之间相关性好,剂量易于稳定。口服后血浆清除半衰期约 4.5h,代谢物主要经肾脏排泄。

盐酸羟考酮控释片采用 AcroContin 控释技术,38%羟考酮快速释放,62%持续缓慢释放,服药后出现双吸收时相,快吸收相半衰期为 37min,慢吸收相半衰期为 6～7h。服药后 1h 内迅速起效,持续稳定止痛 12h 左右。主要用于癌性疼痛、带状疱疹后神经痛等中重度疼痛治疗。初始用药为 10mg,每 12h1 次,必须整片吞服。根据病情调整剂量,1～2d 调整 1 次,按 30%～50%剂量递增。

禁忌证:缺氧性呼吸抑制、颅脑损伤、麻痹性肠梗阻、急腹症、胃排空延迟、慢性阻塞性呼吸道疾病,及已知羟考酮过敏、正在使用或停用单胺氧化酶抑制剂不到 2 周者、孕妇或哺乳期女性禁用。在手术前或手术后 24h 内不宜使用。缓慢减量,禁止突然停药。

三、芬太尼及其衍生物

芬太尼及其衍生物舒芬太尼、阿芬太尼、瑞芬太尼均为人工合成的麻醉性镇痛药,为 μ 受体激动剂。芬太尼、舒芬太尼、阿芬太尼由于单次注射后作用时间短,在疼痛治疗方面应用不广泛。

芬太尼透皮贴剂(商品名:多瑞吉),剂型 12μg/h,2.1 毫克/贴;25μg/h,4.2 毫克/贴;50μg/h,8.4 毫克/贴;75μg/h,12.6 毫克/贴,是强效阿片类药经皮贴敷给药制剂,6～12h 起效,12～14h 达峰,可维持 72h 的镇痛作用。对初次使用者,一般从 25μg/h 开始使用,72h 更换 1 次。在用药初始镇痛不足和疗程中出现明显疼痛时可加用短效镇痛药。调整剂量时一般以每小时 25μg 的梯度增加或降低,当用量达到每小时 600μg 仍不能控制疼痛时,应视为无效,建议改用其他镇痛药。而在芬太尼透皮贴剂撤药时,替代药品应从小剂量开始,缓慢逐渐增加。因去除贴剂后血浆芬太尼浓度逐渐下降,约 17h 下降 50%。

芬太尼常见的不良反应有眩晕、恶心、呕吐、出汗、嗜睡等。

禁忌证:

(1)对本药过敏者;

(2)支气管哮喘患者;

(3)呼吸抑制患者;

(4)重症肌无力患者;

(5)40 岁以下非癌性慢性疼痛患者禁用本药贴剂。

注意事项。

1.暴露于本药的患者具有阿片成瘾、滥用、误用风险,可导致药物过量及死亡。用药前应对患者进行评估,并定期监测患者是否出现以上行为或情况。

2.本药可导致严重、危及生命或致死性呼吸抑制,应监测患者是否出现呼吸抑制,尤其在开始用药及增加剂量时。

3.使用本药透皮贴剂时,用药部位及周边区域的暴露量与外界温度相关。高温可促进本药吸收,导致致死性过量。发热或体力活动所致的体表温度升高同样可增加本药的暴露量,故需调整剂量。

4.贴剂转移所带来的意外暴露,非使用者与患者共用床铺或亲密身体接触,可能导致本品意外转移到非使用者的皮肤上(尤其是儿童),进而对非使用者造成阿片类药物过量。应告知患者如果意外发生贴剂转移,应立即从非使用者的皮肤上去除被转移的贴剂。

四、丁丙诺啡

丁丙诺啡,是一种 μ 受体部分激动药。以激动 μ 受体和 κ 受体为主,对 δ 受体有拮抗作用。其镇痛效能是吗啡的 30 倍,芬太尼的 1/2 倍,作用时间 6～8h。对呼吸的抑制作用产生较慢,药物成瘾性比吗啡小。

丁丙诺啡贴剂主要用于中度至重度疼痛的镇痛治疗,如骨骼肌疼痛、晚期癌症疼痛等,尤其是不能进食者。也可用于阿片类药物或海洛因成瘾的脱毒治疗。一次 1～2 贴,持续释放 7 天。

丁丙诺啡的常见不良反应有头晕、嗜睡、恶心、呕吐。

第二节　糖皮质激素类药

糖皮质激素因其具有显著的抗炎作用,而常用于慢性炎症性疼痛的治疗。

一、地塞米松

地塞米松为长效制剂,可于局部、静脉、关节腔、硬膜外间隙和骶管内注射给药。用于鞘内注射每次 5mg,间隔 1～3 周注射 1 次。关节腔内注射一般每次 0.8～4mg,按关节腔大小而定。

地塞米松不良反应多见,长期、大量使用可导致骨质疏松、肥胖、高血压、水钠潴留、精神异常,以及消化道溃疡,甚至出血和穿孔。对高血压、血栓症、胃与十二指肠溃疡、精神病、电解质代谢异常、心肌梗死、内脏手术、青光眼等患者慎用。

二、甲泼尼松龙

甲泼尼松龙,又名甲基强的松龙,是人工合成的中效糖皮质激素。抗炎作用强,钠潴留作用弱。甲泼尼松龙醋酸酯混悬剂分解缓慢,作用持久,可供肌内、关节腔内注射。甲泼尼松龙口服每日 16～40mg,分次服用,维持剂量为每日 4～8mg。甲泼尼松龙醋酸酯混悬液局部注射或关节腔内注射,用量一次 10～40mg。甲泼尼龙琥珀酸钠静脉滴注或推注,每次 10～40mg,最大剂量可用至按体重 30mg/kg,大剂量静脉输注时速度不应过快,一般控制在 10～20min,必要时每隔 4h 可重复用药。

甲泼尼松龙的不良反应主要是高血压、骨质疏松、胃和十二指肠溃疡出血、水钠潴留等。对全身性真菌感染、肾上腺皮质功能亢进、肝功能不全、高血压病、糖尿病、溃疡病、精神病、骨质疏松症、严重感染、孕妇等禁用甲泼尼松龙。

三、倍他米松

倍他米松为地塞米松的差向异构体,其作用与地塞米松相同,抗炎作用较地塞米松略强,且作用迅速、不良反应较少。

倍他米松主要用于治疗活动性风湿病、类风湿性关节炎、红斑狼疮、严重支气管炎、各种严重皮炎、急性白血病。成人口服起始剂量1日1~4mg,分次给予,维持量为1日0.5~1mg。

得宝松是由二丙酸倍他米松和倍他米松磷酸酯钠混合而成的水溶液注射剂,每毫升得宝松含5mg倍他米松二丙酸酯和2mg倍他米松磷酸酯钠。注射后可溶性倍他米松磷酸酯钠被迅速吸收而起效,而低溶性的二丙酸倍他米松可储存起来被缓慢吸收维持疗效,从而可更长时间地控制症状。

得宝松用于治疗对糖皮质激素敏感的各种急、慢性疼痛性疾病,该药关节内注射的推荐剂量为大关节1~2mL,中等关节0.5~1mL,小关节0.25~0.5mL,但该剂不可用于静脉或皮下注射。

四、利美达松

利美达松系地塞米松棕榈酸酯的脂质体制剂,为地塞米松的缓释剂。利美达松在体内经酯酶的作用,缓慢地水解生成具有活性的代谢产物地塞米松,从而发挥持久的抗炎作用和免疫抑制作用。利美达松具有用量小、疗效强而持久、不良反应少等特点。利美达松进入体内后6h起效,作用持续长达2周。利美达松的另一个特点是靶器官定向性强,具有炎性组织的趋向性,药物在炎症部位的浓度明显高于非炎症部位,因此,抗炎作用强,其抗炎作用是地塞米松的2~5倍。

利美达松主要用于慢性疼痛性疾病的治疗,如慢性腰腿痛、类风湿关节炎等。可局部、静脉、关节腔或硬膜外腔注射给药,成人剂量为每次1mL利美达松(含地塞米松2.5mg),每2周1次。

利美达松在消肿、止痛和增加关节活动度方面,疗效均明显优于曲安奈德。

五、泼尼松龙

泼尼松龙,又名强的松龙,为人工合成的中效糖皮质激素。其抗炎作用和调节糖代谢作用较强,为氢化可的松的4倍,而调节水、盐代谢作用较弱。主要用于炎症性疼痛和免疫性疼痛的治疗,如活动性风湿、类风湿性关节炎、红斑狼疮等,也用于某些感染的综合治疗。成人口服开始1日10~40mg,分2~3次,维持量1日5~10mg;肌注1日10~30mg;关节腔或软组织内注射(混悬液),1次5~50mg,用量依关节大小而定。

泼尼松龙的不良反应主要有医源性库欣综合征、月经紊乱、骨质疏松、消化性溃疡或穿孔等,不良反应的程度与用药剂量和时间相关。严重精神病、癫痫,活动性消化性溃疡病、新近胃肠吻合手术、创伤修复期、抗菌药物不能控制的感染等患者禁用。

六、曲安奈德

曲安奈德又名曲安缩松,去炎舒松,为超长效糖皮质激素。曲安奈德药效强,抗过敏和抗炎作用强而持久,药效约为可的松的20~30倍。主要适用于各种关节炎、腱鞘炎、滑膜炎、软组织炎性疼痛和急性扭伤等。关节、滑囊和腱鞘内注射起始剂量不完全相同,根据注射部位和病情确定剂量大小,通常小关节2.5~5mg,大关节5~15mg,剂量取决于病情。每2~3周注射1次。

曲安奈德除可出现与地塞米松一样的不良反应外,部分患者还可出现全身荨麻疹、支气管痉挛、视力障碍、月经紊乱等不良反应。未控制的细菌性、真菌性和病毒性感染,痛风、进行性胃十二指肠溃疡、精神病等患者禁用。

第三节　精神类药物

一、抗抑郁药

抗抑郁药是指具有提高情绪、增强活力的药物。抗抑郁药可显著改善一些慢性疼痛的症状,其镇痛作用既有继发于抗抑郁作用的效应,也具有不依赖其抗抑郁作用的独立镇痛效应。

(一)三环类抗抑郁药

1.阿米替林。

阿米替林作用于中枢和外周疼痛传导通路的多个环节:阻断多种离子通道;抑制 5-羟色胺和去甲肾上腺素的重吸收;阻断 α-肾上腺素能、M 胆碱能和组胺受体;阻断 NMDA 受体和作用于内源性阿片受体等。阿米替林常用于偏头痛、糖尿病神经痛、带状疱疹后神经痛和慢性紧张型头痛的治疗,尤其适用于慢性疼痛和神经病理性疼痛镇痛治疗。

成人口服开始 1 次 25mg,1 日 2～3 次,然后根据病情和耐受情况逐渐增至 1 日 150～250mg,1 日 3 次,最高剂量一日不超过 300mg,维持量 1 日 50～150mg。用药初期可能出现抗胆碱能反应,如多汗、口干、视物模糊、排尿困难和便秘等。中枢神经系统不良反应可出现嗜睡、震颤、眩晕。可发生体位性低血压。偶见癫痫发作、骨髓抑制及中毒性肝损害等。严重心脏病、近期有心肌梗死发作史、癫痫、青光眼、尿潴留、甲状腺功能亢进、肝功能损害,对三环类药物过敏者禁用。

2.多塞平。

多塞平(多虑平)化学结构与阿米替林相似,具有抗焦虑、抗抑郁、镇静、催眠、肌肉松弛和抗消化性溃疡作用。适用于各种焦虑抑郁状态和消化性溃疡。其抗抑郁作用不如丙咪嗪、阿米替林,但镇静作用明显。服药后可使患者感到精神愉快、思维敏捷,改善焦虑及睡眠障碍。抗焦虑作用多在 1 周内生效,抗抑郁作用约 7～10 天显效。主要用于治疗抑郁症、焦虑性神经症、顽固性呃逆和癌性疼痛。

口服开始 1 次 25mg,1 日 2～3 次,以后逐渐增加至 1 日总量 100～250mg,最高 1 日≤300mg。用药初期可出现嗜睡与抗胆碱能反应,如多汗、口干、震颤、眩晕、视物模糊、排尿困难、便秘等。其他有皮疹、体位性低血压,偶见癫痫发作、骨髓抑制或中毒性肝损害。严重心脏病、近期有心肌梗死发作史、癫痫、青光眼、尿潴留、甲状腺功能亢进、肝功能损害、谵妄、粒细胞减少者禁用。

3.丙咪嗪。

丙米嗪通过阻断脑内神经元突触前膜,干扰或阻止某些胺或多肽的再摄取,增加了突触间去甲肾上腺素或(和)5-羟色胺的含量发挥治疗作用。适用于迟钝型抑郁,不宜用于激越型抑郁或焦虑性抑郁。丙咪嗪还可用于治疗风湿和类风湿性关节炎性疼痛。口服开始 1 次 25～50mg,1 日 2 次,早上与中午服用,晚上服药易引起失眠,不宜晚上使用。以后逐渐增加至 1 日总量 100～250mg,最高 1 日≤300mg。维持量 1 日 50～150mg。

治疗初期可能出现失眠与抗胆碱能反应,如多汗、口干、震颤、眩晕、心动过速、视物模糊、排尿困难、便秘或麻痹性肠梗阻等,大剂量可发生心脏传导阻滞、心律失常等。偶见癫痫发作和骨髓抑制或中毒性肝损害。下列情况应慎用或禁用:

(1)急性心肌梗死恢复期;

(2)支气管哮喘;

(3)癫痫;

(4)青光眼;

(5)甲亢;

(6)前列腺肥大;

(7)精神分裂症和尿潴留。

(二)单胺氧化酶抑制剂

单胺氧化酶抑制剂(MAOIs)是某些肼类和非肼类化合物,通过抑制单胺氧化酶,减少儿茶酚胺的代谢灭活,促使突触部位的儿茶酚胺含量增多,产生抗抑郁作用,并有降压作用。肼类包括苯乙肼、异卡波肼、尼拉米,非肼类主要是超环苯丙胺。该类药物为最早发现的抗抑郁药,曾广泛应用,因不良反应较多,如产生中枢兴奋,诱使精神病发作,有肝脏毒性,引起体位性低血压等,已少用。但对恐怖、焦虑状态可能有效。

(三)选择性 5-羟色胺再摄取抑制剂

1.氟西汀。

氟西汀又名百优解,是一种选择性 5-羟色胺再摄取抑制剂(SSRIs),通过抑制神经突触细胞对神经递质 5-羟色胺的再吸收来增加细胞外和突触后受体结合的 5-羟色胺水平。主要用于治疗抑郁症、强迫症、神经性贪食症。成人一般只需每天早上 1 次口服 20mg,必要时可加至每天 40mg。同其他 SSRIs 一样,常见不良反应为恶心、口干、食欲减退、失眠、乏力,少数病例可见焦虑、头痛、短暂动作异常、痉挛发作及精神运动性不安。

氟西汀与 MAOI 合用的患者可出现高热、肌阵挛、自主神经系统不稳定以及精神状态的变化,可能发展为谵妄和昏迷。因此,不应将本品与 MAOI 合并使用,不应在终止 MAOI 治疗 14d 之内使用。

2.帕罗西汀。

帕罗西汀又名赛乐特,为强效高选择性 5-羟色胺再摄取抑制剂,使突触间隙中 5-羟色胺浓度增高,发挥抗抑郁作用。对其他递质作用较弱,对自主神经系统和心血管系统的影响较小。主要用于治疗抑郁症、强迫症、惊恐障碍和社交焦虑障碍。成人口服一般剂量为每日 1 次,20mg/次,服用 2~3 周后根据患者的反应,每周以 10mg 量递增,每日最大量可达 50mg。每日早餐时顿服,药片完整吞服。

常见不良反应为食欲减退、嗜睡、失眠、眩晕、震颤、视力模糊、恶心、便秘、腹泻、口干、出汗、尿潴留、性功能障碍等。该药不能与单胺氧化酶抑制剂合用或在以单胺氧化酶抑制剂进行治疗结束后两周内使用。同样,在该药进行治疗结束后两周内不得使用单胺氧化酶抑制剂。

(四)5-羟色胺和去甲肾上腺素再吸收双重抑制

剂盐酸文拉法辛/度洛西丁属于此类药物,除应用于抑郁症外目前证实可以作为病理性疼痛、癌性疼痛、骨骼肌肉疼痛的辅助治疗。推荐剂量为每次 75mg,每日 1 次。第二周后根据病情可增加至 150mg/d,如果需要,剂量可进一步增至 225mg/d。每次剂量的递增应间隔 2 周左右,不能少于 4d。长期治疗期间(12 个月)有效。用文拉法辛治疗 6 周或 6 周以上的患者如需停药,应逐渐减量,时间不少于 2 周。突然停用文拉法辛会出现停药反应,包括疲乏、失眠、紧张不安、恶心、呕吐、头痛和头晕等,多数症状不严重,可不治自愈。文拉法辛常见不良反应为恶心、口干、头晕、嗜睡、便秘、出汗、紧张不安、失眠、乏力、射精异常或性欲增高。

(五)肾上腺素能和特异的 5-羟色胺能抗抑郁药

米氮平作用于中枢的突触前 α2 受体,增强肾上腺素能神经传导,可与中枢的 5-羟色胺受体(5-HT2,5-HT3)相互作用起调节 5-羟色胺的功能。除抑郁症外,还对快感缺乏、精神运动性抑制、睡眠欠佳等有疗效。成人治疗起始剂量为每日 1 次,每次 15mg,经口吞服,不要咀嚼;而后逐步加大剂量以达最佳疗效,有效口服剂量通常为每天 15～45mg。于睡前服下效果更佳。也可分服,早晚各 1 次。肝肾功能损伤的患者,米氮平的清除能力下降。患者应持续服药,最好在症状完全消失 4～6 个月后再停药。合适的剂量在 2～4 周内就会有显著疗效。如效果不明显,可将剂量增加,直至最大剂量,加量后 2～4 周内仍无显著疗效,应停止用药。米氮平常见的不良反应有食欲增大、体重增加、疲倦、镇静,通常发生在服药后 1 周内。

二、抗癫痫药

抗癫痫药物具有防止或减少中枢神经元病理性过度放电,提高正常脑组织的兴奋阈的功能,适用于防止和治疗癫痫发作,同时还具有治疗神经病理性疼痛的作用。

(一)卡马西平

卡马西平能降低神经细胞膜对 Na^+ 和 Ca^{2+} 的通透性,降低细胞的兴奋性,延长不应期。临床疼痛治疗中卡马西平主要用于外周神经病理性疼痛的治疗,如三叉神经痛、舌咽神经痛、糖尿病性周围神经痛、带状疱疹后神经痛、幻肢痛和外伤后神经痛。对三叉神经痛和舌咽神经痛疗效优于苯妥英钠。成人口服,开始 1 次 0.1g,1 日 2 次;第二日后每隔一日增加 0.1～0.2g,直至疼痛缓解,维持量每日 0.4～0.8g,分次服用;最高量每日不得超过 1.2g。卡马西平的常见不良反应有视力模糊、复视、头晕、共济失调、嗜睡、疲劳和恶心呕吐等。少见不良反应有中毒性表皮坏死溶解症、皮疹、儿童行为障碍等。对卡马西平相关结构药物(如三环类抗抑郁药)过敏、房室传导阻滞、血清铁严重异常、骨髓抑制、严重肝功能异常等患者禁用卡马西平;青光眼、糖尿病、老年人等应慎用。

(二)奥卡西平

奥卡西平是卡马西平的 10-酮类衍生物,可能通过阻滞钠通道、T 型钙通道及增强 GABA 发挥其抗癫痫作用。适用于治疗三叉神经痛、带状疱疹后神经痛、偏头痛、糖尿病性神经痛、中枢性疼痛等。药物通过胃肠道快速吸收,食物不影响其吸收度和吸收率,可以空腹或与食物同时服用。成人开始剂量为 300mg/d,逐渐增量至 900～3000mg/d,以达到满意的疗效。

药物常见不良反应为疲劳、无力、轻微头晕、头痛、嗜睡,偶见胃肠功能障碍,药物不良反应可逐渐消失。

(三)加巴喷丁

加巴喷丁是 γ-氨基丁酸(GABA)衍生物,能显著降低电刺激引起的大脑去甲肾上腺素、多巴胺及 5-羟色胺的释放。是第二代抗惊厥药,目前已成为治疗神经病理性疼痛的一线药物。加巴喷丁较其他抗惊厥药治疗效果好、耐受性强、不良反应小。主要适用于糖尿病性神经痛、带状疱疹后神经痛。对于带状疱疹急性期,联合应用抗焦虑药、加巴喷丁和抗病毒药伐昔洛韦可减少带状疱疹后遗神经痛的危险。对于其他类型的神经源性疼痛,如癌性疼痛、艾滋病感染引起的疼痛、慢性背痛等亦有疗效。加巴喷丁的给药途径为口服,分次给药,从初始低剂量逐渐递增至有效剂量。12 岁以上患者,给药第一天睡前服 300mg;第二天每日 2 次,每次 300mg;第三天为每日 3 次,每次 300mg;之后维持此剂量服用。根据疗效增加剂量可至每日 1800～2400mg,最高达每天 3600mg。3～12 岁儿科患者,开始剂量为 10～15mg/(kg·d),每日 3 次,大约 3 天达到有效剂量。3～4 岁儿科患者有效剂量是 40mg/(kg·d),每日 3 次。

药物常见的不良反应是嗜睡、疲劳、眩晕、头痛、恶心、呕吐、体重增加、紧张、失眠、共济失调、眼球震颤、感觉异常及厌食。偶见视觉障碍、震颤、思维异常等。急性胰腺炎的患者禁用加巴喷丁。

(四)普瑞巴林

普瑞巴林是一种新型 γ-氨基丁酸(GABA)受体激动剂,能阻断电压依赖性钙通道,减少神经递质的释放,使过度兴奋的神经元恢复正常状态。临床主要用于治疗外周神经痛、带状疱疹和糖尿病性神经痛,或辅助治疗部分性癫痫发作。对糖尿病性周围神经病变,剂量从 50mg,1 天 3 次开始,根据药效和患者耐受程度在 1 周内增加到 300mg/d,通常认为糖尿病性外周神经病变患者普瑞巴林用量不要超过 300mg/d。带状疱疹后神经痛的患者,普瑞巴林从 75mg,1 天 2 次,或 50mg1 天 3 次开始,可在 1 周内增加到 300mg/d。2～4 周后疼痛未缓解,药物可增加到 300mg,1 天 2 次,或 200mg,1 天 3 次。普瑞巴林主要通过肾脏排泄,因此肾脏功能受损的患者必须调整药量。

普瑞巴林最常见的不良反应有眩晕和嗜睡,但多数不良反应为轻、中度,且呈剂量相关性。普瑞巴林禁用于其药物成分过敏者。

三、抗焦虑药

抗焦虑药是指对 CNS 具有选择性抑制、能够抗焦虑的药物。抗焦虑药包括苯二氮䓬类;5-HT 受体激动药;巴比妥类和其他如水合氯醛等。其中苯二氮䓬类是最重要的一类药物。

研究证实在急慢性疼痛患者中常伴有焦虑,紧张、焦虑在突发性及持续性疼痛中起着非常重要的作用。在抗焦虑药中,常用苯二氮䓬类药如咪达唑仑、氯硝西泮、劳拉西泮等治疗伴有焦虑、肌紧张和失眠的慢性疼痛。苯二氮䓬类药的抗焦虑作用机制可能与其与苯二氮䓬受体结合,促进中枢抑制性神经递质 GABA 的释放或突触的传递有关。但其镇痛作用机制仍不清楚。由于长期连续应用此类药物可出现共济失调、震颤等不良反应,且能产生成瘾性和戒断症状,因此临床上较少单独应用该类药物治疗慢性疼痛。

第四节　其他药物

一、曲马多

曲马多,是人工合成的非阿片类中枢性镇痛药。曲马多的镇痛强度约为吗啡的 1/10,不产生欣快感。治疗剂量时不抑制呼吸,对心血管系统基本无影响,也无致平滑肌痉挛作用,不会引起便秘及排尿困难。曲马多口服后 20～30min 起效,30～45min 达峰值,作用时间约 3～6h,肌内注射后 1～2h 产生峰效应;镇痛持续时间 5～6h。

曲马多主要用于中度到重度的各种急性疼痛及手术后疼痛的镇痛治疗,对各种类型的慢性癌性疼痛和非癌性疼痛包括神经病理性疼痛均有效。由于曲马多对呼吸抑制作用弱,尤适用于老年人和婴幼儿的镇痛。其缓释制剂奇曼丁或舒敏可作为癌痛三阶梯治疗方案的选用药物。

曲马多的剂型有胶囊、针剂、滴剂、栓剂以及缓释片剂。静脉注射、肌内注射、皮下注射、口服及肛门给药均有效,1 次 50～100mg,1 日 2～3 次,单日用量不宜超过 400mg。盐酸曲马多缓释片(奇曼丁)口服 1 次 50～100mg,1 日 2 次。

曲马多常见的不良反应包括消化道不适、眩晕、疲倦等,曲马多与镇静催眠药合用时,有增效作用。

对于乙醇、安眠药、镇痛药或精神药物所致的急性中毒者应禁用曲马多。肝肾功能不全,心脏病患者、孕妇及哺乳女性应慎用,曲马多长期应用时可有潜在的一定程度的耐药性和成瘾性,应用时应注意。如果出现呼吸抑制,可用纳洛酮拮抗。

二、可乐定

可乐定是 α_2-肾上腺素能受体激动药,原为中枢性抗高血压药,近年来研究发现它还具有镇静、镇痛、抗焦虑、抗惊厥、抗休克等广泛的药理作用。目前可乐定已广泛地应用于临床麻醉和疼痛治疗中。可乐定的镇痛作用机制仍不十分清楚,研究发现可乐定通过抑制脊髓 P 物质释放,并激活脊髓中突触 α_2-肾上腺素受体,并与胆碱能、嘌呤能及 5-羟色胺能疼痛系统相互作用,抑制脊髓背角水平伤害性信息的传导,明显降低伤害性神经元的兴奋性而产生镇痛作用。

在疼痛治疗中,可乐定主要用于术后镇痛和癌性疼痛治疗,其给药途径可为神经鞘内或椎管内给药,神经鞘内最小有效量为 $2\mu g/kg$,成人硬膜外推荐剂量为 $6～15\mu g/kg$。硬膜外应用可乐定产生的镇痛作用与硬膜外应用局麻药的镇痛作用不同,可乐定不影响运动或本体感觉功能,无呼吸抑制、恶心呕吐、皮肤瘙痒和尿潴留等并发症。此外,硬膜外可乐定可增强硬膜外阿片类药的镇痛作用。对阿片类药物耐受的患者也同样有效。

椎管内给予可乐定镇痛的不良反应主要是低血压、心动过缓、镇静和嗜睡等。凡血容量不足,心动过缓,心脏传导系统异常的患者应禁忌使用可乐定。晚期癌痛伴恶病质者应慎用。

三、氯胺酮

氯胺酮为苯环己哌啶的衍生物,是目前仍在使用的、唯一的苯环己哌啶类药。氯胺酮不同于其他静脉麻醉药,具有明显的镇痛作用。尽管依然有苯环己哌啶的精神不良反应,但较轻,因其对呼吸循环影响很小,故仍有使用的价值。氯胺酮是唯一具有镇静、镇痛和麻醉作用的静脉麻醉药,呈高度脂溶性,能迅速透过血脑屏障进入脑内。氯胺酮为中枢神经系统非特异性 N-甲基-D-天门冬氨酸(NMDA)受体阻断剂,阻断兴奋性神经传导的 NMDA 受体是氯胺酮产生全身麻醉作用的主要机制。

氯胺酮可经静脉、肌肉、口服、鼻腔、直肠及硬膜外等多种途径给药。氯胺酮可经硬膜外和鞘内给药用于术中和术后疼痛的治疗。对于慢性疼痛性疾病的治疗,现在试用氯胺酮胶囊 25mg、50mg 口服,从 25mg 开始,每日 1～3 次,最大量每日 300mg,剂量个体差异性较大。

部分患者(5%～45%)有精神激动和梦幻现象,如谵妄、狂躁、呻吟、精神错乱和肢体乱动,严重者抽搐或惊厥。主观有飘然感或肢体离断感,有时视觉异常,如视物变形、复视或暂时失明,偶有夜游现象。恶心和呕吐发生率较高。高血压、颅内压升高、心肌供血不全和癫痫患者不宜应用。

四、高乌甲素

高乌甲素又称拉巴乌头碱,为非麻醉性镇痛药,镇痛作用强,还具有局部麻醉、降温、解热和抗炎作用。可用于各种急、慢性中等度的疼痛,如关节痛、肩周炎、带状疱疹、扭伤及术后疼痛。对癌性疼痛不仅可以镇痛,而且有治疗作用。口服 1 次 5～10mg,1 日 1～3 次。肌内注射或静脉滴注,1 次 4mg,1 日 1～2 次。

五、维生素

维生素是维持机体正常代谢和生理功能所必需的物质,其主要作为某些酶或其辅基的组成成分。疼痛治疗应用维生素主要基于它们具有多种生理功能,参与各种代谢,促进受损神经和肌肉的功能恢复。最近研究表明维生素 B 对神经系统损伤引起的神经痛有很好的疗效,并认为维生素 B 的镇痛效应至少部分通过脊髓的环鸟苷酸－蛋白激酶 G 信号通路的激活所致。

维生素类作为神经系统损伤后修复过程中的辅酶类物质,对维持神经系统正常生理功能有极重要的作用,所以在临床上不论对于神经损伤产生的神经系统结构或功能异常还是因神经系统受到各种因素的刺激发生功能紊乱的治疗中都具有重要的意义。

(一)维生素 B_1

维生素 B_1,又名盐酸硫胺,为水溶性维生素,是糖代谢中所必需的辅酶。维生素 B_1 在体内形成焦磷酸硫胺,参与糖代谢中丙酮酸和 β-酮戊二酸的氧化脱羧反应,是糖代谢必需物质。维生素 B_1 在疼痛治疗中主要适用于神经炎和神经痛的治疗以及慢性疼痛治疗,如面神经炎、三叉神经痛、慢性腰腿痛等。成人口服每次 10～30mg,每日 3 次。

(二)维生素 B_6

维生素 B_6 在红细胞内转化为具有生理活性的吡多醇、磷酸吡多醛,参与细胞色素的合成。作为转酶对蛋白质、碳水化合物、脂肪的各种代谢功能作用,还参与色氨酸转化,将烟酸转化为 5-羟色胺。脑内的 γ-氨基丁酸由谷氨酸脱羧而成,有调节大脑兴奋性的作用,故缺乏维生素 B_6 的患者,可导致不安,应激性增加,抽搐等中枢兴奋状态。与维生素 B_{12} 合用,可促进维生素 B_{12} 的吸收。

(三) 维生素 B₁₂

维生素 B_{12}，又名氰钴胺，为细胞合成核酸过程中的重要辅酶，参与体内胆碱、蛋氨酸的合成及脂肪代谢，对保持有髓神经纤维的完整功能，修复神经髓鞘，促进神经再生等方面具有重要作用。肌内注射维生素 B_{12} 1h 血药浓度达峰值，作用时间约 8h。维生素 B_1 适用于神经病理性疼痛的治疗。成人用量为每次 0.5～1.0mg，亦可加入疼痛治疗复合液中局部注射，但目前不建议硬膜外隙给药。大剂量维生素 B_{12} 可以引起过敏反应，使用时应注意。

六、钙磷代谢调节药

(一) 钙剂

钙在体内发挥着重要的生理作用，主要是构成骨骼和牙齿；维持神经与肌肉活动；促进体内某些酶活性，并参与血凝过程。

补充钙剂应注意以下几类。

1.日摄入量超过 4000g，可出现毒性反应，如血钙过高可产生严重的肾损害和异位钙化，但每天摄入 1500g 的钙对大多数人是安全的。

2.对于高钙血症患者，应慎用钙剂。

3.胃酸缺乏者和 70 岁以上的老年人，建议补充可溶性钙剂。

4.对于慢性肾衰和甲状旁腺功能减退者，不能使用含磷的钙，如碳酸氢钙。

5.钙干扰铁剂的吸收，对于儿童和缺铁性疾病者慎用。

6.每日补钙应分次进行，1000g 元素钙分两次服用比一次服用吸收增加 30% 左右，分 4 次服用，吸收率提高 60% 左右。

7.甲状旁腺介导的骨吸收主要发生在晚上空腹时，临睡前加服一次钙更合理。

8.胃酸分泌正常者，在两餐间服用钙剂，可减少食物对钙吸收的干扰。但对胃酸缺乏的人，则不宜空腹服用，应与食物同服以减少刺激性。

(二) 二膦酸盐

二膦酸盐和含钙晶体有高度的亲和力，能被吸附到晶体上，进入体内后选择性的浓聚到骨表面，和磷灰石晶体紧密结合，在骨代谢中又可以慢慢地被释放出来，剩下的长期埋在骨中。药物包括羟乙膦酸钠、氯曲膦酸二钠、唑来膦酸、丙氨膦酸二钠、阿伦膦酸钠、利塞膦酸盐等，他们共同特点是分子极性大、脂溶性低、胃肠吸收少、化学性质稳定和药物在体内不能代谢等。口服制剂要求患者服药前需禁食，服药后需直立 30min。

唑来膦酸，又名择泰，是预防或减低实体瘤骨转移引起的骨骼并发症和高钙血症的一线药物。静脉注射唑来膦酸钠时，将 4mg 药物与 5mL 无菌注射用水溶解后，再用 5% 葡萄糖液或 0.9% 生理盐水 100mL 稀释后注射，给药时间 15min 以上。对骨溶解性骨转移患者，给药后 1 周可见骨质吸收指标下降；对肿瘤引起的高钙患者，给药后 2～7 日起效，维持作用 32～39 日。

唑来膦酸常见不良反应为发热，其他不良反应包括失眠、焦虑、兴奋、头痛、嗜睡、下肢水肿、低钾血症、低镁血症、低钙血症、低磷血症等。双磷酸盐应用中应监测肾功能，每 3～6 个月监测尿蛋白，出现肾功能损害应停药待肾功能恢复正常再用。肾损害、甲状旁腺功能减退者（有低血钙危险）、同时使用利尿药、氨基糖苷类抗生素等有肾毒性药物的患者慎用；严重肾功能不全患者、孕妇和哺乳期女性禁用。

七、中枢性肌松药

肌松药也用于疼痛性疾病的治疗,中枢性肌松药解除骨骼肌的痉挛。肌张力的维持是由复杂的神经病学机制相结合完成的,在此系统中任何功能失常均可能使肌肉持续异常收缩,导致明显的肌肉僵硬、痉挛和疼痛。许多原因如损伤、炎症、焦虑都可导致痉挛的发生。肌肉痉挛—疼痛—焦虑常形成恶性循环,中枢性肌松药可通过解除肌肉痉挛而阻断这一恶性循环。该类药物毒性低,具有良好的耐受性。

1.巴氯酚。

巴氯酚是 CNS 中抑制性神经递质 GABA 的衍生物。巴氯酚能激动 GABAB 受体产生肌松作用。其巴氯酚可用于治疗脊髓损伤、大脑病变及其他原因如破伤风等所致的肌肉痉挛,对发作性撕裂样疼痛,特别是对用卡马西平无效患者的神经病理性疼痛有效。它可作为辅助药或单用治疗各种类型的慢性疼痛,如三叉神经痛、舌咽神经痛、慢性外周神经疾病。临床治疗应从小剂量开始,逐渐增加剂量,以减少不良反应。口服开始每日 5～10mg,以后逐步增加到每日 40～80mg。

常见的不良反应有嗜睡、眩晕、乏力、疲劳、恶心、精神错乱等。在使用巴氯酚时,应避免与其他中枢抑制药合用,对肾功能不全者应慎用,孕妇禁用。

2.乙哌立松。

乙哌立松的化学名称为 4-乙基-2-甲基-3-哌啶基苯丙酮盐酸盐。作用于脊髓和血管平滑肌,通过抑制脊髓反射,抑制 γ-运动神经元的自发性冲动,降低肌梭的灵敏度,从而缓解骨骼肌的紧张;并通过扩张血管而改善血液循环,从多方面阻断肌紧张亢进—循环障碍—肌疼痛—肌紧张亢进这种骨骼肌紧张的恶性循环。常用于下列疾病的肌紧张状态:颈肩臂综合征、肩周炎、腰痛症。成人饭后口服,每次 50mg,每日 3 次。

偶可发生休克、肝、肾功能、红细胞计数、血红蛋白值异常等严重不良反应,当出现上述情况时,应停止用药。亦可见皮疹、瘙痒,失眠、头痛、身体僵硬、四肢麻木、颤抖,恶心、呕吐、食欲不振、胃部不适、口渴、便秘或腹泻、腹痛、腹部膨胀感,偶见口腔炎、尿闭、尿失禁、残余尿感、四肢无力、站立不稳、倦怠、头晕、肌张力减退、颜面发热、出汗等不良反应。禁用于严重肝、肾功能障碍者、伴有休克以及哺乳期女性。慎用于孕妇。

八、辣椒碱

辣椒碱(辣椒素)是茄科植物辣椒果实中提取的植物药,可通过激活无髓 C 神经纤维上的非特异性阳离子通道香草醛受体(VR1),引起细胞去极化,影响 P 物质合成、释放和贮藏而起镇痛和止痒作用。药物适用于短期缓解由风湿引起的肌肉和关节的轻度疼痛、带状疱疹后神经痛、背部疼痛,以及扭伤和拉伤引起的疼痛。成人及 2 岁以上儿童外用,均匀涂抹于疼痛部位,每次 1～2 个黄豆粒大小的用量,每日 3～4 次,每次用药后作用持续时间 3～6h。

药物的不良反应为偶发用药部位烧灼感,但随着时间的延长和反复用药会减轻或消失。在药物使用过程中注意不能将药物用于皮肤损伤部位,不要与眼睛及黏膜接触,不宜全身大面积使用,不宜加热使用。